全国中医药行业中等职业教育"十二五"规划教材

医药商品学

（供中医药、医药类及市场营销等专业用）

主　编　毛崇武（四川理工学院）

副主编　许永全（甘肃省中医学校）
　　　　杨会霞（清华大学第二附属医院）

编　委　（以姓氏笔画为序）
　　　　王　峻（四川理工学院）
　　　　牛小花（重庆三峡医药高等专科学校）
　　　　李　华（兰州市卫生学校）
　　　　杨元华（新疆维吾尔自治区伊宁卫生学校）
　　　　赵小芳（甘肃卫生职业学院）

U0307244

中国中医药出版社
·北　京·

图书在版编目（CIP）数据

医药商品学/毛崇武主编 . —北京：中国中医药出版社，2016.4（2016.11 重印）
全国中医药行业中等职业教育"十二五"规划教材
ISBN 978 - 7 - 5132 - 2571 - 7

Ⅰ.①医…　Ⅱ.①毛…　Ⅲ.①药品－商品学－中等专业学校－教材
Ⅳ.①F763

中国版本图书馆 CIP 数据核字（2015）第 121717 号

中国中医药出版社出版
北京市朝阳区北三环东路 28 号易亨大厦 16 层
邮政编码　100013
传真　010 64405750
北京中艺彩印包装有限公司印刷
各地新华书店经销
*
开本 787×1092　1/16　印张 26.5　字数 592 千字
2016 年 4 月第 1 版　2016 年 11 月第 2 次印刷
书　号　ISBN 978 - 7 - 5132 - 2571 - 7
*
定价　53.00 元
网址　www.cptcm.com

如有印装质量问题请与本社出版部调换
版权专有　侵权必究
社长热线　010 64405720
购书热线　010 64065415　010 64065413
微信服务号　zgzyycbs
书店网址　csln.net/qksd/
官方微博　http：//e.weibo.com/cptcm
淘宝天猫网址　http：//zgzyycbs.tmall.com

全国中医药职业教育教学指导委员会

张美林（成都中医药大学附属医院针灸学校党委书记、副校长）

张登山（邢台医学高等专科学校教授）

张震云（山西药科职业学院副院长）

陈　燕（湖南中医药大学护理学院院长）

陈玉奇（沈阳市中医药学校校长）

陈令轩（国家中医药管理局人事教育司综合协调处副主任科员）

周忠民（渭南职业技术学院党委副书记）

胡志方（江西中医药高等专科学校校长）

徐家正（海口市中医药学校校长）

凌　娅（江苏康缘药业股份有限公司副董事长）

郭争鸣（湖南中医药高等专科学校校长）

郭桂明（北京中医医院药学部主任）

唐家奇（湛江中医学校校长、党委书记）

曹世奎（长春中医药大学职业技术学院院长）

龚晋文（山西职工医学院/山西省中医学校党委副书记）

董维春（北京卫生职业学院党委书记、副院长）

谭　工（重庆三峡医药高等专科学校副校长）

潘年松（遵义医药高等专科学校副校长）

秘　书　长　周景玉（国家中医药管理局人事教育司综合协调处副处长）

前　言

中医药职业教育是我国现代职业教育体系的重要组成部分，肩负着培养中医药多样化人才、传承中医药技术技能、推动中医药事业科学发展的重要职责。教育要发展，教材是根本，是提高教育教学质量的重要保证，是人才培养的重要基础。为贯彻落实习近平总书记关于加快发展现代职业教育的重要指示精神和《国家中长期教育改革和发展规划纲要（2010—2020年）》，国家中医药管理局教材办公室、全国中医药职业教育教学指导委员会紧密结合中医药职业教育特点，适应中医药中等职业教育的教学发展需求，突出中医药中等职业教育的特色，组织完成了"全国中医药行业中等职业教育'十二五'规划教材"建设工作。

作为全国唯一的中医药行业中等职业教育规划教材，本版教材按照"政府指导、学会主办、院校联办、出版社协办"的运作机制，于2013年启动编写工作。通过广泛调研、全国范围遴选主编，组建了一支由全国60余所中高等中医药院校及相关医院、医药企业等单位组成的联合编写队伍，先后经过主编会议、编委会议、定稿会议等多轮研究论证，在400余位编者的共同努力下，历时一年半时间，完成了36种规划教材的编写。本套教材由中国中医药出版社出版，供全国中等职业教育学校中医、护理、中医护理、中医康复保健、中药和中药制药等6个专业使用。

本套教材具有以下特色：

1. 注重把握培养方向，坚持以就业为导向、以能力为本位、以岗位需求为标准的原则，紧扣培养高素质劳动者和技能型人才的目标进行编写，体现"工学结合"的人才培养模式。

2. 注重中医药职业教育的特点，以教育部新的教学指导意见为纲领，贴近学生、贴近岗位、贴近社会，体现教材针对性、适用性及实用性，符合中医药中等职业教育教学实际。

3. 注重强化精品意识，从教材内容结构、知识点、规范化、标准化、编写技巧、语言文字等方面加以改革，具备"精品教材"特质。

4. 注重教材内容与教学大纲的统一，涵盖资格考试全部内容及所有考试要求的知识点，满足学生获得"双证书"及相关工作岗位需求，有利于促进学生就业。

5. 注重创新教材呈现形式，版式设计新颖、活泼，图文并茂，配有网络教学大纲指导教与学（相关内容可在中国中医药出版社网站www.cptcm.com下载），符合中等职业学校学生认知规律及特点，有利于增强学生的学习兴趣。

本版教材的组织编写得到了国家中医药管理局的精心指导、全国中医药中等职业教育学校的大力支持、相关专家和教材编写团队的辛勤付出，保证了教材质量，提升了教材水平，在此表示诚挚的谢意！

我们衷心希望本版规划教材能在相关课程的教学中发挥积极的作用，通过教学实践的检验不断改进和完善。敬请各教学单位、教学人员及广大学生多提宝贵意见，以便再版时予以修正，提升教材质量。

国家中医药管理局教材办公室
全国中医药职业教育教学指导委员会
中国中医药出版社
2015 年 4 月

编写说明

《医药商品学》是"全国中医药行业中等职业教育'十二五'规划教材"之一。本教材是依据习近平总书记关于加快发展现代职业教育的重要指示和《国家中长期教育改革和发展规划纲要（2010－2020年)》精神，为适应中医药中等职业教育教学发展的要求，突出中医药中等职业教育的特色，由全国中医药职业教育教学指导委员会、国家中医药管理局教材办公室统一规划，中国中医药出版社具体组织，全国中医药中等职业教育学校联合编写，供中医药中等职业教育教学使用的教材。

本教材力求职业教育专业设置与产业需求、课程内容与职业标准、教学过程与生产过程"三对接"，"崇尚一技之长"，提升人才培养质量，做到学以致用。教材编写强化质量意识、精品意识，以学生为中心，以"三对接"为宗旨，突出思想性、科学性、实用性、启发性、教学适用性，在教材内容结构、知识点、规范化、标准化、编写技巧、语言文字等方面加以改革，从整体上提高教材质量。

本教材的特色：编写模式新颖，通过知识链接紧跟国家政策和医药市场的变化，拓展知识体系架构，激发学生的学习兴趣，促进学生思考。为了突出中医中药特色，符合学生就业需求，本书引入了中药商品相关基础知识，因而使本教材不但可以作为不同医学专业学生的学习用书，也可作为医院、药厂、医药公司及零售药房尤其是医药商品经营管理者的参考书籍。

本教材的具体分工如下：毛崇武编写第一、二、九、十、十一章以及实践四至十三和附录；王峻编写第三、四、六章；牛小花编写第七章第一节，其余由王峻编写；杨元华编写第五章及实践一至三；杨会霞编写第八章。许永全参与检测与评价编写，李华、赵小芳协助主编、副主编对部分书稿进行审核和修改。

《医药商品学》作为一门新兴的学科，涉及知识面广泛，在学科界定、编写框架构建及内容安排等方面均有较大的难度。由于编写时间短及编者水平有限，书中欠妥之处在所难免，恳请读者和各院校师生在使用过程中提出宝贵意见，以便再版时修订提高。

《医药商品学》编委会

2016年4月

目　录

第一章　医药商品学概论

<table>
<tr><td>🏛 导　学</td></tr>
</table>

内容提要：本章主要介绍医药商品学研究的对象、内容与任务，对医药商品学的研究方法、医药商品学基本概念等进行阐述。

学习目标：1. 掌握医药商品学研究的对象、内容与任务。熟悉医药商品学的研究方法，医药商品学的基本概念。

2. 了解医药商品的产生与发展，医药商品与商品的关系以及学习医药商品学的意义。

3. 对照医药商品相关工作的具体要求，结合自身专业课程基础和特点，以"双证书"和就业为导向理解本专业，侧重学习的相关医药商品学知识以及相应的实践能力。

一、医药商品学简介

知识链接

据国家食品药品监督管理局的统计数字，截至 2008 年底，全国持有《药品经营许可证》的企业共有 380855 家，其中法人批发企业 10216 家、非法人批发企业 3076 家；零售连锁企业 1985 家，零售连锁企业门店 129346 家；零售单体药店 236232 家。平均 3633 人拥有一家药店，高于发达国家 6000 人拥有一家药店的国际标准。

近年来，随着我国医药经济的快速增长，我国的医药商业得到了很大的发展，药店数量的增加为城乡居民提供了方便与快捷，但因为药品是特殊商品，对医药商品、药店零售从业人员的医药商品知识要求较高。医药商品伴随着商品的形成而产生，作为一种特殊的商品，对于防治疾病、保障人们身体健康有着极其重要的作用。

　　我国医药商业将经营的医药商品主要分为七大类：化学药品、中成药、中药材、医疗器材、化学试剂、玻璃仪器及其他。其中，药品在医药流通领域中占有特殊的重要地位，它一般是指由各国政府药品监督管理部门认可的药物商品，而化学药品和中成药是我国医药商业企业的主要经营品种。

　　医药商品学是一门研究药品、保健品和其他医疗用品作为商品的使用价值及其在流通过程中实现和提高使用价值，指导消费者合理使用医药商品、反馈医药商品信息，以提高医药企业的经济效益和社会效益，促进国民保健体系和医药市场健康发展的一门应用学科。它是阐明医药商品质量形成、评价、维护、使用价值实现的内外因素及规律，解决与医药商品质量密切相关的商品质量标准、质量评价方法、质量管理，研究医药商品的包装、广告、商标、保管、运输、储藏、养护、维修及其使用方法等，从而使得医药商品的使用价值得以充分实现的重要学科。医药商品的范围很广，其主要作用是维护人类健康。

　　医药商品学是一门建立在药学、商品学、消费心理学、经济学等基础之上的独立的应用科学，其研究药品、保健品和其他医疗用品作为商品的使用价值及如何在流通过程中实现使用价值的规律。以药品为例，一个药品是怎样上市的？从源头说起，首先要找到一个有效的化合物，或者先从植物里提取有效成分，然后经过化学修饰、药效筛选、制剂研究、质量研究等一系列的工作对其进行研究，接下来进行临床前和临床试验，然后将所有结果整理好报送给国家食品药品监督管理总局，经国家食品药品监督管理总局审核批准后投产，产品由销售代表销售到医院或者药房，再通过医生或者药师介绍给病人，病人交费购买，药品的商品产业价值得以实现。因此，医药商品学需要诸如市场营销学、药理学、商品学、药品质量管理学、药事管理与法规、药物治疗学等相关的专业理论与技术课程作为基础。

　　从行业特征来讲，医药行业属于高科技、高投入、高产出、高风险、高附加值产业。近年来我国医药产业实力在不断增强，目前已成为全球第三大市场。由于医药行业受经济环境波动较小，属于刚性需求产业，医药商品和服务的需求价格弹性相对较小，加上中国社会老龄化趋势加剧及人们保健意识的普遍增强等因素影响，医药人才更加难觅，医药行业总体薪酬在社会上属于中等。《医药商品学》是药品市场营销和药学类专业的一门重要的专业课，了解医药商品学的主要内容和药店中常用的医药商品学知识对于从事医药商品市场营销和药品零售工作是十分必要的。

二、医药商品的一般性与特殊性

　　任何商品都有一般性与特殊性之分。例如，食品、汽车、飞机、玩具等都属于商品，其生产、流通、消费都遵循一般的经济规律，但各自又具有不同的特殊性。医药商品属于商品的范畴，也具有一般性与特殊性。

　　药品研制、生产所需的人、财、物、信息等要素获得以及药品销售、药品消费遵循市场规律并按照市场机制运作，属于经济性和竞争性商品，这是药品的一般性。而药品的特殊性包括以下几个方面：

1. 与人的生命健康息息相关　药品用于疾病的诊断、预防、治疗和康复、保健，与公众的生命健康密切相关。质量好的药品正确合理使用可以挽救人的生命、增进人的健康。质量差的药品或使用不合理的药品可能因延误治疗或毒副作用损害人的健康甚至危及人的生命。因此，药品与生命相关的特殊性是药品首要的特殊性。

2. 质量标准严格　药品的物理、化学、生物药剂学、安全性、有效性、稳定性、均一性等质量指标必须符合规定的标准。低于或高于规定的质量标准都可能降低甚至失去药品的疗效或者加剧药品的毒副作用。因此，低于规定标准的药品就是质量不合格的药品，就绝对不允许降价处理或使用；某些高于规定标准的药品也绝不等于是高质量的药品。

3. 专业技术性强　药品较强的专业技术性主要体现在：①药品的质量是否合格只能由药学专业技术人员利用其具备的药学及相关法律知识来判断，对于药品内在质量是否合格的判断还必须借助专门的检验方法和检验仪器；②药品的正确合理使用一般都必须依靠具备医学、药学理论知识的专业人员指导。

4. 社会公共性　生老病死是人类难以摆脱的生命现象。然而人类的生物本能促使人类一直在不懈地追求尽可能地增进健康、延长生命、保证人类的繁衍。药品作为增进健康、延长生命的必要手段一直受到人类社会的重视。在现代社会，享有健康和生命的权利已经成为受法律保护的基本人权。因此，药品关系到整个人类社会的繁衍和发展。药品的社会公共性是建立全民医疗保健和医疗保险制度的依据。

5. 缺乏需求价格弹性　对于患病人群来说药品属于必需品。为了治疗疾病、恢复健康、维持生命，患病人群不会因为药品价格的上升而减少或停止购买、使用药品。而对于健康人群来说药品是无用之物，他们不会因为药品价格下降而购买、使用药品。也就是说，药品价格的变化不会明显地影响公众对药品的需求。西方经济学的供求理论称这种特性为缺乏需求价格弹性。

6. 消费者低选择性　由于诊断疾病、治疗用药需要专业的医学和药学理论知识，公众一般都不可能自行诊断疾病、选择使用药品，而需要依靠执业医师和执业药师。对于处方药来说，为了保证公众用药安全、有效，药品监督管理部门严格规定处方药必须凭医师处方购买、零售和使用。所以，消费者不可能对处方药自行选择使用。对于非处方药来说，为了鼓励和方便公众自我药疗，药品监督管理部门规定允许非处方药可不凭医师处方由消费者自行选择购买和使用。然而，医药保健知识匮乏的或用药慎重的人群仍倾向于而且也有必要依靠执业药师的指导来选择购买和使用某些非处方药，特别是甲类非处方药。因此，从总体上说，药品仍属于消费者选择性较低的商品。

7. 需要迫切性　药品与公众生命健康密切相关的特殊性决定了药品具有需要的迫切性。尤其在解毒、急救、灾情、疫情、战争等紧急需要药品情况下，能否及时提供足够的药品关系到一个人甚至成千上万人的生死存亡。

三、医药商品学的研究内容和任务

（一）医药商品学的研究对象

医药商品的使用价值通过医药商品的自然属性和由其自然属性决定的其他因素体

现。因此，医药商品学研究的对象主要有以下两个方面：

1. 研究医药商品的自然属性

（1）*医药商品的质量*　医药商品的质量是对形成医药商品使用价值的各种客观属性和消费者使用医药商品的主观满意程度的综合评价，是医药商品使用价值的市场表现形式和衡量的尺度，具有一般商品质量的物质性和社会性，还具有医药商品质量标准的唯一性。

（2）*医药商品的理化性状*　医药商品的理化性状包括医药商品的物理、化学性质等。医药商品的性状与医药商品的质量、工艺、作用用途、经营、保管养护、运输贮存等有密切关系，是确定医药商品质量的重要指标。

（3）*医药商品的作用功效及合理用药的临床药学与临床医学基础*　医药商品的作用与用途、药品的适应证或功能主治因品种不同而各异。在临床合理用药中，制定最佳给药方案，同临床药学和临床医学基础知识理论密切相关。

2. 研究医药商品自然属性决定的有关要素

（1）*医药商品的质量标准*　医药商品质量标准是明确反映医药商品质量特征的技术参数和指标的技术文件，是医药商品经营使用中的质量依据。所以，为了研究医药商品的使用价值，必须研究医药商品的质量标准。

（2）*医药商品分类*　医药商品的种类繁多，性质用途各异，为了便于研究和发挥医药商品的使用价值，更好地运输、保管、养护及储存医药商品，必须研究医药商品的分类方法。如研究按剂型分类的方法，可以根据相同剂型医药商品所具有的共性进行会计统计、店堂摆设、保管、运输等。

（3）*医药商品的包装*　医药商品包装具有保护医药商品质量、便于贮存运输、美化宣传医药商品等作用，研究医药商品包装有利于提高、保护和发挥医药商品的使用价值。

（4）*医药商品的运输、贮存与养护*　医药商品在出厂进入流通领域后都存在如何运输、贮存和养护以维护其使用价值的问题，所以，上述问题的研究也是确保医药商品质量的重要内容。例如，玻璃瓶装的输液剂比 PVC 袋装的输液剂在运输上难度更大。又如，维生素 C 遇光和空气易氧化变质，应遮光、密封保存。

（5）*医药商品检验*　要保证和证实医药商品的使用价值，根据国家的法律规定，对医药商品的质量进行检验是非常必要的。只有合格的医药商品，才允许出厂、销售和使用。

（二）医药商品学的研究内容

医药商品学是研究医药商品使用价值的科学。一般而言，可以用医药商品质量来表现医药商品的有用程度，反映医药商品满足人们和社会用药需求的程度，医药商品质量是医药商品使用价值及使用价值大小的集中反映。因此，医药商品质量是医药商品学研究的中心内容。医药商品学研究的具体内容概括起来可分为三方面的内容：

1. 研究医药商品学的基本概念、基础理论以及医药商品发展史　如研究医药商质量、使用价值、效能等基本概念及这些概念间的相互关系，探讨医药商品科学的规律性、医药商品流通领域的质量及其变化规律；如何运用临床药学、临床医学、经济学、社会学、心理学的观点全面评价医药商品的质量、经济效益比、医药商品的使用价值等问题；全面地研究医药商品的发展史，通过对医药商品学的研究，考察医药商品在每一阶段、不同历史时期、不同社会所产生的作用；探索医药商品学在医药商品经济中的作用，如何在国民经济发展中发挥医药商品学应有的作用与地位。

2. 研究与医药商品质量和提高医药商品使用价值方面密切相关的问题 如医药商品的成分、组成与理化性质；医药商品的检验；医药商品的作用功效与合理用药的临床药学与临床医学方面的基本知识。

3. 研究医药商品从生产到整个流通过程如何保证其质量完好，并有效合理地转移到药品消费者或用户的若干问题 如医药商品的运输、贮存与养护；医药商品的分类编码与包装；医药商品的质量检验与品种鉴定等，以保证医药商品符合药品质量标准，维护正常的医药市场秩序，保护医药商品购销双方的合法权益，创建医药商品交换的公平、公正与平等的环境。

（三）医药商品学的研究任务

1. 指导医药商品使用价值的形成 通过医药商品资源和医药市场的调查研究、市场预测、医药商品的需求研究等手段，为有关部门实施医药商品的结构调整、医药商品的科学分类、医药商品的销售与进出口贸易管理、药品质量监督管理、医药商品的环境管理等制定医药商品标准和政策法规、医药商品的发展规划提供科学的决策依据；为医药企业提供医药商品的质量要求与建议，指导医药商品质量的改进和新药的开发，提供医药企业的经营素质，保障医药市场的适销对路和健康发展。

2. 评价医药商品使用价值的高低 通过医药商品检验与品种鉴定手段，保证医药商品的质量符合法定的和唯一的医药商品标准，保护医药商品消费者的合法权益。

3. 促进医药商品使用价值的提高 通过医药商品学关于结合具体各类医药商品临床药学与临床医学的知识介绍，大力普及医药商品使用知识，使消费者、医药商品流通人员了解和提高医药商品知识，学会对症合理用药和合理地选购医药商品，掌握科学、合理的药品消费方式和方法，从而实现医药商品使用价值的实现与提高。

4. 防止医药商品的不合理流通与使用 通过确定适宜的药品包装、运输、贮存保管与养护的条件与方法，防止医药商品的质量发生不良变化而造成企业和消费者的损失。

四、医药行业与医药商品学相关工种

医药商品从研发、生产、质控、质检、销售、市场定位、管理等诸多的产业环节中需要相关医药商品的专业知识，也细化了不同的专业工作岗位，医药行业大体分为研发、生产、营销三大类。

医药行业的研发岗位对学历和专业知识要求很高，一般并不适合中职或高职毕业生

从事。医药行业的生产是附加值比较低的环节，工作内容比较单调，主要是按照药典或已有规定安排生产、检验等工作，并通过调整生产工艺，保证生产效率最优。

医药行业中较大型的企业其营销部门通常分为市场部门和销售部门。市场部门负责市场规划、市场活动、学术会议及市场调研等，如企业设有市场专员负责市场活动、战略策划和学术会议等具体工作。销售部门负责销售，如产品专员负责医药商品的知识和应用，进行员工知识培训、科会、编纂产品资料和学术资料收集整理等工作。我国医药产值80%产出于医院，在较小型的企业中营销部门合二为一统筹行动，由医药代表直接负责医院的营销工作。

在营销环节中有医药商品购销员、储运员、中药购销员、中药调剂员、中药制剂工、药物制剂工、药物检验工、医药商品购销员（医疗器械）、西药购销员，中药购销员，西药营业员、中药营业员等诸多工种。

课堂互动

你未来想从事医药行业哪方面的工作？这方面的工作需要什么样的专业技能？你想如何做以达到工作要求？

五、医药商品学的研究方法

（一）科学实验法

科学实验法是在实验室、研究室或药品检验所内运用一定的测试仪器与设备，对医药商品成分、组方、功效进行理论分析鉴定的研究方法。此法具有良好的控制和观察条件，所得的结论正确可靠，是分析医药商品成分、鉴定医药商品质量、研制新药品常用的方法。这种方法需要一定的物质和技术设备。

（二）社会调查法

医药商品的使用价值不仅是对于个人的，而且是一种社会性的使用价值。全面考察医药商品的使用价值需要进行各种社会调查，特别是现代医药商品不断更新换代、各种新商品层出不穷，社会调查法更加显得实际和重要。医药商品学研究的社会调查法对医药企业和药品消费者具有双向沟通的作用。其主要方法有：现场调查法、调查表法、直接面谈法和定点统计法等。

（三）对比分析法

对比分析法是将不同时期、不同地区、不同国家的医药商品的资料收集积累，从而寻找提高医药质量、调整药品结构、拓展医药商品功能的新途径。利用医药流通部门联系面广、信息来源多的特点，运用对比分析法有利于正确识别各种医药商品的使用价值，尤其是同功效不同来源医药商品的横向比较。

（四）现场实验法

现场实验法是通过一些医药商品专家，或有代表性的药品消费者群，根据专家与消费者的理论与实践经验，由人体感官的感觉，对医药商品质量进行评价的研究方法。此法的正确性与参与者的技术水平和人为的因素有关，但简便易行，尤其是中药材等商品适合采用这种方法。

（五）技术指标法

技术指标法是根据国家对医药商品的有关法律与法规规定的标准与指标，在医学和药学科学研究的基础上，对医药商品的效用与质量进行评估与鉴定。这种方法有利于保证医药商品质量符合法律和法规的标准，有利于医药商品的临床监控和疗效监测，有利于我国药物不良反应监测和报告制度的建立，有利于合理用药与用药安全。

（六）系统分析比较法

医药商品的研究还应考虑医药商品与使用环境、医药商品与使用人、医药商品与国民经济的关系等，这是一个较为复杂的系统工程，单从一个方面或几个侧面来研究，有时难免有偏差，只有用系统论的观点，把医药商品作为一个子系统，将此子系统放在社会这个大系统中去，运用系统论的原理加以分析、研究和考查，才有可能得出一个全面、公正、合理和科学的结论。

六、医药商品的产生和发展

医药商品伴随着商品的形成而产生，而我国的医药生产与供应事业是在西医和西药从欧美传入之后逐渐发展形成的，至今已有100多年的历史。目前我国已成为全球化学原料药的生产和出口大国之一，同时，还是全球最大的药物制剂生产国。中药是我国医药行业的重要组成部分，中医药产业的现状已经发展成为"传统行业，新兴产业"，处于继承发展走向现代化、国际化的特别时刻。中成药工业三十多年来，实现了从手工作坊式生产到现代化工业生产的大变革。从生产手段、生产方式、生产环境、生产管理到成品包装、剂型等，都发生了显著变化，逐步显现现代风貌。在机械化、工业化的基础上，进入新世纪以来，在以内在质量控制为核心的现代化上，又取得显著进展，带动了整体产业的提升。

中国生物医药产业经过多年的发展已经有了一个良好的基础，但是与世界先进国家的生物医药产业相比，中国生物医药产业还存在不少差距。近年来，从国家到地方各级政府不断加大力度支持生物医药产业的发展。自国务院出台《"十二五"国家战略性新兴产业发展规划》以来，生物产业位列七大战略性新兴产业之一。"十一五"期间，我国生物产业产值从0.6万亿元跃升至1.6万亿元。估计"十二五"末期，生物产业产值将达到4万亿元水平，其中生物医药部分产值将达3.6万亿元。

在鼓励中外合作和发展民营经济的过程中，医疗器械产业发展迅速，尤其是进入

21 世纪以来，产业整体步入高速增长阶段。我国医疗器械产业发展到现在能够生产 47 大类、3000 多个品种、1.1 万多种规格的规模，医疗器械的生产企业也超过了 1.2 万家。近五年来全国医疗机构数目稳步增长，未来几年将带来大量的医疗基础设施投入，医疗器械生产企业将受益。

七、学习医药商品学的意义

医药商品学是一门新学科。我国由计划经济转入市场经济后，医药商品也由国家统一调配转为由市场调节，所以需要我们从市场的角度对医药商品进行研究。学习医药商品学具有十分重要的意义。

（一）有利于保证医药商品的质量

医药商品在生产过程中的质量容易掌控，但在流通领域过程中因为环境变化大，人为因素增加，如冷、热、湿、虫蛀等现象，均可影响医药商品的质量；另外，现在医药商品竞争激烈，企业要通过广告宣传，利用商标法来保护优质医药商品。学习医药商品学可以熟悉和掌握医药商品的经营管理法规，可以了解医药商品产销概况、分类方法、品种规格、性能特点、质量标准、包装条件、养护措施、使用常识等，有助于搞好医药商品经营管理和提高医药企业管理水平。

（二）有利于提高医药商品的合理消费

医药商品的广告宣传一定按照药品管理的有关法规，正确宣传，才能指导消费，有利于民众的身体健康和美化生活。说明书与标签要详细准确，包装要能吸引或刺激消费者。学习医药商品学可以使我们正确评价医药商品，正确宣传与解释医药商品，起到促进生产与指导消费的积极作用。

（三）有利于扩大医药商品的国外市场份额

国外市场对医药商品的要求非常严格。以前要求标明药品所含的化学成分，现在改为要求注明药效，并且对医药商品的重金属含量、农药残留量都有严格要求，而且要求说明书规范易懂、外包装美观，对商标的注册及商品对环境的影响等也有严格要求。这就要求我们对商品特征进行研究，使其符合国际市场的要求，以提高我国医药商品在世界上的地位，占领广阔的世界医药商品市场。

（四）有利于提高医药企业的经济效益和社会效益

医药商品经营者的目的是提高经济效益。通过学习医药商品学，我们要将现代电子技术应用于原料采购、运输、储存等方面以减少损耗。通过应用先进的生产工艺，提高产品质量，通过广告和商标扩大影响、树立名牌形象，通过包装、装潢增加产品价值和销售量，同时使生产者、设计开发者、经营者掌握必需的商品知识，以达到提高效益、增加价值的目的。

检测与评价

一、选择题

（一）A 型题（单项选择题）

1. 下列哪类商品不属于药品（　　）
   - A. 中药材
   - B. 中药饮片
   - C. 血液制品
   - D. 注射器
   - E. 血清疫苗

2. 下列哪项不属于医药商品的特殊性（　　）
   - A. 具有使用价值与价值
   - B. 质量标准严格
   - C. 用药的低选择性
   - D. 专业技术性强
   - E. 需要迫切性

3. 医药商品的自然属性不包括（　　）
   - A. 医药商品的质量
   - B. 药品物理性质
   - C. 医药商品的作用功效
   - D. 药品化学性质
   - E. 医药商品的价值

4. 下列说法错误的是（　　）
   - A. 科学实验法是在实验室、研究室或药品检验所内运用一定的测试仪器与设备，对医药商品成分、组方、功效进行理论分析鉴定的研究方法
   - B. 对比分析法是将不同时期、不同地区、不同国家的医药商品的资料收集积累，从而寻找提高医药质量、调整药品结构、拓展医药商品功能的新途径
   - C. 根据国家药品有关的法律规定，对药品的质量进行检验是非常必要的。只要在有效期内的药品，才允许出厂、销售和使用
   - D. 药品标准一般都由国家（省级以上国家机关的主管部门）制定并颁布，具有权威性和法定性
   - E. 传统药是指各国历史上流传下来的药物，主要是植物药、动物药和矿物药

5. 关于医药商品学下列说法不正确的是（　　）
   - A. 医药商品学是一门研究药品、保健品和其他医疗用品作为商品的使用价值及在流通过程中实现使用价值规律的一门应用型学科
   - B. 医药商品学对医药商品质量形成、评价、维护、使用价值实现的内外因素及规律不做研究
   - C. 医药商品学是解决与医药商品质量密切相关的商品质量标准、质量评价方法、质量管理方面的问题
   - D. 医药商品学包括研究商品包装、广告、商标、保管、运输、储藏、养护、维修及其使用方法等方面的内容
   - E. 医药商品学的研究任务包括评价医药商品使用价值的高低

6. 影响医药商品自然属性的因素不包括（　　）
   - A. 医药商品的运输、贮存与养护
   - B. 医药商品的包装
   - C. 医药商品的检验
   - D. 医药商品的消费

E. 医药商品的质量标准

（二）X 型题（多项选择题）

1. 上市药品应该包括（　　　）

A. 新药   B. 仿制药   C. 进口药品

D. 医疗机构制剂   E. 药品

2. 医药商品学研究方法有（　　　）

A. 社会调查法   B. 科学实验法   C. 技术指标法

D. 对比分析法   E. 系统分析比较法

第二章　医药商品学基础知识

导　学

内容提要：本章主要介绍医药商品学基础知识，相关基本概念，包括医药
商品学相关基本概念，中药、西药的处方知识，医药商品的种
类及不同划分方法，临床常见各种剂型及其特点，医药商品的
编码知识。

学习目标：1. 掌握中药、西药的处方及其相关知识。

2. 掌握处方调剂过程，熟记处方缩写，能够辨识不合格处方。

3. 熟悉医药商品学相关基本概念。

4. 熟悉医药商品的种类及不同划分方法。

5. 熟悉临床常见各种剂型及其各自特点。

6. 了解医药商品的编码知识。

第一节　医药商品学的相关概念

一、药品与药物

（一）药品

《中华人民共和国药品管理法》明确规定：药品，是指用于预防、治疗、诊断人的疾病，有目的地调节人的生理机能并规定有适应证或者功能主治、用法和用量的物质，包括中药材、中药饮片、中成药、化学原料药及其制剂、抗生素、生化药品、放射性药品、血清、疫苗、血液制品和诊断药品等。

（二）药物

用于防治人类和动物疾病及对人体生理机能有影响的物质。广义的药物还包括与人们日常生活密切相关的柴、米、油、盐、醋、糖、茶及多种食物。它们确能起到良好的防治疾病的作用，如玉米油有预防冠心病、辅助治疗高血压的作用；鱼肝油有防治夜盲

症的作用；醋有助消化、杀菌及防治流感（熏蒸）的作用。正因为食物与药物难以截然分开，我国和美国政府将二者统一管理，均设有食品与药品监督管理局（Food and Drug Administration，FDA）。

由此可见，药物与药品是两个不完全相同的概念，药物包括的范围比药品大得多，且作用对象更广，从广义而言，糖、烟、酒、茶等食品也可称之为药物。但药品内涵则更严谨、更科学，其要求也严格得多，药品的定义具有法定的意义。

二、新药、仿制药和进口药

（一）新药

新药是指化学结构、组成、剂型、给药途径、药效或作用等与已知的药品有某种不同，而且有一定的临床使用价值或理论研究意义的药品。

各国药政管理部门对新药都有详尽而严格的规定。我国于 2002 年 9 月 15 日正式实施的《中华人民共和国药品管理法实施条例》对新药的定义是指未曾在中国境内上市销售的药品，对已上市药品改变剂型、改变给药途径、增加新适应证的药品注册按照新药管理。并将新药分为新中药与天然药物（8 类）、新化学药（5 类）、新生物制品（14类）。

（二）仿制药

仿制药是指生产国家食品药品监督管理局已批准上市的已有国家标准的药品。但是 2007 年 10 月 1 日起施行的《药品注册管理办法》规定，生物制品仿制药注册仍按照新药申请的程序申报。

（三）进口药

进口药是指境外生产的在中国境内合法上市销售的药品。进口药品包括其他国家和我国的香港、澳门与台湾地区生产的药品。

所谓的上市药品就是指能够在市场上合法购买的药品，包括新药、仿制药和进口药品。其中新药和仿制药属于国产药，需要国家食品药品监督管理局（State Food and Drug Administration，SFDA）核发批准文号，而进口药品要核发进口药品注册证或医药产品注册证。批准文号和注册证有效期均为 5 年。

三、传统药与现代药

（一）传统药

传统药一般是指各国历史上流传下来的药物，主要是动、植物和矿物药，又称天然药物。我国的传统药又称中药。中药治病的经验和理论，如性味、归经、功效、应用、用法、用量、禁忌，都是在中医辨证理论的指导下，根据药物的性能组合在方剂中使用。中药最本质的特点是在中医理论指导下应用。中医药是一个整体，它的基本理论建立在把人体、健康和环境视为一个整体的哲学观点上。中药不仅历史悠久，至今仍是我国人民防治疾病不可缺少的药物，而且在世界各国影响很大。

（二）现代药

现代药一般是指 19 世纪以来发展起来的化学药品、抗生素、生化药品、放射性药品、血清疫苗、血液制品等。它们是用合成、分离提取、化学修饰、生物技术等方法制取的物质，结构基本清楚，有控制质量的标准和方法。这些物质是用现代医学的理论和方法筛选确定其药效的。这类药发展很快，已有数万品种，最初由西方国家发展起来再传入我国，因此又称西药。

四、假药与劣药

（一）假药

《药品管理法》规定：禁止生产（包括配制，下同）、销售假药。有下列情形之一的，为假药：

（1）药品所含成分与国家药品标准规定的成分不符的。

（2）以非药品冒充药品或者以他种药品冒充此种药品的。

有以下情形之一的药品，按假药论处：

（1）国务院药品监督部门规定禁止使用的。

（2）依照本法必须批准而未经批准生产、进口，或者依照本法必须检验而未经检验即销售的。

（3）变质的。

（4）被污染的。

（5）使用依照本法必须取得批准文号而未取得批准文号的原料药生产的。

（6）所标明的适应证或者功能主治超出规定范围的。

（二）劣药

《药品管理法》规定：禁止生产、销售劣药。药品成分的含量不符合国家药品标准的，为劣药。有下列情形之一的药品，按劣药论处：

（1）未标明有效期或者更改有效期的。

（2）不注明或者更改生产批号的。

（3）超过有效期的。

（4）直接接触药品的包装材料和容器未经批准的。

（5）擅自添加着色剂、防腐剂、香料、矫味剂及辅料的。

（6）其他不符合药品标准规定的。

五、普药与特药

特药是指医药商业在一定时期内供给少数医疗单位，或者是特殊病例使用的药品，在经营习惯上称为特种药品或特药，与特药相对而言便是普通药品或称为普药。与新药一样，特药品种也是因时而异的，如第一代、第二代头孢菌素等进口药品在 20 世纪 80 年代都曾被列为特药经营范围，而现在已转为一般药品了。

广义的特种药品还包括特殊管理的药品（麻醉药品、精神药品、医疗用毒性药品和放射性药品）、诊断用药、特异性解毒药以及眼科、皮肤科、妇产科和口腔科等具有特定用途的药品。

六、药品的通用名、商品名和别名

（一）药品的通用名

药品的通用名是经国家相关部门批准载入国家正式药品标准的药品法定名称。即国际非专利名称，指在全世界都可通用的名称。使用药品通用名的企业不能对该药品申请专利和行政保护。

通用名也是国家规定的在药品标签、说明书或包装上必须标注出的名称。

中国药品的通用名由卫生部药典委员会依据 INN 命名。INN 为国际非专利药名的英文缩写。INN 的英文全称是 International Non－proprietary Names for Pharmaceutical Substance。

药品的通用名力求反映药物的本质，名称应科学、明确、简短。通用名在一定程度上可以反映出药物的主要化学成分，如对乙酰氨基酚、氢氯噻嗪、磺胺嘧啶、格列吡嗪等。

若药物制剂中含有两种以上成分，各药名不能全部简缩时则在能简缩的成分前加复方二字，如复方氨酚烷胺，复方大青叶片、复方甘草片等。

（二）药品的商品名

药品的商品名是指经国家药品监督管理部门批准的由特定企业使用的某药品专用的名称，如阿斯利康生产的洛赛克，（奥美拉唑镁片）；山东新华制药生产的爱菲乐（布洛伪麻片）。

商品名比通用名好记好读，但存在一药多名现象，如感康、快克，通用名都是复方氨酚烷胺；百优解、奥麦伦从表面上看是不同的药品，但通用名都是盐酸氟西汀胶囊。药品使用者如果不知道药物的成分，会出现重复用药、禁忌用药、过敏反应等严重后果。为用药安全，卫生部处方管理办法规定，从 2007 年 5 月 1 日开始，医生开具处方必须使用药品通用名。

有些药品的商品名就是商标名，是药品生产或经营企业为了树立自己的形象和品牌，给自己企业的产品注册的商标名。现在国家对商品名的使用有了严格的限制，规定属于下列情形的药品可以申请使用商品名称：①新化学结构、新活性成分且在保护期、过渡期或者监测期内的药品；②在我国具有化合物专利，且该专利在有效期内的药品。

为鼓励新药的研发和保护研发者的利益，各国都对新药进行保护。国际上药品的保护期一般最长 20 年，国内药品最长是 10 年，过渡期 5 年，监测期自新药批准生产之日起计算，最长不得超过 5 年。

国内药品如果在保护期、过渡期和监测期内，国家食品药品监督管理局不批准其他企业生产、改变剂型和进口。

查阅药品商品名可到 SFDA 网站基础数据中查询，目前国产药品商品名有 7000 多条，进口药品商品名有 6000 多条，这些数据都是动态的，随商品名的批准和药品进口情况定期更新。需要注意的是，商品名 7000 多条并不意味着 7000 多种药品，因为同一种药品的不同剂型和不同规格都可以使用同一个商品名。如山东新华制药的百红优（克拉霉素）有 4 条记录，分别是片剂（0.25g）、颗粒剂（1.0g：50mg）、颗粒剂（2.0g：0.1g）、胶囊剂（0.125g）。

（三）药品的别名

药品的别名主要是由于一定历史原因造成某药曾在一段时间使用过的名称，是药品的习惯用名，虽不规范但在民间使用广泛，从事药品零售工作应掌握常用药品的别名。如对乙酰氨基酚的别名是扑热息痛，诺氟沙星的别名是氟哌酸等。

七、药品的质量标准

药品的质量标准分法定标准和非法定标准两类。

法定药品标准是国家对药品品种、规格、技术要求、试验检验方法、包装、标志、储运和保管等方面所做的统一规定，是药品生产、供应、使用、检验单位必须共同遵守的法定依据，属于强制性标准。我国的国家药品标准为国务院药品监督管理部门颁布的《中华人民共和国药典》和药品标准，是法定药品标准。

药典（Pharmacopoeia）是一个国家记载药品规格、标准的法典。由国家组织的药典委员会编写，并由政府颁布施行，具有法律的约束力。

非法定标准可以由行业集团乃至制药公司制定，不能低于法定标准。

（一）中华人民共和国药典

新中国成立后，编纂了我国第一部《中华人民共和国药典》（简称《中国药典》）1953 年版，收载各类药品 531 种。现行版为 2010 年版，分为一部和二部。一部收载常用中药材和中成药，共 992 种，二部收载常用化学药品、生物制品、抗生素和放射性药品共 1699 种。

（二）国外药典

世界上大约有 38 个国家有自己的药典，此外还有国际和区域性药典。这些药典无疑对世界医药科学技术交流和国际贸易有极大促进作用。现对主要药典加以介绍：

美国药典《Pharmacopoeia of the United Sates》简称 USP，1950 年起每五年出版一次，现行版为 24 版（2000 年）。

英国药典《British pharmacopoeia》简称 BP，每五年出版一次，现行版为 1998 年出版的第 16 版。

日本药局方《Pharmacopoeia of Japan》简称 JP，现行版为第 13 改正版（1996 年）。

国际药典《Pharmacopoeia International》简称 Ph. Int，WHO 为了统一世界各国药品的质量标准和质量控制的方法而编纂的。修订后国际药典为第三版，共分 5 卷出版，第 1 卷 1979 年出版，第 2 卷 1981 年出版，第 3 卷 1988 年出版。《国际药典》对各国无法律约束力，仅供各国编纂药典时作为参考标准。

八、首营企业和首营品种

企业主要负责人：具有法人资格的企业指其法定代表人；不具有法人资格的企业指其最高管理者

首营企业：购进药品时，与本企业首次发生供需关系的药品生产或经营企业。

首营品种：本企业向某一药品生产企业首次购进的药品。

九、GSP 培训教育

GSP（药品经营质量管理规范，Good Supply Practice）是科学的管理规范，在实施 GSP 过程中，有组织、有计划地培训与教育工作具有十分重要的意义，药品经营企业从事质量管理、质量验收、药品养护、仓储保管及销售工作的人员应定期和不定期接受不同级别的专业教育与培训。

第二节　中西药处方知识

一、处方的含义及分类

（一）处方的概念

处方是医疗和药剂师配制的一项重要书面文件。根据《处方管理办法》第二条规定：处方是指由注册的执业医师和执业助理医师在诊疗活动中为患者开具的、由取得药学专业技术职务任职资格的药学专业技术人员审核、调配、核对，并作为患者用药凭证的医疗文书。处方包括医疗机构病区用药医嘱单。广义地讲，凡制备任何一种药剂的书面文件，都可以称为处方。

（二）处方的意义

处方除了作为发给病人药剂的书面文件外，还具有法律上、技术上和经济上的意义。由处方而造成的医疗事故，医师或药师均负有法律责任。处方的技术意义，在于它写明了药物名称、数量、剂型及用法用量等，保证了药剂的规格和安全有效。从经济观点来看，按照处方检查和统计药品的消耗量及经济价值，尤其是贵重药品、毒药和麻醉药品，供作报销、采购、预算、生产投料和成本核算的依据。

1. 法律性　因开具处方或调配处方所造成的医疗差错或事故，医师和药师分别负有相应的法律责任。医师具有诊断权和开具处方权，但无调配处方权；药师具有审核、调配处方权，但无诊断和开具处方权。

2. 技术性　开具或调配处方者都必须是经过医药院校系统专业学习，并经资格认定的医药卫生技术人员担任。医师对患者做出明确诊断后，在安全、有效、经济的原则下开具处方；药学技术人员应对处方进行审核，并按医师处方准确、快捷地调配，将药品发给患者应用，体现了开具或调剂处方的技术性。

3. 经济性　处方是药品消耗及药品经济收入结账的凭证和原始依据，也是患者在治疗疾病，包括门诊、急诊、住院全过程中用药的真实凭证。

（三）处方的种类

处方按照不同的划分方式，其种类较多。按照处方的性质分为：法定处方、协定处方和医师处方。

1. 法定处方　主要指药典、部颁标准和地方标准收载的处方。它具有法律的约束力，在制造或者医师开写法定制剂时，均需遵照其规定。

2. 协定处方　一般是根据某一地区或某一医院日常医疗用药需要，由医院药剂科与医师协商共同制定的处方。它适用于大量配制和贮备药品，便于控制药品的品种和质量，减少病人等候取药的时间。它的合理应用有其一定的优点，但是还必须注意到，由于协定处方难以适应病情变化的多种要求，所以用它来完全代替医师处方是不恰当的。每个医院的协定处方仅限于在本单位使用。

3. 医师处方　医师处方是医师对患者诊断、治疗和预防用药所开具的书面文件。根据药事管理法规，处方可分为：普通处方、麻醉药品处方和精神药品处方。在医疗实践中处方还可分为：门诊处方、急诊处方、病房处方，或者分为中医处方和西医处方等。

二、处方的内容

新的《处方管理办法（试行）》规定，处方由各医疗机构按规定的格式统一印制，其中必须包括机构名称、处方编号、患者资料、药品金额等10多个项目。

（一）前记

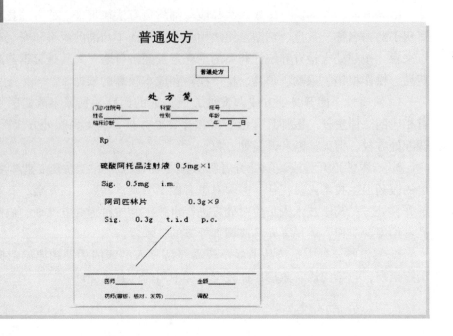

包括医疗机构名称、费别、患者姓名、性别、年龄、门诊或住院病历号，科别或病区和床位号、临床诊断、开具日期等。可添列特殊要求的项目（麻醉药品和第一类精神药品处方还应当包括患者身份证号码，代办人姓名、身份证号码）。

（二）处方头

处方在左上角以 R 或 RP 起头，是拉丁文 Recipe 的缩写，意为请取。

（三）正文

处方正文是处方的主要部分，分列药品的名称、剂型、规格、数量、用法用量等。

1. 处方规范 医生在开具处方时，必须用规范的中文或英文名称书写，书写药品名称、剂量、规格、用法、用量要准确规范，药品剂量与数量一律用阿拉伯数字书写，而且西药、中成药、中药饮片处方要分别开具，其中西药和中成药处方每张不得超过 5 种药品。

2. 处方限量 对于处方的药量，规定医生一般不得开出超过 7 日的用量；急诊处方一般不得超过 3 日用量；特殊情况，处方用量可适当延长，但医师必须注明理由。而且处方仅在开具当日有效，需延长有效期的由开具处方的医师注明有效期限，但最长不得超过 3 天。

3. 不得限制购药地点 为降低患者的就医成本，规定除医疗用毒性药品、精神药品、麻醉药品及戒毒药品外，医院不得限制病人持处方到其他医院或者药店购药。为此，《处方管理办法（试行）》也规定，医生在书写药品名称时，须以国家承认并公示的药品名为准。药品简写或缩写须为国内通用写法。而医院或医师不得自行编制药品缩写名或用代号。

（四）调配方法

完整的处方还应注明药物要求的剂型以及调配方法。

（五）使用方法

使用方法主要包括静脉滴注、注射、口服和外用等。处方中的 Signature 是对病人发出用指示的意思，通常缩写为 Sig 或 S。具体内容有：每次剂量、每日次数、给药途径以及给药时间。

（六）后记

医师签名或者加盖专用签章，药品金额以及审核、调配、核对、发药药师签名或者加盖专用签章，签名必须签全名。处方原则上不得涂改，如有涂改，处方人必须在涂改处签字确认以示负责。

三、中药处方

中药处方包括中药饮片处方、中成药（含医疗机构中药制剂）处方，饮片与中成药应当分别单独开具处方。中药注射剂也应单独开具处方。

（一）中药处方应当包含以下内容。

知识链接

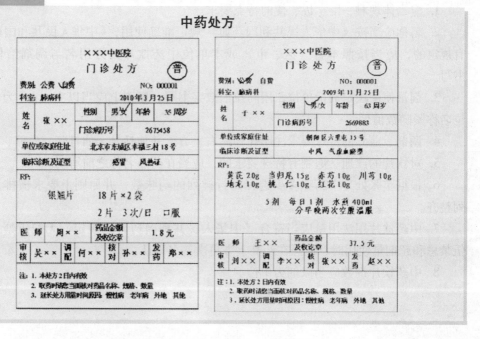

1. 一般项目包括医疗机构名称、费别、患者姓名、性别、年龄、门诊或住院病历号、科别或病区和床位号等，可添列特殊要求的项目。

2. 中医诊断包括病名和证型（病名不明确的可不写病名），应填写清晰、完整，并与病历记载相一致。

3. 药品名称、数量、用量、用法，中成药还应当标明剂型、规格。

4. 医师签名或加盖专用签章、处方日期。

5. 药品金额、审核、调配、核对、发药药师签名或加盖专用签章。

（二）中成药处方的书写，应当遵循以下要求

1. 按照中医诊断（包括病名和证型）结果，辨证或辨证辨病结合选用适宜的中成药。

2. 中成药名称应当使用经药品监督管理部门批准并公布的药品通用名称，院内中药制剂名称应当使用经省级药品监督管理部门批准的名称。

3. 用法用量应当按照药品说明书规定的常规用法用量使用，特殊情况需要超剂量使用时，应当注明原因并再次签名确认。

4. 片剂、丸剂、胶囊剂、颗粒剂分别以片、丸、粒、袋为单位，软膏及乳膏剂以支、盒为单位，溶液制剂、注射剂以支、瓶为单位，应当注明剂量。

5. 每张处方不得超过 5 种药品，每一种药品应当分行顶格书写，药性峻烈的或含毒性成分的药物应当避免重复使用，功能相同或基本相同的中成药不宜叠加使用。

（三）中药饮片处方的书写，应当遵循以下要求

1. 应当体现君、臣、佐、使的特点要求。

2. 名称应当按《中华人民共和国药典》规定准确使用，《中华人民共和国药典》没有规定的，应当按照本省（区、市）或本单位中药饮片处方用名与调剂给付的规定书写。

3. 剂量使用法定剂量单位，用阿拉伯数字书写，原则上应当以克（g）为单位，单位名称紧随数值后。

4. 调剂、煎煮的特殊要求注明在药品右上方，并加括号，如打碎、先煎、后下等。

5. 对饮片的产地、炮制有特殊要求的，应当在药品名称之前写明。

6. 根据整张处方中药味多少选择每行排列的药味数，并原则上要求横排及上下排列整齐。

7. 中药饮片用法用量应当符合《中华人民共和国药典》规定，无配伍禁忌，有配伍禁忌和超剂量使用时，应当在药品上方再次签名确认。

8. 中药饮片剂数应当以剂为单位。

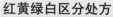

知识链接

红黄绿白区分处方

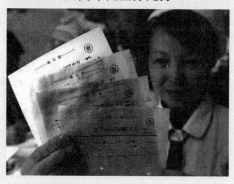

9. 处方用法用量紧随剂数之后，包括每日剂量、采用剂型（水煎煮、酒泡、打粉、制丸、装胶囊等）、每剂分几次服用、用药方法（内服、外用等）、服用要求（温服、凉服、顿服、慢服、饭前服、饭后服、空腹服等）等内容，例如，每日 1 剂，水煎400mL，分早晚两次空腹温服。

10. 按毒麻药品管理的中药饮片的使用应当严格遵守有关法律、法规和规章的规定。

四、处方颜色

麻醉药品处方、急诊处方、儿科处方、普通处方的印刷用纸应分别为淡红色、淡黄色、淡绿色和白色，并在处方右上角以文字注明。

1. 普通处方：白色。

2. 急诊处方：淡黄色，右上角标注：急诊。

3. 儿科处方：淡绿色，右上角标注：儿科。

4. 麻醉药品和第一类精神药品处方：淡红色，右上角标注：麻、精一。

5. 第二类精神药品处方：白色，右上角标注：精二。

五、处方及药品说明书中常用的外文缩写

处方及药品说明书中常用的外文缩写见表 2 - 1。

表 2 - 1　处方及药品说明书中常用的外文缩写

	缩写	中文含义	缩写	中文含义
处方缩写	Rp.	取或授予	Sig. /S.	用法
	NS	生理盐水	GS	葡萄糖溶液

	缩写	中文含义	缩写	中文含义
剂型缩写	Tab.	片剂	Inj.	注射剂
	Sol.	溶液	Emp.	贴膏剂
	Cap.	胶囊	Ung.	软膏
	Syr.	糖浆	Ap.	水剂
	Mist.	合剂	Lot.	洗剂、擦剂
	Tr.	酊剂	Neb.	喷雾剂
	Pil.	丸剂	Pl.	油剂
	Extr.	浸膏	Supp.	栓剂
	Dec.	煎剂	Gutt.	滴剂
	Lin.	擦剂	Ocul.	眼膏
	Pig.	涂剂	Pot.	饮剂药水
药品数量缩写	g	克	mg	毫克
	mL 或 cc	毫升	μg	微克
	qs	适量	aa	各
	ad	加至		
服药次数或时间缩写	qd	每天 1 次	bid	每天 2 次
	q2h	每 2 小时 1 次	tid	每天 3 次
	q8h	每 8 小时 1 次	qid 或 4 i d	一天 4 次
	qn	每晚 1 次	bin.	每晚 2 次
	q2d/qod	隔日 1 次	ac	饭前
	pc	饭后	ic（intc）	饭间
	12n	中午	hss	睡前
	am	上午，午前	pm	下午，午后
	ad/hs	睡前	ih	睡觉时服用
	st！/stat！	立即使用	Cito	急！急速地！
	prn	需要时	sos	必要时
	q. w	1 周		
给药途径缩写	i. h.	皮下注射	v/iu	静脉注射
	m. /i. m	肌肉注射	ivgtt/iV drop	静脉滴注
	p. o.	口服	deg.	吞服
	instill.	滴入	inspir.	吸入
	us. Int.	内服	us. Ext.	外用
	C. T.	皮试		

六、处方调剂

（一）处方调剂的工作程序

审方→划价→调配→核查→发药→用药指导。

1. 审方　处方审查包括：

（1）确认处方的合法性　处方调剂必须由取得药学专业技术资格者从事。具有药学专业技术资格人员须凭医师处方调剂处方药品。

（2）处方填写的完整性　处方前记、正文、后记各项是否清晰完整。

（3）处方用药的适宜性

1）规定必须做皮试的药品，处方医师是否注明过敏试验及结果的判定。

2）处方用药与临床诊断的相符性。

3）剂量、用法的正确性。

4）剂型与给药途径的合理性。

5）是否有重复给药的现象。

6）是否有潜在临床意义的药物相互作用和配伍禁忌。

（4）处方费别种类　医疗保险类别或自费；转账及交费情况。

2. 调配　处方经审核合格后，准确调配药品。按处方药品名称、剂型、规格、数量用法有序调配，并在取药时、配药时以及将药品放回原处时要反复核对药品标签，切不可凭印象取药。

3. 核查　处方药品调配完成后应由另一药师认真按处方核查，防止差错事故，保证患者用药安全。核查内容包括：全面认真地审核一遍处方内容，逐一核对处方与调配的药品、规格、用法、用量是否一致，逐个检查药品的外观质量是否合格，检查药品有效期等；确认无误后由核查人员签字。

4. 发药　发药时核对患者姓名，切忌张冠李戴；并再次核对药品与处方的相符性。

（二）处方调剂的注意事项

1. 树立高尚的医药职业道德观念，增强高度的责任感，想患者所想，集中精力、细心操作，认真执行法规和制度。

2. 药师不能擅自更改处方，若认为存在用药不适宜，应告知处方医师，请其确认或者重新开具处方。发现严重不合理用药或用药错误，应拒绝调剂，及时告知处方医师，并应当记录，按照有关规定报告。

3. 注意区别名称相似的药品。

4. 调剂工作应有序进行，不能同时调剂2个以上处方。认真执行核对制度。

5. 在调剂时必须做到四查十对：查处方，对科别、姓名、年龄；查药品，对药名、剂型、规格、数量；查配伍禁忌，对药品性状、用法用量；查用药合理性，对临床诊断。

七、销售药品责任

1. **销售处方的责任** ①必须对医师处方进行审核、签字后依据处方正确调配、销售药品；②对处方不得擅自更改或代用；③对有配伍禁忌或超剂量的处方，应当拒绝调配、销售，必要时，经处方医师更正或重新签字后方可调配、销售。

2. **销售非处方药的责任** 对病患者选购非处方药提供用药指导或提出寻求医师治疗的建议。

八、处方比较

对各种处方分类比较如下：

表2-2 临床处方异同点比较

	普通处方	急诊处方	儿科处方	麻醉药品/一类精神药品处方	二类精神药品处方	医疗用毒性药品处方
颜色	白色	淡黄色	淡绿色	淡红色	白色	-
右上角标注	-	急诊	儿科	麻、精一	精二	-
一般用量	≤7日常用量	≤3日常用量	-	≤3日常用量	≤7日常用量	≤2日极量
限制外配	不限制	不限制	限制	限制	限制	限制
有效期	当日有效，延长不超过3日					
保存年限	1年	1年	1年	3年	2年	2年

表2-3 麻醉药品和精神药品处方限量比较

分类	剂型	一般患者	癌痛/慢性中、重度非癌痛患者	住院患者
麻醉药品和一类精神药品	注射剂	1次用量	≤3日常用量	1日常用量；盐酸二氢埃托啡仅限于二级以上医院内使用；盐酸哌替啶仅限于医疗机构内使用
	缓控释制剂	≤7日常用量	≤15日常用量	
	其他剂型	≤3日常用量	≤7日常用量	
二类精神药品	所有剂型	≤7日常用量；慢性病或特殊情况可以适当延长，医师要注明理由		

表2-4 处方药、非处方药的销售限制比较

销售方式	处方药	非处方药	
		甲类	乙类
有奖销售	✗	✗	✗
附赠药品或礼品	✗	✗	✗
网上销售	✗	✓	✓
开架自选销售	✗	✓	✓

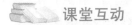 **课堂互动**

生活中见过什么样的处方？实物展示不同的处方。购买药物时遇到过促销吗？

第三节　医药商品分类和剂型特点

我国医药商品可谓门类齐全、品种繁多，其技术、生产、销售、消费特点各不相同。对医药产品实行正确的分类，可以简化市场营销的研究工作，帮助医药企业针对自己所生产和经营的产品类别，正确掌握其生产经营上的特征、特点，从而有效地选择销售渠道，确定适宜的价格策略和促销措施，制定最佳的市场营销的组合。同时，有利于提高医药企业经营管理、改善服务水平。医药商品根据不同的分类标准，可以有许多不同的分法，其主要原因是随着医药科学技术的发展，各类医药商品之间从理论、配伍、组方、加工技术等相互渗透现象越来越普遍，因而要将医药商品完全科学划分越来越困难。下面结合医药企业市场营销活动，介绍一些常用的分类方法。医药商品、零售药店以及药学相关从业人员应熟悉以下分类方法。

一、按药品来源和性状分类

药品按来源和性状一般可分为中药材、中药饮片、中成药；化学原料药及其制剂；抗生素类；生化药品；血清疫苗、血液制品；放射性药品等。通常有下述两种分类方法：

（一）按药品生产方式的不同分类

根据药品生产方式可以将药品分为三大类：天然药物、化学合成药物和生物技术药物。

1. 天然药物（中药）　指以自然界中动物、植物和矿物质三大类天然资源加工而成的药物。在我国又称之为中药、国药，它是我国的国粹，有数千年的研究使用历史。通常我们把从自然界中采集、未经加工的原药称为中药材；中药材经过加工处理成的片、段、丝、块等称为中药饮片；中药经过加工制成一定的剂型后便称之为中成药。因此，中药在经营形式上就形成了中药材、中药饮片和中成药三大类。在中药中按不同的分类的方法又可细分为许多种，如按来源可分为植物药、动物药和矿物药；按药用部位可分为根、根茎类、皮类、叶类、花类、种子果实类、全草类等；按药物毒性可分为普通中药、毒性中药（如雄黄）和麻醉药品；按药物功能可分为解表药、清热药、祛湿药、祛风湿药、温里药、理气药、止血药、活血祛瘀药、化痰止咳平喘药、安神药、平肝息风药、芳香开窍药、补益药、收涩药、泻下药、催吐药、消食药、驱虫药、外用药等。

2. 化学合成药物 指以化学理论为指导，依据化学规律研究和生产的化学合成药。其特点是对疾病治疗疗效快，效果明显。但由于人体是一个复杂系统，由于缺乏对人体本身结构的分子水平的分析研究及人体各部分相关联的整体综合考察，因此治疗效果虽然明显，但有头痛医头、脚痛医脚的局限性治疗特征，且常常具有程度不同的副作用。

3. 生物技术药物 生物药物是利用生物体、生物组织或其成分，综合应用生物学、生物化学、微生物学、免疫学、物理化学和药学的原理与方法进行加工、制造而成的一大类用于预防、诊断、治疗的药品。

（二）按照药品来源的不同分类

随着科学技术的不断进步与发展，药品的来源除了取自天然产物外，还广泛地应用人工合成方法制造。按照药品来源的不同，一般可分成以下几类。

1. 动物性药 动物的全部或部分脏器以及其排泄物作为药用，如鹿茸、麝香、牛黄等。此外，还有提取纯品应用的，如各种内分泌制剂（胰岛素、甲状腺等制剂）、血浆制品等。

2. 植物性药 植物的各部分，皮、花、根、茎、叶、液汁及果实等都可采作药用，如人参用其根茎，阿片是罂粟果的液汁。中药中以植物药为最多。同时由于现代化学工业的发展，目前还广泛地提取出多种植物药的有效成分，如生物碱（如中药麻黄所含的有效成分麻黄碱，阿片中的吗啡，茶叶中的咖啡因等）、皂苷、（如治疗心脏病的洋地黄毒苷）、挥发油、黄酮类化合物等作为药用。

3. 矿物药 一般是指直接利用矿物或经过加工而成的一种药物，如硫黄、氧化汞以及一些无机盐类、酸类、碱类等。

4. 化学药品 一般是指利用化学方法合成的药品，如磺胺类药、扑热息痛、乙酰水杨酸等。近年来，随着制药工业的发展，合成药物的种类越来越多，临床应用也日益广泛。

二、按我国传统习惯分为西药和中药两类

（一）西药

日常生活中人们习惯于把国外研制生产的药品称为西药，它包括国外生产的化学药物和生物技术药物。

（二）中药

人们习惯于把我国传统使用的药物称为中药。其实这种概念并不十分科学，因为只有同时具备如下三种内涵的药物才能被称为中药：①能用独特的性能来表示，如性味、归经、升降、沉浮等；②其功效能用中医药学术语来表示，如理气、安神、活血化瘀、通里攻下等；③能按中医药学理论的配伍规律组成复方，方中药物须按君臣佐使关系构成一个功效整体而施治于人。

需要说明的是此种分类方式随着医药科学技术的发展越来越不能反映其实际情况，因为我国药学工作者经过艰苦奋斗，做了大量中药的西化工作，使不少中药的化学本质被阐明，它们或是当作提取西药的原料，或是直接被当成西药使用，这就使原有的中药、西药泾渭分明的局面已被动摇。此外，随着我国中药现代化工作的开展，中西结合的药物也不断涌现，用现代科学方法处理，用现代医学观点表述其特性的中成药不断出现。这些药物虽然以中药为主要成分，但因不再用传统的医学观点表述其特性，同时其生理、药理作用的化学本质、体内代谢过程还不完全清楚，所以既不是原来意义上的中药，也不是一般概念上的西药。为此，我国《药品管理法》使用了现代药与传统药的概念。传统药指用传统医学观点表述其特性，能被传统医学使用的药物，它包括中药材、中药饮片、传统中成药和民族药（如蒙药、藏药、维药、傣药等）。

三、按药物作用部位和作用机理分类

可分为作用于中枢神经系统、传出神经系统、心血管系统、呼吸系统、消化系统、泌尿系统、生殖系统、血液系统、内分泌系统、免疫系统的药物和抗微生物、抗寄生虫药以及诊断用药等，即通常的药理学分类方法。2009年版《国家基本医疗保险、工伤保险和生育保险药品目录》中，将西药分为23类，中成药分为9类，具体类别如下：

（一）西药部分

抗微生物药物，抗寄生虫药物，解热镇痛及非甾体抗炎药物，镇痛药物，麻醉用药物，维生素及矿物质缺乏症用药物，营养治疗药物，激素及调解内分泌功能药物，调解免疫功能药物，抗肿瘤药物，抗变态反应药物，神经系统药物，治疗精神障碍药物，呼吸系统药物，消化系统药物，循环系统药物，泌尿系统药物，血液系统药物，调节水、电解质及酸碱平衡药物，专科特殊用药物，解毒药物，诊断用药，生物制品。

（二）中成药部分

内科用药，外科用药，肿瘤用药，妇科用药，眼科用药，耳鼻喉用药，骨伤科用药，皮肤科用药，民族药。

四、按药品的特殊性分类

药品按特殊性一般可分为普通药品和特殊管理的药品（麻醉药品、精神药品、医用毒性药品、放射性药品）。

（一）普通药品

普通药品是指毒性较小、不良反应较少、安全范围较大的药品，如葡萄糖、乙酰水杨酸等。需要指出的是任何药品凡无必要或过多使用，都是不安全的。

（二）特殊管理的药品

1. 毒性药品　毒性药品系毒性剧烈、治疗剂量与中毒剂量相近，使用不当会致人

中毒或死亡的药品，如阿托品等。

2. 麻醉药品 麻醉药品是指连续使用后易产生生理依赖性、能成瘾的药品。如吗啡、杜冷丁等。

3. 放射性药品 指用于临床诊断或治疗的放射性核制剂或者其他标记药品。

4. 精神药品 精神药品指直接作用于中枢神经系统，使之兴奋或抑制，连续使用可能产生依赖性的药品。依据精神药品使人体产生的依赖性和危害人体健康的程度，分为第一类和第二类。

五、按我国药品管理制度可分类

1995 年，我国响应世界卫生组织的倡导开始进行处方药与非处方药分类管理工作。1999 年国家药品监督管理局发布了《处方药与非处方药分类管理办法（试行）》并从 2000 年 1 月 1 日开始实施，我国的处方药与非处方药分类管理制度从此进入了实施阶段。2001 修订的《药品管理法》将我国实施药品分类管理以法律形式做出了明确规定。

自 1999 年 7 月至 2008 年 11 月，SFDA 先后公布了 4641 个非处方药品种，其中化学药品 1021 个，中成药 3620 个，非处方药产品已达到相当数量，品种数已占我国上市药品的 30% 左右，已基本能满足消费者在零售药店选购非处方药，进行正常、合理的自我药疗的需要。

（一）处方药和非处方药

1. 处方药 指只能通过具有执照的医师所开具的处方才能调配，并在医务人员的指导下应用的药物。根据规定，药品制造商和销售者都不能将处方药直接提供给患者，但可以合法地提供给那些正规合法经营批发或零售处方药的公司或个人，或者给医院、诊所、医生。

2. 非处方药 指那些只要消费者按照药品标签上列出的规定，如用法、说明与注意事项等，就能安全使用的药物。因此其不需要处方即可出售，故被叫作非处方药。在国外，非处方药称为柜台药（On the counter），简称 OTC 药。

非处方药必须具备的特点是：①非处方药使用时不需要医务专业人员的指导和监督；②消费者按药品标签或说明书的指导来使用，说明书文字应通俗易懂；③非处方药的适应证是指那些能自我做出诊断的疾病，药品起效快速，疗效确切，能较快减轻病人不舒服的感觉；④非处方药能减轻小疾病的初始症状和防止其恶化，也能减轻已确定的慢性疾病的症状或延缓病情的发展；⑤非处方药有高度的安全性，不会引起药物依赖性，毒反应发生率低，不在体内蓄积，不致诱导耐药性或抗药性；⑥非处方药的药效、剂量都具有稳定性。

（二）国家基本药物和《基本医疗保险药品目录》药品

建立国家基本药物制度被认为是治理我国医药市场秩序混乱、药品价格虚高、不公平交易、商业贿赂等问题的一项根本制度。目前世界上有 160 多个国家拥有正式的基本药物目录，有 105 个国家制定了或正在起草国家药物政策。我国从 1996 年开始出台《国家基本药物目录》，每两年调整一次，但 2009 年以前的《国家基本药物目录》的权威性没有得到充分体现。2009 年上半年卫生部颁布了新版《国家基本药物目录》，收载药物 307 种。其中化学药品 205 种，中成药 102 种。这是建立国家基本药物制度的第一步，具有法律性和权威性。

非国家基本药物是指没有列入《国家基本药物目录》的品种，非国家基本药物在药品中占绝大多数，但随着《国家基本药物目录》的调整，进入基本药物目录的品种会逐渐增多。

1. 国家基本药物 卫生部《制定国家基本药物工作方案》中指出国家基本药物系指从我国目前临床应用的各类药物中经过科学评价而遴选出的，在各类药品中具有代表性的药品。其特点是：疗效好，不良反应小，质量稳定，价格合理，使用方便等。列入基本药物的品种国家要保证生产和供应，并属于公费、劳保医疗范畴。确定国家基本药物，目的在于加强药品生产、使用环节的管理，既保证广大人民群众安全、有效、合理地用药，又完善公费医疗制度，减少药品生产浪费，使国家有限的卫生资源得到有效的利用，达到最佳的社会效益和经济效益。

2. 《基本医疗保险药品目录》药品 指为了保障城镇职工医疗保险用药需要，合理控制药品费用，而规定的基本医疗保险用药药品。纳入《基本医疗保险药品目录》的药品，是临床必需的、安全有效、价格合理、使用方便、市场能够保证供应的药品，并且具备下列条件之一：《中华人民共和国药典》（现行版）收载的药品；符合国家药品监督管理部门颁发标准的药品；国家药品监督管理部门批准正式进口的药品。《基本医疗保险药品目录》药品包括西药、中成药、中药饮片。这些药品在《国家基本药物》基础上遴选而定，并分为甲类目录和乙类目录。甲类目录药品是临床必需、使用广泛、疗效好、同类药品中价格最低的药品。由国家统一制定，各地不得调整。乙类目录药品可供临床选择使用，药价比甲类目录药品略高。乙类目录药品由国家制定，各省、自治区、直辖市可适当调整。

作为药店药师和营业人员，应该熟悉医保目录，因为医保目录涉及消费者购买药品时哪些可以报销，哪些药品需要自费。

2009 年 12 月 1 日，国务院发布了关于印发国家基本医疗保险、工伤保险和生育保险药品目录的通知，《国家基本医疗保险、工伤保险和生育保险药品目录（2009 年版）》简称《药品目录》正式发布。《药品目录》分西药、中成药和中药饮片三部分。其中，西药部分和中成药部分用准入法，即可以用基本医疗保险基金支付费用的药品（西药品种 1140 个，中成药 987 个，民族药 45 个）。基本医疗保险支付时须分甲、乙类，工伤保险和生育保险支付时不分甲、乙类。《国家基本药物目录》内的治疗性药品已全部列入《药品目录》中的甲类药品。甲类药品，要按照基本医疗保险的规定全额给付，不得再另行设定个人自付比例。

乙类药品可根据基金承受能力，先设定一定的个人自付比例，再按基本医疗保险的规定给付。

中药饮片部分用排除法，规定基金不予支付费用的药品。即目录中的 127 种饮片是基本医疗保险、工伤保险、生育保险基金不予支付费用的。其中，单方不予支付的有 99 种，单、复方均不予支付的有 28 种。

六、按剂型分类

在药品的储存养护和药店的货架中，按剂型分类是最常用的分类方法。研究按剂型分类的方法，可以根据相同剂型药品所具有的共性进行管理统计、店堂摆设、保管、运输等。按剂型分类主要有：片剂、颗粒剂、胶囊剂、丸剂、散剂、注射剂、口服液、雾剂、膏剂、栓剂、眼用制剂、糖浆剂、其他等。

表 2 – 5　不同划分方法的药品分类小结

按药品来源和性状分类	按我国传统习惯分类	按药物作用部位和作用机理分类	按药品的特殊性分类	按我国的药品管理制度分类
中药材、中药饮片、中成药；化学原料药及其制剂；抗生素；生化药品；血清疫苗、血液制品；放射性药品等	现代药西药和传统药中药	作用于身体各系统的药物、抗微生物、抗寄生虫药以及诊断用药（即通常的药理分类方法）	特殊管理的药品：毒性药品、麻醉药品、放射性药品、精神药品；普通药品	处方药和非处方药；国家基本药物和《基本医疗保险药品目录》

七、药物的剂型及特点

（一）液体制剂

液体制剂系指药物分散在适宜的分散介质中制成的液体形态的制剂。液体制剂可供内服或外用。内服液体制剂如合剂、糖浆剂、乳剂、混悬剂、滴剂等；外用液体制剂如洗剂、搽剂等；五官科用的洗耳剂、滴耳剂、洗鼻剂、含漱剂、滴牙剂、涂剂等；直肠、阴道、尿道用的灌肠剂、灌洗剂等。

液体制剂中药物分散度大，吸收快，药效发挥迅速；给药途径广泛，易于分剂量，适用于婴幼儿和老年患者；可外用于皮肤、黏膜和人体腔道等；可通过调整制剂浓度减少刺激性。某些固体药物制成液体制剂后有利于提高生物利用度。但液体制剂药物分散度大，易引起药物的化学降解；液体制剂携带、运输、贮存都不方便；水性液体制剂容易霉变，需加入防腐剂；非均匀性液体制剂如乳剂、混悬剂等，药物的分散度大，表面积也大，易产生一系列的物理稳定性问题。

1. 合剂（mixtures）　系指以水为溶剂，含有一种或一种以上的药物成分的内服液体制剂（滴剂除外），在临床上除滴剂外所有的内服液体制剂都属于合剂。合剂中的药物可以是化学药物，也可以是中药材的提取物。合剂主要以水为溶剂，有时可加少量的乙醇、甜味剂、调色剂、香精等。以水为溶剂的合剂需加入防腐剂，必要时也可加入稳定剂。合剂可以是溶液型、混悬型、乳剂型的液体制剂，如水合氯醛合剂。口服液为合剂的一种，目前应用得较多，口服液应是澄清溶液，或含有极少量的一摇即散的沉淀物。

2. 洗剂（lotions） 系指专供涂抹、敷于皮肤的外用液体制剂；洗剂一般轻轻涂于皮肤或用纱布蘸取敷于皮肤上。洗剂的分散介质为水和乙醇。洗剂有消毒、消炎、止痒、收敛、保护等局部作用。洗剂可为溶液型、混悬型以及它们的混合型液体制剂，其中混悬剂居多。混悬型洗剂中常加入甘油和助悬剂。

3. 搽剂（1iniments） 系指专供揉搽皮肤表面用的液体制剂，用乙醇和油作分散剂，有镇痛、收敛、消炎、杀菌、抗刺激等作用。起镇痛、抗刺激作用的搽剂，多用乙醇为分散剂，使用时用力揉搽，可增加药物的渗透性。搽剂可为溶液型、混悬型、乳剂型液体制剂，如复方地塞米松搽剂。

4. 滴耳剂（ear drops） 系指供滴入耳腔内的外用液体制剂。以水、乙醇、甘油为溶剂，也可用丙二醇、聚乙二醇等。乙醇为溶剂虽然有渗透性和杀菌作用，但有刺激性。以甘油为溶剂作用缓和、药效持久，有吸湿性，但渗透性较差。滴耳剂有消毒、止痒、收敛、消炎、润滑作用。外耳道有炎症时，pH 值在 7.1～7.8，所以外用滴耳剂最好为弱酸性，如复方硼酸滴耳液。

5. 滴鼻剂（nose drops） 系指专供滴入鼻腔内使用的液体制剂。以水、丙二醇、液体石蜡、植物油为溶剂，多制成溶液剂，但也有制成混悬剂、乳剂使用的。为促进吸收、防止黏膜水肿，应适当调节渗透压、pH 值和黏度。油溶液刺激性小，作用持久，但不与鼻腔黏液混合。滴鼻剂应与鼻黏液等渗，不影响纤毛运动和分泌液离子组成。如复方强的松龙滴鼻剂。

6. 含漱剂（gargarisms） 系指用于咽喉、口腔清洗的液体制剂，起清洗、去臭、防腐、收敛和消炎的作用。一般用药物的水溶液，也可含少量甘油和乙醇。溶液中常加适量着色剂，以示外用漱口，不可咽下。含漱剂要求微碱性，有利于除去口腔中的微酸性分泌物，溶解黏液蛋白。如复方硼酸钠溶液。

7. 灌肠剂（clyster） 系指经肛门灌入直肠使用的液体制剂。包括泻下灌肠剂：是以清除粪便、降低肠压、使肠道恢复正常功能为目的的液体制剂，如 5% 软肥皂溶液；含药灌肠剂：是指起局部作用或发挥全身作用的液体制剂。局部可起收敛作用，吸收可产生兴奋或镇静作用。药物在胃内易被破坏，对胃有刺激性，因恶心呕吐不能给药的患者可灌肠给药，如 10% 水合氯醛；营养罐汤剂：是指患者不能经口摄取营养而应用的含有营养成分的液体制剂。这类制剂须在直肠保留较长时间以利于药物吸收，可以是溶液剂，也可以是乳剂。

（二）注射剂

注射剂（injection）系指药物制成的供注入体内的灭菌溶液、乳浊液或混悬液，以及供临用前配成溶液或混悬液的无菌粉末或浓缩液。包括水溶液型注射剂，易溶于水或增加其溶解度后易溶于水，且在水溶液中稳定或经用稳定化措施后稳定的药物，可制成水溶液型注射剂，如氯化钠、氨茶碱、维生素 C 等注射剂；油溶液型或非水溶液型注射剂，油溶性药物可制成油或其他非水溶液型注射剂，如维生素 E、黄休酮等注射剂；混悬型注射剂，在水中微溶、极微溶解或几乎不溶的药物，在一般注射容量内其溶液浓度达不到治疗要求的剂量时，可制成水性或油性的混悬液，如醋酸可的松、普鲁卡因、青霉素等；乳浊型注射剂，油类或油溶性药物，可制成乳浊型注射剂，如静脉注射用脂肪乳注射剂；注射用无菌粉末，亦称粉针剂，为药物的无菌粉末或疏松的冻干块状物，临用前加溶剂溶解或混悬后注射；输液，指由静脉滴注输入体内的大剂量注射剂。由于是大量输入静脉，若有不慎易产生严重后果。其种类主要有电解质输液，如氯化钠、碳酸氢钠、乳酸钠等注射液。用以补充体内水分及电解质，纠正体内酸碱平衡等；营养输液，如糖类（葡萄糖、果糖、木糖醇等）、氨基酸、脂肪乳注射液等，用以补充体液、营养及热能等；血浆代用品，如右旋糖苷、羟乙基淀粉、变性明胶等注射液，用以代替血浆。

注射剂是应用最广泛最重要的剂型之一，它具有下列优点：①作用迅速可靠，其药液直接注入组织或血管，无吸收过程或吸收过程很短，因而血药浓度可迅速达到高峰而发挥作用。又因其不经过消化道，不受 pH、消化酶、食物等影响，无首过效应，药物含量不易损失，因此疗效可靠，可用于抢救危重病人。②适用于不宜口服的药物、易被消化液破坏的药物或首过效应显著的药物，以及口服后不易吸收或对消化道刺激性较大的药物，均可设计制成注射剂。③适用于不能口服药物的病人，如昏迷或不能吞咽的病人。④可发挥局部定位的作用，如局麻药的使用和造影剂的局部造影。

注射剂的缺点是：①研制和生产过程复杂。由于注射剂要求无菌无热源，生产过程要求严格，步骤较多，需要较高的设备条件，而且注射剂中药物一般均以分子状态或微米级的固体小粒子或油滴分散在水中，分散度很大，且要经过高温灭菌，往往产生药物水解、氧化、固体粒子聚结变大或油滴合并破裂等稳定性问题。研制过程中必须采取相应的措施予以解决，贮存过程中也比固体制剂稳定性差。②安全性及机体适应性差。由于注射剂直接迅速进入人体，无人体正常生理屏障的保护，因此若剂量不当或注射过快或药品质量存在问题，均有可能给患者带来危害，甚至造成无法挽回的后果。此外，注射部位疼痛、需要专业人员注射、注射局部产生硬结以及静脉注射引起血管炎症等都是临床应用时存在的问题。

（三）滴眼剂

滴眼剂（eye drops）系指药物制成供滴眼用的澄明溶液或混悬液。通常以水为溶剂，极少用油。滴眼剂可发挥消炎杀菌、散瞳缩瞳、降低眼压、诊断以及局部麻醉等作用。

（四）散剂

散剂（powders）系指一种或数种药物经粉碎制成的粉末状制剂，可供内服或外用。散剂可分为三类，按组成药味多少分为单散剂与复散剂；按剂量分为分剂量散与不分剂量散；按用途分为内服散、溶液散、煮散、外用散、吹散、撒布剂等。散剂为我国传统古老剂型之一，虽然西药散剂应用日趋减少，但中药散剂在临床上仍广为应用。这是因为散剂有以下特点：①比表面积大、易分散、奏效快；②外用覆盖面大，具保护、收敛作用；③分剂量易控制，便于小儿服用；④贮存、运输、携带方便。

（五）颗粒剂

颗粒剂（granules）系指药物与适宜的辅料制成的干燥颗粒状制剂。颗粒既可吞服，又可混悬或溶解在水中服用。根据其在水中溶解情况，分为可溶性颗粒剂、混悬性颗粒剂及泡腾性颗粒剂。与散剂相比，颗粒剂有许多特点：①飞散性、附着性、聚集性、吸湿性等均较小；②服用方便，适当加入芳香剂、矫味剂、着色剂等可制成色、香、味俱全的药剂；③必要时可以包衣或制成缓释制剂；但颗粒剂由于粒子大小不一，在用容量法分剂量时不易准确，且几种密度不同、数量不同的颗粒相混合时容易发生分层现象。

（六）胶囊剂

胶囊剂（capsules）系指将药物盛装于硬质空胶囊或具有弹性的软质胶囊中制成的固体制剂。胶囊剂分为硬胶囊剂、软胶囊剂和肠溶胶囊剂，一般供口服用，也可供其他部位如直肠、阴道、植入等使用。胶囊剂不仅整洁、美观、容易吞服，还有以下特点：①可掩盖药物的不良臭味和减少药物的刺激性；②与片剂、丸剂等相比，制备时不需加粘合剂，在胃肠液中分散快、吸收好、生物利用度高；③可提高药物的稳定性，胶囊壳可保护药物免受湿气和空气中氧、光线的作用；④可弥补其他剂型的不足，如含油量高或液态的药物难以制成丸、片剂时，可制成胶囊剂，又如对服用剂量小、难溶于水、胃肠道不易吸收的药物，可使其溶于适当的油中，再制成胶囊剂，以利吸收；⑤可制成缓、控释制剂，如可先将药物制成颗粒，然后用不同释放速率的高分子材料包衣，按需要的比例混匀后装入胶囊中，可制成缓释、肠溶等多种类型的胶囊剂；⑥可使胶囊具有各种颜色或印字，便于识别。

（七）滴丸剂和微丸剂

1. 滴丸　系指固体或液体与基质加热熔化混匀后，滴入不相混溶的冷凝液中，收缩冷凝而制成的制剂。滴丸主要供口服，亦可供外用和局部如眼、耳、鼻、直肠、阴道等使用。其主要特点是：①发挥药效迅速、生物利用度高、副作用小；②液体药物可制成固体滴丸，便于服用和运输；③增加药物的稳定性，因药物与基质溶合后与空气接触面积减少，不易氧化和挥发，基质为非水物，不易引起水解；④生产设备简单、操作容易，重量差异较小，成本低，无粉尘，有利于劳动保护；⑤根据需要可制成内服、外用、缓释、控释或局部治疗等多种类型的滴丸剂。

2. 微丸　是指由药物和辅料组成的直径小于 2.5mm 的圆球实体。可根据不同需要制成快速、慢速或控释药物的微丸，一般填充于硬胶囊中、袋装或制成片剂后服用。其主要特点是：①药物在胃肠道表面分布面积增大，服后可迅速达到治疗浓度，提高生物利用度，减小局部刺激性。②可由不同释药速度的多种小丸组成，故可控制释药速度制成零级、一级或快速释药的制剂。③基本不受胃排空因素的影响，药物的体内吸收速度均匀，且个体间生物利用度差异小。④微丸含药百分率范围大，可从 1%～95%，单个胶囊内装入控释微丸的最大剂量可达 600mg。⑤制备工艺简单。

（八）片剂

片剂（tablets）系指药物与辅料均匀混合经制粒或不经制粒压制而成的片状或异形片状制剂，可供内服和外用。其优点是：①剂量准确，应用方便。②生产机械化、自动化程度高，产量大，成本较低。③质量稳定，携带；运输和贮存方便。④能适应治疗、预防用药的多种要求。⑤片面可以压上主药名称和药量的标记，也可用不同颜色着色使其便于识别或增加美观。片剂也有不少缺点：①婴、幼儿和昏迷病人等不易吞服。②因片剂需加入若干种辅料并且经过压缩成型，故易出现溶出度和生物利用度方面的问题。

（九）栓剂

栓剂（suppository）系指药物与适宜基质制成的有一定形状供人体腔道给药的固体制剂。栓剂在常温下为固体，塞入腔道后，在体温下能迅速软化熔融或溶解于分泌液，逐渐释放药物而产生局部或全身作用。栓剂按给药部位可分为肛门栓和阴道栓两种。

（十）软膏剂

软膏剂（ointments）系指药物与适宜基质均匀混合制成的具有一定稠度的半固体外用制剂。其中用乳剂型基质制成的易于涂布的软膏剂称乳膏剂。软膏剂主要起保护、润滑和局部治疗作用。

（十一）膜剂

膜剂（film agent）系指药物溶解或分散于成膜材料中或包裹于成膜材料中，制成的单层或多层膜状制剂。膜剂可供口服、口含、舌下给药，也可用于眼结膜囊内或阴道内，外用可用于皮肤和黏膜创伤、烧伤或炎症表面的覆盖。膜剂的优点有：①无粉末飞扬；②成膜材料用量少；③含量准确；④稳定性好；⑤配伍变化少（可制成多层复合膜）；⑥吸收起效快，也可控速释药（制成不同释药速度的膜）。缺点是载药量少，只适用于剂量小的药物。

（十二）气雾剂

气雾剂（aerosol）系指药物与适宜的抛射剂封装于具有特制阀门系统的耐压密封容器中制成的制剂。使用时，借抛射剂的压力将内容物喷出，药物喷出时多为细雾状气溶胶，也可以使药物喷出呈烟雾状、泡沫状或细流。气雾剂可在呼吸道、皮肤或其他腔道起局部或全身作用。气雾剂的主要特点有：①具有速效和定位作用，气雾剂可直接喷于作用部位，药物分布均匀，起效快；②药物密闭于容器内能保持药物清洁无菌，且由于容器不透明，避光且不与空气中的氧或水分直接接触，所以稳定性好；③无局部用药的刺激性；④可避免肝脏首过效应和胃肠遭到破坏作用；⑤需要耐压容器、阀门系统和特殊的生产设备，成本高。

（十三）缓释制剂和控释制剂

缓释制剂系指用药后能在较长时间内持续释放药物以达到延长药效目的的制剂。控释制剂系指药物能在设定的时间内自动以设定速度释放，使血药浓度长时间恒定地维持在有效浓度范围内的制剂。

缓释、控释制剂主要有以下特点：①对半衰期短的或需要频繁给药的药物，可以减少服药次数，使用方便，这样可以大大提高病人服药的顺应性，特别适用于需要长期服药的慢性疾病患者。②使血药浓度平稳，避免或减少峰谷现象，有利于降低药物的毒副作用。③可减少用药的总剂量，因此可用最小剂量达到最大药效。

检测与评价

一、选择题

（一）A 型题（单项选择题）

1. 非处方药的英文缩写是(　　)

 A. OTC   B. WHO   C. FDA

 D. CDR   E. WTO

2. 以下能够纳入基本医疗保险用药范围的药品是(　　)

 A. 各类药品中的果味制剂，口服泡腾剂

 B. 主要起营养滋补作用的药品

 C. 非抢救用血液制品、蛋白制品

 D. 临床必需、安全有效、价格合理、使用方便、市场能够保证供应的药品

 E. 用中药材和中药饮片泡制的各类酒制剂

3. 下列说法错误的是(　　)

 A. 处方药是指必须凭医师处方才能调配、购买和使用的药品

 B. 甲类非处方药可以在超市、宾馆、百货商店等处销售。

 C. 非处方药是不需要凭医师处方即可自行判断、购买和使用的药品

 D. 非处方药在药品包装上标有 OTC 字样

 E. 植物性药品是利用植物制成的药品

4. 处方书写的要求是(　　)

 A. 不得超过五种药

 B. 不得超过 3 日用量

 C. 字迹清楚，不得涂改

 D. 医师，药师不得使用药品缩写名称

 E. 每张处方不得限于一名患者使用

5. 以下按劣药处理的是( )

    A. 超过有效期的

    B. 变质的

    C. 被污染的

    D. 必须检验而未经检验即销售的

    E. 必须批准而未经批准进口的

6. 以下属于不准零售的药品是( )

    A. 第二类精神药品   B. 医院制剂   C. 戒毒药品

    D. 医疗毒性中药   E. 处方药

7. 以下属于可以零售的药品是( )

    A. 放射性药品   B. 戒毒辅助药   C. 麻醉药品

    D. 第一类精神药   E. 罂粟壳

8. 我国现行的药品质量标准是( )

    A. 部颁标准   B. 药品标准   C. 中华人民共和国药典

    D. 英国药典   E. 国际药典

9. 药品零售企业凭盖有医生所在医疗单位公章的医生处方配方调配( )

    A. 第一类精神药品   B. 麻醉药品   C. 放射性药品

    D. 第二类精神药品   E. 非处方药

10. 药品所含成分与国家药品标准规定的成分不符的是( )

    A. 假药   B. 劣药   C. 按劣药管理

    D. 按假药管理   E. 仿制药

11. 国家实行处方药与非处方药( )

    A. 特殊管理制度   B. 分类管理制度   C. 放开管理制度

    D. 注册审批制度   E. 药品保护制度

12. 用于预防、治疗、诊断人的疾病,有目的地调节人的生理机能并规定有适应证或者功能主治、用法和用量的物质是( )

    A. 药品   B. 特殊药品   C. 保健品

    D. 化学品   E. 辅料

13. 按照《中华人民共和国药品管理法》规定,经批准的商业企业无须具有《药品经营许可证》就可以( )

    A. 零售经营处方药

    B. 零售经营乙类非处方药

    C. 零售经营非处方药

    D. 零售经营甲类非处方药

    E. 零售经营安全无毒性药品

14. 处方审核的内容不包括:( )

    A. 配伍变化

B. 药品名称

C. 剂量、用法、剂型与给药途径

D. 是否有重复给药现象

E. 药价是否合理

15. 下列与处方概念不符的是(　　)

A. 处方具有法律上的意义

B. 处方具有技术上的意义

C. 处方是指医疗和生产部门的药剂调剂的一项重要书面文件

D. 处方是医生根据患者的要求开写的书面文件

E. 处方具有经济上的意义

（二）B 型题（配伍选择题）

1. 发药注意事项(　　)

2. 调配处方注意事项(　　)

3. 四查十对的内容(　　)

4. 单剂量配发药品(　　)

5. 药品编码(　　)

A. 达到药品识别、鉴别、跟踪、查证的目的

B. 注意尊重患者隐私

C. 对贵重药品、麻醉药品等分别登记账卡

D. 查用药合理性，对临床诊断

E. 便于药师、护士和患者进行核对

6. 需在口中嚼碎后咽下的片剂(　　)

7. 含有泡腾崩解剂的片剂(　　)

8. 指药物与辅料混合，压制而成的快速崩解片剂(　　)

9. 在普通压制片外包上衣膜的片剂(　　)

10. 指由两层或多层组成的片剂(　　)

A. 普通压制片　　　　B. 包衣片　　　　C. 多层片

D. 泡腾片　　　　　　E. 咀嚼片

11. 毒性药品每张处方发药量不得超过(　　)

12. 二类精神药品每张处方发药量不得超过(　　)

13. 一类精神药品每张处方发药量不得超过(　　)

14. 麻醉药品的糖浆剂每张处方发药量不得超过(　　)

15. 麻醉药品的注射剂每张处方发药量不得超过(　　)

A. 三日极量　　　　B. 二日常用量　　　　C. 二日极量

D. 三日常用量　　　E. 七日常用量

（三）X 型题（多项选择题）

1. 对药名、剂型、规格、数量是(　　)

    A. 处方调配四查十对的内容

    B. 书写药袋或粘贴标签需标识的内容

    C. 药品调配齐全后，与处方逐一核对的内容

    D. 发药时应注意的内容

    E. 四查十对中查处方的内容

2. 审查处方主要是(　　　)

    A. 处方填写的完整性　　　B. 用药剂量是否合理　　　C. 用药方法是否恰当

    D. 有无配伍禁忌　　　E. 便于向患者交代用药

3. 处方的技术性指(　　　)

    A. 开具处方或调配处方者都必须由经过医药学院校系统专业学习，并经资格认定的医药卫生技术人员担任

    B. 医师对患者作出明确诊断后，在安全有效、经济的原则下开具处方

    C. 药学技术人员应对处方进行审核，并按医师处方准确、快捷地调配，将药品发给患者应用

    D. 患者在治疗过程中用药的真实记录凭证

    E. 药品消耗及药品经济收入结账的凭证和原始依据

4. 处方用药适宜性的审核内容包括(　　　)

    A. 处方用药与临床诊断的相符性

    B. 剂量、用法的正确性

    C. 选用剂型、给药途径的合理性

    D. 确认医师处方的合法性

    E. 是否有潜在临床意义的药物相互作用和配伍禁忌

5. 以下列举处方用药与临床诊断的不相符的情况(　　　)

    A. 感冒输注白蛋白

    B. 黄连素用于降低血糖

    C. 青霉素 V 片（皮肤敏感试验）

    D. 中成药含有化学药

    E. 二甲双胍用于非糖尿病人减肥

6. 处方药的销售地点在(　　　)

    A. 医院　　　B. 零售药房　　　C. 定点零售药房

    D. 连锁药房　　　E. 超市

7.《中华人民共和国药品管理法》对劣药的规定是(　　　)

    A. 药品成分的含量与药品标准规定不符合的

    B. 超过有效期的

    C. 变质不能药用的

    D. 被污染不能药用的

    E. 未取得批准文号生产的

8. 依"药品管理法"和"实施条例"规定的处罚幅度内从重处罚的是(　　)

   A. 生产、销售的孕、产妇、婴幼儿及儿童为主要使用对象的假、劣药的

   B. 生产、销售的生物制品、血液制品属于假、劣药的

   C. 生产、销售假、劣药造成人员伤害后果的

   D. 生产、销售使用假、劣药，经处理后重犯的

   E. 擅自动用查封、扣押药品的

第三章　医药商品销售人员的接待与服务

导　学

内容提要：本章主要介绍医药商品的接待与服务的相关知识，医药商品销售人员需要具备的各方面基本素质，分析了顾客类型，接待顾客与处理投诉流程、方法和技巧。

学习目标：1. 熟知医药商品销售人员需要具备的基本素质。

2. 掌握接待顾客与处理投诉流程、方法和技巧。

3. 经过练习能够学以致用，正确独立应对不同类型的顾客并达到促成交易的目的。

4. 在工作中、生活中能够避免纠纷或者化解纠纷。

第一节　医药商品销售人员的从业要求

一、医药商品销售人员的工作职责

在销售现场，医药商品销售人员直接和顾客面对面地沟通与交流，向顾客介绍药品，回答顾客的问题，帮助顾客做出购买决策。把药品卖出去是医药商品销售人员的天然职责，但作为一名医药商品销售人员，必须懂得站在顾客和企业双方的角度来考虑自己的工作职责。

（一）销售产品是第一要务

作为一名医药商品销售人员，最主要的工作之一就是把产品卖出去，为公司赚取利润，也只有这样，医药商品销售人员才有其存在的价值。因此，医药商品销售人员要善于利用自己所掌握的各种销售技巧、业务知识和药品知识，通过热情大方、有创造力的服务方式取得顾客的信任，与顾客建立良好的人际关系，提高顾客的消费量和消费频率，使产品销售增加。

（二）服务顾客义不容辞

医药商品销售人员的工作职责是为顾客提供服务，并帮助顾客做出最佳的选择。通过询问顾客对药品的兴趣、爱好，帮助顾客选择最能满足他们需要的产品。向顾客介绍产品的特点，回答顾客对产品提出的疑问，向顾客推荐其他的药品和服务项目。

（三）药品陈列与卖场维护

营业前的准备工作，营业中的辅助性工作以及营业后的清点、整理、补货工作都属于卖场维护的范围。作为终端卖场的一员，医药商品销售人员必须做好卖场维护，为顾客营造一个舒适、温馨的购物环境。这些工作包括：

1. 熟悉所辖药品的名称、陈列位置、规格、用途、价格、保质期限、库存位置等。
2. 做好卖场设计、产品陈列和 POP（卖点广告）维护工作，保护产品的整洁与标准化陈列等。
3. 搞好货架与责任区卫生，及时清理纸屑、杂物等，保证卖场整洁有序。
4. 及时补充已售出的药品，发现变质、破包、过期药品应撤下货架，并报店长。
5. 对于近效期产品，根据有关规定及时报告店长、经理或有关分管人员。

（四）销售的同时宣传品牌

医药商品销售人员不仅要向顾客销售产品，更要宣传产品后的品牌。因此，医药商品销售人员要在介绍产品的基础上，介绍产品的品牌价值及品牌承诺，让顾客不仅买到产品本身，更是买到一份放心。为此，医药商品销售人员要做好以下工作：

1. 通过卖场与顾客交流，向顾客宣传本品牌产品和企业形象，提高品牌知名度。
2. 在卖场派发本品牌的各种宣传资料和促销品，扩大品牌的宣传范围。
3. 认真做好药品的陈列摆放，利用陈列为品牌做宣传。

（五）收集和反馈终端信息

医药商品销售人员是在卖场直接与顾客打交道的产品终端销售者，因此，医药商品销售人员要多方面收集并向公司反馈信息，具体包括：

1. 留意顾客对产品的期望和建议，及时妥善地处理顾客异议，并及时向主管汇报。
2. 搜集竞争品牌的价格和市场活动等信息，及时向主管汇报。
3. 记录卖场对公司品牌的要求和建议，及时向主管汇报，建立并保持与卖场良好的客情关系，获得最佳的宣传和促销支持。
4. 了解卖场的销售、库存情况和补货要求，及时向主管和经销商反映。

二、医药商品销售人员的基本素质

医药商品销售人员素质的不断提高以及队伍的不断壮大，为实施药学服务、不断提高药学服务水平提供了最重要的技术保障。事实证明，医药商品销售人员提供专业药学服务，可以减少药品不良反应、药源性疾病的发生，降低医疗服务费用，能更好地保障公众的用药安全、有效。

（一）良好的心理素质

良好的心态和健康的心理是职业化生涯中必备的内在素质。正确的从业态度决定了一个医药商品销售人员正确的人生定位，展现其健康的精神面貌。对于医药商品销售人员来说，踏实、勤恳、谦虚、亲切等心理素质都是必须具备的。

（二）宝贵的责任心

任何一个公司雇佣人员，赋予员工的不仅是一份工作，更是一种责任，责任比能力更宝贵。尽善尽美的事情总是要求人们全神贯注，高度负责，关注细节，从小处做起。最优秀的医药商品销售人员必定是最具责任感的员工。

（三）过硬的业务能力

医药商品销售人员必须掌握药学方面扎实的专业理论基础，要尽可能多地熟悉临床知识，还需要有关医学、人体、医疗保险、法律、制度、规定、流程等患者所关心并急于了解的相关知识。这就要求医药商品销售人员有获取和使用信息的能力，有不断总结提高、改进工作的进取精神，不断进取拓展知识面，这样才能够为不同需求、不同层面的患者服务。

（四）学会尊重，信守承诺

医药商品销售人员在与消费者交流中，要学会尊重和忍耐，学会倾听。无论怎样，都应尊重对方，诚实介绍企业和产品，实事求是，不贬低对手，不侥幸欺诈，信守对消费者的承诺。

（五）服务至上

服务是医药商品销售人员的立身之本，它贯穿销售的全过程，是日趋成熟市场的主要手段。消费不仅仅是产品，更重要的是文化、服务、享受，成交固然很好，不成交同样需要全力服务，我们应容忍失败，吸取教训，不断总结。麻烦是自己处理不当的结果，困难是学习不够的反射，挫折是自己努力不够的代价。以患者为中心，站在患者立场上，为患者解决问题是医药商品销售人员从业的基本要求。在实际工作中，医药商品销售人员中会遇到各种各样非专业的问题。例如，反复解释同样的问题引起的枯燥烦闷、因患者或家属的不理解而遭受委屈等。医药商品销售人员需要从日常做起，不断训练自己，找寻适当的减压方法，从而始终保持积极主动的态度为患者服务。

（六）有效沟通的技巧

医药商品销售人员必须与患者直接交流从而全面了解患者的情况，把握患者对药物情报的需要，防止不良反应和相互作用等与用药有关问题的出现，保证用药安全，提供准确、有效咨询服务和药学专业情报。因此，有效沟通的技巧是从事药学服务必不可少的手段。医药商品销售人员需要做到认真聆听、适度而清晰的语言表达、合理运用非语言表达、掌握时间、关注特殊人群、尽量用简单易懂的语言向患者表述专业知识

（七）为患者提供舒适的用药咨询环境

大多数用药咨询服务在公共场合下进行，受到环境因素影响较大。有些患者咨询的问题较为私密，不欲为他人知晓；有些患者则受外界环境干扰而无法集中注意力；还有些患者期望知道更多、更深入的专业知识。因此，医药商品销售人员要尽量为患者提供便利舒适并具有一定保密性的用药咨询环境。一般来讲，用药咨询场所应该紧邻门诊药房或药店大堂，具有标志明确，环境舒适，适当隐秘，配备一些必要设备。

（八）专业自信

一名医药商品销售人员必须充满自信，乐观向上，逐步体现职业的专业性。只有不断地学习和积累，拥有必需的知识储备，培养对公司、商场、产品的绝对信心，才能自信。

（九）仪容仪表

美国推销大王乔·吉拉德说：推销产品前先推销自己。第一印象的好坏在很大程度上影响着以后人们对你的评价。因此，作为医药商品销售人员给消费者美好的第一印象，具有整洁、温馨的仪容仪表是最基本的要求。

1. 发型发式宜整洁忌夸张　作为直接面对消费者的医药商品销售人员，面部修饰的第一原则就是洁净，同时要保持卫生自然，给消费者以朝气蓬勃，诚实可信的感觉。

2. 统一着装有规范　正规的卖场都要求医药商品销售人员统一着装，这样即能营造协调、专业的氛围，增强员工的自豪感，提高自信心，同时也便于消费者识别医药商品销售人员，易于交易。一般来说，卖场对医药商品销售人员的着装具体要求如下：

①必须规范统一着装，做到干净、整齐、笔挺，不得穿规定以外的服装上岗。

②纽扣要全部扣齐，不得敞开外衣，卷起袖口、裤脚。

③工作牌应该戴在左上胸15cm处（上衣口袋居中位置）。

④制服外不得显露出个人饰品，制服内不得多装物品，以免鼓起。

⑤制服经常换洗，不得有污迹，衣领、袖口等处不得有发黄、发灰、发黑等污渍。

⑥禁止穿拖鞋、胶鞋、布鞋等其他规定以外的鞋类上岗。

⑦非工作需要，不得将工装转借他人，更不允许修改制服。

3. 饰物选择的三大要求　饰物对穿着打扮有辅助、烘托、陪衬和美观的作用。对医药商品销售人员而言，在配戴饰物时该注意：

①少而精，即正在工作岗位服务的医药商品销售人员，提倡不配戴饰物；配戴饰物时一般不宜超过两种。

②穿制服时，要求不配戴任何饰品。

③穿正装时，要求不配戴工艺饰品。

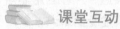 **课堂互动**

你有过销售医药相关商品或者其他商品的经验吗？有没有碰到过什么样的难题或是有趣的事，跟大家分享一下你的经历吧！

第二节　接待顾客与处理投诉

一、顾客心理和应对

（一）顾客的消费心理

顾客在购物之前都要经过思想酝酿的八个阶段，这八个阶段对任何成交的买卖都是大体相同的：注意→兴趣→联想→需求→比较→决定→行动→满足。医药商品销售人员了解了这一规律，就可以掌握顾客购物时的心理变化，轻松完成交易。

知识链接

消费者的兴趣点

消费者在购买药品时希望获得的消息集中在以下几个方面：药效或疗效信息（50%）；药品的副作用或安全信息（19%）；价格信息（17%）；药物品种信息（13%）；药品的服用方法（13%）。

1. 注意　如果医药商品销售人员能引起顾客对产品的注意，就意味着成功了一半。

2. 兴趣　盯住药品的顾客，有人离开，但也有人因为对药品感兴趣而止步。顾客的兴趣来源于两个方面：药品（品牌、广告、促销、POP 等）和医药商品销售人员（服务使顾客愉悦）。因此，在售药前，营业员要尽快了解顾客的真正需要，才能向他推荐最合适的产品。产品的疗效和安全性是消费者最重视的购药决策因素，也是消费者认为最需要了解更多具体信息的两个方面。因此在向消费者推荐药品时，对症要绝对放在第一位；药店在进新产品时，要求利润高的同时要认真看清该产品的质量、效果是否有问题。

3. 联想　当顾客对某一药品感兴趣时，会进一步想象该药品能给自己带来哪些益处，能解决哪些问题，对自己会有什么帮助。联想决定着顾客是否需求、是否喜欢，因此这一步对顾客是否购买影响很大。

4. 欲求　顾客若将其联想延伸，就会产生购买的欲望和冲动。即当顾客询问某种药品并仔细端详时，就已经表现出他非常感兴趣、有购买的欲望了。当然，顾客还会产生这样的疑虑：这对我来说是最好的吗？难道没有更好的吗？

5. 比较　顾客将该药品与曾经看到过或了解过的同类药品在品牌、性能、价格、质量等方面进行比较分析，以便作进一步的选择。也许有些顾客这时会拿不定主意，医药商品销售人员就要适时向顾客提供一些有价值的建议，帮助顾客下决心。

6. 决定　在进行了各种比较和思想斗争之后，大部分顾客会对药品产生信任感并决定购买。影响信任感的因素有：相信医药商品销售人员（医药商品销售人员的优秀服务和专业素质）；相信商店（商场信誉不佳会使顾客犹豫不决）；相信药品或企业（企业的品牌和信誉）。

7. 行动　即使顾客下定决心购买，也会由于这样那样的原因导致最终没有成交。成交之所以困难就在于一定要掌握时机。

8. 满足　即使收了顾客的钱，成交行为还不能算完全终了。医药商品销售人员必须将顾客所购物品包装、找零并送到顾客手里，使顾客在购物后有满足感。一般来说购物的满足感有两项：买到好药品；医药商品销售人员热情、周到、专业的服务。当顾客带着满足感走出药店，一定会对医药商品销售人员的专业素养和热情周到的服务留下深刻印象，进而成为店里的老主顾。

（二）不同个性顾客的差异和应对

每个人的性格不同，购买药品时的方法也不一样。医药商品销售人员要根据顾客性格和消费心理的不同，采用不同的方法妥善接待，使其心满意足，达到销售药品的目的。

1. 忠厚老实型顾客　该类顾客友好且富有同情心，无论医药商品销售人员说什么，顾客都点头微笑，连连称好。即使医药商品销售人员对药品的说明含混带过，顾客还是会购买。购买达成是基本没问题的。

2. 冷静思考型顾客　这类顾客遇事冷静、沉着、思维严谨，不易被外界所干扰，有时甚至会以怀疑的眼光观察对方，有时则会提出几个问题。也许是过于沉静，这类顾客往往给医药商品销售人员以压抑感。不过，这类顾客并不厌恶医药商品销售人员，他只不过不愿过早地暴露自己的心态。他们要通过医药商品销售人员的介绍来探知其为人及其态度真诚与否。通常，这类顾客大都具有相当的学识，且对药品也有基本的认识和了解。应对方法：

（1）必须从药品的特点着手，谨慎地应用逻辑引导方法，多方举证、比较、分析，将药品特性及优点全面向顾客展示，以期获得顾客的理性支持。

（2）注意倾听顾客所说的每一句话且铭记在心，并诚恳而礼貌地给予解释，用精确的数据、恰当的说明、有力的事实来博得顾客的信赖。

（3）同时还可以与顾客聊聊自己的个人专业背景，让顾客了解你自己会使他放松警戒并增强对你的信任感。

3. 内向含蓄型顾客　内向含蓄型顾客生活比较封闭，对外界事物反应冷淡，不愿应酬，甚至有些神经质，对自己的小天地内的变化异常敏感。这类顾客对医药商品销售人员的态度、言行、举止异常敏感，并且讨厌医药商品销售人员过分的热情，这类顾客多具有这样的心理特点：自卑和害羞。应付这类顾客，应对方法：

（1）做到谨慎而稳重，细心地观察其情绪、行为方式的变化，坦率地称赞其优点，并与之建立值得信赖的友谊。

（2）可以稍微提一下有关他工作的事情，其余私事则一概莫提，还可谈谈自己的私事，改变一下谈话环境，促使其放松警惕。

4. 圆滑难缠型顾客 圆滑难缠型顾客的特点是老练、世故、难缠，许下诺言但很难兑现。和医药商品销售人员面谈时，总是先固守阵地以立于不败这地，然后向医药商品销售人员索要各种各样资料和说明，并提出各种尖刻的问题。同时，还会提出各种附加条件，有时还会以声称另找地方购买相威胁。这类顾客如此做法有两个目的：一是试探，检查推销水平；二是确实想获得一定的购买优惠。对此，医药商品销售人员一定要有清醒的认识，决不可中其圈套，因担心失去顾客而主动减价或提出更优惠的条件。应对方法：

（1）针对这种顾客，应观察看其购买意图，然后制造紧张空气（如存货不多，即将调价等），使顾客认为只有当机立断、马上购买才会有利可图。

（2）对于顾客提出所有的各个苛刻的条件，应尽力避开，不予正面回答，而要重点宣传自己药品的功能及优点。有时制造些僵局也是必要的，至少让顾客觉得医药商品销售人员已做出了最大的让步。

（3）学会缓解僵局，不能由此而失去顾客，因小失大。

5. 吹毛求疵型顾客 这类顾客对任何事情都不会满意，不易接受别人的意见，喜欢挑毛病，鸡蛋里挑骨头。一般而言，吹毛求疵的人大体有三种情况：不认输，无意购买和自以为是。无论如何，医药商品销售人员千万不可以和这类顾客正面交火。应对方法：

（1）可以采用迂回战术，假意争辩几句，然后宣告失败，心服口服地称赞对方高见，体察入微，独具慧眼。

（2）称赞，顾客或许会无所顾忌以示自己高明，不过时间不会持续太久，很快他就会改变态度。这时，医药商品销售人员抓住时机，引入推销正题并顺便夸赞顾客就能成交。

6. 生性多疑型顾客 生性多疑型顾客爱对周围事物产生怀疑，其中包括医药商品销售人员及其产品。无论医药商品销售人员怎么向他介绍，他也不会相信。这种顾客多少有些个人的烦恼，如家庭、工作、金钱方面等。应对方法：

（1）应以亲切的态度与之交谈，千万不要和他争辩，更不能向他施加压力。

（2）进行药品推介时，要态度沉着、言语恳切，而且必须观察顾客的困扰处，以一种朋友般的关怀对待。

（3）进行药品说明时，再拿出有说服力的证据，如品牌的影响力，有关的市场占有率等，使其信服。

二、接待顾客技巧

（一）察言观色

在多数情况下，消费者会因为各种原因不愿意将自己的期望说出来，而是通过隐含的语言、身体动作、面部表情等表达出来，这就需要医药商品销售人员细心观察，认真揣摩，将消费者真正的购买意图发掘出来。医药商品销售人员在观察消费者时要不断提醒自己两个问题：走进店里的消费者究竟想选购什么药品？消费者为什么要选购这种药品？

1. 观察消费者的安全距离　在生活中1m的距离常常被视为安全距离。这种现象反映了人类的一种自然本性——防备心理。因此，医药商品销售人员在观察消费者时，一定要注意保持安全距离，一般是1m。如果消费者一进门就紧紧跟随，超越了消费者安全距离的界限，就会令消费者感到不安。

2. 观察消费者的三大要求　医药商品销售人员在观察消费者时要注意三大要求：

（1）观察消费者要求目光敏锐、行动迅速。消费者是我们的服务对象，观察消费者不能表现得太过分，而且要目光敏锐、行动迅速。观察消费者可以从以下角度进行：

1）年龄：观察其外貌估计其年龄，以便打招呼时选用合适的称呼。例如，消费者是一位四十多岁的女性，可以称她大姐。

2）服饰：观察其穿着打扮，估计其收入、消费水平等。

3）语言：观察其讲话的口音、语气，估计其是来自外地还是本地人。

4）肢体语言：观察其表情动作和神态举止，估计其属于哪类型消费者。

（2）观察消费者要求感情投入、认真细致。感情投入就能理解一切。医药商品销售人员在遇到不同类型的消费者时，需要提供不同的服务方法，比如：

1）烦躁的消费者：要有耐心、温和地与他们交谈，细心地为其提供服务和帮助。

2）有依赖性的消费者：要求态度温和，富于同情心，为他们着想，提些有益的建议，但别施加太大的压力。

3）对产品不满意的消费者：他们持怀疑的态度，要对他们坦率、有礼貌，保持自控能力。

4）抱着试一试心理的消费者：他们通常寡言少语，医药商品销售人员得具有坚韧毅力，提供周到的服务，方能显示专业水准。

5）常识性消费者：他们有礼貌，有理智，需要采用有效的方法对待消费者，用友好的态度回报。

（3）观察消费者要求预测需求、想消费者之所想。预测消费者需求就是为了提供消费者未提出但需要的服务：医药商品销售人员观察消费者、揣摩消费者心理的目的就是要预测消费者需求。

表3-1　各种人群的药品需要分析表

五种需要	低端消费人群	中端消费人群	高端消费人群
表明的需要	便宜的药品	价廉物美的药品	优质的药品
真正的需要	低成本地解决健康问题	低成本安全地解决健康问题	安全快速地解决健康问题
未表明的需要	最廉价的健康药学服务	有保障的健康药学服务	全面的健康药学服务
令其愉悦的需要	购买药品的时候还可享受积分等更多优惠	意外地得到了赠品和增值服务	提供送货上门服务、24h 健康指导服务等
秘密的需要	把钱节省到更重要的地方，如食物、学习等	拥有健康的体魄去赚取更多的财富	符合高贵地位的完美健康

表3-2　各种人群的药品价值标准评测表

	价值标准	低端消费人群	中端消费人群	高端消费人群
收益	功能利益	廉价中度关注	安全、廉价高度关注	安全、便捷高度关注
	情感利益	及时通知促销信息低度关注	意外的惊喜中度关注	获得尊重高度关注
成本	金钱成本	高度关注	中度关注	低度关注
	时间成本	低度关注	中度关注	高度关注
	精力成本	低度关注	中度关注	高度关注
	体力成本	低度关注	中度关注	高度关注

3. 消费者购买的三大信号　在很多情况下，消费者的购买意向是通过语言表示出来的。这些语言能够比较明确地表达消费者的购买意向，是比较好的达成协议的时机。消费者在决定购买时，通常会提出这样一些问题：药品的运输，储存，保管拆装等；药品的使用与保养的注意事项；对药品的一些小问题，如包装、颜色、规格等提出具体的修改意见与要求；用假定的口吻与语气谈及购买等。如果消费者的语言由提出异议、问题等转为谈论以上内容时，医药商品销售人员可以认为消费者在发出成交的信号。以下都是一些消费者成交前的信号。

（1）语言信号

1）这种药品的销售情况怎么样？

2）你们的最低折扣优惠是多少？

3）你们将如何进行售后服务？

4）现在购买有赠品吗？

5）如果没有效果，可以退货吗？

6）还有更详细的资料吗？

7）我想问一下家人的意见。

8）可以只买一瓶吗（一个疗程需要 X 瓶才有效果）？

9）我想看一下加入会员的要求？

10）我一起买的 XX 牌药品真是太浪费了！

11）听起来还是可以……

12）我想……

13）它可不可以被用来……

14）多少钱?

15）是，对，当然。

（2）**行为购买信号**　消费者在洽谈过程中会通过其肢体语言和动作行为表现出某些成交的信号。医药商品销售人员可以通过观察消费者的动作，识别消费者是否有成交的倾向。消费者一旦完成了认识和感情的过程，拿定主意购买药品，就会觉得一个艰苦的心理活动结束了，于是他会出现这样一些不同的动作：行为由静变动或由动变静，行动由紧张变为放松，或者由单方面动作变为多方面动作等。当上述情形中的任一情形出现时，你都可以请求成交，因为你看到了正确的购买信号。以下是消费者成交前常表现的行为信号：

1）拿起药品认真地玩味或操作，并查看药品有无瑕疵。

2）重新回来观看同一种药品或同时索取几个相同药品来比较、挑选。

3）表示愿意先试药品。

4）开始注意或感兴趣，比如反复翻看价格单，翻阅药品说明和有关资料。

5）不再发问，若有所思，或不断地观察和盘算。

6）离开后又转回来，或者向旁边的人说：你看怎么样?

7）突然变得轻松起来，态度友好。

8）突然放开交叉抱在胸前的手（双手交叉抱在胸前表示否定，当把它们放下时，障碍即告消除）。

9）身体前倾或后仰，变得轻松起来。

10）松开了原本紧握的拳头。

（3）**表情购买信号**　消费者通过面部表情表现出来的成交信号，反映了消费者心情与感受，但通常表现得比较微妙，且具一定的迷惑性。这就要求医药商品销售人员善于观察，及时抓住这些稍纵即逝的信号。以下是消费者成交前的表情信号：

1）眼睛转动由慢变快，眼睛发光，神采奕奕，腮部放松。

2）由咬牙沉思或托腮沉思变为脸部表情明朗轻松，活泼友好。

3）情感由冷漠、怀疑、深沉变为自然、大方、随和、亲切。

4）面露兴奋神情，盯着药品思考。

5）消费者紧锁的双眉分开，眼角舒展，面部露出友善及自然的微笑。

6）消费者身体微向前倾，并频频点头，表现出有兴趣的样子。

请密切注意消费者所说的和所做的一切，千万不要忽视了消费者的购买信号。任何时候，听到或看到了一种购买信号，就立即向消费者提出成交的请求。

（二）适时接近

接近消费者是医药商品销售人员挖掘消费者需求的重要一步，如果接近方式不当或时机不对，可能不仅起不到欢迎消费者的作用，还会把消费者赶跑。相反，如果处理得好，给消费者留下了良好的第一印象，对接下来进一步了解消费者需求，拉近心理距离和促成销售则大有帮助。

1. 接近消费者的基本原则

（1）3m微笑原则　每个人都希望受到别人的欢迎，因此医药商品销售人员在消费者走进卖场门口3m时，就要以职业的微笑向消费者致意，和消费者打招呼，这是欢迎消费者的最基本要求。

（2）欢迎光临原则　时下很多医药商品销售人员喜欢用请随便看看代替欢迎光临。却不知这句欢迎语正好给消费者灌输了一种看看就走的潜意识。因此，一句面带微笑的欢迎光临是你欢迎消费者最好的表达方式。

（3）不要过分热情原则　大多数消费者购物时，都希望当他需要介绍和帮助的时候，医药商品销售人员能够及时出现，而那些寸步不离、喋喋不休的医药商品销售人员的过分热情，会让消费者感到一种无形的压力而逃之夭夭。

2. 接近消费者的最佳时机

和消费者打招呼是表示对消费者的欢迎和尊重，但招呼过后并不一定是接近消费者的最佳时机。此时医药商品销售人员要与消费者保持恰当的距离，用目光跟随消费者、观察消费者。当消费者发生以下动作或表情时，就是立即上前接近消费者的最佳时机。

（1）当消费者看着某件药品时（他对药品有兴趣）。

（2）当消费者仔细打量某件药品时（有需求，有备而来）。

（3）当消费者翻找标签和价格时（已产生兴趣）。

（4）当消费者看着药品又抬起头时（在寻求医药商品销售人员帮助）。

（5）当消费者表现出在寻找某件药品时（医药商品销售人员此时可以主动询问）。

（6）当消费者再次走近你的柜台时（觉得刚才看的货不错）。

（7）当消费者与医药商品销售人员的眼神相碰撞时（自然打招呼，询问是否需要帮助）。

（8）当消费者主动提问时（消费者需要你的帮助或介绍产品）。

（9）当消费者突然停下脚步时（看到了自己感兴趣的东西）。

3. 接近消费者的方式

常用的接近消费者方式有以下几种：

（1）提问接近法　即当消费者走进卖场时，抓住消费者的视线和兴趣，以简单的提问方式打开话题。例如：您好，有什么可以帮助您的吗？

（2）介绍接近法　即医药商品销售人员看到消费者对某件产品有兴趣时直接介绍产品。

（3）赞美接近法　即以赞美的方式对消费者的外表、气质、饰物等进行赞美接近消费者。

（4）示范接近法　即利用示范展示药品的功效，并结合一定的语言介绍来帮助消费者了解药品，认识药品。

（三）谨慎询问

好的医生在诊断前一定会问病人很多问题，使病人觉得受到了医生的关心和重视，也愿意和医生密切配合，让医生迅速找到病源而对症下药。像医生一样通过询问来表达对对方的关心和重视，使消费者愿意密切配合，进而迅速发掘消费者真正的需要并适时地给予满足，才是一位成功的医药商品销售人员。

1. 询问的五个技巧

询问是发掘消费者需求的秘密武器，在使用时应注意技巧和方法。

案例：有一位教徒问神父：我可以在祈祷的时抽烟吗？他的请求遭到了神父的严厉斥责。而另一位教徒又去问神父：我可以在吸烟时祈祷吗？后一个教徒却得到了允许，休闲地抽起了烟。

这两个教徒发问的目的和内容完全相同，只是询问方式不同。由此可见，询问技巧高明才能得到期望的结果。

通过直接提问去发现消费者需求，消费者往往会产生抗拒感而不是坦诚相告。所以，医药商品销售人员要注意以下五个技巧的运用：

（1）探寻消费者真正的需求。医药商品销售人员在询问时要先设好提问点，以便于从消费者的回答中找出消费者需求。

（2）询问消费者关心的事。在接待消费者时要重视消费者的一切，包括其同伴、小孩、宠物、服饰，只有询问其密切相关的问题，才能引起他的注意。

（3）不要单方面地一味询问。缺乏经验的医药商品销售人员常过多地询问消费者一些不太重要的问题或者接连不断地提问题，使消费者有被调查的不良感觉。从而使消费者反感不肯说话。

（4）询问要与药品提示交替进行。医药商品销售人员用这种方式一点点深入探寻，就肯定能掌握消费者的真正需求。

（5）询问要循序渐进。医药商品销售人员可以从比较简单的问题着手，如您买给谁服用等。然后通过消费者的表情和回答来判断，逐渐从一般性讨论缩小到核心。

2. 询问的常用方法

在日常的销售活动中，医药商品销售人员常用的询问方法有以下几种：

（1）状况式询问　为了了解对方目前的状况而作的询问，称为状况式询问。如：您觉得哪个品牌的产品更有吸引力？

（2）暗示性询问　通过某种暗示或提示引发消费者的购买欲望，达到销售询问的目的。

（3）选择式询问　这是引导消费者思维的最好方法，其答案基本设定在问题里，消费者只能选择其中之一。例如，这种产品效果不错，来一盒还是两盒？

（4）问题漏斗式询问　即问题面要采用由宽到窄的方式进行深度探寻。

3. 询问的注意事项

医药商品销售人员向消费者询问时应注意以下几个问题：

（1）避免个人隐私话题。

（2）在消费者没有说话时或说话间隙询问。

（3）注意询问的语速。

（4）注意消费者当时的心情。

（5）询问后要给消费者足够的时间回答，同时尽量保持问题的连续性，照顾问题之间的逻辑关系，不能忽左忽右，让消费者不知所云。

（四）学会倾听

让消费者畅所欲言，不论是称赞、说明、抱怨，还是驳斥、警告、责难，医药商品销售人员都可以从中了解到消费者的购买需求，又因为消费者愿意去尊重对那些能认真听自己讲话的人，所以愿意去回报。

1. 用心倾听的三个原则

（1）耐心　不要打断消费者的话。要学会克制自己，多让消费者说话，而不是只顾自己发表意见。

（2）专心　诚恳专注地倾听。要用双眼真诚地凝视对方的眼睛，目光保持距离，顺便观察其面部表情，声调的变化。

（3）关心　站在对方的立场倾听。

2. 有效聆听的三个步骤

（1）发出准备聆听的信息　首先，你需要准备聆听与你不同意见，从对方角度想问题。其次，要与讲话者有眼神上的交流，显示你给予发出的信息者的充分注意。这就告诉对方：我已经准备好了，你可以开始讲了。

（2）采取积极的行动　积极的行动包括对讲话者频繁点头，鼓励对方说下去。

（3）理解对方全部信息　在沟通的过程中你没有听清楚的、没有理解时，应该及时告诉对方，请对方重复或者解释。

3. 提升倾听能力需要注意的事项

（1）不要轻易打断消费者的谈话，尤其不要有意识地打断对方兴致正浓的谈论。

（2）听清楚对方的谈话重点，排除对方的说话方式给你的干扰。

（3）适时地表达自己的意见，以便让对方感觉到你始终都在认真倾听。

（4）用心去寻找对方谈话的价值，并加以积极的肯定和赞美。

（5）配合表情和恰当的肢体语言。

（6）避免虚假的反应。

（五）巧妙回答

无法回答消费者的询问，就不是销售高手。销售员要巧妙地回答消费者的询问，除了有一定的知识储备和心理准备外，还必须掌握一些技巧：

1. 按问话人的心理假设回答　问答过程里有两种不同的心理假设，即问话人心理和答话人心理。医药商品销售人员在回答时，应该依照消费者心理假设回答，不是按自己的心理假设回答。

2. 不要彻底回答 医药商品销售人员只回答消费者问题的某部分，有时候过于全面的回答反而不利于销售。

3. 不要确切回答 谈判专家认为，谈判时针对问题的回答并不一定是最好的回答。回答问题在于知道该说什么和不该说什么，而不必考虑回答是否的问题。

4. 使问话者失去追问的兴趣 有时，消费者会采用连珠炮的形式发问，诱导医药商品销售人员落入其圈套。因此，医药商品销售人员要尽量使消费者找不到继续追问的话题和借口。比较好的方法是，在回答时可以说明许多客观理由，但却避开自己的原因。

（六）善用语言技巧

文明的用语，适当应用语言技巧，可以增进与消费者之间的感情，赢得消费者的信任，提升了卖场形象。

1. 招呼询问要灵活 医药商品销售人员在与消费者打招呼并询问消费者寻求时，一定要笑脸相迎，说好第一句话，给消费者留下美好的第一印象；同时要热情诚恳，注意不要言过其实。例如：欢迎光临！我能帮您什么呢？您要挑选什么药品，我给您介绍几种好吗？

2. 赞美要恰如其分 生活在社会中的每一个人，都希望得到他人的赞美、认同。恰当的赞美可以拉近与消费者之间的感情，而且恰如其分的赞美之语也是使消费者产生购买的动力之一。例如：您说的没错、您真有眼光等。

3. 答谢道歉态度真诚 医药商品销售人员在得到消费者的称赞或消费者提出建议时，一定要答谢，以显示其良好的素质。常用的答谢道歉语言有：您过奖了，多谢您的鼓励（支持），我们今后一定做得更好。谢谢您，这是我应该做的。多谢您的指正，今后我一定会努力改进。对不起，让您久等了。今天消费者很多，有不周到之处请您原谅等。

4. 收银打包不容有失 打包及向消费者道别时，医药商品销售人员一定要彬彬有礼，让消费者高兴而来，满意而去。尤其在收银时，对经手的现金及票据方面的失误负有不容推卸的责任，务必做到唱收唱付。收银及送别的常用语言有：您好，您购买的药一共价值××元。这是您的东西，请拿好。谢谢，欢迎您下次光临！再见，您走好。这是您的东西，多谢惠顾。

5. 禁忌用语 俗话说良言一句三冬暖，恶语伤人六月寒。因此在服务过程中，医药商品销售人员一定要注意下面这些话不能说。

（1）不知道，不晓得（这东西不是我卖的，不知道）。

（2）你怎么这都不认识！

（3）你自己看好了。要买就买，不要乱翻乱拿！

（4）我们的东西很贵，你买得起吗？

（5）你到底买不买？少见多怪！

（6）神经病，莫名其妙！

（7）这里有便宜货，你要不要买？

（8）这么便宜还挑来挑去！嫌太贵就不要买！

（9）其他店东西便宜，去那好了！

（10）要买就买，不买拉倒，不必勉强！

（11）不想买看什么！

（七）必不可少的肢体语言

哈佛大学曾经对人的第一印象作了行为研究报告，报告指出：在人的第一印象中，55%来自肢体语言，38%来自声音，7%来自说话内容。

肢体语言包括姿势、手势、表情、身体装饰、行为举止等诸多方式，是一种常为人忽视但在现实生活中不可或缺的非语言信息和交流系统。在许多情况下，由于肢体语言更带有无意识性、更原始、更难作假，因而比言语更真实地反映人类的某些内在感受和想法。因此，肢体语言是医药商品销售人员不可缺少的表达手段。它既可以对口语起到补充说明作用，又可以单独使用，传递口语无法表达的微妙信息，起到无声胜有声的作用。

1. 肢体语言代表的意义

表3-3　肢体语言代表的意义

肢体语言	代表意义
眯着眼	不同意，厌恶，发怒或不欣赏
懒散地坐在椅中	无聊或轻松一下
抬头挺胸	自信，果断
轻拍肩背	鼓励，恭喜或安慰
环抱双臂	愤怒，不同意防御或攻击
双手放在背后	愤怒，不欣赏，不同意，防御或攻击
晃动拳头	愤怒或富攻击性
走动	发脾气或受挫
坐在椅子边上	不安，厌烦或提高警觉
眉毛上扬	不相信或惊讶
咬嘴唇	紧张，害怕或焦虑
扭绞双手	紧张，不安或害怕
点头	同意或者表示明白了，听懂了
打哈欠	厌烦
笑	同意或满意
坐不安稳	不安，厌烦，紧张或者是提高警觉
正视对方	友善，诚恳，外向，有安全感，自信
避免目光接触	冷漠，逃避，不关心，没有安全感，消极，恐惧或紧张等

续表

肢体语言	代表意义
向前倾	注意或感兴趣
摇头	不同意，震惊或不相信
鼓掌	赞成或高兴
搔头	迷惑或不相信
抖脚	紧张

2. 医药商品销售人员的正确站姿　医药商品销售人员因其职业要求，在工作中应该使用正确的站立姿势。具体如下：

（1）手脚可以适当地进行放松，不必始终保持高度紧张的状态。

（2）以一条腿为重心的同时，将另一条腿向外侧稍稍伸出一些，使双脚呈叉开之状。

（3）双手可以指尖朝前轻轻地扶在身前柜台上。

（4）双膝要尽量地伸直，不要令其出现弯曲。

（5）肩、臂自由放松，但一定要伸直脊梁。采用此站姿，既可以使医药商品销售人员不失仪态美，又可以减缓其疲劳。

3. 注重眼神交流　眼睛是心灵的窗户，是面部表情中最富于表现力的部分。有研究表明，在人际交往中，人们用30%～60%的时间跟别人眼神交流。在日常生活中，眼神的灵活变化及丰富内涵，有时比语言表达更微妙。因此，医药商品销售人员在服务消费者时，目光应是和善友好、清澈坦荡的，要从目光中表现出你的热情与真诚。

（1）注视部位　与消费者交谈时，应用60%～70%的时间注视对方，注视的部位是两眼和嘴之间的三角区域。目光要柔和、亲切、自然、不能太急切，要尽量让对方感觉到你的真诚。

（2）注视范围　为消费者介绍时，应用余光观察四周是否有消费者在看别的产品，然后决定是否要放大音量或者用其他办法把消费者吸引过来。

（3）注视时间　交谈时注意力要集中，你的视线接触消费者面部的时间，应占全部谈话时间的60%以上。尤其在消费者询问相关问题时，切忌不要左顾右盼或心不在焉。

（4）注视方式　应与消费者正视，以示尊重和礼貌。正视部位应在消费者的双眼和口鼻的交替进行。

4. 微笑是靠近消费者的桥梁　微笑是通过面部笑容来传递和善、友好信息的一种特殊的无声语言，是最具吸引力和魅力的肢体语言。笑，可以产生愉悦的心情；可以在人际关系上产生价值；可以让消费者对你产生信赖；还可以增进自己的健康。既然笑能带来这么多的好处，我们有什么理由不向消费者展示发自内心的微笑呢？因此，作为医药商品销售人员，在其服务过程中，必须微笑面对每一位消费者。

（1）微笑与面部表情相结合　即当你在微笑的时候，要眼睛笑，眼神笑，嘴也要笑，善意、礼貌、喜悦之情就在脸上荡漾。

（2）微笑与口头语言的结合　即在你真诚微笑的同时，还要有热情、真诚的语言。光笑不说或光说不笑都会让你的服务质量大打折扣。

（3）微笑与肢体语言的结合　即微笑的同时要与正确的肢体语言相结合，这才会相得益彰，给消费者以最佳的印象。微笑就像朗朗的晴天一般，给人以温暖，也是医药商品销售人员的成功秘诀。

（八）促进成交的六个技巧

在捕捉到消费者的购买信号时，医药商品销售人员一定要抓住机会，给予适当的提示，这样做，很多时候会加快和坚定消费者的购买决心。但要注意，促进成交的技巧要因人而异，一般有以下六种：

1. 二选其一　当消费者一再出现购买信号，却又犹豫不决，医药商品销售人员可利用二选其一的技巧，向消费者提供两种或多种选择方案，促使消费者从多种方案中决定一种。需要注意的是：二选其一法则有适当的使用时间，没有进入最后阶段的时候，不要动不动就使用二选其一法则。

2. 帮助挑选　许多消费者即使有意购买，也不喜欢迅速做出决定；他总要东挑西挑，在产品颜色、规格、服务等方面上不停打转。这时，聪明的医药商品销售人员就要改变策略，暂时不谈成交问题，转而热情地帮对方挑选。一旦上述问题解决，销售也就成功了。

3. 利弊分析　有时候消费者会因药品存在的某些缺点而犹豫不决，表现为既舍不得放弃，又担心买了后悔，实际上这样的消费者往往有极强的购买欲望。这时，医药商品销售人员就应利用自己熟悉药品、懂得行情的优势，帮助消费者分析利弊，权衡购买，促成交易。

4. 用赞美鼓励成交　几乎每个人都喜欢赞扬，尽力欣赏和赞美他人，是成功交往，真诚奉献的重要法则。比如，您的眼光真不错，一眼就看出了我们公司产品质量和其他的厂家不一样，我相信你在购买药品时是很注重产品的质量。你们公司的待遇真好，很让人羡慕，我们的产品会很适合贵公司这样消费层次的人使用。

5. 利用怕买不到的心理　利用怕买不到心理的最佳时机包括：

（1）当药品的剩余数目不多，错过机会很难再买到的时候。

（2）药品有销售时间限制的时候。

（3）碰到处于两难境地的消费者时，因为消费者本身就有一种舍不得买，放弃又觉得可惜的心理，所以医药商品销售人员要强化放弃后的损失，增加消费者购买的信心。

切记：使用这种方法时，医药商品销售人员一定要诚实，绝不能欺骗消费者，否则一旦消费者发现被欺骗，那么，不但这次销售不能成交，恐怕以后消费者也很难再光顾了。

6. 试买一次就好　消费者想要买你的产品，可对产品没有信心时，这时可建议对方先买一点试用看。试用看看的技巧也可以帮助消费者下定决心购买。

7. 建议成交的方法 消费者主动购买你的药品的策略主要有以下几种：

（1）请求成交法 请求成交法又称为直接成交法，是医药商品销售人员向消费者主动提出成交的要求，直接要求消费者购买的一种方法。使用请求成交法的情况：

1）医药商品销售人员与老顾客。医药商品销售人员了解老顾客的需要，而老顾客也曾接受过其推荐的产品，因此老顾客一般不会反感医药商品销售人员的直接要求。

2）若消费者对推荐的产品有好感，也流露出购买的意向，发出购买信号，可一时又拿不定主意，或不愿主动提出成交的要求，医药商品销售人员就可以用此法来促成消费者购买。

3）有时消费者对推荐的产品表示兴趣，但思想上还没有意识到成交的问题，这时医药商品销售人员在回答了消费者提问，或详细地介绍产品之后，就可以提出请求，让消费者意识到该考虑购买的问题了。

使用请求成交充分地利用了各种成交机会，可以快速地促成交易、节省销售时间，提高工作效率，体现一个医药商品销售人员灵活、机动、主动进取的销售精神。当然，请求成交法也存在着缺陷。医药商品销售人员如果应用时机不当，可能给消费者造成压力，破坏成交环境，反而使消费者产生一种抵触情绪，还有可能使医药商品销售人员失去成交的主动权。

（2）异议成交法 异议成交法也称处理异议成交法，是指医药商品销售人员利用处理消费者异议的机会，直接向消费者提出成交要求，促使消费者成交的一种方法。医药商品销售人员使用异议成交法的优点包括：可以把异议看成是一种成交信号，将其转变为成交行为，实施过程中向消费者施加一定的成交压力，迫使消费者购买所销售的产品。

（3）提示选择法 提示选择法，即直接向消费者提出若干购买方案，并要求消费者选择一种购买方法。采用提示选择法，可以减轻消费者的心理压力，制造良好的成交氛围。

（4）从众成交法 从众成交法，指医药商品销售人员巧妙地对消费者的社会从众心理加以利用，以促使消费者立刻购买所推荐药品的方法。比如，医药商品销售人员可以向消费者推荐说该产品最畅销，患者反馈购买使用效果好，只剩下××件了。

采用从众成交法，可以用一部分消费者去吸引另一部分消费者，从而有利于医药商品销售人员寻找和接近消费者，提高销售的效率。

（5）优惠让步法 优惠让步法指医药商品销售人员通过提供某种优惠条件，在价格或服务等方面做出来一定让步来促成交易的方法。它利用了消费者在购买药品时希望获得更大利益的心理，实行让利销售，促成交易。

（6）保证成交法 保证成交法，是指医药商品销售人员直接向消费者提出成交保证，使消费者立即成交的一种方法。使用保证成交的注意事项：

1）应该看准消费者的成交心理障碍，针对消费者所担心的几个主要问题，直接提出有效的成交保证条件，以解除消费者的后顾之忧，增强成交的信心，促使进一步成交。

2）根据事实，需要和可能，向消费者提供可以实现的成交保证，切实地体恤对方，既要维护企业的信誉，还要不断地去观察消费者有没有心理障碍。

（九）交易完成后的注意事项

一次交易的完成，无论是成功还是失败，都是医药商品销售人员与消费者建立某种更为默契关系的开始。因此，一名优秀的医药商品销售人员，要学会利用交易完成后与消费者的关系，来为今后更多的交易作准备。

1. 顺利成交后　如果顺利成交后，为了使成交更加圆满，医药商品销售人员还应该做好这样几项工作：

（1）为双方的顺利成交表示庆祝，让消费者感觉到这是双方都获益的双赢的交易从而巩固双方之间良好的关系，为以后开展交易铺平道路。

（2）加深关系，让消费者记住你，感到购买你的药品是明智的决定，是放心的。医药商品销售人员在药品售出后，可以找一些大家共同关心的问题聊一会儿，以稳定消费者的情绪，使消费者满意而归。

（3）请消费者把自己介绍给其他与之有联系并可能具有类似需求的消费者，并请帮助引荐或宣传自己的产品和药店。这样，医药商品销售人员扩大自己的销售范围，拥有更多的潜在消费者。

2. 交易失败时　并不是每一次销售都能成功，因此，医药商品销售人员不但要学会在交易成功时的后续做法，也要清楚成交失败后需要注意的一些事项。

（1）优秀的医药商品销售人员一定要做到对拒绝自己的消费者依然彬彬有礼，感谢他们给自己的机会，为以后的促销成功铺路。

（2）如果医药商品销售人员经过努力，仍未能使交易成功，应主动向消费者请教，了解消费者认为在自己的促销服务方面或产品等方面需要做出哪些改进，从而使自己的工作得以不断提升。

（3）医药商品销售人员在每次销售失败后，都应仔细分析此次失败的原因，如表情、语言、行动等，从失败中吸取教训，避免在以后的工作中重蹈覆辙，犯类似的错误。

（十）如何与消费者建立良好的互动关系

在与消费者的关系建立中，主动是最重要的原则。

1. 怀有一颗感激之心　对医药商品销售人员而言，感恩不纯粹是一种心理安慰，也不是对现实的逃避；而消费者也不希望医药商品销售人员只把他看成销售业绩表上的那个数字。他更希望收到一份对他本人的真诚的感谢。因此，在心中培植一种感恩的思想。用勤奋的工作和无私的奉献，在面对消费者时，保持着感激的心态，把服务做到最好。

2. 让消费者真正地认可你　如果消费者真的认可你，是不会在乎你的药品价格是否高些；如果不认可你，和你打交道的可能微乎其微，又何谈交易成功？可是，问题关键在于：如何让消费者接受认可你呢？

（1）利用赞美的力量。这种赞美不是指刻意的阿谀奉承，而是用真诚找到消费者优秀或与众不同的地方，比如人格、相貌、衣着或言语举止，都会有你值得称赞的地方。

（2）掌握听的技巧。倾听同样是一种赞美，它所表现出的不仅仅是关心。因此，医药商品销售人员要学会听，不只是听，而是真正地倾听，并在听的过程中给予肯定，回应和理解，让消费者意识到你是他的朋友。

（3）给消费者额外关注，注重服务细节。

3. 与消费者保持互动式联系

医药商品销售人员要善于利用现在先进的通信工具，定期地或不定期与消费者联系。这种互动式的联系，可以采用的方式很多，比如：电话、问候卡、适时通讯、传真、电子邮件等任何一种都能够提示消费者的方式。

4. 赢得消费者忠诚的方法　要赢得消费者的最大忠诚，医药商品销售人员需要把握这样几个原则：

（1）敞开心胸、亲切接待　创造你的忠实客户，首先必须使消费者感到亲切，并产生信赖感。因此，作为医药商品销售人员必须敞开心胸，以开朗的心情来接待消费者。惟有使消费者放松警惕并感到亲切，才能与医药商品销售人员有彼此心灵上的沟通。

（2）发现消费者的长处和优点并加以赞美　注意消费者的服装、仪表、携带物、表情、语言等，发现其长处和优点，以自己的感觉真诚赞美。

（3）了解消费者的兴趣和爱好　医药商品销售人员以自然的态度询问消费者，听其回答后，可以聊聊这方面的一些话题。

（4）记住消费者的容貌和姓名　在销售服务中，一句像老朋友一样的亲切称呼、问候，可以让消费者明白你很在乎他的到来，很关心他的生活，这样就迅速拉近了与消费者的关系。

医药商品销售人员可以通过赠品登记档案、登记送货地址以及消费者与同伴间的称呼来知道消费者的姓名，对常来的消费者则可以热情坦率地请教他们的姓名。

（5）多做贴心小事，提供超越消费者期望的服务　要赢得消费者忠诚，医药商品销售人员还必须真诚地为消费者多做一些贴心小事，这些小事往往会超出消费者的预料，成立建立消费者忠诚度最好时机。比如，炎热的夏天，请那些满头大汗的消费者站在有空调处，或提醒什么地方有冰凉的饮水，这些都会赢得消费者的感动，积累消费者美好的感觉。

三、处理顾客投诉

美国一家汽车修理厂，他们有一条服务宗旨很有意思，叫做：先修理人，后修理车。什么叫先修理人，后修理车呢？顾客的车坏了，他的心情会非常不好，你应该先关注这个人的心情，然后再关注汽车的维修。

可是很多医药商品销售人员在面对顾客投诉时都忽略了这个道理，往往只修理车，而不顾人的感受。所以，医药商品销售人员在处理顾客投诉时，首先要做的就是先处理情感，再处理事件。在进一步细化，处理顾客投诉的步骤可以归结为以下四点：

（一）有效倾听，接受批评

在接待和处理顾客投诉时，我们首先要让顾客把心里所想说的话说完，这是最起码、最基本的态度，体现出我们对他的尊重。如果不能仔细听顾客的诉说，中途打断他的陈诉，就有可能遭到顾客最大的反感。

顾客在陈述自己的疑问时，如果我们插入"不，不是这样的！我当时不是这个意思，您误会了"这样的话语来为自己辩解，那么顾客无法充分表达他的意见，很可能因此而更生气，更感情用事。

我们要让顾客充分地倾诉他的不满，并以肯定的态度诚恳地听其说完，至少可以让顾客在精神上得到一丝安慰。正所谓不吐不快，如果一直压抑别人说话，就会使当事人在心理上产生反弹情绪，一下就激动起来。

总之，对待顾客的投诉，首先是要虚心接受，本着有则改之、无则加勉的态度来看待顾客的意见和不满，其次要想办法消除这些不满的情绪。

（二）巧妙道歉，平息不满

在顾客投诉发生的开始阶段，如果一线医药商品销售人员和投诉处理人员能够加以平息，往往能起到事半功倍的效果。巧妙的道歉，就是一个平息顾客不满的好办法。道歉的同时，以下三点在我们的工作过程中相当重要：

牢牢记住自己代表的是药店。只有有了这种思想，才会慎重地，认真地向顾客道歉，而不是抱着是其他人闯的祸，不关我的事这一态度。

说明不是借口或辩解。当医药商品销售人员充分地向顾客道歉，请求原谅后，对需要说明的地方一定要慎重、清楚地说明。

道歉要有诚意。一定要发自内心地向顾客表达歉意，不能口是心非，皮笑肉不笑，否则就会让顾客觉得自己被愚弄。

（三）调查分析，提出方案

在接受顾客投诉后，除了调查被投诉药品的情况是否属实外，还应尽早了解顾客的希望和药店医药商品销售人员的一些看法。然后，尽可能地按照顾客的希望来进行处理，这是解决顾客不满意的最完美的方法。但是，要尽量不损害药店利益和顾客利益的前提下妥善解决。

下面是三种常见的情况：

1. 若是顾客用坚定、高昂的语调重复陈述一件事实时，可以大致猜出这就是顾客心中所想。例如，某位顾客一再强调：其实我并不是一定要求赔偿我的损失。这句话就表明，他内心就是希望药店赔偿他的全部损失。遇到这种情况，除非药店全额赔偿损失，否则不可能圆满解决问题。

2. 当顾客反复强调医药商品的缺点，而不是主动提出退货或者不是强烈要求退货时，说明顾客希望降价销售。

3. 假如顾客问医药商品销售人员你觉得怎样，表示他对讲过的话存在印象，由这些细节也可以找出顾客的本意。

（四）执行方案，再次道歉。

在处理顾客投诉方法上，一旦了解顾客投诉的真正原因，就应尽快着手处理问题。一般情况下，药店的管理人员和医药商品销售人员处理顾客投诉时，可依照如下三步来做，即首先耐心听取顾客意见，分析其内心状况，接着诚意地道歉，然后按规定或请示上司后与顾客进行解释、沟通。

以下是几种经典投诉的处理方法：

1. **药品质量有问题** 解决此类问题时，要先向顾客真心实意地道歉，并按药店承诺给予补偿，同时奉送新药品及一份小礼品作为补偿。若是顾客由于购买该药品受到了精神上或物质上的损失时，应考虑这一影响，适当地给予补偿以示安慰，此事应及时向主管汇报。

2. **顾客使用不当** 如果说医药商品销售人员对药品说明不够准确，讲解不清楚，医药商品销售人员必须承担部分责任。无论怎样，只要错误的原因在药店一方，药店就应该向顾客诚恳地道歉，并以新药品作为补偿办法，若是不能更换，则应采取一定措施给予适当补偿和安慰。

3. **顾客误会** 医药商品销售人员一定要平静、仔细地把事情的原委告诉顾客，让顾客了解真实的情况，但注意不要讲得太直白，否则顾客容易因下不了台而恼羞成怒。语气委婉，要诚恳地让顾客知道。

4. **接待服务不当** 这种投诉比较困难，无论这种投诉产生原因是否在医药商品销售人员，药店都应该这样处理：

仔细听取顾客的陈述，向顾客保证今后一定要加强教育，不让类似事情发生；店长陪同引起顾客不满的医药商品销售人员，一起向顾客道歉，以期得到顾客的谅解，并督促医药商品销售人员改进服务。

5. **不讲理顾客处理** 在处理解决顾客投诉当中，会遇到各种各样的顾客，有些是蛮横不讲理的顾客，他们大喊大叫，辱骂甚至有潜在的暴力倾向。对此，我们应本着有理、有利、有节的原则处理问题，并及时向主管领导汇报。

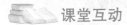 **课堂互动**

> 吵架赢了，会解决问题吗？想一想你上一次和家人、同学或者陌生人发生争执的情况，能否避免呢？

检测与评价

一、选择题

（一）A 型题（单项选择题）

1. 医药营业员营业前的准备是指（　　　）
   A. 检查质量，剔除残次医药商品，检查是否变质、过期
   B. 陈列医药商品
   C. 商品价格的检查
   D. 美化营业场所搞好营业场所卫生
   E. 以上均是

2. 医药商品买卖过程中为消费者、客户提供的服务是（　　　）
   A. 售前服务　　　　　B. 售中服务　　　　　C. 售后服务
   D. 预约服务　　　　　E. 商品服务

3. 医药商品服务规范的基本要求是（　　　）
   A. 顾客至上，信誉第一　　B. 热情接待，礼貌待客　　C. 诚信经商，和蔼可亲
   D. 熟悉业务，忠于职守　　E. 以上均是

4. 医药商品服务规范的主要内容是（　　　）
   A. 药品的处方调配人员，要集中精神，严格把关，核对品名，并向客户介绍用法用量和注意事项
   B. 拿递药品要轻拿轻放，易碎、贵重药品要双手拿到顾客面前
   C. 经常检查上架药品的销售情况，做到及时补货
   D. 接待顾客一视同仁，做到主动、热情、耐心、周到、细致
   E. 以上均是

5. 顾客在购物之前思想酝酿的八个阶段是（　　　）
   A. 注意→兴趣→联想→需求→比较→决定→行动→满足
   B. 需求→注意→兴趣→联想→比较→决定→行动→满足
   C. 注意→需求→兴趣→联想→比较→决定→行动→满足
   D. 兴趣→注意→联想→需求→比较→决定→行动→满足
   E. 兴趣→需求→注意→联想→比较→决定→行动→满足

（二）X 型题（多项选择题）

1. 医药商品销售人员的仪容仪表要求有（　　　）
   A. 保持整体形象整洁大方　　　　　　　B. 统一着装有规范
   C. 为避免体味应使用香水　　　　　　　D. 必须佩戴工作牌
   E. 为了美观必须化妆搭配流行首饰

2. 接待对产品不满意的消费者，要求（　　　）
   A. 热情耐心

B. 赠送小礼品

C. 尽量了解消费者不满意之处并予以说明或解决

D. 多提供几种同类商品让顾客比较选择

E. 严肃地指出消费者的错误之处

3. 与消费者交流时有效聆听需要注意的方面有(　　　)

A. 发出准备聆听的信号

B. 点头鼓励对方说

C. 努力理解对方诉说信息

D. 尽量避免打断消费者的诉说

E. 与消费者交流时要有耐心

第四章 药学服务与沟通

导　学

内容提要：本章主要介绍专业性较强的药学服务。内容包括药学服务的形
式和内容；常见患者的心理类型及应对；药学服务人员与普通
患者、特殊患者以及医务人员的有效沟通方法和技巧。

学习目标：1. 熟悉药学服务的形式和内容。
2. 掌握与普通患者、特殊患者以及医务人员的有效沟通方法
和技巧，区别对待不同人群。
3. 能够在不同的工作场景下有效工作。
4. 于生活中学习、反复练习沟通技巧，培养良好药学服务素质。

第一节　药学服务概述

现代药学的发展主要经历了三个阶段，即：①传统的以药品供应为中心的阶段；②参与临床用药实践、促进合理用药为主的临床药学阶段；③高层次的以患者为中心，强调改善患者生命质量的药学服务阶段。药学服务反映了现代医药学服务模式和健康的新观念，体现以人为本的宗旨。用药安全有效是药学发展的铁律，药学服务是时代赋予药师的使命，同时也是社会发展和药学技术进步的结果。

美国的 Mikeal 教授最早于 1976 年在文章中使用药学服务一词，认为药学服务是患者要求并得到药师提供的服务，来保证用药安全有效。我国许多著名专家教授也在 20 世纪 90 年代提出药学服务这一概念。随着这一概念的推行和深入，人们逐渐意识到只有有效地实施药学服务，才能够达到理想的治疗效果，确保用药群体合理用药。

一、药学服务的含义

药学服务是指药师应用药学专业知识向公众提供直接一致、负责任的与药物应用有关的服务，以提高药物治疗的安全性、有效性与经济性，实现合理用药，以期达到改善和提高人类生命质量的理想目标。药学服务是在临床药学基础上发展起来的，是内涵丰

富、专业化程度很高的服务。

二、药学服务的对象

药学服务要求药师把自己的全部活动建立在以患者为中心的基础上，主动服务、关心或关怀、保障患者用药的安全、有效、经济、适宜，实现最大程度改善和提高患者身心健康的目标，药学服务的对象涵盖与药物使用、消费有关的所有人群。其中有一些重要人群需要更加关注。如长期用药者、合并用药者、过敏体质者、儿童、孕妇等。

三、药学服务的功能

药学服务是一种特殊的专业的公益服务，直接关系患者用药的安全有效。药学服务中的服务，不同于一般的仅限于行为上的功能，它包含的是一个群体（药师）对另一个群体（患者）的关怀和责任。这种服务与药物有关，涉及全社会使用药物的患者，包括住院患者、门诊患者、社区患者和家庭患者，监护他们在用药全程中的安全、有效、经济和适宜。因此，药学服务具有很强的社会属性。药学服务的社会属性还表现在不仅服务于治疗性用药（治疗药物监测），而且还要服务于预防性用药（ADR 监测）、保健性用药（健康教育）。药师通过与患者面对面地交流和沟通，拉近了距离，增进了理解，改善了医患关系，促进和提高了患者合理用药意识，并使患者对自身疾病有了正确认识，也提高了患者对药师的重新认识，借此提升药师在公众中的地位。因此药师必须从简单进药、发药模式中解脱出来，处处以患者为中心，紧密配合临床，提供其切实需要的服务，加强职业意识和心理素质修养，不断提高业务能力，协助医护人员和患者合理用药，才能更好地开展药学服务。

药学服务的功能在于：

1．确认患者存在或潜在的用药问题。
2. 解决用药相关的问题。
3. 预防用药相关的不良后果。

药学服务的效果可体现在：

1. 改善疾病或症状，如疼痛、发热、哮喘、高血压、高血脂、高血糖等。
2. 降低发病率、复发率、并发症、死亡率。
3. 缩短住院时间，减少急诊次数和住院次数。
4. 提高病人治疗依从性，帮助患者按时、按量、按疗效使用药物。
5. 预防药品不良反应的发生率，减少药源性疾病的概率。
6. 节约治疗费用，提高治疗效益/费用比值，减少医药资源的浪费。
7. 帮助提高公众的健康意识和康复方法。
8. 促进学术和信息交流。

第二节　药学服务的形式和内容

以患者为中心的药学服务已成为全球药师共同追求的目标，实施全程化的药学服务是全体药师共同的责任。广大药师向患者提供符合伦理和职业标准的药学服务，是适应时代、社会和经济发展的必然。药学服务由于药师服务对象和工作环境不同而采用不同的形式和内容。

一、临床药学服务

临床药学是合理用药为中心的临床药学服务，是药学服务的基础，临床药师是随着临床药学的发展而出现的药师的新角色。卫生部十分重视临床药师在合理用药中的作用，提出必须建立临床药师制，培养专职临床药师，要求药师进入临床，运用药学专业知识参与临床药物治疗，发现、解决、预防潜在的或实际存在的用药问题，促进药物合理应用，维护患者用药利益。临床药师应具有专职临床药学专业水平，掌握系统药学专业知识与技能，具有一定的相关临床医学基础知识，能书写、阅读和分析所参与的专业临床用药病历，掌握与所参与的临床专业有关 50 种以上常用药品相关专业知识。

（一）处方调剂

现代药学服务要求药学工作从以调剂为主向以临床为主转移，从保证药品供应向药学技术服务转移。

（二）参与临床药物治疗

临床药学是一门应用性学科，临床药师要参与药物治疗方案设计，参加临床科室每日查房、会诊、病历讨论；对重点患者进行药师查房，建立药历（medication history）；审核医师为患者开具的药物治疗医嘱或处方的合理性，及时发现、纠正用药失误，提升患者用药依从性；进行药品不良反应监测；对医师、护师、患者等提供全面正确的药学信息与咨询服务。

（三）治疗药物监测

在药动学原理指导下，应用现代先进的分析技术进行治疗药物监测。

（四）药物利用研究与评价

药物利用研究与评价是对全社会的药品市场、供给、处方及其使用进行研究。

（五）药品不良反应监测与报告

药品不良反应是一个关系人民生命与健康的全局性问题，应做好药品不良反应监测与报告工作。

（六）药学信息服务

提供药学信息服务、保证药物治疗的合理性，必须建立在及时掌握大量和最新药物信息的基础上，提供信息服务是药学服务的关键。

（七）参与健康教育

健康教育是指医务人员通过有计划、有目的的教育活动，向人们介绍健康知识，进行健康指导，促使人们自觉地实行有益于健康的行为和生活方式，消除或减轻影响健康的危险因素，预防疾病，促进健康，提高生命质量。

二、药房药店药学服务的开展

随着市场经济的发展和药品集中招标采购制度的深入，优质药品的供应已不是问题，在经济的飞速发展和竞争的不断加剧的环境下，药房药店在提供优质药品的同时，还必须提供及时高效的药学服务。药房、药店开展包括发药交代与用药指导、取药前后的药物咨询等药学服务显得尤为重要。在直接面对患者、服务患者的过程中，开展药学服务一定要注重细节。

（一）用药审查服务

在调剂过程中，药师一定要严格审方和执行四查十对，及时发现并制止各类不安全用药现象的发生。药师不但要掌握药物的剂量、用途、用法和不良反应，还要掌握药物的药理作用、体内动态过程和不同种类药物的合理应用等。

（二）做好发药时的用药交代服务

防止用错药的关键是仔细交代药物剂型的正确使用方法和注意事项等。通过用药交代重点提醒对保证用药正确显得尤为重要，如 3 次/d 应该是隔多久服药一次；应将喉片置于舌根部，尽量贴近咽喉；含服时不宜咀嚼或吞咽；肛门栓应排便后给药，给药后1h 尽量不要大便；用滴鼻剂前先清除鼻涕及清洁鼻腔等。看似简单的用法，患者如不了解，会在使用中出错而影响疗效，因此，必须进行个体化的药学服务。

1. 交代服药时间　一般来说，除抗酸药、肠道抗感染药、收敛药、苦味健胃药、利胆药等多为饭前30min 服；催眠药、缓泻药应在睡前服；糖皮质激素类、口服降血糖药在清晨服；平喘药睡前服；驱虫药、盐类泻药应空腹服用外，其余大多在饭后服用。还有一些特殊药品则根据情况交代服用时间，如维生素 B_2 在小肠上部具有特殊的吸收部位，饭后服用胃排空缓慢，药物逐渐通过小肠，吸收较完全；胃舒平等胃黏膜保护剂宜选择胃酸对胃黏膜作用最强且形成保护膜滞留时间最长的饭后 1~2h 嚼碎服用疗效更佳；还有一些药物虽然饭后吸收减少，但胃肠道刺激较强，也宜饭后服用，如黄连素、氨茶碱、异烟肼等。

2. 交代服药剂量、方法　老年患者及幼儿用药剂量必须准确无误，避免剂量不准而引起中毒。乳剂、混悬液用前摇匀；西瓜霜含片、华素片等咽喉用药应含化；心绞痛时硝酸甘油片应舌下含化；肠溶衣片及缓控释片应整片吞服；胃舒平等胃黏膜保护剂应嚼碎服用。

3. 告知已知药物的副作用及服药后引起的变化　如快克等抗感冒药中有催眠成分

扑尔敏，应向患者交代清楚，以防司机或高空作业者发生事故；阿托品类解痉药服用后会出现口干、面色潮红、心跳加快等不良反应；服利福平可引起砖红色尿；服铁剂可引起黑色便等。

4. 交代应分开服用的药物 如氟喹诺酮类药物可与抗酸剂中钙、铝、镁等在胃中螯合而失效，合用时应先服用氟喹诺酮类药物，3h后再服抗酸剂；蒙脱石散可吸附其他药物而影响吸收，合用时，其他药物应在服蒙脱石散之前1h服用。

5. 告知饮食对药物吸收的影响 如服洋地黄苷类药物时，因其治疗量与中毒量比较接近，服用期间若大量进食含钙食物可增加洋地黄苷类药物敏感性，致使安全剂量也有中毒的危险；服用铁剂治疗缺铁性贫血时，茶叶中的鞣酸不利于铁剂的吸收而影响疗效；服用磺胺类药物忌食酸性水果、果汁和醋，以免在尿中形成结晶而损害肾脏。服用苦味健胃剂时不可同时吃糖，否则苦味被掩盖而使药物作用消失；服用避孕药时，应多吃一些新鲜蔬菜、水果、动物肝等，因避孕药可降低血中维生素，特别是叶酸和维生素B_6的含量，以免引起贫血。

6. 告知服药方法 如果躺着服药，药物容易黏附于食道壁，不仅影响疗效还可能刺激食道，引起咳嗽或局部炎症，严重的甚至损伤食道壁，埋下患食道癌的隐忧，所以最好取坐位或站立姿服药；又如干吞药，有些人为了省事，不喝水，直接将药物干吞下去，这是非常危险的，一方面可能损伤食道，另一方面没有足够的水来帮助溶解，有些药物容易在体内形成结石如复方新诺明；再如有些人自己吞不下药或怕孩子噎住，就自作主张把药掰碎吃或用水溶解后再服用，这样不仅影响疗效还会加大药物的不良反应，以阿司匹林肠溶片来说掰碎后没有肠溶衣的保护药物无法安全抵达肠道，在胃里就被溶解，不仅无法发挥疗效，还刺激了胃黏膜。有很多服法药师必须向患者交代清楚，让临床药学深入人心。

（三）用药咨询服务

咨询的目的就是让用药群体了解用药的自我监控方法，包括剂型、剂量、给药途径、给药时间、注意事项、副作用、预防措施、贮存方法等，以增强患者战胜疾病的信心，减免用药隐患。

（四）以洁净的环境和优质的服务赢得患者

洁净的环境、端庄的仪表和文明的举止是留给患者的第一印象，会使患者产生自然的信任感，也是药学服务的开端和调剂工作的特殊需要。如果看到药房又脏又乱，药师衣着不整，他们就会产生疑虑和厌恶感，担心会出差错，所以药学人员必须讲究仪表、风度，注意环境整洁。

第三节 药学服务人员与患者的沟通技巧

药患交流是在医学领域特殊人际交流的体现，在拓宽治疗途径、提高患者治疗依从性等方面具有重要意义。研究结果显示，缺乏足够的时间和精力及沟通技巧是影响药患沟通交流效果的重要因素。药学服务人员的一言一行，直接影响患者的治疗效果。因此，药学服务人员不仅应具备过硬的业务素质、良好的服务理念，更应具备与患者良好沟通的能力。赢得患者的信任是药学服务的开端，有助于建立良好的药患关系和药学服务工作的开展进而提高患者的依从性、提升医药商品从业者整体的形象及核心竞争力。

药学服务人员应该是给患者相关药物方面帮助的专家，而即使同一疾病类型的患者，具体到每个个体时都会有各自不同的问题。例如，禁忌和慎用药品、防止合用药引起的重复给药及药物相互作用、处方药的用法可能不符合患者的生活状况等。为使患者能够放心地接收药物治疗，药学服务人员要充分利用药物、疾病、人体、相关医疗保险制度和有效地沟通技巧，给予患者适当的指导和帮助。药学服务人员先要了解患者的真正诉求，能够根据患者言谈举止判断患者的心理特征，进而针对不同心理特征类型的患者进行有的放矢的药学咨询服务，从而达到预期的咨询效果。

一、患者的一般心理特征

患者一般对医生的医学服务是被动式接受，并有很强的依赖性，而对药学服务总是要求越快越好。医师的解释说明与患者的完全理解是两回事。因此，患者是否正确理解了医师的说明，需要药学服务人员在最后把关，药学服务人员有必要帮助患者完全理解医师的指示。当患者能遵守医师确定的治疗方案及药学服务人员对其服用药物方面的指导时，就认为这一患者具有依从性，反之为不依从性。产生不依从性的原因是多方面的，提高患者用药依从性的主要措施之一是药学服务人员对患者加强用药指导。根据患者的心理特征，大致按表 4 - 1 分为以下几种心理类型进行药学服务。

表 4 - 1 不同患者的心理特征药学服务处置表

心理类型	心理特征	药学服务方法
依从确定型	此型患者在医生确诊后，因医生对所用之药的用法已交代非常详细，并且此类患者对医生很信任	药学服务人员无须花太多的时间进行其他药学服务，工作重点放在调剂的准确快速上，对药品的用法和注意事项加以简单介绍
疑虑半确定型	此类患者对周围事物很敏感，特别是慢性病患者和对药物治疗不很理想的患者表现更明显。对医生的建议有时将信将疑，既想了解有关疾病的信息，又对所听到的解释持怀疑态度	对此类患者医院药学服务人员提供药学服务的同时，承诺服药期间随时提供用药咨询，来打消患者的顾虑而提高其依从性
主观情绪不稳定型	此型患者大多处于焦躁不安状态，其情绪不稳定，遇事易激动，甚至与其他患者或医务人员发生冲突。这通常是在人与疾病和环境变化的抗争中，不能自拔而激起的情绪发泄	医院药学服务人员应先与其建立信任感并在交流中通过自己的语言、文字、表情以及周围环境的作用，对患者进行启发、劝告、暗示，提高患者的感受和认识，稳定其情绪，增强其意志和控制力，从而达到消除患者的心理痛苦。在进行药学服务时要耐心地讲解药品的用法、用量、注意事项及疗程等，并叮嘱患者在用药过程中随时与医院保持联系

二、药学服务人员与患者的沟通过程

药学服务人员与患者的沟通可以指导患者合理用药，提高患者的用药依从性，有助于建立良好的医患关系，并帮助药学服务人员收集患者信息，积累药学服务经验。药学服务人员与患者的沟通相较于其他环境下的沟通是一种简单的沟通模式，直接在药学服务人员与患者之间进行信息的传递与反馈，其主要的类型有：语言性沟通、非语言性沟通。经过有效沟通后应达到提升患者满意度，体现药学服务人员工作价值，提升药学服务成果的显著成果。

药学服务人员与患者的沟通具有专业性、服务性、社会性的特点。在沟通过程中主要存在沟通障碍表现为：患者听不懂、记不住、不执行。针对这一现象，有必要采用沟通的方法和技巧来改善、加强药患沟通。一个完整的沟通过程必须包括以下五个步骤。

（一）准备工作

通过提前阅读病历、药历等资料，或与相关医护人员交谈，掌握患者的实际情况。如有需要，查阅相关文献，对要谈的内容列一简要提纲，做到心中有数。

（二）问候与介绍

问候与自我介绍是良好交流的开端。药学服务人员与患者开始交流时，首先要注视患者的面部，面带适度微笑打招呼，这样可以有效缓解患者的紧张。同时要注意确认患者身份，避免认错人。药学服务人员的自我介绍包括药学服务人员主要职责介绍，让患者初步了解药学服务人员的工作内容。

（三）与患者对话

药学服务人员与患者直接对话是有效提高患者依从性和用药监护有效性的交流手段。在用药咨询中必须掌握患者是否知道用药目、是否知道用药方法、是否知道治疗目标。通过三个基本问题的提问，我们可以了解患者对药物治疗作用的知晓度。

1. 探查患者是否知道用药目的

主要问题围绕什么药？做什么？

①您有哪些疾病或症状需要治疗？

②这些药对您有什么帮助？

③医师告诉您这药物是治疗什么疾病的了吗？

④您知道这药能治疗什么疾病吗？

⑤能不能请您告诉我，医师告诉您这些药物是治疗什么的？

2. 探查患者是否知道用药方法

主要问题围绕怎么用？用多久？

①医师说隔多久服药一次？

②医师建议您吃多少量？

③医师说持续服药多久？

④如果忘记服药，医师说应该怎么办？

⑤一天吃三次，您会在什么时候吃？

3. 探查患者是否知道治疗目标

①您所期待的疗效反应是什么？

②医师告诉您服药多久后会产生疗效？

③如果药物没有发挥疗效，您该怎么办？

④医师告诉您应注意的副作用是什么？

⑤如果发生副作用，您该怎么办？

⑥服药期间，有哪些注意事项要小心？

举例：问：知道地高辛这药对您有什么帮助吗？

答：知道，治心脏病的。

问：知道地高辛这药怎么用吗？

答：知道，医师都说了，每天一次，每次一片。

分析：患者并不清楚地高辛的药物作用（改善心衰症状而非心绞痛症状）。患者基本知晓服药方法，但患者对于服用方法的理解还是很少。患者并不清楚地高辛控制心衰症状的治疗目标，可能导致的结果是：当心衰症状改善，患者不知道找医生减少药量，长期保持原剂量超量服用。

4. 探查症状的七个主要症状问题

借鉴医疗会诊技术中七个具有针对性的开放式问题，即开始时间、持续时间、背景、性质、数量、治疗、相关症状，有助于帮助判断患者出现的不良反应症状是否和药物治疗有关。

举例：某43岁男性患者，公司职员，因高血压、稳定型心绞痛于三周前开始服用酒石酸美托洛尔片，近日向医师反映最近睡眠障碍，每晚醒来几次，医生考虑患者由于职业原因，精神压力大给予促进改善睡眠的药。药学服务人员怀疑其与用药有关，进行如下对话。

表4-2　七个具有针对性的开放式问题

	询问	回答
开始时间	这种症状什么时候开始的	2周前
持续时间	你出现这个问题多长时间了	2周以来一直这样
背景	这个症状在什么情况下发生的？以前有过吗？最近工作压力大吗？家里有什么烦心事吗	突然的，没其他事，以前没有失眠；没什么，跟以前一样啊
性质	感觉如何	睡不着、没劲
数量	多长时间一次	
治疗	你怎么处理的	
相关症状	还有其他什么症状	总感觉没有力气，不想做事

课堂互动

根据表4-2中的对话内容，请你判断一下医生、药学服务人员谁的判断是正确的？为什么？

5. 全面的用药告知

蜻蜓点水式的用药告知虽然可大大提高咨询速度与就诊人次，但却将患者的用药依从性与用药安全系数降到了最低。事实证明，只有全面的用药告知才能有效提高患者的治疗成功率。

全面的用药告知并不是要把所有与药疗有关的内容都告诉患者。合理的全面用药告知，是指药学服务人员要把能增强患者用药依从性以及与用药安全系数有关的用药注意事项，通过简明扼要、通俗易懂的语言传递给使用对象，使其配合医师或药学服务人员的治疗方案，以达到用药安全、有效的目的。

用药告知应注意以下几点：

（1）简明扼要、通俗易懂　药学服务人员在进行用药告知时要突出重点，如用药缘由、用药方式、饮食禁忌等，把专业性、复杂性的业务知识通过比喻，转化成通俗性、简单性的生活语言，让患者听得明白、用得放心。

（2）区别对待、有的放矢　对于老年人、儿童、孕产妇、肝肾功能障碍者等特殊患者以及农村患者要重点交代，青壮年、免疫力强的患者、知识分子可以简单告知。

（3）逻辑清晰、主次分明　用药交代条理性强，药学服务人员的权威性就强，患者的信任度就高。药学服务人员在进行用药交代时应以适应证、用法用量、服用方式、贮藏条件等内容为主，药物机理、副作用、药代动力学等内容为辅，主次分明，患者就会明白在药物治疗中应该注意的主要方向。

（四）回顾确认

最好能在结束前谈话前进行回顾确认。为了核实资料，可向患者提出一些问题，并对患者进行3C评估。

1. 控制程度（Control）　根据客观检查结果（如血压和波动范围）和主观结果（如头晕、夜间排尿等）来评价患者慢性疾病的控制程度。

2. 并发症（Complications）　结合反应疾病控制程度的主客观参数综合判断。如正在服用血管紧张素转化酶抑制剂（ACEI）的心衰患者发生咳嗽，可能是伴随肺水肿的心衰表现，也可能是ACEI产生的副作用。判断时需结合心衰的改善情况、肺部啰音、是否干咳、排除感冒等。

3. 顺应性（Compliance）　评估患者的顺应性，药学服务人员可以参照RIM模型的三步骤处理。

表4-3　评估患者顺应性的三步处理

识别潜在的非顺应性问题
寻找主客观依据探查潜在的非顺应性问题
我注意到医师上次开了三种药，你这回只要了一种（另外两种可能根本没服用）
我注意到你没有感冒却开了镇咳药（可能 ACEI 类药物导致咳嗽）
辨别/归类产生非顺应性问题的原因
1. 知识缺乏　通过沟通得知，患者误解或者缺乏药物信息知识
2. 操作障碍　通过沟通得知，患者资金不足，难以记住复杂的给药方案，发生了不良反应
3. 态度障碍　患者对药物的治疗高度依赖或者缺乏信心
解决非顺应性问题
1. 知识缺乏　提供口头或者书面信息，确保患者理解
2. 操作障碍　针对个体化的问题提供正确的指导（如为患者提供服药时间表、解决不良反应）
3. 态度障碍　应用换位思考、开放式提问、广泛陈述法等方法解决

（五）沟通结束

顺利地结束交谈会为今后的持续深入沟通和顺畅的药患关系打下良好的基础。最好能在结束前事先提醒时间快到，把交谈的内容小结一下，并要求患者提出意见以核实其准确性。结束指导前，再确认用药者的认知：能不能请您告诉我，回家后您将如何服用您的药物？同时表示由于患者的配合，沟通很成功，对制定用药计划很有帮助，并相约下次交谈的时间和内容。还需要适度的言语表达技巧，例如：

①真高兴我们有这个谈话的机会，其他还有什么需要我说明的吗？

②真希望能跟您多谈一些，但现在我必须为其他用药者服务了。

三、与患者及家属的沟通技巧

（一）互动式/开放式问题技巧

药学服务人员与患者直接对话是有效提高患者依从性和用药监护有效性的交流手段。在药患沟通对话过程中采用互动式、开放式提问方式，可以有效地建立良好的沟通。常见的互动式、开放式提问方式有以下几种。

表4-4　不同的提问方式

方式	举例	效果
焦点式	和以前用过的药相比，效果差别大吗？ 头痛、肚子痛是吧？先说说头痛吧	直接进入主题，避免患者过多的叙述
封闭式	小孩能用粉剂吧	得到信息是能用，信息仅此一条，交流就结束了
开放式	哪里不舒服？哪里不好？现在情况怎么样	得到的信息较多有利于针对性指导、说明

（二）有耐心的互动技巧

针对沟通中患者听不懂、记不住的情况，需要逐渐给患者增加信息，构建互动的对话和采用一定的方法来积极地参与患者的教育过程。同时要了解患者对信息的掌握度，并在沟通中测试患者是否掌握用药方法和最常见的不良反应。

（三）沟通障碍应对技巧

应对沟通障碍首先要分清障碍类型。常见于药患之间的沟通障碍主要分为功能性障碍和情感性障。

1. 功能性障碍　功能性障碍的特点是易于识别和相对易于处理。例如，患者说难懂的方言、听力障碍、视力差等，可以通过找人翻译、避免嘈杂环境、大声讲话、放大字体等方法解决。

2. 情感性障碍　情感性障碍较为难以识别和处理。要求药学服务人员经过专门的沟通技能培训，具有一定的沟通交流技巧才能从容应对和处理。例如，因疾病患者心理较健康人更加复杂，患者往往表现出愤怒、敌意、悲伤、沮丧、害怕、焦虑、窘迫等不良情绪，进而影响患者的沟通态度。

（四）运用语言交流技巧

如何正确运用语言与患者进行沟通，是每位药学服务人员都应学习的技巧。药学服务人员真诚的语言，是一把打开患者心锁的钥匙。

1. 尊重患者、文明交谈　尊重是待人接物的根本。在与患者的接触中，药学服务人员应注意自己的言行，把握好语言的分寸和尺度，做到语言礼貌、文明交谈。尊重别人，应从适当的礼貌称谓开始。如称谓患者为"您"而不是"你"，使患者觉得亲切、自然；一句"您好"，会像春风一样拂去患者心头的不快，使患者保持良好的心境，有利于治疗的顺利进行。如果药学服务人员从这些细微之处入手，有的放矢，就能更快速、有效地与患者沟通。

2. 通俗易懂、言简意赅　患者文化水平有很大差别。在与患者交流时，药学服务人员要因人而异，选择的语言应尽量与患者的知识层次相适应，既通俗易懂又言简意赅。如儿童用药剂量是需要根据体重折算的，所以儿童用药剂量不但需注明，还要对家长当面交代清楚。因此，在与家长交流时，药学服务人员语言就应尽量简洁、通俗，让家长明白，避免误解剂量服用误差而给孩子带来不必要的伤害。对于知识水平较高的患者，药学服务人员应尽量运用专业术语，言简意赅。患者知识层次较高，不会仅仅满足于药学服务人员对用药方法的解释，会进而探求一些有关药理作用等的问题。在这种情况下，药学服务人员不仅要有一定的专业知识储备，更要具备口头表达技巧，能选择恰当的语言，话中要点，才能使患者满意，以便更好地交流。

3. 运用恰当的语调和语气　语调能够清楚地反映人的情绪和情感。患者作为特殊群体，对医务人员的言谈举止最为关注和敏感。针对门诊投诉原因的研究显示，41.6%

的门诊投诉源于医务人员的态度。因此，药学服务人员必须运用恰当的语调和语气，使患者能够正确理解且乐于接受。如患者与药学服务人员常有的一个矛盾就是处方有误。一种情况是：药学服务人员说：你的药费怎么收错了？去找收费处！是指责和命令的语气，语调上扬；另一种情况是：药学服务人员发现有误后，向患者解释并道歉：真对不起，收费处给您收错药费了，您能找收费处更改一下吗？是抱歉、委婉的语气，语调平仄。这两种情况下，药学服务人员采用不同的语调和语气与患者交流，结果会截然相反。药学服务人员在与患者的交流中，应掌握这一技巧，运用恰当的语气和语调，正确的表达思想，以获得最佳的交流效果。

（五）非语言交流技巧

声音、表情和手势行为等非语言交流技巧能烘托氛围，加强交流效果。

1. 声音 声音是非语言交流的一种方式。包括音调（声音的高低）、音量（声音的大小）、频率（说话的速度）及质量（说话的音色）。这四者中，除了质量是与生俱来的以外，其他三个因素都可以有意而为之。因此，药学服务人员要有意培养，加以训练，把自己声音的魅力传达给患者。

2. 表情 情绪和情感是人们在生活中相互影响的一种重要方式。它在人际交流中具有传递信息、沟通思想、相互理解的作用，而这种作用是通过表情来实现的。在表情动作中，以面部表情最为重要。药学服务人员应注意控制自己的面部表情，使患者从脸上读懂真诚、友好和关心。

①目光接触：人的眼睛最善于表达情感。当药学服务人员迎视患者的眼睛，目光接触之中，心灵也会相通。所谓只能意会，不能言传，指的就是这种目光接触的技巧。通过目光交流，可以分析彼此间的心理状态，以此来调整交流的内容与方式。在与患者目光接触时，药学服务人员应具备一种保护性的姿态，用自信、柔和的目光注视患者，患者才会充分信任药学服务人员，愿意与药学服务人员积极交流。

②微笑：药学服务人员的微笑，会让患者感受到友善、真诚和信任，感受到温暖和尊重，从而为医患的相互了解奠定良好基础。

③手势及行为：手势是表达内心世界的重要方式。通过不同的手势，可以相互沟通认识与情感，达到相互理解。如药学服务人员收方后，用手势请患者在发药窗口等候，会很清楚明了。从药学服务人员的微笑和手势中，患者能感觉到尊重与热情，心情自然会舒畅，有利于再度交流。

（六）药患沟通小技巧

1. 三个留意 留意沟通对象的教育程度、情绪状态及对沟通的感受；留意沟通对象对病情的认知程度和对交流的期望值；留意自身的情绪反应，学会自我控制。

2. 四个避免 避免使用刺激对方情绪的语气、语调、语句；避免压抑对方情绪、刻意改变对方的观点；避免过多使用对方不易听懂的专业词汇；避免强求对方立即接受医生的意见和事实。

沟通上的黄金定律：不要用自己喜欢的方式去对待别人，而要用别人喜欢的方式去对待对方。你希望别人怎样对待你，你就怎样去对待别人。

第四节 药学服务人员与特殊患者的沟通

相较于普通用药人群，长期用药患者、患有多种疾病需合并用药患者、用药效果不佳需要重新调整患者、出现不良反应患者、应用特殊剂型患者以及儿童、孕妇、老年人等特殊人群在用药过程中更容易出现问题，需要加以特殊关注，从而提高患者依从性，促进合理用药，避免不良反应的产生。对待这些重要、特殊人群除了全面掌握患者信息及时回答患者疑问、尊重患者意愿、为患者隐私保密等一般常规的药学咨询服务之外，还要尽量随时保持与患者联系，与患者多交流沟通，为特殊患者提供书面材料等。

一、与儿童患者的沟通

（一）与儿童患者的直接沟通

儿童患者的特点为发病急、变化快、并发症多。不同年龄段的儿童用药剂量、给药途径的选择不尽相同。与患儿交谈时，态度要和蔼可亲，语速要慢，声音要轻，尽量使用儿童语言，根据不同患儿心理采用不同的方式，取得患儿信任，进而提高其用药依从性。

表4-5 儿童患者的心理特征及沟通技巧

心理类型	患儿表现	沟通技巧
稳定型	能按照药学服务人员或家长的要求去做，并且能够较准确地回答一些问题，较为配合	可以采用精神鼓励法，给予表扬、赞美提高患儿的合作度
惊慌畏惧型	胆小爱哭，依赖性强或情绪紧张，不断张望	要有耐心，态度要亲切和蔼，用儿童语言交谈，允许孩子触摸一些用具，并试着触摸儿童以消除恐惧
多疑好奇型	不断发问，对所有的动作或笔、胸牌等物品都好奇，配合迟钝	常规地解释劝说，态度稍加严肃，语速要慢并适当停顿以督促患儿配合
冲突抗拒型	任性好发脾气、大哭大闹不配合，伴有打、骂行为	适当说服，辅以适当警告，如阿姨不喜欢哭闹的小孩等。或暂置于一旁，让其观察其他儿童或成人的配合行为，当患儿有所好转时及时予以表扬鼓励

（二）与儿童患者家长的有效沟通

如果药学服务人员以换位的角度思考，将患儿当成自己的亲人，就会很自然地理解家长的心情，处置态度也会与事不关己时大不相同，那么与家长的沟通就不会有太大障碍。药学服务人员应该采用平和的语气、婉转的态度与家长交流，便于家长接受。另外，无论家长的语气、言语如何，药学服务人员要控制好自己的情绪。通过各种方法引导家长掌握正确的用药方法和途径。

【案例分析】

【背景】

患者：3岁、女孩。感冒发烧，母亲带来医院就诊。

处方：抗生素干糖浆、止咳药和祛痰药。药品剂型都为散剂、颗粒剂。

药学服务人员：向患儿母亲确认小孩是否能够服用这些剂型。

对话A：

药学服务人员：小孩能服用散剂和颗粒剂吧？

患儿的母亲：能，没问题。

对话B：

药学服务人员：小孩一般怎样服用这些散剂和颗粒剂的药品？

患者的母亲：我这个孩子喜欢喝牛奶，平时把药粉加到牛奶中喝。如果只用水冲药粉的话，孩子嫌味道不好，不肯喝。不过，用牛奶服药，不知道行不行，您说呢？可以吧？

分析：对话A中的药学服务人员的提问显然是一种封闭方式的提问方式。药学服务人员从患者家属的回答中得到的信息是：小孩可以服用散剂和颗粒剂。信息仅此一条，交流也就结束了。对话B中的药学服务人员的提问则显然是一种开放方式的提问方式，从中可以得到更多信息：患儿不喜欢药粉的味道、加在牛奶中服用、是否对药效有影响。根据药学服务人员得到的信息可以进一步对患者进行有针对性的指导、说明，短时间对效果没有影响，从而消除母亲的顾虑。

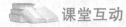 **课堂互动**

如果你是一名药学服务人员，接下来你会对忧虑的患儿母亲说些什么呢？

二、与老年患者的沟通

（一）老年患者的特点

老年患者由于生理、心理等各方面的原因，往往表现为代谢功能下降、记忆力减退、依从性差等。

1. 老年人感觉功能下降 老年人和周围环境隔离，易引起抑郁、淡漠、孤独等复杂心理反应。80岁的老年人对言语的理解下降25%。

2. 自尊心强、性格固执 由于社会活动减少，社会地位变化，往往易出现性格和行为的变化。主要表现为：冲动、多疑、幼稚、自私、固执、听不进他人的意见，有时甚至不近人情。喜欢周围人的尊敬、恭敬、依从。

3. 适应能力、依赖能力强 由于很少与外界接触，往往比较习惯一个模式的生活。生活规律与环境的变化，常会使他们产生焦虑不安。一旦生病住院，就会产生依赖性，需要家人及医务人员重视，一切生活均需依靠他人照顾，如果这时与家人分离，会产生被遗弃感。

老年患者器官的解剖结构及机能状态均发生了不同程度的减退，主要表现为细胞数减少。细胞内水分减少、组织局部血流灌注量减少、总蛋白减少等四少现象。老年期肝肾功能、免疫功能较青年期减低 1/3 ~ 1/2，如服用同样剂量的药物，老年人血液内药物浓度要较一般人为高，药物半衰期也要较一般人明显延长。用药量超过常用量，达治疗量时，即为药物过量；超过最大治疗量时，可发生药物中毒。如解热镇痛药，当用量偏大，或两次用药时间间隔过短时，常可因大量出汗而引起虚脱；退热药对乙酰氨基酚超量引起急性中毒时，可发生低血糖症、肝肾功能衰竭等。故老年人用药的剂量需较成人为少，适宜使用最小的药物剂量，一般为成人用量的 1/3 ~ 1/2。

另外，老年人身上常常多种慢性病共存，需长期服药，同时多药并用，更容易出现不良反应。目前，老年人看病依然是专科、单病种诊治模式，也是造成患者多重用药的原因之一。老年人长期服用多种药物，将病情控制在一个相对稳定的状态下，使患者逐渐对药物产生生理和心理依赖性，同时老年人性格和情绪表现出的孤僻、倔强、消沉等负面情绪。患者服药时间越长，减少药物种类的难度就越大。对医师做出的减药调整容易持有抵触心态，即便接受了减药，也可能因为心理暗示导致新症状产生，不得不恢复习惯用药，甚至需要增加新药。药学服务人员面临的最大的难题是如何与老年患者沟通，除做好充分的患者教育工作外，给予患者足够的关心也至关重要，这样可以增加患者的信任感，有利于解决多重用药问题。

（二）与老年患者的沟通技巧

1. 微笑 面带微笑接待老年患者是进行沟通的第一步，面部表情在非语言交流中有特殊的重要性，它常常是双方关注部分。微笑可使患者消除陌生感，增加信任，创造良好的交流环境。

2. 亲切抚摸 抚摸是非语言交流的特殊形式，在不适合语言表示关切的情况下，可用轻轻地抚摸来代替，有时出于专业需要，对患者产生一种无声的安慰。轻轻抚摸患者的手或额部，有时拍拍患者背部，可以减轻患者痛苦，消除孤独感觉，令患者感到亲切。

3. 全神贯注 抚摸交流信息是重要的技巧是应把全部注意力放在对方，可使患者感到亲切和安慰，使患者能安心进行交谈。如行动不便的老人，还要注意帮助调整体位，保持与患者平视。

4. 倾听 倾听是交谈中另一种技巧。在倾听时应有充裕时间，要专心致志，抓住主要内容，边听边进行分析思考，在短时间内将信息加以综合分析。对患者感兴趣的谈话，不要轻易打断，而是做出及时积极反馈，采用点头等方式表示赞同，使谈话更融洽深入，同时在倾听过程中了解患者对问题理解及他们的期望。

5. 关心、体贴患者 在与患者交往过程中，很重要的一点是药学服务者对患者有同情心，即能体会到患者痛苦，分享患者感情。

6. 反复强调 老年人由于生理变化，常出现记忆障碍和理解能力下降，在日常生活中常会丢东忘西，机械记忆较差。进行治疗交谈时，要注意使用通俗易懂的语言，重点反复强调。

（三）防止老年人滥用药

1. 为防止老年人滥用药，药学服务人员对老年人用药每次审核、调配前应认真进行如下检查：

（1）所用药物是否符合病情需要。

（2）对所用药物有无过敏反应，有无耐受性。

（3）药物剂量、用法是否正确。

需要说明的是，一些有保健作用的温壮药、滋补药，均要在医师或药学服务人员指导下应用，不可滥用。如鹿茸，虽然有补精助阳作用，但服用过多，则可引起血压升高，发生鼻出血、头晕等症状。又如治疗夜盲症服用适量维生素 A，可起到治疗作用。但如长期大量盲目服用，不但起不到治疗作用，反而适得其反，引起毛发脱落，皮肤干燥，体重减轻，恶心呕吐等维生素 A 中毒表现。

【案例】在某三级医院病房，患者张某（87 岁）叹气说，每天必服的药多达 21 种，光吃药就快吃饱了。

分析：这种现象属于多重用药，即患者同时使用 5 种及以上的药物，或者超适应证用药。多重用药在老年患者中非常普遍，大多数老年患者都存在过度用药问题，动辄服药一二十种，最多的能达到 60 多种。

（四）老年人多重用药问题应对

1. **抓住疾病主要矛盾** 医师在开具新药物前，应首先了解患者疾病情况和用药史，从而判断是否有适应证支持增用新药，是否利大于弊。在某些情况下，生活方式、饮食习惯的改变及适当运动等可完全替代药物治疗。对于罹患多种疾病且需要多种药物控制病情的老年患者，短时间内缩短药物列表并不现实，医师应抓住诸多病患中的主要矛盾，对于次要矛盾的辅助治疗药物或疗效不明显药物可尝试舍弃。

2. **充分考虑药物相互作用及药物对疾病的影响** 绝大部分药物说明书及参考资料对药物相互作用有详细说明，对临床用药有重要指导意义。然而，多种药物共同作用于机体，相互作用可更加复杂，尤其是易与其他药物发生相互作用的药物，如典型肝药酶诱导剂（苯巴比妥、利福平）及抑制剂（西咪替丁、环丙沙星）、华法林。老年人在服用上述药物时，应尽量减少服用其他种类药物，以防发生严重不良反应。对于一些治疗窗较窄、危险系数较高的药物，合并用药时更应谨慎，如心力衰竭患者同时服用地高辛和呋塞米，因呋塞米易导致低血钾，从而大大增加地高辛中毒风险。为老年患者选择药物时，尽量选择每日服用 1 次的药物，并确认患者确实服用医师处方药物。

存在记忆障碍或伴精神系统疾病的老年人，须在药学服务人员、药学服务者或家属监督下服药。除药物相互作用外，临床上还应关注药物与食物相互作用。

3. **避免重复用药** 重复用药是老年患者处方中常见问题。若医师未能全面了解患者用药史，则可能导致重复用药。在一项对老年门诊患者用药情况研究中，存在重复用药问题的处方占不合理处方的49.21%。重复用药多发生在心脑血管系统、消化系统及矿物质维生素等药物中，如同时服用硝苯地平、氨氯地平控制血压，而两药均是二氢吡啶类钙通道阻滞剂；同时服用多潘立酮和莫沙必利提高胃动力，其中复方药物主要成分与单方药物相同；同时服用多种钙剂补钙；同时服用西药的磺脲类降糖药和中药含有格列苯脲的降糖药。重复用药在增加患者经济负担的同时也引发了多重用药潜在危险。鉴于目前市售药物种类繁杂，同种药物仍由众多厂家生产，并冠以不同商品名，临床上应注意通过检索通用名审核处方，减少重复用药。

4. 多重用药管理策略　医师或药学服务人员应询问患者曾经及目前正在服用的药物，准确记录服药种类、剂量及时间。清晰简洁的列表有助于判断治疗疾病的主要药物、辅助药物和不必要药物，以及发现可能导致不良反应的药物的相互作用。

三、与感觉缺陷者的沟通

（一）感觉缺陷患者的特点

由于患者感觉缺陷，无法或不便与他人进行交流，而自己又无能力解决。因此，这类患者往往有自卑感，畏惧与人接触，也可表现为不愿与医护人员配合治疗，不与人讲话，无法面对现实，失去生活的信心。同时又表现为烦躁不安、悲观，易怒，不配合治疗，拒绝进食，甚至打人、伤人、毁物等。患者身心痛苦，内向性格者则消沉、悲观、绝望等。

（二）理性对待感觉缺陷患者

患者是一个有思想、有情感、活生生的人，我们要重视患者的心态，关心他们的感受，可运用亲切的语言，适当的关怀，创造良好气氛，然后采用针对性、有效的方法努力达到沟通。同时利用一切可利用的方法与之交流，让其了解疾病的特点，解决其困难，以提高患者依从性。如对聋哑的患者，用纸笔或能让患者看到的嘴形、哑语等与之交谈。

药学服务人员对待身体、精神上的弱者，要目光对视，站在患者立场上考虑事情，要保持自觉和适度，不要只考虑自己满足，事先对患者的背景要充分理解，了解疾病和用药史，和患者对话时，要态度明朗，慎用妨碍医师治疗方法的言行，向患者传达情报时，要根据患者的水平，使用能理解的言语，避免出现引起患者无用的心理负担的内容或表情。限制使用专业用语，要根据患者水平选择用语。说明结束后，患者应有自觉的提问。不用能引起患者不信、不安的暧昧的回答。经常保持向患者学习的姿态，是自己提高临床经验的食粮。有关患者的隐私要绝对保守秘密。

（三）与感觉缺陷患者的沟通技巧

1. 语言沟通　与患者接触时，要精心地倾听对方讲话，切勿中途打断患者的谈话，即使患者说话不合逻辑，也要待其说完，以免伤害对方的自尊心。采用简单的"是"或"不是"回答患者提出的问题，也可用图片或卡片示意。

2. 善于运用非语言交流的应用　微笑是沟通过程中最常用的面部表情。药学服务人员以端庄的仪表、优美的举止、面带坦诚的微笑服务给患者留下了良好的第一印象，也是进行有效沟通的第一步。微笑本身就是安慰剂，能消除患者的紧张、焦虑和陌生感，尽快适应角色的转变；抚摸可缩短空间距离，增进情感交流，增加患者信任感，可以轻轻地抚摸患者的额头、脉搏、拉拉双手，或协助按摩患侧肢体，使患者感到关心、体贴及温暖，使之愿意与药学服务人员接近。药学服务人员要善于运用非语言交流技巧与感觉缺陷患者进行有效沟通。

（四）与感觉缺陷患者的辅助沟通方法

1. 手势法　手势是与患者进行沟通的有效方式之一，可以提高表现力和感应性。有时手势交流比口语交流更有效。这种方法除偏瘫或双侧肢瘫者和视力受损、理解障碍患者不能应用外，大多数感觉缺陷患者都可以应用。

2. 实物图片法　利用一些实物图片可进行简单的思想交流。这种方法最适合与听、理解障碍患者的交流。

3. 文字书写法　有些患者文化素质高，当他们无机械书写障碍和视力受损时，在认识疾病的特点后，这类患者多乐意以书写的形式与人交流。

四、精神障碍者的沟通

精神病患者一般说来呈现较多的心理问题和内心体验，以及精神症状的干扰，更需要药学服务者掌握沟通的原则，灵活运用沟通技巧，与患者进行有效沟通。只有这样，才能达到了解患者心理状态和需要的目的，从而满足患者的需求、提高工作质量，以实现帮助患者维护健康、预防疾病、恢复功能的目标。

（一）精神障碍者的特点

由于精神病患者思维活动的异常，以及精神症状的支配，他们不再是正常情况下的自己，其言行举止往往荒谬怪异，让人无法理解；或焦虑、忧郁、沉默不语，或狂躁、兴奋、蛮不讲理，甚至打骂工作人员，精神分裂症患者发病期间以药物治疗为主，其认知能力下降，而且因为有些猜疑、妄想的患者，沟通起来非常困难。

（二）与精神障碍者有效沟通的原则

1. 以患者为中心　药学工作者与患者之间的关系是平等的，不要潜意识里把自己放在支配地位。尊重患者是沟通的重要原则之一。要用爱心、宽容接纳患者，从患者的无理中看到合理的一面，理解同情患者，帮助患者走出迷茫。同时，应该让患者本人了解疾病、了解疾病的进展和治疗，增强康复的信心与治疗的依从性。

2. 协助患者维持稳定情绪　要对患者负责，以一种乐观向上的态度与患者沟通，对他们产生积极正面的影响。通过沟通技巧理解患者的内心活动、病态体验，同情、理解和接受他们的感受，营造一种能够让患者倾诉心中焦虑不安或恐惧的氛围，减轻患者心理压力，稳定情绪，鼓励患者树立战胜疾病的信心。而不应只是简单敷衍了事地说教。

3. 坦诚相待一视同仁 对每位患者都要坦诚、平等对待。与患者的沟通要针对治疗目标，不能添加个人喜好。交往要有度，尤其对异性患者既要有利于沟通，又要防止患者产生非分之想，在与患者沟通的过程中不允许发生私人友谊、给予特殊关照。

（三）与精神病患者沟通的技巧

1. 重视语言沟通 在交流中注意避免刺激性的言语，尽量耐心地倾听患者的表述，以抚慰和鼓励为主，给患者以社会心理支持。沟通前，熟悉病情；沟通时尊重患者，灵活运用交谈技巧。在与患者沟通接触前，要全面了解患者各方面情况，熟知病史、治疗和护理等有关情况。同时还要了解患者的兴趣爱好、个人特征、生活习惯、家庭经济状况、学习或工作情况等。在接触患者时尊重患者，形成良好关系，提高沟通的效果。精神病患者因病常敏感多疑，因此对患者羞于启齿的言行遭遇不提及、不议论，不可任意谈论病情表现或不良预后。与患者交谈时，侧重于帮助患者明确自己的问题和忧虑，帮助患者顺利克服个人的身心障碍。当患者受精神症状支配无法交谈时，更应灵活运用交谈技巧与患者沟通。

2. 善于启发、引导患者 要善于表达自己对患者的关心理解。注意发现患者感兴趣的话题，启发引导患者说话。沟通方式灵活，因人而异确定沟通的途径。

（1）有的患者在表达自己的感受和经历时，会偏离主题或思维停顿，沉默不语，遇到这种情况要具体分析：患者是不愿说出自己的问题，还是不会描述要谈的问题，还是其他原因。药学服务者应给予适当的启发，使患者完整地说出内心想法。

（2）在接触幻觉、妄想的患者时，不要因其荒谬的思维而随便打断患者谈话，更不要与之争辩或强行指出其病态，否则将会阻碍患者的表述。

（3）对忧郁、情绪消极的患者，药学服务者应以热情鼓励的话引导患者回忆以前的成绩。

（4）对精神衰退或思维迟缓的患者，药学服务者应耐心重复主题，启发诱导患者按主题思路进行沟通。

3. 耐心充分地倾听 应以专注的表情，很投入地倾听患者的讲述。最理想的倾听态度是有同感的倾听。边听边进行分析思考，筛选出患者话语的中心内容及弦外之音，掌握患者的真实思想，以获取诊断所需的资料。由于精神病患者思维活动异常，常常使交流速度变慢，此时药学服务者不得在患者面前表示出丝毫不满或不耐烦，而应做有效的聆听者，然后给予适当的劝慰，使患者感受到药学服务者的关爱，将有利于患者消除警戒，增加信任和依赖。

4. 重视非言语沟通的作用 药学服务者的仪表姿态，如表情、姿势、眼神、手势等，在沟通中有重要作用。如兴奋冲动患者伤及他人时，药学服务者以镇静的态度，一手握住患者打人的手臂，另一手轻拍其肩，配合温和坚定的话语，使患者顺从并逐渐安静。有时在交谈中，适时的沉默可以给药患双方以思考的时间，如对抑郁状态的患者，当他沉默不语时护理人员可默默陪伴患者一段时间，可让患者感到药学服务者对他的接纳和陪伴，然后根据患者感觉，适时发问。患者悲伤哭泣时抚摸可使他感到你的同情和关心，但对异性患者应慎用触摸。

五、与情绪障碍者的沟通

（一）愤怒的患者

对待愤怒的患者，药学服务人员不要失去耐心，被患者的过激言辞或行为激怒。应先证实患者是否在生气或愤怒；其次应用倾听技巧，对患者所遇到的困难和问题及时做出理性的反应，尽量让患者表达和发泄焦虑或不满，并及时满足患者的需要，减轻患者的愤怒情绪，使其身心尽快恢复平衡。

（二）危重的患者

在患者病情严重或处于危重状态时，药患沟通时应尽量缩短时间。提问以封闭式问题为好，或更多地使用非语言的方式来进行沟通。对意识障碍的患者，药学服务人员可以重复一句话，以同样的语调反复与患者交谈，以观察患者的反应。

（三）抑郁的患者

此类患者一般是在承受了诊断为绝症或其他原因后出现的反应，他觉得自己对家庭、社会没有价值，悲观失望，往往说话慢，表现为漫不经心，注意力不集中，反应少和不主动，甚至有自杀倾向。药学服务人员应以亲切、和蔼的态度提出一些简短的问题，对患者的需求及时做出回应。

（四）哭泣的患者

患者哭泣表明悲伤，有时哭泣也是一种对健康有益的反应。药学服务人员应首先了解患者哭泣的原因，可通过与其家属的沟通获得。当患者哭泣时，不要阻止，允许患者独处、发泄、沉默等。在哭泣停止后，用倾听的技巧鼓励患者说出流泪的原因，使患者及时调整悲哀心理，恢复平静。

第五节　药学服务人员与医护人员的沟通

用药指导、药物咨询是药学服务人员在临床发挥作用的重要业务之一。作为以患者为中心的医疗团队的一员，和医师、护士为首的其他成员必须要有效沟通、相互协助，才能提供更好的服务。

一、与医护人员沟通的主要内容

药学服务人员与医护人员沟通的主要内容大多集中在患者的用药方案方面。另外，医护人员也会就药物专业信息进行用药咨询。医护人员用药咨询的内容主要集中在：新药信息、合理用药信息、治疗药物监测、药品不良反应、禁忌证等方面。

二、与医务人员的沟通技巧

药学服务人员本身就是医务人员，因此药学服务人员之间和其他医务人员，如医生、药学服务人员等地位平等，可以进行平等的沟通。如何让沟通达到效果，也需要注意以下技巧：

（一）患者利益第一

药物的使用关系到患者的健康，因此药学服务人员如果发现医务人员工作中的失误会影响治疗的顺利进行并威胁到患者的健康，这时要果断地与相关人员进行沟通，或是委婉地劝解，或是直截了当地说明，不可因为任何原因对患者健康造成伤害，这也是对一名药学服务人员沟通技巧的最低要求。

（二）不同场合沟通的方式不同

如急诊时，药学服务人员只是协助者，这时候的沟通多是药学服务人员提醒医生注意。平常的临床药物实验等，药学服务人员是主要执行者，药学服务人员和医生可以就试验的结果进行讨论。提醒和讨论在不同的场合下采用不同的沟通方式，不能颠倒。

（三）沟通时注意时机的选择

药学服务人员协助医生或者药学服务人员时，要注意沟通的时机选择，不能打断或是耽误别人的工作。

（四）沟通内容的准确性

医务人员之间具有相同的专业背景，因此彼此的交流中可以尽可能地采用专门的、准确的医学术语，保证沟通内容的准确性。药学服务人员向医师提供药物治疗方案或参与讨论给药方案时应以建议的形式提出，注意方式方法，避免医师误解。①与医师沟通必须有理有据；②给药建议必须恰如其分；③有强大的数据支持，如患者的血药浓度等有关数据。

（五）尊重对方有协作意识

想要得到别人的支持，首先要给对方提供支持协作，然后再要求别人配合。药学服务人员要以平等的姿态与医师、护理人员沟通，认可相信他人的劳动价值。每个人都渴望被重视、被尊重。要获得同事的信赖和合作，不仅要在日常交往中为自己积累最大限度的认可，同时也要给对方留有相当大的回旋余地。言谈中少用一些绝对肯定等感情色彩太强烈的词，多用一些可能、也许、我试试看等感情色彩色强，褒贬意义不太明确的中性词。如果你伤害了对方，让对方对你产生忌恨，那么更谈不上与你有好的沟通了。

总之，药学服务人员只要本着全心全意为患者服务的思想，对患者热心，对工作负责，运用好交流的技巧，向患者传播药物知识，积极与患者交流沟通，就一定能服务好患者，促进医院、药店经济效益和社会效益实现。

【案例】

A：王医生您好，我是负责用药咨询的药学服务人员，很抱歉打扰您，我知道您很忙，但我想跟您讨论一下今天您给一名叫张兰的患者开的药。请问您是否知道，张兰因服用二甲双胍出现了腹泻症状，您想改变她的用药吗？

B：王医生您好，我叫李明，是门诊咨询药学服务人员，我打电话是想和您讨论一下今天您给患者张兰开的二甲双胍。今天我接待了患者张兰的用药咨询，她告诉我她现在有腹泻现象，而她恰好已服用了 3 个月二甲双胍。她现在因为腹泻不敢出门，已经被迫停止了健步走活动，这对她的生活影响很大。您能考虑给她换用磺酰脲类降糖药或者胰岛素增敏剂吗？

分析：

A 说法中，药学服务人员没有介绍自己的姓名，而且在电话中道歉，显得不自信。

B 说法简明扼要的说明自己的来意，显然 B 说法较好。

当确定了潜在的问题，应该提出自己的意见来解决这个问题。为了做好这一点，必须先查阅资料再与医生沟通，这将增加建议的有效性。不管预期医生是否接受，必须向他提出问题，因为如果放弃提问的话，就说明医药商品从业人员放弃了自己作为医疗专业人士的职责，降低了专业地位。

检测与评价

一、选择题

（一）A 型题（单项选择题）

1. 有关药学服务（PC）的涵义，以下说法不正确的是（　　　）

　　A. PC 的基本要素是与药物有关的服务

　　B. PC 的基本要素是以患者为中心

　　C. PC 是以提供信息和知识的形式为公众服务

　　D. PC 具有很强的社会属性

　　E. PC 是药师对全社会患者的关怀和责任

2. 以下对药学服务的具体工作叙述不正确的是（　　　）

　　A. 治疗药物监测　　　　　B. 实施疾病诊疗　　　　　C. 参与健康教育

　　D. 药物信息服务　　　　　D. 药物不良反应监测和报告

3. 与"药学服务"概念不符的是（　　　）

A. 药学人员全心全意为人民服务

B. 又叫药学保健

C. 以病人为中心的一种服务模式

D. 高于临床药学的新概念

E. 药师应用药学专业知识为患者提供直接的服务

4. 销售药品时，营业人员根据医生处方调剂、配给药品的过程称为（　　　）

A. 药品零售　　　　　　　B. 卖药　　　　　　　　　C. 药品批发

D. 处方调配　　　　　　　E. 发药

（二）X 型题（多项选择题）

1. 目前，药学服务的重要人群包括（　　　）

A. 小儿，老年人，妊娠及哺乳妇女

B. 用药出现胃肠轻度不适者

C. 应用特殊剂型或给药途径的患者

D. 肝肾功能不全者

E. 需要重新选择药品或调整用药方案的患者

2. 药学服务的效果体现在（　　　）

A. 提高药物治疗的效果

B. 提高药物的治疗安全性

C. 提高药物治疗疗效、费用比值

D. 提高药物治疗的依从性

E. 提高医药资源的使用

3. 患者用药咨询内容包括（　　　）

A. 药品商品名

B. 控释制剂的用法

C. 所用药品的维持剂量

D. 药品价格及是否医疗保险报销品种

E. 药品适应证是否与患者病情相对应

第五章　医药商品的运输与贮存保管知识

导　学

内容提要：本章主要介绍医药商品的运输方式和运输方法；医药商品出入库原则、流程和注意事项；医药商品的储存原则、方法和主要内容；医药商品质量的影响因素；中药装斗调剂的方法及注意事项等。

学习目标：1. 掌握医药商品储存保管常规。

2. 掌握盘点准备与盘点流程。

3. 熟悉规定有效期的药品保管方法。

4. 熟悉不同性质医药商品的具体保管方法。

5. 了解医药商品储存的概念与任务。

第一节　医药商品的运输

一、医药商品的流通

（一）物流和商流的概念

知识链接

医药物流

医药物流不是简单的药品进、销、存或者是药品配送。所谓的医药物流就是指：依托一定的物流设备、技术和物流管理信息系统，有效整合营销渠道上下游资源，通过优化药品供销配运环节中的验收、存储、分拣、配送等作业过程，提高订单处理能力，降低货物分拣差错，缩短库存及配送时间，减少物流成本，提高服务水平和资金使用效益，实现自动化、信息化和效益化。

1. 物流的概念

在我国国家标准《物流术语》的定义中指出：物流是"物品从供应地到接收地的实体流动过程，根据实际需要，将运输、储存、装卸、搬运、包装、流通加工、配送、信息处理等基本功能实施有机结合"。医药商品通过物流，完成从生产领域到消费领域的流通过程，实现医药商品使用价值的转移。

2. 商流的概念

商流是指物品在流通中发生的买卖关系所引起的所有权转移的关系。商流包括批发、零售、网上购物等交易活动，体现的是买与卖的关系。以电动车为例介绍商流的概念。电动车在厂销售之前，所有权是生产厂家的，批发给销售商后，所有权转移到销售商手中，当销售商把电动车批发给零售商店后，所有权又转移到商店，而商店把电动车卖给消费者后，所有权则属于消费者。这种买卖交易的过程，使得电动车的所有权发生了几次转移，我们把这几次电动车所有权的转移过程称为商流。

（二）物流和商流的流动形式

在现代市场经济条件下，商品的流通并非简单地一步完成。商品所有权的转移往往要经过很多次，而商品实体的运动也不一定一步到位，并且商品实体的转移和所有权的转移不一定同步进行，物流和商流有时结合起来，有时又分离开来，它们有着不同的流动形式。由于商品的流通状况不同，物流和商流的流动形式也不相同，一般有以下两种流动形式：

1. 物流和商流的结合形式　表现为商品实体和商品所有权的运动与转移所经过的流转环节相同，相继转移，同步进行。如自产自销、以货易货、钱货两清（一手交钱一手交货）等。

2. 物流与商流的分离形式　表现为商品所有权与商品实体的运动转移不同步，或时间上或环节上或物质上分离开来。物流与商流的分离，有的属于不正常情况，应尽量避免，而有的可以促进商品的流通，提高经济效益。如表现在时间上分离的预购和赊销。

（三）物流和商流的关系

1. 物流和商流之间的联系

一般来说，商流是物流的前提。没有产品所有权的转移，即买卖活动的发生，那么实物的空间位移则无从谈起。物流是商流的保证。如果物流条件不具备或实物运动过程受阻，商品不能到达购买者手中，那么商流则失去了保证。因此：

（1）它们都属于流通领域，是商品流通的两种不同形式，在功能上互相补充。通常是先发生商流后发生物流，在商流完成以后再进行物流。

（2）它们都是从供应者向需求者的运动，有相同流向、起点和终点。

2. 物流和商流之间的区别

（1）流动的实体不同　物流是物资的实体流动，商流是物资的社会实体的流动。

（2）功能不同 物流创造物资的空间效用、时间效用、形质效用，而商流创造物资的所有权效用。

（3）发生的先后和路径互不相同 在特殊情况下，没有物流的商流和没有商流的物流都是可能存在的。

总之，先有商流，然后才有物流。商流是物流的上游，没有上游就没有下游，所以要靠商流带动物流。但是如果没有物流，商流也无从实现，商流越兴旺，则物流愈发达，反之如果物流服务滞后也会影响商流的发展。因此，两者之间是相辅相成，相互促进的。

（四）物流的合理化

物流系统合理化是指物流过程中各系统、各要素之间的优化组合，协调运行，能适应和促进商品经济的发展，从而取得最佳经济效益的一种经济准则。即在一定的条件下，物流的运行速度最快，劳动耗费最省，流量最多，流质最好，服务最优，效力和效果最佳，对各因素的组合带有规范性、综合性的合理标志。物流合理化的目的，在于适应商品生产和商品流通的需要，充分发挥各项功能的效用，提高物流效益。物流系统合理化是通过建立物流合理化模型来组织实施的。

1. 从生产企业角度看物流的合理化 企业从事物流活动时，一般是依靠储存、运输专业组织，或由本企业进行储存、运输。当生产企业在委托物流专业储运组织开展物流活动时，必须全盘考察该企业的采购和销售情况。要使物流合理化，要求所委托的各个具体的物流活动的费用最小。要求物流能适应生产和销售发展的需要，要求将品质优良的，数量适当的商品，在适当的地点，适当的时间，通过周到的服务，用最小的费用供应给买主。因此，作为生产企业，在选择专业储运业务时，通常的标准是：

（1）在运输上，依靠专业组织比自己运输效益好。

（2）在保管上，选用专业仓库比自己保管商品的效益要高。

（3）在费用上，选用专业的组织要比自己支出的少。

（4）在服务水平上，选用专业的组织要比自己服务的质量佳。

2. 从销售的角度看物流的合理化 企业通过利用自有的储运设施、专业储运公司或物流中心等实现商品的销售时，企业就处于为销售组织物流的地位。一方面要有效地发挥物流活动的作用，按服务的需要程度，提高物流活动的质量；另一方面又要降低销售费用，以节约物流费用。这两者之间必须不断进行必要的调整。销售物流合理化的形式是多种多样的，一般表现为计划化、大量化、共同化、短距化等类型，它们可以同时在销售物流合理化中得到应用，以收到多重效益。

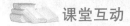 课堂互动

用PPT展示课下搜集的医药物流相关图片或视频。

二、医药商品的装卸和搬运

(一) 装卸与搬运的概念

在同一地域范围内以改变"物"的存放、支承状态的活动称为装卸，以改变"物"的空间位置的活动称为搬运，两者全称装卸搬运。即装卸是对仓储物品在空间的垂直位移。搬运是在同一场所内，对物品进行较短距离的水平移动。有时候或在特定场合，单称"装卸"或单称"搬运"，也包含了"装卸搬运"的完整涵义。

在实际操作中，装卸与搬运是密不可分的，两者常伴随在一起发生。因此，在物流科学中并不过分强调两者差别而是作为一种活动来对待。搬运的"运"与运输的"运"区别之处在于，搬运是在同一地域的小范围内发生的，而运输则是在较大范围内发生的，两者是量变到质变的关系，中间并无一个绝对的界限。

(二) 装卸搬运的原则

合理地装卸搬运是指以尽可能少的人力和物力消耗，高质量、高效率地完成仓库的装卸搬运任务，保证供应任务的完成。合理与不合理是相对的，由于各方面客观条件的限制，不可能达到绝对合理。为使装卸搬运尽量做到合理，需遵守以下原则：

1. 省力原则　能连续则不间断、能直行则不拐弯、能用机械则不用人力、能水平则不要上坡、能集装则不分散等。

2. 消除无效搬运　由于货物装卸搬运不产生价值，作业的次数越多，货物破损和发生事故的频率越大，费用越高。因此，首先要考虑尽量不装卸搬运或尽量减少装卸搬运次数。

3. 提高装卸搬运的活性　这里所说的活性是指从物的静止状态转变为装卸状态的难易程度。如果容易或适于下一步装卸搬运作业，则活性高。如仓库中的货物整齐堆码的比乱七八糟的活性高；放在托盘上的比散乱状态的活性高等。

4. 保持物流的均衡顺畅　货物装卸搬运的顺畅化是保证作业安全、提高作业效率的重要方面。所谓顺畅化，就是作业场所无障碍、作业不间断和作业通道畅通。

5. 单元化原则　单元化装卸搬运是提高装卸搬运效率的有效方法，如集装箱、托盘等单元化设备的利用等都是单元化的例证。

6. 最短距离原则　即以最短的距离完成装卸搬运作业，最明显的例子是生产流水线作业，它把各道工序连接在输送带上，通过输送带的带动运行，使各道工序的作业人员以最短的动作距离实现作业。大大节约了时间，减少了人的体力消耗，大幅度提高了作业效率。

7. 人格化原则　装卸搬运是重体力劳动，很容易超过人的承受限度。如果不考虑人的因素或不够尊重人格，容易发生野蛮装卸、乱扔乱摔等现象。

三、医药商品的运输方式

药品的运输受药品本身的性质及储存要求的限制，因而在选择运输方法时也有着较为严格的要求，如运输中需注意防潮、避光、密封等。某些特殊的药物需特别注意，如精神类药品在运输中要尽量避免或减少中转次数；疫苗在运输中需冷藏；危险药品发运时需严格遵守相关规定等。为了确保医药商品"及时、准确、安全、经济"的原则运送到需求单位，可根据不同医药商品的性质、数量，选择合理的运输方式。

（一）联合运输

联合运输就是交通运输部门把两种或两种以上的运输工具联合起来，使用同一运输凭证，使用多种运输工具，多个区段相互衔接的运输方式。其种类有：水陆联运、铁路公路联运等。选择联合运输方式，只要在发货地办理托运手续，中途变换运输工具、转运工作等由交通部门负责，商品即可直达收货地。

（二）"四就直拨"运输

1. 就工厂直拨 即批发企业从工厂收购产品，在经厂验收后，不经过中间仓库和不必要的转运环节，直接调拨给销售部门或直接送到车站码头运往目的地的方式。

2. 就车站码头直拨 即外地运来的商品，到达车站码头后，经过验收不运入批发仓库，就地分拨，直接运往有关销售单位。

3. 就仓库直拨 即需要储存保管的商品，在发货时避免层层调运，越过不必要的环节，直接拨给销售单位或用户。

4. 就船过载直拨 即外地用船舶运来的商品，经过验收，直接分拨给要货单位或用户，而不运回本企业仓库。

（三）直线直达运输

直线直达运输是指把货物从产地或起运地直接运到销地或客户，减少中间环节的一种运输方式。这种运输方式的好处是减少了中间环节，节省了运输时间和费用，灵活度较大。直达方式通常适用于某些体积大、笨重的生产资料运输，如矿石等。对于出口货物也多采用直达运输方式。

（四）"五定"运输

"五定"运输，即定商品、定运输路线、定起止站、定运输工具、定运输费用的简称。实行"五定"运输，可以把商品的生产、供销、运输联系起来，提高运输的综合效益，使得商品流通更趋合理。

（五）中转运输

中转运输是指商品在运输过程中不能直接到达目的地，先运到某一适当地点后，由商品经营企业组织再次发运的转运方式。中转运输不同于联合运输，其各种手续的办理需由商品经营企业负责。所以，采取这种方式必须加强中转商品的计划性，及时衔接和编制中转商品的运输计划，加强商品包装与包装标记的管理，必须做到单货相符、单货同行、交接手续清楚。

（六）集装箱运输

集装箱运输是指以集装箱这种大型容器为载体，将货物集合组装成集装单元，以便在现代流通领域中运用大型装卸机械和大型载运车辆进行装卸、搬运作业和完成运输任务的一种运输方式。

（七）整车运输

整车运输是指托运一批次货物至少占用一节火车车皮或一辆汽车进行铁路或公路运输，其有两种形式：一是整车直达，按载重和运输里程向托运单位收费。二是整车分卸，即起运站和运输方向相同，到达站不同的货物拼凑成整车，依次到达不同站分别卸货。

（八）零担运输

零担运输是指当一批货物的重量或容积不满一辆货车时，可与其他几批甚至上百批货物共用一辆货车装运的运输形式。

四、医药商品的运输方法

医药商品现代运输方法有铁路运输、公路运输、水上运输、航空运输和管道运输等，从物流合理化的角度来讲，既要充分考虑医药商品自身的特点和要求，也要充分了解各种运输方法的特点和不足，以便选择并合理地组合各种手段。如铁路运输载运量大，连续性强，行驶速度较高，运费较低，运行一般不受气候、地形等自然条件的影响，适合于中长途运输；公路运输虽载运量较小，运输成本较高，但机动灵活性较大，连续性较强，适合于中、短途运输；水运（包括内河和海上运输）具有载运量大、运输成本低、投资省、运行速度较慢、灵活性和连续性较差等特点，适于大宗、低值货物的运输；航空运输具有速度快、投资少、不受地方地形条件限制、能进行长距离运输等优点，也存在载运量小、运输成本高、易受气候条件影响等缺点，适合于急需货物的运输。在各种运输方法中，如何选择适当的运输方法是物流合理化的重要问题，一般来讲，应从物流系统要求的服务水平和允许的物流成本来决定。可以使用一种运输方法也可以使用联运方法。

五、医药商品在运输中的质量保护

医药商品是特殊商品，其质量不仅与医药商品生产工艺流程的管理有很大关系，而且与医药商品的运输、储藏管理也有很大关系。医药商品在运输中要遵守《药品经营质量管理规范》《疫苗流通和预防接种管理条例》《疫苗储存和运输管理规范》《麻醉药品国内运输管理办法》《危险货物运输规程》等有关规定。首先，企业应配备与经营规模相适应的，并符合医药商品质量要求的运输设施设备，如适应各类有温湿度储存条件要求的运输工具、防护设施，尤其对于低温冷藏医药商品必须使用冷藏运输车或相应的冷藏设施设备，保持冷链运输，并做好相应记录。其次，在搬运、装卸医药商品时应轻拿轻放，严格按照外包装图示标志要求堆放并采取相应的防护措施，防止包装受挤压造成破损。再次，企业应根据运输路途的距离、道路状况等，规定相应的运输时间、运输方式及防护措施。对于特殊管理的医药商品和危险品的运输，应按国家有关规定办理。

第二节　医药商品的出入库

一、医药商品的出库

医药商品出库是医药商品流通领域中的重要环节，也是防止不合格医药商品流入市场的重要关卡。因此医药商品出库时要进行仔细的检查与核对，确保出库医药商品与出库凭证相符无误，保证销售发出医药商品的质量。

（一）医药商品出库原则

医药商品出库应遵守：先产先出、先进先出、近期先出、易变先出和按批号发货的原则。如果"先产先出"与"近期先出"出现矛盾，应首先遵循"近期先出"的原则。

（二）医药商品的出库流程

1. 收取出库凭证与拣货　仓库拣货员按业务部门传送的医药商品销售记录单，在库中相应货位拣取医药商品，并审核所拣取医药商品的通用名称、数量、剂型、规格、批号、有效期、生产企业等项目，审核无误后，按照医药商品出库原则将待发的医药商品搬运到发货区。

2. 出库复核与发货　医药商品出库时首先由仓库发货员将发票进行"三查"，即核查购销单位、发票印鉴和开票日期是否符合要求。然后按提货单对照实物进行质量检查和数量、项目的核对，注意所发货物的品名、规格、批号、数量、包装等项是否相符，核对无误后，在医药商品出库单的质量状况项填写"质量合格"并在复核员项下签章，最后交给客户或本公司运输组办理发运。

3. 医药商品运输与配送　运输员收到发货指令后应按出库凭证核对所送医药商品品名、规格、数量、批号以及所送医药商品的相关资料（如质量证明文件），确保没有遗漏或差错。待医药商品送至客户处后，应按客户要求将医药商品码放在指定位置，并当场确认，由客户在送货回执凭证上签收，并将回执凭证交给运输调度员。医药商品在运输过程中发生破损或变质，应按《不合格药品管理制度》执行。

4. 出库注意问题　因医药商品是特殊商品，因此医药商品出库时要注意：

（1）当发货员（复核员）发现下列情况时必须停止发货：医药商品包装内出现异常响动、液体渗漏；医药商品外包装出现破损、封口不严、衬垫不实、封条严重损坏；医药商品包装、标签上的文字内容模糊不清或脱落；医药商品超过有效期等。

（2）出库医药商品为特殊管理的医药商品时，必须由两位发货员（复核员）共同进行现场复核。

二、医药商品的入库

购进的医药商品应严格履行入库和验收程序，必须认真按照标准核对医药商品包装、标签说明书、储藏条件、供货发票和医药商品清单等，以及规定的手续和医药商品质量状况。接收的医药商品按规定验收合格后，方可存放于相应合格库区，不符合规定的不得入库销售和使用。

（一）医药商品入库作业流程

1. 核对入库凭证 医药商品到库后，仓库收货人员首先检查医药商品入库凭证，根据入库凭证，核对收货单位、医药商品名称、批号、数量等项目。医药商品到库搬运时应严格按照医药商品外包装图示标志要求，轻拿轻放，不得将医药商品倒置、重压，应防止撞击、拖拉和倾倒。

2. 查看包装 入库凭证有关各项核对无误后，要仔细查看每件医药商品的包装，有无破损、水湿、渗漏、污染、标志模糊、包装不牢等质量异常情况。

3. 办理交接手续 入库医药商品经检查核对无误即可办理入库接收手续，由收货人员在送货回单上盖章，表示医药商品收讫。查验中如有差错或质量问题，收货人员可根据实际情况拒收或在送货单上详细注明并由送货人员出具差错，异状记录，分清责任，作为事后处理的依据。

4. 办理入库手续 将接收的医药商品入库并放至待验区，由医药商品验收员验收无误后在医药商品入库凭证上盖章签收，并注明医药商品需存入的库房、货架和货位，以便记账。同时将入库凭证其余各联送交业务、财会等部门，作为正式收货的凭证。

（二）医药商品入库验收

所有医药商品必须经过验收合格方可入库、上架与销售，购进医药商品验收工作由仓库验收员负责。

1. 验收员应根据"随货同行单"内容和购进记录，对到货医药商品进行逐批验收。

2. 验收医药商品应在待验区内进行，在规定的时限内及时验收。一般医药商品应在到货后半个工作日内验收完毕，需冷藏医药商品应在到货后2h内验收完毕。

3. 验收时应根据有关法律、法规规定，对医药商品的包装、标签、说明书以及有关证明文件进行逐一检查。

（1）医药商品包装的标签和所附说明书上应有生产企业的名称、地址、联系方式，有医药商品的通用名称、规格、批准文号、产品批号、生产日期、有效期等，标签或说明书上还应有医药商品的成分、适应证或功能主治、用法、用量、不良反应、禁忌、注意事项以及贮藏条件等。

（2）验收整件医药商品时，包装中应有产品合格证。

（3）验收外用医药商品时，其包装的标签或说明书上要有规定的警示说明。如非处方药的包装有国家规定的专有标识"OTC"字样。

（4）验收中药饮片应有包装，并附有质量合格的标志，并在每件包装上标明品名、生产企业、生产日期等内容。实施批准文号管理的中药饮片还应注明医药商品批准文号。

（5）验收进口医药商品，其内外包装的标签应以中文注明医药商品的名称、主要成分以及注册证号，其最小销售单元应有中文说明书。进口医药商品应凭《进口药品注册证》及《进口药品检验报告书》或《进口药品通关单》验收。进口预防性生物制品、血液制品应有《生物制品进口批件》复印件。进口药材应有《进口药材批件》复印件。

（6）验收首营品种，应有与首批到货医药商品同批号的医药商品出厂检验报告书。

4. 验收医药商品应按规定进行抽样检查，验收抽取的样品应具有代表性和均匀性。如在每件中从上、中、下不同部位抽三个以上小包装进行检查。对验收抽取的整件医药商品，验收完成后应加贴明显的验收抽样标记，进行复原封箱。

5. 验收医药商品时应检查有效期，一般情况下有效期不足 6 个月的医药商品不得入库。

知识链接

不同剂型药品入库验收主要内容

1. 片剂、胶囊剂、滴丸剂主要验收：色泽、麻面、斑点、松片、黑点、色点、粉尘、漏药、变形等。

2. 注射剂、滴眼剂主要验收：色泽、结晶析出、混浊沉淀、黏液溶化、黑点、长霉、澄明度（白点、白块、玻璃、纤维）等。

3. 喷雾剂、酊水剂、糖浆剂、散剂、冲剂、软膏剂、栓剂主要验收：结晶析出、混浊沉淀、异臭、霉变、破漏、澄清度、异物、酸败、溶解结块、风化等。

4. 中药材（饮片）主要验收：性状、掺伪、掺杂、虫蛀、发霉、走油等。

6. 验收中发现有质量问题的医药商品，验收员应及时填写《医药商品拒收报告单》，报质量管理员，并退回供货商。

7. 医药商品的品名、规格、批号、生产厂家或数量与"随货同行单"不符时，仓库验收员要在"随货同行单"上注明并记录，及时通知有关部门与供货方沟通处理。

8. 验收合格的医药商品，交仓管员按储存要求入库。

9. 验收员应做好"医药商品购进质量验收记录"并签名，盖验收合格章，注明验收日期。

记录内容包括供货单位、数量、到货日期、品名、剂型、规格、批准文号、生产批号、生产厂商、有效期、质量状况、验收结论和验收人员等项目。

第三节　医药商品的储存与养护

一、医药商品的储存

（一）医药商品储存的概念与任务

医药商品储存就是医药商品从生产领域到消费领域的流通过程中经过多次停留而形成的储备。简言之，医药商品储存就是在特定的环境要求下储备和保存医药商品的行为，是医药商品流通过程中必不可少的重要环节。医药商品储存在流通领域中的必要性体现在：①医药商品从生产到消费在时间和空间上存在供求矛盾。②某些医药商品在销售前需要进行分装、拆箱、分类编配、挑选整理等。③在储存过程中严把质量关，起到二次过滤作用，防止伪劣医药商品进入市场。医药商品储存的主要任务有：保证市场供应，提高应急能力，消除地区差异，确保医药商品储存安全，保证医药商品品的使用价值，降低损耗，防止差错、变质，促进医药商品流通顺畅迅速等，从而最终满足人民防病治病的需要。

（二）医药商品储存保管常规

合理有效的医药商品保管是保证医药商品在储存期间质量完好的重要手段，其直接目的就是保证储存医药商品的使用价值。为保证医药商品质量，减少损耗，提高经济效益，医药商品在储存保管中应遵守以下常规规定：

1. 医药商品储存的经济性常规　首先，要求保持合理的医药商品储存量和医药商品储存结构，既保证市场供应的需要，又减少因医药商品储存所占用的资金。其次，要求合理利用仓储设备，提高仓储设备利用率和劳动效率，节约人力、物力、财力，降低仓储保管费用，提高经济效益。

2. 医药商品储存的安全性常规　要求加强医药商品养护和安全保卫，防止各种安全事故，保障仓库设备、人员和医药商品的安全。保护医药商品的使用价值，尽量减少医药商品的自然损耗。

3. 医药商品储存的准确性原则　要求医药商品储存的验收、保管和发出业务，不出差错事故，做到医药商品储存的品种和数量账货相符，准确无误。

（三）医药商品的储存主要内容

主要包括验收、堆放、搬运、储存、维护等。

1. 仓库人员必须根据验收人员验收合格并签名"采购验收入库通知单"验收医药商品，结合仓库的条件分批分类存放。

2. 按照安全、方便、节约、高效的原则，正确选择仓位，合理使用仓容，"五距"

适当，即货位之间的距离 100cm；垛与墙的间距 30cm；垛与屋顶（房梁）的间距 30cm；垛与散热器的间距 30cm；垛与地面的间距 10cm。堆码规范、合理、整齐、牢固，无倒置现象。

3. 搬运医药商品应严格遵守医药商品外包装图式标志的要求，规范操作。对于包装不坚固或过重的，不宜堆码过高，以防下层受压变形。医药商品应按品种、批号及效期远近依序存放，并分开堆码，不同品种医药商品不得混垛，防止发生错发、混发。若同种医药商品规格相同，包装箱大小不一，应将大件放在下层，小件放在上层。

4. 根据医药商品的性能及要求，将医药商品分别存放于常温库（0℃~30℃）、阴凉库（20℃以下）、冷库（2℃~10℃）；有特殊温湿度储存条件要求的医药商品，应设定相应的库房温湿度条件，以保证医药商品的储存质量。各库房的相对湿度均应保持在 35%~75%。

5. 根据季节、气候变化，做好温湿度调控工作，坚持每日上午、下午各观测一次并记录"温湿度记录表"，并根据具体情况和医药商品的性质及时调节温湿度，确保医药商品储存安全。

6. 医药商品存放实行色标管理　待验品、退货医药商品库（区）——黄色；合格品库（区）、发货库（区）——绿色；不合格库（区）——红色。

7. 医药商品按温度要求分库储存

（1）冷库：2℃~10℃，储存生物制品及其他质量标准要求在 2℃~10℃处储存的医药商品。

（2）阴凉库：≤20℃，储存质量标准要求在≤20℃以下存放的医药商品。

（3）常温库：0℃~30℃，储存对温度无特殊要求的医药商品。

8. 医药商品实行分区、分类管理　具体要求：

（1）药品与非药品、内服药与外用药应分区存放。

（2）一般药品与性能相互影响及易串味的药品分库存放。

（3）品名和外包装容易混淆的品种分开存放。

（4）不合格医药商品单独存放，并有明显标志。

（5）医药商品储存时按批号及效期远近依次码放，码放时不得混批放置。

（6）性质相抵触的医药商品和灭火方法不同的医药商品应分开存放。

9. 麻醉药品、一类精神药品、医疗用毒性药品、放射性药品应当设专库或专柜存放，做到双人保管，专账记录，账物相符。

10. 实行医药商品的效期储存管理，对近效期的医药商品可设立近效期标志。对近效期的医药商品应按月填报效期报表进行催销。

11. 发货人员在搬运、装卸医药商品时应轻拿轻放，严格按照外包装图示标志要求堆放并采取相应的防护措施。不得将医药商品包装倒置、重压，堆放高度要适中。

12. 保持库房、货架的清洁卫生，定期进行清理和消毒，做好防盗、防火、防潮、防腐、防鼠、防污染、防霉变等工作。

二、医药商品的养护

医药商品养护是指在医药商品储存过程中，对医药商品质量进行科学保养与维护。医药商品养护是保证医药商品质量，减少损耗，提高经济效益的重要手段。

（一）影响医药商品质量的因素

1. 影响医药商品质量的内在因素

（1）医药商品的化学结构与质量的关系　医药商品的稳定性取决于医药商品的理化性质，医药商品的性质则是由医药商品分子的化学结构所决定的。当医药商品的化学结构中含有酯、酰胺、酰肼、醚、苷键等官能团时，易发生水解反应；当医药商品的化学结构中含有酚羟基、巯基、芳香胺、不饱和碳键、醇、醚、醛、吡唑酮、吩噻嗪等官能团时，易发生氧化反应；过氧化物、银盐、硝基化合物等医药商品则容易发生还原反应；某些含有碳酸氢根的无机药物易发生分解反应。

（2）医药商品的物理性质与质量的关系　医药商品的挥发性、吸湿性、吸附性、冻结性、风化性、升华性、医药商品的熔化性和色、臭、味都会对医药商品质量产生影响。①医药商品的挥发性：系指液态医药商品能变为气态扩散到空气中的性质。具有挥发性的医药商品如果包装不严或贮存时的温度过高，可造成挥发减量。如乙醚、乙醇、挥发油、樟脑等。②医药商品的吸湿性：系指医药商品自外界空气中不同程度地吸附水蒸气的性质。医药商品吸湿后可引起结块、潮解、稀释、胶黏等。易吸湿的医药商品如甘油、阿司匹林、乳酸等。③医药商品的吸附性：有些医药商品能够吸收空气中的有害气体或特殊臭气的性质称为医药商品的吸附性。吸附不仅降低医药商品本身药效且可引起"串味"。例如淀粉、药用碳、滑石粉、白陶土等有显著的吸附作用从而使本身具有被吸附气体的气味而"串味"。④医药商品的冻结性：是指以水或乙醇作溶媒的一些液体医药商品遇冷可凝结成固体的性质。冻结的结果主要可引起医药商品的体积膨胀而导致容器破裂，还可致乳浊液型药剂中的乳化剂失去作用，进而析出结晶、乳浊液破裂分层，还可使混悬液型医药商品发生沉降。⑤医药商品的风化性：某些含结晶水的医药商品在干燥空气中易失去全部或部分结晶水，变成白色不透明的晶体或粉末的现象称为风化。风化后的医药商品其药效虽然未变，但因失水量不定而影响剂量的准确性，尤其是一些特殊管理的医药商品，可因此导致剂量超标，造成医疗事故。⑥医药商品的升华性：凡是固态医药商品不经过液态而变为气态扩散到空气中的性质称为升华性。例如，碘、樟脑、薄荷脑等均具有升华性。⑦医药商品的熔化性：医药商品在一定温度下即开始熔化的现象称为医药商品的熔化性。如以可可豆脂、香果脂等作为基质的栓剂，在温度过高时容易发生熔化。⑧医药商品的色、臭、味：医药商品的色、臭、味是医药商品重要的外观性状，也是医药商品的物理性质之一，当色、臭、味发生变化时，经常意味着医药商品性质发生了变化，所以它们是保管人员实施感官检查的重要根据。如维生素C片被氧化后由白色变为黄色；阿司匹林片因吸湿水解出现针状结晶或浓厚的醋酸味；某些医药商品的异臭、异味可能是微生物所引起的发酵、腐败等。

2. 影响医药商品质量的外界因素

影响医药商品稳定性的外在因素很多，如空气、光线、温度、湿度、微生物和昆虫、时间、包装等。同一品种的医药商品在不同的外界因素影响下可引起不同的变化。这些因素对医药商品的影响，往往是几种因素同时或交叉进行的，它们互相促进、互相作用而加速医药商品变质失效。如日光及高温同时影响医药商品，就可以加速它们的氧化过程。因此医药商品保管养护，应根据医药商品的特性，全面考虑可能引起变质的各种原因，选择适当的贮存条件和保管方法，以防止医药商品变质或延缓其变质。应根据其性质和影响它的各种因素，全面地、有联系地考虑。现将影响医药商品稳定性的各种外在因素分述如下：

（1）空气　空气是个混合物，含有氧气、氮气、二氧化碳、水分及其他惰性气体。空气对医药商品质量变化影响较大的是氧气和二氧化碳，这些成分参与某些反应中，导致某些医药商品化学结构发生变化。许多具有还原性医药商品，可被空气中的氧所氧化，发生氧化、变色、变质，甚至产生毒性；空气中的二氧化碳可使某些医药商品因发生碳酸化而变质，如磺胺类药物的钠盐、巴比妥类药物的钠盐与二氧化碳作用后，分别生成游离的磺胺类药物、巴比妥类药物而难溶于水。

（2）温度　温度在医药商品的保管中是重要条件之一，它与湿度有密切的关系，干燥的固体医药商品受温度影响的程度远比吸潮或呈液体状态的医药商品小得多。温度过高或过低都能促使医药商品变质失效。如温度过高时，糖浆剂易发酵霉变，抗生素会加速分解导致失效，挥发性药物如丁香、桂皮、薄荷、细辛等的有效成分大量挥发，降低它们的药效；温度过低时，生物制品因冻结而失去活性，胰岛素久冻后发生变性，乳剂（如鱼肝油乳）会冷冻分层，甲醛溶液会产生多聚甲醛沉淀等。

（3）湿度　湿度是指水蒸气在空气中的含量，它是空气中最易变化的成分，随地区及温度高低而变化。正常的湿度一般在35%～75%，35%以下过于干燥，75%以上则过于潮湿，湿度过大能使医药商品吸湿而发生潮解、液化、水解、变质、发霉。如医药商品受潮后，中药材会霉烂，片剂会松散破裂、变色粘连，药物会粘结成块，有的还会分解失效。湿度太小又容易使某些医药商品分化。两种情况均会引起许多医药商品发生质量变化。

（4）光线　光线使医药商品变质，紫外线起着主要的作用，它是医药商品发生分解、氧化、还原、水解等化学反应的催化剂之一。如肾上腺素受到光照的影响可发生氧化反应逐渐变成红色至棕色，使疗效降低或失效；过氧化氢溶液分解为氧和水；维生素A、维生素D等在光、氧等的影响下，容易氧化失效。

（5）微生物与昆虫　医药商品露置在空气中，微生物（细菌、霉菌、酵母菌）和昆虫、螨等极易侵入，它们的侵入和繁殖是医药商品腐败、发酵等变质的一个主要原因，尤其是含水制剂或含有营养性的物质（如淀粉、糖类、蛋白质、油脂、生药等）的制剂，如水剂、糖浆剂、胶囊剂、片剂、脏器制剂及中草药制剂等，更能促使医药商品发生这些变化。

医药商品受微生物和昆虫的侵袭，便不能再供药用。如医药商品发生霉变、虫蛀，注射剂受微生物污染，口服医药商品染有大肠杆菌、活螨，外用医药商品有铜绿假单胞菌、金黄色葡萄球菌，都不得再供药用。

（6）时间　医药商品贮存一定时间以后就会变质。尤其是一些有效期医药商品，即使贮存条件适宜，久存也易降低效价，因此贮存时间较长是医药商品变质的重要原因。如抗生素、生物制品等较长时间的贮存往往使有效成分含量下降或毒性增加。

（7）包装容器　包装容器是直接盛装和保护医药商品的物质，种类繁多，质量有别，对医药商品质量的影响也不一样。医药商品的包装材料选择是否恰当、质量优劣对医药商品受外界环境影响及医药商品自身的稳定性都有重要关系，不完善包装可使稳定性较好的医药商品失效。

（二）不同性质医药商品的具体保管养护方法

1. 不同剂型的医药商品保管养护方法

（1）注射剂的保管养护　大部分注射剂都怕日光照射，因日光中的紫外线能加速医药商品的氧化分解，因此贮存注射剂的仓库门窗应采取遮光措施。其中水针剂注意防冻，温度低于0℃以下时易冻裂受损；抗生素、生物制品、酶制剂等注射剂，受温度的影响较大，最适宜的温度是2℃~10℃，除冷冻制剂外，一般不能在0℃以下保存，以免因冻结而致蛋白质变性而变质。粉针剂由于压盖、存储、运输中的原因，可能造成密封不严，在潮湿空气中易吸潮、粘瓶、结块等现象，因此在贮存保管中要注意防潮，不宜置冰箱，应严格控制空气湿度。

（2）片剂的保管养护　因片剂中含淀粉等辅料，在湿度较大时，淀粉等辅料吸湿而产生碎片、潮解、粘连等现象。糖衣片吸潮后产生花斑、变色、无光泽，严重的可产生粘连、膨胀、霉变等现象，因此一般片剂的保管主要是防潮，糖衣片最好贮存于阴凉库；其次是避光，某些片剂的活性成分对光线敏感，受光照易变质。

（3）胶囊剂的保管养护　胶囊在受热、吸潮以后容易粘连、变形或破裂。有色胶囊会出现变色、色泽不均等现象，所以胶囊剂的保养主要是控制温度和湿度，应存放于阴凉库，保持合适的温度，但不要过于干燥，而使胶囊因失水而脆裂。

（4）水溶液剂的保管养护　温度过高，含乙醇的制剂会受热挥发或产生沉淀而影响质量；芳香水剂也会挥发；乳剂温度过高会凝结，温度过低会冻结分层。所以储存水溶液剂医药商品时应控制库房温度，存放在常温库或置于凉暗处，冬季应有防冻措施。一般水溶液剂主要含量较低，防腐力差，不太稳定，如保管不当，极易霉变发臭，芳香水剂、胶体溶液、乳浊液在储存过程中尤为常见，因此应重点控制温度和微生物。

（5）软膏剂的保管和养护　乳剂基质和水溶性基质制成的软膏，在冬季应注意防冻，以免水分和基质分离，一般在常温库保存。此外，还要防止重压，以免锡管或塑料管变形。一般软膏剂应密闭、避光、置于干燥、凉爽处保存，温度控制在25℃以下。

（6）栓剂的保管养护　栓剂基质的熔点一般都较低，储存温度过高会熔化变形，影响质量；温度过低或环境太干燥则会开裂，故栓剂一般宜在30℃以下的常温库密闭保存，并控制好相对湿度，防止因受热、受潮而变形、发霉、变质。甘油明胶基质的栓剂吸湿性强，受潮后不透明并有"出汗"现象，干燥时易于风化，故应装在玻璃瓶中密闭，置阴凉处保存；对受热易熔化、遇光易变色的栓剂应密闭、避光，在阴凉处保存。

（7）糖浆剂保管养护　糖浆剂受热、光照等因素，易产生霉变和沉淀，同时因含丰富糖分等营养物质，很易受细菌污染。因此应存放于阴凉库，避免阳光直射和采取有效措施防微生物污染。

2. 中成药分类保管养护方法

实际工作中，一般按剂型结合药物自身特性要求，根据内服、外用的原则，尽可能将性质相同的药物储存在一起，然后根据具体储存条件，选择每一类中成药最适合的储存地点。

（1）液体及半固体中成药　如药酒、糖浆剂、口服液、煎膏剂等，其性质怕热、怕光、易酸败、发酵。应储存于阴凉干燥、避免阳光直晒的处所。此外，这类成药包装体积大、分量重，宜储存于低层库房以便于进出仓库。

（2）一般固体中成药　如丸剂、片剂、散剂、颗粒剂等易受潮、结块、发霉、虫蛀等，其中丸剂、片剂久储易失润、干枯、开裂，宜储存于密封库房，防止吸潮霉变，并控制温度在25℃以下，相对湿度75%以下。

（3）中成药水针剂　常用的大小容量的注射剂，怕热、怕光，易产生沉淀、变色等问题，从而使其澄明度不合格。宜储存于20℃以下的阴凉库，置通风避光处。货件堆垛不宜过高，避免重压。

（4）胶剂、膏剂类中成药　此类医药商品受热易变软、黏结、流失，挥发散气。储存时宜将内服外用及不同性质的中成药分别储存于凉爽密封较好的小室库房或容器内存放。

3. 中药材的分类保管养护方法

（1）按不同药用部位和性质分类储存养护　按中药材不同部位和性质分类储存，其优点在于仓储人员可根据自身特性，针对性地采用保管措施。例如：果实种仁类药材应根据不同性质存放于干燥通风的库房，温度不宜超过30℃，相对湿度控制在75%以下；对不耐重压的中药，宜使用硬质材料包装盛放；富含油脂的种仁类，泛油时种皮色泽变深且具油哈气味，储存保管应选干燥通风的库房，以防潮为主，避免高温火烤、曝晒，库温应在25℃以下；花类药材宜选用干燥凉爽的库房，设专库和容器按品种保管，注意洁净、防止污染，重点做好防潮工作；全草类药材不宜曝晒、高温干燥或长久通风储存，保持清洁，避免重压破碎，定期检查；根及根茎类药材多肥厚、质重，含水分较大，且富含淀粉、糖等成分，易返潮霉变、虫蛀或变色，糖化黏结，应实行分类储存，严格温湿度管理，选择阴凉干燥的库房，注意通风散潮；树脂、干膏类药材受热有易融化、变软、黏结的特点，储存这类药材，应选防潮容器密封或储存于干燥、阴凉、避光的库房，避免与其他药材混储串味；动物类药材主要为皮、肉、甲、角和虫体等，由于营养高极易滋生霉菌或出现虫蛀、泛油酸败、异臭、脱足断体现象，宜采用带空调的专库存放，并具防潮、通风和熏仓防虫的条件。

（2）名贵细料药材　这类药材如人参、西洋参、番红花、冬虫夏草等价格较高，又易虫蛀霉变，应存放于专用库房和容器内，严格实行名贵、细料医药商品储存保管制度，注重防变质、防盗以保证安全储存。

（3）易燃中药材　易燃中药材多为遇火极易燃烧的品种，如樟脑、硫黄、海金沙等，必须按照消防管理要求，储存在阴凉、安全专库，配备专职消防安全员防止火灾和其他事故的发生。

（4）毒、麻类中药　根据国家《医疗用毒性药品管理办法》和《麻醉药品和精神药品管理条例》，对生半夏、生南星、马钱子、生川乌、草乌、雄黄等毒性中药及麻醉植物药罂粟壳严格进行管理。为防止事故发生、保证人员生命安全，在储存保管中必须做到专库、专柜、专账、双人、双锁保管制度，严格记账、出入库、复核损耗各项手续。对内服及外用的中药分开存放，防止混放、互串发生差错。

4. 其他医药商品的保管养护方法

> **知识链接**
>
> **家庭药品的储存与养护**
>
> 　　专家指出，温度每升高10℃，药物中的化学反应速度就会增加3~4倍。暑季家庭储存药品一定要注意低温阴凉，特别是已打开包装使用，而又没用完的药品，更要妥善保存。
>
> 　　一些中药材易长霉、虫蛀，在装瓶前应充分烘干或晒干，装瓶后密闭阴凉存放。另外，有些药物遇热极易挥发，要特别注意密闭，如各种酊剂、医用酒精等高温时更易挥发。

（1）性质不稳定医药商品的保管养护方法　①遇光易变质的医药商品应置于避光容器中，放在阴凉干燥、光线不易直射到的地方（门、窗可悬挂遮光用的黑布帘、黑纸，以防阳光照射）。如银盐、过氧化氢溶液等，为避免光线对医药商品的影响，可采用棕色瓶或用黑色纸包裹的玻璃器包装，以防止紫外线的透入；见光容易氧化、分解的肾上腺素、乙醚等，必须保存于密闭的避光容器中，并尽量采用小包装。②易吸湿的医药商品置于阴凉、干燥处，密封保存，梅雨季节要加强防范措施。如在晴朗、干燥的天气，可打开门窗，加强自然通风；在雾天、下雨或室外湿度高于室内时，应紧闭门窗，以防室外潮气侵入。③易挥发的医药商品可用玻璃瓶软木塞塞紧、蜡封、外加螺旋盖盖紧。④怕冻医药商品在低温下易变质或冻裂容器，一般应在0℃以上的药库保存，防止冻结。⑤易串味医药商品应存放于阴凉处，不能与一般医药商品特别是有吸附性的医药商品共存。

（2）危险医药商品的保管养护方法　危险医药商品是指受到光、热、空气、水分、撞击、摩擦等影响可引起爆炸、自燃、助燃或具有强腐蚀性、放射性、刺激性和剧毒性的药物，如自燃的黄磷，易燃的乙醇、樟脑，氧化剂高锰酸钾，有腐蚀性的烧碱、苯酚，剧毒品的氰化物等。危险医药商品的保管要以防火、防爆、确保安全为关键，具体保管方法如下：①危险医药商品应储存于危险品库内，不得与其他医药商品同库储存，并远离电源，专人负责保管。②分类堆放，特别是性质相抵触的物品（如强酸与强碱）。灭火方法不同的物品，应该隔离贮存。③危险医药商品库应严禁烟火，不准进行明火操作，并配有足够而适当的消防安全设备（如灭火机、沙箱等），以确保安全。④危险医药商品的包装和封口必须坚实、牢固、密封，并应经常检查是否完整无损和渗漏，出现情况应在指定安全地点进行整修，或及时与有关部门联系处理。⑤如果少量危险医药商品必须与其他医药商品同库短期储存时，亦应保持一定的安全距离，隔离存放。⑥氧化剂保管应防高热、日晒，与酸类、还原剂隔离，防止冲击摩擦。钾、钠等金属应存放于煤油中；易燃品、自燃品应与热隔绝，并远离火源，存放于避光阴凉处。⑦搬运危险医药商品时应轻拿轻放，防止震动、撞击、摩擦或倾倒。

（3）特殊管理药品的保管养护方法　《药品管理法》将医疗用毒性药品、精神药品、麻醉药品、放射性药品列为特殊管理的药品，实行特殊的管理办法。管理办法由国务院有关部门制定，有关生产、经营、使用部门应严格遵守，加强管理。现将具体保管方法叙述如下：

①麻醉药品和一类精神药品的储存保管　必须严格实行专库（专柜）保管；二者可存放在同一专用库（柜）房内。专库（柜）必须执行双人、双锁保管制度，仓库内须有安全措施，如报警器、监控器。建立麻醉药品、精神药品的专用账目，专人登记，定期盘点，做到账物相符，发现问题，立即报告当地药品监督管理部门。由于破损、变质、过期失效而不可供药用的品种，应清点登记，单独妥善保管，并列表上报药品监督管理部门，等候处理意见。如销毁必须由药品监督管理部门批准，监督销毁，并做好销毁记录档案，记录内容包括：销毁日期、时间、地点、品名、规格、方法等；销毁执行人员和销毁监督人员均应签字盖章。麻醉药品的大部分品种，特别是针剂遇光变质，库（柜）应注意避光，采取遮光措施。二类精神药品，可储存于普通的药品库内。

知识链接

近效期药品示意卡片

品名	
规格	
批号	
厂名	
数量	
效期	
储存要求	

②医疗用毒性药品的储存保管　毒性药品必须储存于专用仓库或专柜加锁，并由专人保管。库内需有安全措施，如警报器、监控器，并严格实行双人、双锁管理制度。毒

性药品的验收、收货、发货均应坚持双人开箱、双人收货、发货制度，并共同在单据上签名盖章。毒性药品在建立收支账目、定期盘点，以及对不可供药用的毒性药品的销毁等规定与要求与麻醉药品相同。

③放射性药品的储存保管　放射性药品应严格实行专库（柜）、双人双锁保管，专账记录。出库验发时要有专人对品种、数量进行复查。过期失效而不可供药用的药品，不得随便处理。放射性药品的储存应有与放射剂量相适应的防护装置；放射性药品置放的铅容器应避免拖拉或撞击。

（4）效期医药商品保管养护方法　对于规定有效期的医药商品，在保管过程中，应经常注意期限，随时检查。在储存期间要特别控制好温度和湿度，严格按照规定的储存条件进行保管，按医药商品效期远近专垛堆放，以防止或延缓医药商品变质。储存过程中应严格掌握"先产先出，近效期先出，近效期先用"的原则。要建立效期医药商品月报制度和设置专用卡片，以防过期失效、造成损失。在保管有效期限医药商品的工作中还应注意，有效期并不等于保险期，因此必须按医药商品性质于规定条件下予以储存和保管。如果温、湿度超过规定或保管不善，即使在有效期限内，也可能已降效或变质。

（三）医药商品养护的具体措施

1. 医药商品养护员依据储存医药商品的流动情况，制定养护检查计划并按计划进行循环质量检查。

2. 质量管理员确认重点养护品种，报质管部审批后，由医药商品养护员制定重点养护医药商品目录。确认重点养护的医药商品应包括：

（1）主营品种、首营品种、易变质的品种。

（2）对储存条件由特殊要求的品种。

（3）各级药检部门重点抽查的品种。

（4）近期内发生过质量问题的品种。

（5）超过生产日期 2 年以上的品种。

（6）近效期不足 6 个月的品种。

3. 储存医药商品每三个月为一个循环周期，在一个循环周期内，在库的医药商品均应进行质量检查；一般第一个月检查 30%，第二个月检查 30%，第三个月检查 40%，即"三三四"养护法。重点养护品种每月检查一次。

4. 在质量养护检查中，应依据储存医药商品的外观质量变化情况，抽样进行外观质量的检查。

5. 养护检查的内容：

（1）检查储存医药商品的外观质量是否发生变化或是否存在异常情况。

（2）检查库房温湿度，每日上午 10:00～10:30、下午 15:00～15:30 定时对库房温、湿度条件进行观察，并记录。

（3）检查库房是否满足防尘、防潮、防霉、防污染以及防虫、防鼠、防鸟等要求，并填写库房巡检记录。

（4）检查养护用设备、仪器等是否运行良好。

6. 医药商品养护记录：

（1）养护检查工作应有记录，包括养护检查记录、验收养护仪器的使用记录以及养护仪器的检查、维修、保养、检定记录。

（2）医药商品养护检查记录的内容包括检查的时间、医药商品通用名称、商品名、剂型、规格、单位、数量、产品批号、生产企业、有效期、质量状况、养护措施、处理结果、检查人员等。

7. 养护检查中质量异常问题的处理：

（1）在库养护检查中发现医药商品有质量异常时，应放置"暂停发货"的黄色标志牌于货位上，并填写"医药商品质量复查通知单"报告质量管理人员复查处理。

（2）温湿度检查发现有高于或低于规定值趋势时，应及时采取通风、除湿、降温等措施进行有效调控并记录。

（3）医药商品养护员应每月填报效期医药商品催售表，报质管部、采购部、销售部。

8. 医药商品养护员应每季度汇总、分析和上报养护检查、近效期及长时间储存的医药商品的质量信息。

知识链接

近效期药品催售表

近效期药品：近效期药品是指距有效期限不足六个月的药品，但并不影响使用。

编号：　　仓库号：　　　　填报日期　　年　　月　　日

序号	通用名称	商品名称	规格	单位	数量	批号	生产企业	供货企业	货位	有效期至

保管员：

（四）医药商品储存养护的基本职责

医药商品储存和养护的基本职责是根据医药商品流通的客观规律和购销需要，积极组织医药商品的合理储存，搞好医药商品的保管养护，做到安全储存、降低损耗、科学养护、保证质量、收发迅速、避免事故。具体职责如下：

1. 检查库存医药商品的储存条件是否符合要求，做好药库的温湿度监测和调控工作，根据温湿度状况，采取相应的通风、降温、增温、除湿、加湿等调控措施，并做好记录。

2. 对库存医药商品定期进行养护和检查，并做好记录。对由于异常原因可能出现问题的医药商品、易变质医药商品、已发现质量问题医药商品的相邻批号医药商品、储存时间较长的医药商品，进行抽样送检。并尽快通知质量管理机构予以处理。

3. 建立医药商品养护档案。

4. 对库存医药商品定期进行循环质量抽查，列出重点养护品种，抽查周期一般为一个季度，易变质医药商品抽查周期应缩短。

5. 根据季节气候的变化，拟定医药商品检查计划和养护工作计划。

6. 对重点品种开展留样观察，考察变化的原因及规律。

7. 开展养护科研工作，逐步使仓库保管养护科学化、现代化。

第四节　医药商品的盘点

所谓医药商品的盘点就是定期或不定期地对医药商品进行全部或部分清点，检查账簿上所记载的库存医药商品与实际医药商品之间的数字是否吻合，以掌握医药商品的实际损耗。其目的是：

1. 掌握所经营企业在本盘点周期内的亏盈状况。

2. 准确掌握目前的库存金额，将所有医药商品的电脑库存数据更新正确。

3. 掌握损耗较大的营运部门、医药商品大组以及个别单品，以便在下一个营运期间加强管理，控制损耗。

4. 发现并清除滞销医药商品、临近过期医药商品，整理环境，清除死角。

一、盘点的方式

盘点按盘物或盘账来划分，可分为实物盘点和账面盘点；按盘点周期划分可分为定期盘点、临时盘点、日销盘点；按盘点区域划分分为全面盘点和区域盘点；按盘点时间段划分分为营业中盘点、营业前（后）盘点、停业盘点等。盘点开始以后，所有盘点人员应面对货架，按从左到右，从上到下的顺序开始盘点，见货盘货，不允许使用医药商品作为盘点工具，不允许坐站在医药商品上，不允许移动任何医药商品的位置，以便复盘。盘点中注意按实物销售的最小单位进行盘点，赠品不盘，特价医药商品按原价盘点，破损、失窃医药商品按原来实物进行盘点，并单独列在盘底表上。

二、盘点前准备工作

（一）制定盘点计划

1. 盘点前 10 日制定盘点计划。

2. 对员工进行教育和培训，强调盘点注意事项。

3. 由经理指派盘点抽盘人员。

（二）进行盘点准备

1. 编制配置图　盘点 5 日前完成盘点区域配置图。根据医药商品存货位置及医药商品陈列位置编制盘点配置图。并对每一个区位进行编号，将编号写成贴纸，粘贴于陈列架的右上角。制作盘点区域配置图须包括卖场的设施（货架、大陈列区等），场内仓库区、货架顶、后场的仓库区等，凡医药商品储存或陈列之处均要标明位置和编号，以便分区负责，实施盘点作业。

2. 告知供应商和客户　盘点前应提前告知供应商，以免供应商在盘点时送货，造成不便。如果是停业盘点，应提前贴出告示告知顾客，以免顾客在盘点时前来购物造成徒劳往返。

3. 整理单据　盘点 2 日前完成手填存货《盘点表》，填写货架编号、医药商品货号，填写医药商品货号时按货架上陈列医药商品从左到右（→）、从上到下（↓）的顺序填写。同时准备好相关单据，如进货单、医药商品调价单、销货单、退货单、报废品单、赠品单据、移库医药商品单及前期盘点单等。总之，盘点前要做到"三清两符一归"，即票证数清、现金点清、往来手续结清，会计记账与柜组账相符、账簿与有关单据相符，全部医药商品归类存放。

4. 医药商品整理　盘点前营运部门须将盘点医药商品进行归类整理，各区域医药商品划分明确，将不能销售的医药商品作退货、换货、报废处理，防止漏点和重复点。将医药商品整理为最易盘点点数状态，如将医药商品排列整齐。非盘点医药商品需贴标注明非盘原因，以防错盘。盘点当天或前一天，要求店面不收货、不退货。

5. 环境整理　盘点前一日做好环境整理工作，检查、确认各个区域的医药商品陈列及仓库存货的位置和编号与盘点配置图一致，卖场和仓库需整齐清洁，空箱或纸皮必须另外堆放，以避免错误，清除卖场及作业场死角，将各项设备、工具存放整齐。

6. 人员准备　于盘点前一周安排好出勤计划表，根据盘点配置图划分调配人员，确定初盘、复盘、抽盘人员名单，合理安排班次及盘点人员，让员工各司其职。

7. 工具准备　准备好盘点需用的相关工具。如用盘点机盘点，需事先验机。如采用人员填写方式，需准备盘点表、红蓝圆珠笔、垫板、计算器等。

三、盘点过程及数据处理

（一）初盘

1. 统一领取盘点相关单据。领取单据后，盘点人员须在存货盘点单上签名并注明员工工号。盘点时按存货盘点单所写从左至右、从上到下的原则进行。

2. 经主管经理同意，各部门开始盘点。

3. 每两人一组进行初点，一人点，一人记。先由初点人对货架医药商品展开盘点，依序检查，先读货架编号、然后是货号、品名、规格、单位、数量、零售价等依次进行。记录人根据初点人的读数进行记录或核对。初点作业须用蓝色圆珠笔记录，并由初点人员在初点处签名，以示负责。

4. 盘点人员需再次确定货架上每项医药商品均填写于存货盘点单上，如有遗漏医药商品，可手写于存货盘点单上，盘点后由输入小组补充输入。

5. 盘点数量的更改，应在错误数量上划"×"，在旁边写上正确数量，并经该部门主管签名确认，否则无效。

6. 完成初盘后，不得移动医药商品，直至所有的存货盘点工作完成。

（二）复盘

复盘作业在初盘完成之后进行。由复点人对货架医药商品展开盘点，依次序检查，先读货架编号、然后是货号、品名、规格、单位、数量、零售价等依次进行。填表人员如实根据复点人的读数进行记录或核对。复点作业须用红色圆珠笔来记录，把差异填入差异栏。并由复点人员在复点处签名，以示负责。并再次核对盘点配置图是否与现场实际情况一致。

（三）抽盘

1. 经主管确定复盘完成后，可进行抽盘。

2. 抽盘医药商品以高单价、高库存医药商品、初盘和复盘有差异的医药商品为主。

3. 抽盘人员须在复盘单上签名并注明员工工号。

4. 抽盘人员发现错误时，须立即通知该部门主管，并由该部门主管于存货盘点单上签名确认。

5. 抽盘人员将错误记录于复查错误记录表，并由该部门主管签名确认。

6. 复查错误记录经盘点抽盘负责人整理签名确认后，提交店长。

（四）收单

1. 主管确认抽盘完成后，开始收单。

2. 存货盘点单以货架编号排序后上交。存货盘点单是记录实际数量的正式文件，不得缺失。任何人员不得修改存货盘点单，若有问题需再次盘点。

（五）盘点结束后工作

1. 确定盘点表是否完全如数收回。

2. 盘点完毕后，应以最快速度将医药商品整理好，方便顾客继续选购。

3. 盘点后应将破损医药商品、滞销医药商品、快过期医药商品整理出来，以做处理。

4. 将盘点单的原价和数量相乘，合计出医药商品的盘点金额。

（六）盘点中应注意的问题

1. 将逾期医药商品或损坏医药商品及时报告，并请求处理。

2. 对盘点人员的负责范围要明确做出指示，以免发生重复盘点现象。

3. 盘点不同特性医药商品时，应注意计量单位的不同。

4. 大件医药商品、堆垛盘点时要注意安全，防止医药商品掉落造成伤害。

5. 如果是在营业中盘点，应先盘点卖场内购买频率较低且售价较低的医药商品，并应注意不可高声谈论，或阻碍顾客通行。

6. 盘点时如果写错数字，只能在原基础上进行增减，不能用涂改液或胶带纸涂改，必须将原来数字划掉，重新书写，同时在修改处签名确认。

7. 尚在检验中未完成的医药商品，应在盘点前记录入"尚未完工医药商品"栏内。

8. 同一医药商品原则上集中在一个地方进行盘点。

四、盘点差异与处理

（一）盘点差异

盘点过程中，如发现账物不符的现象，应积极寻找盘点差异产生的原因，同时做好修改改善工作，防止差异的再次发生。医药商品盘点的结果分为盘盈（实际值大于账面值）和盘损（实际值小于账面值），实际盘点中一般都是盘损，造成盘损的原因可能有以下几种：错盘、漏盘、计算错误、偷窃、收货错误或空收货，结果账多物少；报废医药商品未进行库存更正、医药商品变价未登记和任意变价、盘点人员事先培训工作不到位、盘点人员不慎多盘或少盘等。盘点差异如在合理范围内应视为正常，如超出规定的合理范围则不能简单地一调了之，需要对盘点差异的原因加以分析或予以说明，有针对性地制定出预防措施和奖惩办法。

（二）盘点差异处理

1. 财务接到盘点结果表，审核再次核对确认盘点结果后，编制《盘点盈亏报告》，报总经理审批做账务处理。

2. 主管仓库负责人对盘点结果和存货管理中存在的问题进行总结会议，进行盘点奖罚。

3. 由销售业务部对盘点中发现的问题组织召开盘点总结工作会议，进行盘点奖罚。

4. 仓库盘点短少除去意外事故造成外，其短少数量按照含税批发价由保管赔偿，责任不清由仓库全体共同赔偿。

5. 药店短少除去意外事故造成外，盘点损失由责任人按含税零售价赔偿，责任不清由店员全体共同赔偿。

第五节 中药装斗调剂知识

中药装斗储备一定量的药品，主要是供调剂处方使用。中药调剂以饮片为主，药斗中一般常用药以储存一日用为宜，不常用品种装一斗够多日调配。但大型经营部门调剂业务繁忙，有些常用品种需要临时不断给予补充。调剂室应派专人逐日检查药品供应品种及数量情况，对短缺品种要及时登记，随时整理药品，补充所耗品种，以备调剂使用，这项工作俗称装斗。装斗是确保调剂质量的重要环节，也直接关系患者的用药和治疗。另外，为了确保调剂质量，要经常检查药斗中药物每日消耗量，每斗中储量减少程度，药品的清洁度、有无生虫变质等情况，并随时做好记录，以此为据来整理和补充药品，这项工作俗称查斗。

一、中药饮片装斗的基本原则

1. 装斗前的中药饮片必须符合国家药品标准炮制的规定，未经炮制或炮制不合格的不能装斗 中药饮片装斗前的质量复核应包括以下内容：

（1）包装符合药用要求，无污染。

（2）有生产企业的名称、详细厂址、邮政编码、电话或传真、网址。

（3）有质量合格标志，其中应有检验员签章。

（4）品名、炮制规格与国家药品标准炮制要求相符，正名正字，并与饮片实物相符，标明产地。

（5）中药饮片应无质量变异和杂质、异物。

（6）应标明生产批号、生产日期。

（7）实施批准文号管理的中药饮片在包装上应标明批准文号（未实施批准文号管理的除外）。

（8）应标示中药饮片的净重，其计量单位符合法定的标准，如 kg、g 等。

2. 坚持"三查三对"的原则，对号入座 即查药斗上书写的药名与饮片包装合格证名称应一致，查看在药斗内存留的饮片与饮片包装内品种应一致，查药斗内饮片与饮片包装内炮制的片型规格应一致。绝不允许有错斗、借斗情况发生。尤其是中药名称多有一字之差或同物异名、同名异物的情况，炮制品也不例外，如炒党参与蜜党参，同源物而炮制方法的不同决定其不同的功能性。

3. 坚持"先进先出，先产先出"的原则 装斗前应先倒出药斗内残存的饮片，清扫斗内的灰尘与死角，并将饮片过筛；将新进的饮片装斗后，再将原剩下的饮片装在表面，以便推陈出新，保证质量。

4. 饮片装斗应留有余地 一般饮片（片、段、块、丝）装斗后，其饮片与斗面应保留约 2cm 的空间；细小种子类药材如菟丝子、紫苏子、白芥子等应保留 3~4cm 的空间，以避免调配过程中推拉药斗用力过猛而使饮片外溢，导致串斗、混药事故而产生不良后果。

二、中药饮片的装斗分类

（一）中药调剂柜

中药饮片的调剂柜一般由木质材料或与木材性能相似的高密板材制成。根据药店（药房）经营规模及区域性用药品种品规的多少而确定药柜及药斗的数量。常规中药饮片调剂柜应符合以下要求：

1. 药柜、药斗的材料应使用无毒、无污染木材及油漆。

2. 封闭、防尘、防虫、防鼠。每组药柜上下左右全封闭，除药斗可抽开自如，其他部位不得有缝隙；每个药斗为独立的，四周封闭具防鼠功能。

3. 每个药斗内凡装有两种以上（含两种）的饮片者，应有套盒，以方便清洁、养护、盘存。

4. 药柜最下层的药斗，一般应距地面 15cm 以上，亦可因地制宜，潮湿多雨的南方、距城市较边远地区可更高一些。

5. 毒性中药不能装斗（炮制品除外），而应设专柜，要求：结构牢固，双锁管理，分别由专管的营业员和具有中药师以上技术职称的人员共同负责管理，包括验收、销售的全过程。

6. 贵细中药材除柜台必备的样品外，应设专柜加锁管理，实行双人签收与核发手续，避免发生差错，造成经济损失。如进口西洋参、燕窝、西红花、麝香、冬虫夏草、鹿茸、熊胆等。

（二）装斗的分类

由于使用者的目的不同，即要达到便于教学或临床应用、化学研究、检索快速等不同的目的，而采用不同的分类方法，一般有以下几种：

1. 按中药材名称首字笔画排序分类　如《中国药典》2000 版一部、《中药大辞典》均采用此种分类法，其优点是将所收载的全部中药材名称（含中成药）纳入笔画索引表，查阅方便。

2. 按自然分类法分类　是根据原生药的原植物在自然界中的位置，运用分类学的门、纲、目、科、属、种的分类方法。本法有助于了解药用植物或动物在自然界的位置、形态特征和彼此间的关系，也有助于在同科属研究中寻找具有类似化学成分的新药源。而对于矿物药则不便纳入归类。

3. 按药用部位分类　即根据植物药入药部位的不同分为：根及根茎类，茎木类、皮类、叶类、花类、种子与果实类、全草类，这种方法一般运用在《中药鉴定学》《炮制学》《药材学》等方面，优点是便于掌握植物药材的形态特征，有利于同类药物性状的比较。

4. 按药物化学成分分类　即根据药物中含有的有效成分或主要成分分类。如碳水化合物，有机酸、酚类、挥发油、树脂、甙类、生物碱等。

5. 按中药的功效分类 是在中医学基础理论指导下，按照药物功效的共性进行分类的方法，分为解表药、清热药、泻下药、祛风湿药、芳香化湿药、利水渗湿药、温里药、理气药、消食药、驱虫药、止血药、活血祛瘀药、化痰止咳平喘药、安神药、平肝息风药、开窍药、补虚药、收涩药、涌吐药、外用药及其他。

以上几种分类方法的选择源于不同的目的。中药饮片是直接为医生的处方和患者的治疗提供服务的，因此，中药饮片的装斗只能取"功效分类"法。这样分类，功效临近相似及常配的药物在临方调配时将会更方便、快捷，为了达到中药饮片装斗的科学性、合理性、适用性，药店除了要根据常规地方用药习惯确定的品种、品规制作调剂药斗外，在制定装斗分类方案时，还应充分考虑以下因素：

（1）中药用途（功效）分类与方剂的常规配伍相结合。即要求装斗时保持药物用途、功效的临近。有许多中药常相须为用，习称"姊妹"药，经常功效协同组方的如四君子汤（党参、白术、茯苓、甘草）、四物汤（当归、熟地黄、白芍、川芎），但也不能过于牵强而顾此失彼，如麻黄汤中有麻黄、杏仁、桂枝、甘草。方中的麻黄，生用是以解表为主，属解表类药、蜜炙麻黄则是止咳平喘要药，杏仁是止咳类药故宜与常用的止咳化痰平喘药相搭配装斗，桂枝既能协助解表，又具通阳化气双向调节功能，甘草亦有生用与蜜炙两种不同的炮制规格，且功能迥然不同。因此，在分类布局时更多的是要认识中药饮片炮制后功能的主导性。常见相须为用的配伍品种举例：党参–白术；何首乌–女贞子；苍耳子–辛夷；党参–黄芪；制川乌–制草乌；白芷–细辛；山药–茯苓；三棱–莪术；羌活–独活；巴戟天–益智仁；延胡索–郁金；桑枝–木瓜；当归–白芍；桃仁–红花；葛根–升麻；丹皮–赤芍；黄柏–知母；野菊花–紫花地丁；生地黄–玄参；金银花–连翘；射干–山豆根；天冬–麦冬；乳香–没药；煅龙骨–煅牡蛎；龟甲–鳖甲；谷芽–麦芽；柏子仁–酸枣仁；青皮–陈皮；桔梗–前胡；槟榔–雷丸；百合–百部；麻黄–桂枝；天麻–钩藤等。上表所列品种是中医、中药人员常称的"姊妹"药，是指在临床处方药味的组合中经常配伍、起相互协同作用促进疗效的药物。因此，在装斗布局时，应将这些双双搭配常用的饮片尽可能临近装斗，以便调配称戥的方便，有的炮制规格单一的可同贮一斗，如三棱与莪术均为醋制后切片。即可在一药斗内，里外分格，由于各地医师用药习惯有一定差异，故上表所列品种仅供参考，应因地制宜。

（2）同物异制（即同一种药材不同的炮制方法如白术、土白术、炒白术）或药名、功效相近的应尽量同斗或相临近，以方便调配，如下表所示：白术–土白术；白芍–酒白芍；木香–煨木香；干姜–炮姜；山药–麸炒山药；川木通–关木通；制附子–炮附子；生薏苡仁–炒薏苡仁；炒槐花–炒槐角；栀子–焦栀子；大黄–酒大黄；炒枳壳–炒枳实；当归–酒当归；熟大黄–大黄炭；川贝母–浙贝母；柴胡–醋柴胡；黄柏–盐黄柏；蒲黄–蒲黄炭；龙骨–煅龙骨；牛膝–川牛膝；石菖蒲–九节菖蒲等。

（3）避免性状相似品种或同名异物的中药饮片同斗存放。其中有功效截然不同者，也有功效相近者，有品种安全不同者，容易造成调配过程的错药，甚至导致不良后果。常见品种如下：紫苏子–菟丝子；苏子–急性子；地骨皮–香加皮；天花粉–防己；白薇－龙胆；杏仁－桃仁；珍珠母－牡蛎；珍珠母－石决明；泽兰－佩兰；合欢皮－秦皮；细辛－马细辛；玫瑰花－月季花等。以上仅对部分外观形态易于混淆的中药饮片作了对比，类似情况较多，如错将制水半夏当作法半夏装斗使用，或水菖蒲与石菖蒲相混等，特别须注意的是粉碎后的某些矿物药或动物贝壳类饮片，稍不留意，就可能"张冠李戴"。

（4）注意冷、热搭配的合理性。调剂柜的摆放一般是根据营业厅的面积和经营中、西、成药的品种规模而确定的，无一定式来约束，有正面朝外呈"一"字摆放的，有"凹"字形或"丁"字型不等。总之，在分类装斗原则前提下，必须充分考虑调剂取药的方便，有的药柜设计装斗高达 2m 以上，操作起来极不方便，往往一剂中药上下要数十分钟之久，这样会给调剂人员和顾客双方带来烦恼，因此，药柜的设计不宜过高，常用中药饮片装斗宜在当胸上至额头下，下至腰部以上，冷背药材及体轻用量少的品种应置于上部；量大体轻的宜装在底部大斗中，体重的矿物药宜置于下部大斗格中分存；外用药应置于远端大斗格分存；蜜炙类饮片，若装于斗内，应有容器另装加盖，或另柜用容器陈列。

三、中药饮片装斗的注意事项

中药饮片的装斗一方面要合理分类布局，使调剂配方操作更方便、更快捷，另一方面又要适应各类饮片的安全储存，有利于"六防"措施的落实。因此，饮片的装斗应根据药材及其炮制品的不同质地与性能选择不同的装斗容器和方法。

1. 富含油脂及糖分、黏液汁类的药材不宜装斗，而应采用瓷缸、土陶罐、糖瓷缸（桶）盛装并加盖，如龙眼、柏子仁、桑葚、枸杞、蜜款冬花、蜜紫菀、熟地黄、黄精等，以避免泛油、糖化导致变质。必要时在高温潮湿季节可进入冷柜在 2℃～10℃条件下保存。

2. 贵细中药材切制的饮片不宜装斗，而应用适当的容器密封保存，如西洋参（薄片）、人参（薄片）、冬虫夏草（净制）、西红花等，是为了避免干枯失水或吸湿变色、生霉。

3. 吸湿性较强的如天竺黄、含盐易风化起霜的全蝎、芳香易挥发的如冰片等均不宜装斗，而须用容器加盖保存。

4. 外用药不得与内服药同贮装斗，而应集中陈列，一般在药柜最下层较冷背处或另用容器。如硫黄、黄丹、铅粉、铜绿、胆矾等。

5. 中药饮片装斗加药前，必须对药斗及容器进行清洁处理，特别是盛装蜜炙饮片的容器，必须对内部黏附的物质彻底清洗，擦拭干燥后装药，以避免污染和虫害的滋生。含糖较高及蜜炙饮片若需装斗，应使用有与木质药斗相隔离的金属或塑料容器盛装并加盖。

四、中药饮片装斗的统一性

由于中药品种复杂，历史上中药的临床应用带有浓厚的地方性，同地区甚至同城市各地段、各医疗单位的中医就有主"辛温派"、"辛凉派"之说，即是代表了用药治病的倾向性，并不存在派别之争。因此，各药店经营的中药饮片品规不尽相同。但是中药饮片的装斗分类，应在国家药品管理法律法规及药品标准的原则下，达到相对统一。

1. 装斗按功效分类，内服与外用药分存，特殊药品特殊管理，对医生用药、调剂员操作及顾客用药的安全都是有利的。

2. 中药饮片名称的统一，即药斗内外标示的中药名称必须书写正名正字，严格按照《中国药典》及国家有关药品标准的规定。切制的饮片为药材名（通用名称）如党参片，应写为"党参"，炮制后的饮片在药材名称前冠以炮制方法，如土炒党参，应写为"土党参"，蜜炙党参，应写为"蜜党参"。杜绝别名和错别字上柜。

3. 统一形象的药品零售连锁企业的所属网点，有中药饮片经营范围的，应将装斗分类的布局、饮片名称的规范用字作为企业统一形象的标志之一。这样，各零售门店之间的人员调动就不会有操作上的障碍。同城市的零售企业虽然在中药饮片的经营品种、品规方面有一些差异，但是分类管理的基础格局和中药饮片名称的使用应基本统一。

五、装斗、调剂、保管的关系

装斗、调剂、保管三方面的工作必须相互配合协作，才能提高工作效率，保证供应及时无误，且能发现饮片的品质变异情况。

调剂工作人员对药斗内的药品数量与质量最为清楚，能监督装斗工作，装斗前应每日检查，以免有失漏，互相协作能提高质量、减少供应失调现象。装斗人员要与仓库保管员紧密配合，由装斗人将饮片日消耗量、短缺品种等信息及时提供给仓库保管员，作为采购进药的依据。保管人员将购进的新品种及时通知装斗人员，以便供给调剂使用。

此外，装斗人员将每日新添加的饮片规格及等级变动情况要及时通知计价人员，以便及时调整价格，以免价格不适当而造成经济上的损失。因此，只有调剂、装斗、保管之间密切配合，才能提高工作质量，减少损失，保证调剂用药的供应。

检测与评价

一、选择题

（一）A 型题（单项选择题）

1. （　　）是使物品发生场所空间位置移动的物流活动，它的任务是将物品进行较长距离的空间移动。

 A. 运输   B. 仓储   C. 包装

 D. 搬运   E. 装卸

2. 下列属于商流的是（　　）

 A. 批发   B. 装卸   C. 搬运

 D. 储存   E. 运输

3. 具有载运量大、运输速度快，运输成本低，运输适用性强等特点的运输方式

　　是(　)
　　A. 水路运输　　　　　　B. 铁路运输　　　　　　C. 公路运输
　　D. 航空运输　　　　　　E. 管道运输

4. 与药品出库原则不符的是(　)
　　A. 先产先出　　　　　　B. 先进先出　　　　　　C. 近期先出
　　D. 按批准文号发货　　　E. 易变先出

5. 药品验收时，抽样原则是(　)
　　A. 科学性，均匀性　　　B. 科学性，代表性　　　C. 代表性，均匀性
　　D. 科学性，适用性　　　E. 代表性，适用性

6. 除特殊情况外，一般药品验收不包括(　)
　　A. 药品内外包装检查　　B. 药品标签检查　　　　C. 药品外观性状检查
　　D. 药品内外质量检查　　E. 药品说明书检查

7. 验收药品时应检查有效期，一般情况下有效期不足(　)个月的药品不得入库。
　　A. 2 个月　　　　　　　B. 3 个月　　　　　　　C. 4 个月
　　D. 6 个月　　　　　　　E. 一年

8. 医药商品入库作业流程为(　)
　　A. 核对入库凭证——查看包装——办理交接手续——办理入库手续
　　B. 核对入库凭证——办理交接手续——查看包装——办理入库手续
　　C. 核对入库凭证——查看包装——办理入库手续——办理交接手续
　　D. 核对入库凭证——办理入库手续——查看包装——办理交接手续
　　E. 查看包装——核对入库凭证——办理入库手续——办理交接手续

9. 出库药品为特殊管理的药品时，必须由(　)位发货员（复核员）共同进行现场复核。
　　A. 一位　　　　　　　　B. 两位　　　　　　　　C. 三位
　　D. 四位　　　　　　　　E. 五位以上

10. 一般药品应在到货后半个工作日内验收完毕，需冷藏药品应在到货后(　)内验收完毕。
　　A. 半小时　　　　　　　B. 1h　　　　　　　　　C. 2h
　　D. 3h　　　　　　　　　E. 4h

11. 以下哪一项不是装卸搬运的原则(　)
　　A. 省力　　　　　　　　B. 降低装卸搬运灵活性　C. 集装单元化
　　D. 最短距离　　　　　　E. 人格化

12. 验收时发现药品有质量问题，验收员应及时填写(　)
　　A. 药检报告　　　　　　B. 药品质量报告　　　　C. 药品养护记录
　　D. 药品质量档案表　　　E. 药品拒收报告单

13. 胶囊剂的质量变异包括(　)
　　A. 粘连、变形　　　　　B. 漏粉　　　　　　　　C. 漏油

D. 霉变　　　　　　　　　　E. 升华

14. 药品的仓库冷库温度是(　　　)

A. 0℃　　　　　　　B. 2℃ ~10℃　　　　　　C. ≤20℃

D. 30℃以下　　　　　E. 20℃ ~30℃

15. 影响药品质量的内在因素是(　　　)

A. 日光、空气、温度、时间、风化性、吸湿性

B. 光线、色、臭、味、温度、湿度、时间、吸附性

C. 色、臭、味、风化性、吸湿性、冻结性、挥发性、吸附性

D. 日光、空气、温度、挥发性、风化性、冻结性

E. 温度、时间、挥发性、风化性、冻结性

16. 影响药品质量的外在因素是(　　　)

A. 日光、空气、温度、时间、风化性、吸湿性

B. 光线、空气、温度、湿度、时间、微生物和昆虫

C. 色、臭、味、空气、温度、微生物、昆虫、冻结性

D. 日光、空气、温度、挥发性、昆虫、冻结性

E. 温度、时间、挥发性、风化性、冻结性、吸湿性

17. 不合格药品在药库的色标是(　　　)

A. 红色　　　　　　　B. 绿色　　　　　　　C. 黄色

D. 黑色　　　　　　　E. 蓝色

18. 药品仓库库房内的相对湿度应为(　　　)

A. 50% ~60%　　　　　B. 35% ~75%　　　　　C. 60% ~80%

D. 50% ~70%　　　　　E. 30% ~60%

19. 有红、绿、黄色标的库（区）分别是(　　　)

A. 合格药品库（区）待验药品库（区）发货药品库（区）

B. 不合格药品库（区）合格药品库（区）待验药品库（区）

C. 待验药品库（区）合格药品库（区）待验药品库（区）

D. 退货药品库（区）不合格药品库（区）合格药品库（区）

E. 不合格药品库（区）待验药品库（区）合格药品库（区）

20. (　　　)不属于药品受潮可能发生的结果。

A. 发霉　　　　　　　B. 结块　　　　　　　C. 水解

D. 风化　　　　　　　E. 液化

21. 抗生素类制剂最好存储于(　　　)库中。

A. 常温　　　　　　　B. 阴凉　　　　　　　C. 冷藏

D. 特殊　　　　　　　E. 冷冻

22. 下列说法不正确的是(　　　)

A. 仓库中包装容易混淆的药品应分库存放。

B. 仓库中性能相互用影响的药品应分库存放。

C. 仓库中内服药品与外用药品应分库或分区存放。

D. 仓库中易串味的药品应分库存放。

E. 仓库中中药饮片应与其他药品分库存放。

23. 药品存储不正确的是（　　）

A. 药品与非药品分库存放

B. 人用药与兽用药分库存放

C. 内服药与外用药分库存放

D. 医保药品与非医保药品分库存放

E. 药品与非药品分库存放

24. 医药商品盘点前要做到（　　）

A. "两清三符"　　　　B. "三清两符一归"　　　　C. "两清两符"

D. "三清三符"　　　　E. "三清五符"

25. 不属盘点作业内容的是（　　）

A. 初点作业　　　　B. 散点作业　　　　C. 复点作业

D. 抽点作业　　　　E. 初盘作业

26. 在盘点过程中，发现出现差异，应该（　　）

A. 盘点处理　　　　B. 整改处理　　　　C. 盘点结账

D. 盘点记录　　　　E. 更改记录

27. 不属于盘点前准备内容的是（　　）

A. 单据整理　　　　B. 医药商品整理　　　　C. 医药商品验收

D. 环境整理　　　　E. 人员准备

28. 在临床上中药饮片装斗分类主要是（　　）

A. 按中药的功效分类　　B. 按自然分类法分类　　C. 按药用部位分类

D. 按药物化学成分分类　E. 按中药材名称首字笔画排序分类

29. 中药药柜最下层的药斗，一般应距地面（　　）以上。

A. 10cm　　　　B. 15cm　　　　C. 20cm

D. 5cm　　　　E. 30cm

（二）X 型题（多项选择题）

1. 药品运输应遵循的原则有（　　）

A. 及时　　　　B. 安全　　　　C. 准确

D. 经济　　　　E. 省力

2. 发运特殊管理的药品必须按照（　　）等规定办理。

A. 《精神药品管理办法》

B. 《麻醉药品管理办法》

C. 《放射性药品管理办法》

D. 《医疗用毒性药品管理办法》

E. 《放射性药品国内运输管理办法》

3. 属于装卸搬运原则的有( )

    A. 人格化原则   B. 顺畅化原则   C. 省力原则

    D. 速度原则   E. 单元化原则

4. 医药商品出库时首先由仓库发货员将发票进行"三查",即核查( )

    A. 购销单位   B. 发票印鉴   C. 开票日期

    D. 发票号   E. 发票真伪

5. 入库药品验收时应根据有关法律、法规规定,对药品的( )进行逐一检查。

    A. 包装   B. 质量   C. 标签

    D. 说明书   E. 有关证明文件

6. 药品分区分类管理的具体要求是( )

    A. 药品与非药品、内服药与外用药应分区存放

    B. 一般药与性能相互影响及易串味的药品分库存放

    C. 品名和外包装容易混淆的品种分开存放

    D. 不合格药品单独存放,并有明显标志

    E. 医保药品与非医保药品应分开存放

7. 药品中危险品储存的关键是( )

    A. 防火   B. 防霉变   C. 防爆

    D. 确保安全   E. 防潮

8. 毒麻类中药储存保管中必须做到( )

    A. 专库、专账、专柜   B. 必须在冷库储存   C. 改进库房的通风条件

    D. 双人、双锁保管制度   E. 必须避光保存

9. 医药商品在盘点前应做到( )

    A. 票证数清   B. 现金点清   C. 往来手续结清

    D. 会计记账与柜组账相符 E. 账簿与有关单据相符

10. 药品在储存过程中应严格遵守( )

    A. 先产先出   B. 近期先出   C. 先进先出

    D. 近期先用   E. 后进先出

11. 中药饮片装斗的基本原则( )

    A. 装斗前的中药饮片必须符合国家药品标准炮制的规定原则

    B. 饮片装斗应留有余地的原则

    C. 坚持"先进先出,先产先出"的原则

    D. 坚持"三查三对"的原则

    E. 近期先出

第六章　医药商品相关法规概要

导　学

内容提要：本章主要介绍医药商品学主要涉及的相关法规概要。重点对中华人民共和国药品管理法、药品经营质量管理规范的各项内容进行介绍。

学习目标：1. 掌握药品经营质量管理规范的各项内容。

2. 熟悉中华人民共和国药品管理法各项条文。

3. 熟悉药品的质量和包装要求。

第一节　法律法规基础知识

一、法律的概念和特征

法律有广义和狭义之分。广义而言，法律是由国家制定或认可，反映统治阶级意志，并以国家强制力保证实施的行为规范的总和，表现为宪法、法律（狭义）、法令、行政法规、条例、规章、判例、习惯法等各种成文法和不成文法。狭义的法律是指拥有立法权的国家机关依照法律程序制定和颁布的规范性文件，是法的主要表现形式。在我国，只有全国人民代表大会及其常设机关才有权制定法律；地方人民代表大会（特别是自治区人民代表大会）及其常设机关有权制定地方法。

法律具有以下基本特征：法律是调整人们关系的特殊的社会规范；是统治阶级意志的表现；是由国家制定或认可的；具有国家强制性。

二、法律的渊源

法律渊源是法学上的一个术语，是指法律规范的表现形式。在我国，法律渊源主要是宪法和法律，其次是规范性的决议和命令、地方性法规等。由于它们所涉及的问题不同、制定的机关不同，其法律地位和效力也不同。我国法律渊源有以下几类：

（一）宪法

宪法是具有最高法律效力的规范性文件，是我国的根本大法。它所规定的基本原则是我国立法工作的依据。

《中华人民共和国宪法》第二十一条规定：国家发展医疗卫生事业，发展现代医药和传统医药，鼓励和支持农村集体经济组织、国家企事业组织和街道组织举办各种医疗卫生设施，开展群众性卫生活动，保护人民健康。根据宪法的规定，制定了《中华人民共和国药品管理法》。

（二）法律

法律是全国人民代表大会和它的常务委员会依照一定的立法程序制定的规范性文件。它所规定的通常是社会主义社会关系中某些基本的和主要的方面，它的法律效力仅次于宪法，是制定法规和规章的依据。如《中华人民共和国药品管理法》是 1984 年 9 月 20 日第六届全国人民代表大会常务委员会第七次会议通过的，修订后的《中华人民共和国药品管理法》于 2001 年 2 月 28 日由第九届全国人民代表大会常务委员会第二十次会议通过，自 2001 年 12 月 1 日起执行，它是药品管理方面的基本法律。

（三）行政法规

行政法规是国务院根据宪法和法律制定的规范性文件。它的法律效力仅次于法律。行政法规的名称为条例、规定和办法。对某一方面的行政工作做出比较全面、系统的规定，称条例；对某一方面的行政工作做出部分的规定，称规定；对某一项行政工作做出比较具体的规定，称办法，如国务院制定颁布的《麻醉药品管理办法》《精神药品管理办法》《中药品种保护条例》《野生药材资源保护管理条例》等。

（四）行政规章

行政规章是指国务院各部、局、委员会根据法律和国务院的行政法规、决定、命令，在本部门的权限内发布的规范性文件。它的法律效力仅次于行政法规。如国家药品监督管理局制定、颁布的《新药审批办法》《处方药与非处方药分类管理办法》等。

（五）地方性法规

地方性法规是指省、自治区、直辖市人民代表大会及其常委会制定的规范性文件。这种法规只在本辖区内有效，且不得与宪法、法律和行政法规等相抵触，并报全国人大常委会备案。

三、与医药商品相关的法律法规

在医药商品生产、经营、流通、进出口等实践过程中涉及各方面的法律法规。从法律的角度讲，主要涉及的法律有：《中华人民共和国药品管理法》《刑法》《中华人民共和国广告法》《中华人民共和国消费者权益保护法》《中华人民共和国反不正当竞争法》等。而涉及的法规、条例相当多，主要有《中华人民共和国药品管理法实施条例》《药品经营质量管理规范》《药品经营质量管理规范实施细则》《药品经营许可证管理办法》《处方管理办法》《直接接触药品的包装材料和容器管理办法》《药品安全信用分类管理暂行规定》《麻醉药品管理办法》《麻醉药品和精神药品管理条例》《麻醉药品、第一类精神药品购用印鉴卡》管理规定、《互联网药品交易服务审批暂行规定》《接受境外制药厂商委托加工药品备案管理规定》《麻醉药品、精神药品处方管理规定》《麻醉药品和精神药品经营管理办法》《消毒产品标签说明书管理规范》《麻醉药品和精神药品运输管理办法》《药品说明书和标签管理规定》《疫苗储存和运输管理规范》《非药品类易制毒化学品生产、经营许可办法》《医疗器械经营企业跨省辖区增设仓库监管规定》《农村偏远地区药柜设置规定》《卫生部化妆品卫生行政许可申报受理规定》《中医药管理局网站信息管理办法》《医疗广告管理办法》《药品广告审查办法》《药品召回管理办法》等。

第二节　中华人民共和国药品管理法

《中华人民共和国药品管理法》（简称《药品管理法》）于 1984 年 9 月 20 日第六届全国人民代表大会常务委员会第七次会议通过，2001 年 2 月 28 日第九届全国人民代表大会常务委员会第二十次会议修订，自 2001 年 12 月 1 日起施行。2002 年 8 月 4 日，中华人民共和国国务院令（第 360 号）公布了《中华人民共和国药品管理法实施条例》。药品管理法的颁布实施是我国行政管理工作中的一件大事，对推动我国药品监督管理工作发挥了重要作用。它把我国药品监督管理工作纳入了法制化的轨道，有利于加强药品监督管理；有利于保证药品质量，保障人体用药安全；有利于促进医药事业的发展。为打击各种违法犯罪活动提供了强有力的法律依据。

一、《药品管理法》调整的范围和对象

《药品管理法》调整的地域范围是中华人民共和国境内，凡在我国境内从事药品的研制、生产、经营、使用和监督管理的，无论是中国企业还是中外合资企业、合作企业、外资企业，无论是中国人还是外国人，都必须遵守本法。《药品管理法》调整的对象包括药品研制者、药品生产者、药品经营者、药品使用者和具有监督管理的责任者。此处的者，包括单位或者个人。

二、《药品管理法》及实施条例的主要内容

《药品管理法》（2001 年修订）共有 10 章 106 条。包括总则；药品生产企业管理；药品经营企业管理；医疗机构的药剂管理；药品管理；药品包装的管理；药品价格和广告的管理；药品监督；法律责任；附则。实施条例共 10 章 86 条。有关主要内容如下：

（一）药品生产企业管理

1. 开办药品生产企业的法定程序

第一，申办人应当向拟办企业所在地省、自治区、直辖市人民政府药品监督管理部门提出申请。省、自治区、直辖市人民政府药品监督管理部门应当自收到申请之日起30个工作日内，按照国家发布的药品行业发展规划和产业政策进行审查，并作出是否同意筹建的决定。

第二，申办人完成拟办企业筹建后，应当向原审批部门申请验收。原审批部门应当自收到申请之日起30个工作日内，依据《药品管理法》规定的开办条件组织验收；验收合格的，发给《药品生产许可证》。申办人凭《药品生产许可证》到工商行政管理部门依法办理登记注册。《药品生产许可证》的有效期为5年，期满前6个月申请换证。

2. 开办药品生产企业的条件　开办药品生产企业，必须具备以下条件：具有依法经过资格认定的药学技术人员、工程技术人员及相应的技术工人；具有与其药品生产相适应的厂房、设施和卫生环境；具有能对所生产药品进行质量管理和质量检验的机构、人员以及必要的仪器设备；具有保证药品质量的规章制度。

药品监督管理部门批准开办药品生产企业，除依据上述规定的条件外，还应当符合国家制定的药品行业发展规划和产业政策，防止重复建设。

3. 实施《药品生产质量管理规范》　药品生产企业必须按照国务院药品监督管理部门依据本法制定的《药品生产质量管理规范》组织生产。省级以上人民政府药品监督管理部门应当按照《药品生产质量管理规范》和国务院药品监督管理部门规定的实施办法和实施步骤，组织对药品生产企业的认证工作；符合《药品生产质量管理规范》的，发给认证证书。其中，生产注射剂、放射性药品和国务院药品监督管理部门规定的生物制品的药品生产企业的认证工作，由国务院药品监督管理部门负责。

（二）药品经营企业管理

1. 开办药品经营企业的法定程序　开办药品批发企业，申办人应当向拟办企业所在地省、自治区、直辖市人民政府药品监督管理部门提出申请。省、自治区、直辖市人民政府药品监督管理部门应当自收到申请之日起30个工作日内，依据国务院药品监督管理部门规定的设置标准作出是否同意筹建的决定。申办人完成拟办企业筹建后，应当向原审批部门申请验收。原审批部门应当自收到申请之日起30个工作日内，依据《药品管理法》规定的开办条件组织验收；符合条件的，发给《药品经营许可证》。申办人凭《药品经营许可证》到工商行政管理部门依法办理登记注册。

开办药品零售企业，申办人应当向拟办企业所在地设区的市级药品监督管理机构或者省、自治区、直辖市人民政府药品监督管理部门直接设置的县级药品监督管理机构提出申请。受理申请的药品监督管理机构应当自收到申请之日起30个工作日内，依据国务院药品监督管理部门的规定，结合当地常住人口数量、地域、交通状况和实际需要进行审查，作出是否同意筹建的决定。申办人完成拟办企业筹建后，应当向原审批机构申请验收。原审批机构应当自收到申请之日起 15 个工作日内，依据《药品管理法》第十五条规定的开办条件组织验收；符合条件的，发给《药品经营许可证》。申办人凭《药品经营许可证》到工商行政管理部门依法办理登记注册。

药品经营企业变更《药品经营许可证》许可事项的，应当在许可事项发生变更 30 日前，向原发证机关申请《药品经营许可证》变更登记。

《药品经营许可证》有效期为 5 年。有效期届满，需要继续经营药品的，持证企业应当在许可证有效期届满前 6 个月，按照国务院药品监督管理部门的规定申请换发《药品经营许可证》。

药品监督管理部门批准开办药品经营企业，除依据本法第十五条规定的条件外，还应当遵循合理布局和方便群众购药的原则。

2. 开办药品经营企业必须具备的条件　《药品管理法》第十五条规定，开办药品经营企业必须具备以下条件：

具有依法经过资格认定的药学技术人员；具有与所经营药品相适应的营业场所、设备、仓储设施、卫生环境；具有与所经营药品相适应的质量管理机构或者人员；具有保证所经营药品质量的规章制度。

以上从四个方面原则性规定了开办药品经营企业的条件，其中依法经过资格认定的药学技术人员是指依照国家有关规定，取得执业药师资格，具有药品经营所需的专业技术知识的人员。

执业药师是指经全国统一考试合格，取得《执业药师资格证书》并经注册登记，在药品生产、经营、使用单位中执业的药学技术人员。我国自 1994 年开始实施执业药师资格制度，纳入全国专业技术人员执业资格制度统一规划的范围。执业药师是保障人民用药安全、有效不可缺少的药学技术力量，是关系公众生命健康的特殊职业。对从事关键药学技术业务的药学技术人员依法实行职业准入控制是世界各国普遍施行的制度，是保障人民用药安全、有效的必要手段。目前，我国执业药师管理体系基本建立；执业药师管理政策不断完善；执业药师逐步得到社会的认同，地位不断提高，队伍不断壮大，为人民防病治病、康复保健将发挥重要作用。随着我国处方药与非处方药分类管理制度的实施，为了加强管理，国家规定经营处方药、甲类非处方药的药品零售企业，应当配备执业药师或者其他依法经资格认定的药学技术人员。经营乙类非处方药的药品零售企业，应当配备经设区的市级药品监督管理机构或者省、自治区、直辖市人民政府药品监督管理部门直接设置的县级药品监督管理机构组织考核合格的业务人员。劳动部明确规定，医药商品购销员、中药购销员、中药调剂员必须经国家职业技能鉴定，取得职业资格证书后持证上岗。

3. 实施《药品经营质量管理规范》　药品经营企业必须按照国务院药品监督管理部门依据本法制定的《药品经营质量管理规范》经营药品。省、自治区、直辖市人民政府药品监督管理部门负责组织药品经营企业的《药品经营质量管理规范》认证工作。省、自治区、直辖市人民政府药品监督管理部门应当设立《药品经营质量管理规范》认证检查员库。

4. 药品经营应遵守的规定

（1）药品经营企业购进药品，必须建立并执行进货检查验收制度，验明药品合格证明和其他标识，不符合规定要求的，不得购进。

（2）药品经营企业购销药品，必须有真实完整的购销记录。购销记录必须注明药品的通用名称、剂型、规格、批号、有效期、生产厂商、购（销）货单位、购（销）货数量、购销价格、购（销）货日期及国务院药品监督管理部门规定的其他内容。购销记录的基本内容共 10 项，应真实完整记录，不得弄虚作假，胡编乱造，违者将承担法律责任。

（3）药品经营企业销售药品必须准确无误，并正确说明用法、用量和注意事项；调配处方必须经过核对，对处方所列药品不得擅自更改或者代用。对有配伍禁忌或者超剂量的处方，应当拒绝调配；必要时，经处方医师更正或者重新签字，方可调配。药品经营企业销售中药材，必须标明产地。

（4）药品经营企业必须制定和执行药品保管制度，采取必要的冷藏、防冻、防潮、防虫、防鼠等措施，保证药品质量。

（5）药品入库和出库必须执行检查制度。

5. 城乡集市贸易市场出售中药材等药品的规定　城乡集市贸易市场可以出售中药材，国务院另有规定的除外，即毒性中药材、国家重点保护的野生动植物药材品种和实行批准文号管理的中药材，不得在城乡集市贸易市场出售。交通不便的边远地区城乡集市贸易市场没有药品零售企业的，当地药品零售企业经所在地县（市）药品监督管理机构批准并到工商行政管理部门办理登记注册后，可以在该城乡集市贸易市场内设点并在批准经营的药品范围内销售非处方药品。

（三）医疗机构的药剂管理

1. 《医疗机构制剂许可证》的申报审批　医疗机构配制制剂，须经所在地省、自治区、直辖市人民政府卫生行政部门审核同意，由省、自治区、直辖市人民政府药品监督管理部门批准，发给《医疗机构制剂许可证》。无《医疗机构制剂许可证》不得配制制剂。《医疗机构制剂许可证》的有效期为 5 年，期满前 6 个月申请换证。

2. 关于医疗机构配制制剂的规定　医疗机构配制的制剂，应当是本单位临床必需而国家药品标准未收载的，或虽有收载但市场上没有供应的品种，并须经所在地省、自治区、直辖市人民政府药品监督管理部门批准后方可配制。配制的制剂必须按照规定进行质量检验；合格的凭医师处方在本医疗机构使用。医疗机构配制的制剂不得在市场上销售或者变相销售，不得发布医疗机构制剂广告。发生灾情、疫情、突发事件或者临床急需而市场没有供应时，经国务院或者省、自治区、直辖市人民政府的药品监督管理部门批准，在规定期限内，医疗机构配制的制剂可以在指定的医疗机构之间调剂使用。

（四）药品实施批准文号管理的规定

药品批准文号是国务院药品监督管理部门对企业生产药品的申请和相关资料进行审

查（包括药品检验机构对样品进行检验），符合规定条件的，发给该药品一个表示批准的文号。生产新药或者已有国家标准的药品的，都必须经国务院药品监督管理部门批准，并颁发药品批准文号；但生产没有实施批准文号管理的中药材和中药饮片除外。国家相关部门将对中药材、中药饮片逐步实施批准文号管理。药品生产企业在取得药品批准文号后，方可生产该药品。药品批准文号的有效期为 5 年，期满前 6 个月需再申请审批。药品批准文号的格式如下：

化学药品试生产为：国药准（试）字 Hxxxxxxxx

化学药品正式生产为：国药准字 Hxxxxxxxx

中药试生产为：国药准（试）字 Zxxxxxxxx

中药正式生产为：国药准字 Zxxxxxxxx

生物制品试生产为：国药准（试）字 Sxxxxxxxx

生物制品正式生产为：国药准字 Sxxxxxxxx

药用新辅料批准文号为：国药准字 Fxxxxxxxx

其中 H 代表化学药品，Z 代表中药，S 代表生物制品，P 代表辅料。字母 xxxxxxxx 代表 8 位数字，分为 2002 年 1 月 1 日以前批准和 2002 年 1 月 1 日以后批准（或换发）两种情况。

1. 2002 年 1 月 1 日以前批准的格式 xxxxxxxx 为 2 位代码 + 年号后 2 位 + 4 位顺序号，即第 1~2 位阿拉伯数字代表原批准文号的来源代码；第 3~4 位代表换发批准文号之年公元年号的后 2 位；原卫生部和国家药品监督管理局批准的文号仍然使用原文号年号的后两位数字；第 5~8 位为顺序号。

药品批准文号采用的省市行政区域代码：

11 北京市、12 天津市、13 河北省、14 山西省、15 内蒙古自治区、21 辽宁省、22 吉林省、23 黑龙江省、31 上海市、32 江苏省、33 浙江省、34 安徽省、35 福建省、36 江西省、37 山东省、41 河南省、42 湖北省、43 湖南省、44 广东省、45 广西壮族自治区、46 海南省、50 重庆市、51 四川省、52 贵州省、53 云南省、54 西藏自治区、61 陕西省、62 甘肃省、63 青海省、64 宁夏回族自治区、65 新疆维吾尔自治区、10 原卫生部、19，20 原国家药监局。例如：

盐酸小檗碱片	国药准字 H37022806
复方草珊瑚含片	国药准字 Z36021460
络活喜	国药准字 H10950224
奥麦伦	国药准字 H19980114
尼美舒利干混悬剂	国药准字 H20000381
重组人干扰素 $\alpha_1 b$	国药准字 S10950052

2. 2002 年 1 月 1 日以后批准的格式

xxxxxxxx 为 +4 位年号 +4 位顺序号。举例：

可威	国药准字 H20065415
凯孚	国药准字 S20090032

优诺安　　　　　　　　国药准字 H20090295

3.《进口药品注册证》证号的格式　《进口药品注册证》证号的格式为：H（Z，S）+4 位年号 +4 位顺序号。《医药产品注册证》（港、澳、台）证号的格式为：H（Z，S）C+4 位年号 +4 位顺序号。新药证书号的格式为：国药证字 H（Z，S）+4 位年号 +4 位顺序号。

（五）采购药品的要求

药品生产企业、药品经营企业、医疗机构必须从具有药品生产、经营资格的企业购进药品；但是，购进没有实施批准文号管理的中药材除外。具有药品生产、经营资格的企业是指依照法定程序取得《药品生产许可证》（或《药品经营许可证》）和营业执照，即一证一照齐全的企业。

（六）特殊管理的药品

国家对麻醉药品、精神药品、医疗用毒性药品、放射性药品，实行特殊管理。

1. 麻醉药品　是指连续使用后易产生身体依赖性，能成瘾的药品。

知识链接

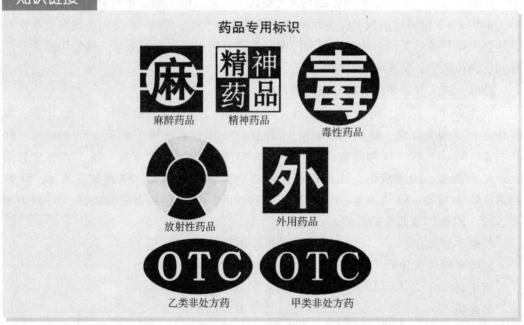

药品专用标识

麻醉药品　精神药品　毒性药品　放射性药品　外用药品　乙类非处方药　甲类非处方药

2. 精神药品　是指直接作用于中枢神经系统，使之兴奋或抑制，连续使用能产生依赖性的药品。精神药品依据对人体产生的依赖性和危害人体健康程度的不同，分为第一类和第二类。

3. 毒性药品　是指毒性剧烈、治疗剂量与中毒剂量相近，使用不当会致人中毒或死亡的药品。

4. 放射性药品　是指用于临床诊断或治疗的放射性核素制剂或其标记药物。

以上四类是医疗、科研不可缺少的药物，用之得当，可防病治病，减轻病人的痛苦；用之不当，就会起毒害作用，影响社会安定。因此，法律规定对其实行特殊管理。

（七）国家实行的几项药品制度

1. 国家实行中药品种保护制度　中药品种保护的范围是中国境内生产制造的中药品种，包括中成药、天然药物的提取物及其制剂和中药人工制成品。凡符合下列条件之一的中药品种，可以申请一级保护：①对特定疾病有特殊疗效的；②相当于国家一级保护野生药材物种的人工制成品；③用于预防和治疗特殊疾病的。凡符合下列条件之一的中药品种，可以申请二级保护：①符合上述条件之一的品种或者已经解除一级保护的品种；②对特定疾病有显著疗效的；③从天然药物中提取的有效物质及特殊制剂。中药一级保护品种的保护期限分别为 30 年、20 年、10 年。二级保护品种的保护期限为 7 年。期满可以续延，延长期限不超过第一次批准的时间。

2. 国家对药品实行处方药与非处方药分类管理制度　根据药品品种、规格、适应证、剂量及给药途径的不同，将药品分为处方药和非处方药。处方药是指必须凭执业医师或执业助理医师处方才可调配、购买和使用的药品。非处方药（简称 OTC），是指由国务院药品监督管理部门公布的，不需要凭执业医师和执业助理医师处方，消费者可以自行判断、购买和使用的药品；将处方药与非处方药分类管理制度法制化，是我国医药卫生事业发展、医疗卫生体制改革和药品监督管理深化改革的一件大事，对促进我国药品监督管理模式与国际接轨，保障人民用药安全有效，增强人们自我保健、自我药疗意识，合理利用医疗卫生与药品资源，具有重大作用。对药品实行处方药与非处方药分类管理，作为科学管药、合理用药的药品管理制度，已被许多国家普遍采用。

3. 国家实行药品储备制度　国内发生重大灾情、疫情及其他突发事件时，国务院规定的部门可以紧急调用企业药品。

（八）关于进出口药品的规定

国家禁止进口疗效不确、不良反应大或者因其他原因危害人体健康的药品。对进口药品规定如下：

1. 药品进口，须经国务院药品监督管理部门组织审查，批准并发给进口药品注册证书。《进口药品注册证》有效期为 5 年。

2. 药品必须从允许药品进口的口岸进口，并由进口药品的企业向口岸所在地药品监督管理部门登记备案。海关凭药品监督管理部门出具的《进口药品通关单》放行。无《进口药品通关单》海关不得放行。

3. 口岸所在地药品监督管理部门应当通知药品检验机构按照国务院药品监督管理部门的规定对进口药品进行抽查检验，并依照规定收取检验费。

4. 对国内供应不足的药品，国务院有权限制或者禁止出口。

5. 进口、出口麻醉药品和国家规定范围内的精神药品，必须持有国务院药品监督管理部门发给的《进口准许证》《出口准许证》。

（九）药品检验的规定

国务院药品监督管理部门对下列药品在销售前或者进口时，指定药品检验机构进行检验；检验不合格的，不得销售或者进口。

1. 国务院药品监督管理部门规定的生物制品。

2. 首次在中国销售的药品。这里指国内或国外药品生产企业第一次在中国销售的药品，包括不同生产企业生产的相同品种。

3. 国务院规定的其他药品。

（十）对有关药品从业人员卫生要求的法律规定

药品生产企业、药品经营企业和医疗机构直接接触药品的工作人员，必须每年进行健康检查。患有传染病或者其他可能污染药品的疾病的，不得从事直接接触药品的工作。

（十一）药品包装的管理

1. 药品包装材料容器的管理　直接接触药品的包装材料和容器，必须符合药用要求，符合保障人体健康、安全的标准，并由药品监督管理部门在审批药品时一并审批。药品包装必须适合药品质量的要求，方便储存、运输和医疗使用。发运中药材必须有包装。在每件包装上，必须注明品名、产地、日期、调出单位，并附有质量合格的标志。

2. 药品的标签和说明书　药品包装必须按照规定印有或者贴有标签并附有说明书。标签或者说明书上必须注明药品的通用名称、成分、规格、生产企业、批准文号、产品批号、生产日期、有效期、适应证或者功能主治、用法、用量、禁忌、不良反应和注意事项。麻醉药品、精神药品、医疗用毒性药品、放射性药品、外用药品和非处方药的标签，必须印有规定的标志。

课堂互动

你在药店买药时是否注意药品的包装，如果包装破损你还会购买吗？如果包装破损继续销售违法吗？课后找到身边的药品，查验包装标识、标签、说明书、合格证、封口签、封口胶条、瓶口严密程度等是否符合要求、内外包装是否一致等。

（十二）药品价格和广告的管理

1. 药品价格管理的规定　实行政府定价、政府指导价的药品：政府价格主管部门应当依照价格法规定的定价原则，依据社会平均成本、市场供求状况和社会承受能力合理制定和调整价格，做到质价相符，消除虚高价格，保护用药者的正当利益。药品的生产、经营企业和医疗机构必须执行政府定价、政府指导价，不得以任何形式擅自提高价格。根据有关规定，目前我国实行政府定价或政府指导价的药品有：列入国家基本医疗保险药品目录的药品及其他生产经营具有垄断性的少量特殊药品，包括国家计划生产供应的精神、麻醉、预防免疫、计划生育等药品。实行政府指导价的药品，由价格主管部门制定最高零售价格，药品零售单位及医疗机构在不突破政府制定的最高零售价格的前提下，制定实际销售价格。药品定价实行统一政策，分级管理。

实行市场调节价的药品：政府定价、政府指导价药品目录以外的药品，实行市场调节价。药品的生产、经营企业和医疗机构应当按照公平、合理和诚实信用、质价相符的原则制定价格，为用药者提供价格合理的药品。应当遵守国务院价格主管部门关于药价管理的规定，制定和标明药品零售价格，禁止暴利和损害用药者利益的价格欺诈行为。药品生产和经营企业购销药品时，必须明码标注实际价格。医疗机构与患者结算费用时，有义务向患者提供所用药品的品种、数量和价格。医疗保险定点医疗机构还应当按照规定的办法如实公布其常用药品的价格，加强合理用药的管理。禁止药品的生产企业、经营企业和医疗机构在药品购销中账外暗中给予、收受回扣或者其他利益。禁止药品的生产企业、经营企业或者其代理人以任何名义给予使用其药品的医疗机构的负责人、药品采购人员、医师等有关人员以财物或者其他利益。禁止医疗机构的负责人、药品采购人员、医师等有关人员以任何名义收受药品的生产企业、经营企业或者其代理人给予的财物或者其他利益。

2. 药品广告的管理　药品广告的审批发布：药品广告，应当向药品生产企业所在地省、自治区、直辖市人民政府药品监督管理部门报送有关材料。省、自治区、直辖市人民政府药品监督管理部门应当自收到有关材料之日起 10 个工作日内作出是否核发药品广告批准文号的决定。发布进口药品广告，应当依照前款规定向进口药品代理机构所在地省、自治区、直辖市人民政府药品监督管理部门申请药品广告批准文号。在药品生产企业所在地和进口药品代理机构所在地以外的省、自治区、直辖市发布药品广告的，发布广告的企业应当在发布前向发布地省、自治区、直辖市人民政府药品监督管理部门备案。

处方药广告：处方药可以在国务院卫生行政部门和国务院药品监督管理部门共同指定的医学、药学专业刊物上介绍，但不得在大众传播媒介发布广告或者以其他方式进行以公众为对象的广告宣传。

药品广告的内容必须真实、合法，以国务院药品监督管理部门批准的说明书为准，不得含有虚假的内容。药品广告不得含有不科学的表示功效的断言或者保证；不得利用国家机关、医药科研单位、学术机构或者专家、学者、医师、患者的名义和形象作证明。非药品不得在其包装、标签、说明书及有关宣传资料上进行含有预防、治疗、诊断人体疾病等有关内容的宣传；但是，法律、行政法规另有规定的除外。

药品广告的监督管理：省、自治区、直辖市人民政府药品监督管理部门应当对其批准的药品广告进行检查，对于违反本法和《中华人民共和国广告法》的广告，应当向广告监督管理机关通报并提出处理建议，广告监督管理机关应当依法作出处理。对违法发布药品广告，情节严重的，省、自治区、直辖市人民政府药品监督管理部门可以予以公告。

课堂互动

你注意过医药商品广告吗？都是以何种形式发布的？有违规违法现象吗？

（十三）药品监督

1. 对药品监督管理部门和人员的要求 药品监督管理部门有权按照法律、行政法规的规定对药品的生产、经营以及医疗机构使用药品的事项进行监督检查，有关单位和个人不得拒绝和隐瞒。监督检查时，必须出示证明文件，对监督检查中知悉的被检查人的技术秘密和业务秘密应当保密。根据监督检查的需要，可以对药品质量进行抽查检验。抽查检验应当按照规定抽样，并不得收取任何费用。所需费用按照国务院规定列支。药品监督管理部门依法对有证据证明可能危害人体健康的药品及其有关证据材料采取查封、扣押的行政强制措施的，应当自采取行政强制措施之日起7日内作出是否立案的决定；需要检验的，应当自检验报告书发出之日起15日内作出是否立案的决定；不符合立案条件的，应当解除行政强制措施；需要暂停销售和使用的，应当由国务院或者省、自治区、直辖市人民政府的药品监督管理部门作出决定。药品监督管理部门及其设置的药品检验机构和确定的专业从事药品检验的机构及工作人员不得参与药品生产经营活动，不得以其名义推荐或者监制、监销药品。

2. 药品质量公告制度 国务院和省、自治区、直辖市人民政府的药品监督管理部门应当定期公告药品质量抽查检验的结果；公告不当的，发布部门应当自确认公告不当之日起5日内，在原公告范围内予以更正。

3. 申请复验的有关规定 当事人对药品检验机构的检验结果有异议的，可以自收到药品检验结果之日起七日内向原药品检验机构或者上一级药品监督管理部门设置或者确定的药品检验机构申请复验，也可以直接向国务院药品监督管理部门设置或者确定的药品检验机构申请复验。受理复验的药品检验机构必须在国务院药品监督管理部门规定的时间内作出复验结论。

4. 反对不正当竞争 地方人民政府和药品监督管理部门不得以要求实施药品检验、审批等手段限制或者排斥非本地区药品生产企业依照本法规定生产的药品进入本地区。

5. 国家实行药品不良反应报告制度 药品不良反应简称 ADR（Adverse Drug Reaction），是指合格药品在正常用法、用量情况下，出现的与治疗目的无关的或意外的有害反应。药品不良反应分4类：

（1）对人体有害的副作用 是治疗剂量的药物所产生的某些与防治目的无关的作用。如阿托品通常被用于解除肠胃痉挛而引起口干等。因为，这种作用是在治疗剂量下同时出现的，所以其副作用是难以避免的。

（2）毒性反应 虽然也是常规使用剂量，但由于使用者的年龄、体质状况而造成相对药物剂量过大或用药时间过长引起的反应。这类反应对人体危害较大。临床常见的毒性反应有：中枢神经反应、造血系统反应、肝肾损害、心血管系统反应等。

（3）**过敏反应**　也称变态反应，只有特异质的病人才能出现，与药物剂量无关。临床常见的过敏反应有全身性反应、皮肤反应等。

（4）**其他不良反应**　由于长期使用抗菌药物而出现的菌群失调，二重感染，某些药物产生的依赖性、致突变、致畸、致痛及其他不良反应等。国家对药品不良反应实行逐级、定期报告制度。严重或罕见的药品不良反应须随时报告，必要时可以越级报告。药品不良反应的报告范围是：①上市 5 年以内的药品和列为国家重点监测的药品，报告该药品引起的所有可疑的不良反应。②上市 5 年以上的药品，主要报告该药品引起的严重、罕见或新的不良反应。药品生产经营企业和医疗机构必须经常考察本单位所生产、经营、使用的药品质量、疗效和反应。发现可能与用药有关的严重不良反应，必须及时向当地省、自治区、直辖市人民政府药品监督管理部门和卫生行政部门报告。对已确认发生严重不良反应的药品，国务院或者省、自治区、直辖市人民政府的药品监督管理部门可以采取停止生产、销售、使用的紧急控制措施，并应当在 5 日内组织鉴定，自鉴定结论作出之日起 15 日内依法作出行政处理决定。

（十四）法律责任

1. 生产、销售假药应承担的法律责任　行政处罚包括：①没收违法生产、销售的药品和违法所得；②并处违法生产、销售药品货值金额（以违法生产、销售药品的标价计算；没有标价的，按照同类药品的市场价格计算）2 倍以上 5 倍以下的罚款；③有药品批准证明文件的予以撤销（药品批准证明文件包括药品批准文号、新药证书、进口药品注册证等），并责令停产、停业整顿；④情节严重的，吊销《药品生产许可证》《药品经营许可证》或者《医疗机构制剂许可证》。刑事处罚是指依据我国《刑法》第 141 条的规定，生产、销售假药，足以严重危害人体健康的，处 3 年以下有期徒刑者拘役，并处或者单处销售金额 50% 以上 2 倍以下罚金；对人体健康造成严重危害的，处 3 年以上 10 年以下有期徒刑，并处销售金额 50% 以上 2 倍以下罚金；致人死亡或者对人体健康造成特别严重危害的，处 10 年以上有期徒刑、无期徒刑或者死刑，并处销售金额 50% 以上 2 倍以下罚金或者没收财产。修订后的《刑法》明确规定：本条所称假药，是指依照《中华人民共和国药品管理法》的规定属于假药和按假药处理的药品、非药品。

2. 生产、销售劣药应承担的法律责任　行政处罚包括：

①没收违法生产、销售的药品和违法所得。

②并处违法生产、销售药品货值金额 1 倍以上 3 倍以下的罚款。

③情节严重的，责令停产、停业整顿或者撤销药品批准证明文件、吊销《药品生产许可证》《药品经营许可证》或者《医疗机构制剂许可证》。

刑事处罚是指依据我国《刑法》第 142 条的规定，生产、销售劣药，对人体健康造成严重危害的，处 3 年以上 10 年以下有期徒刑，并处销售金额 50% 以上 2 倍以下罚金；后果特别严重的，处 10 年以上有期徒刑或者无期徒刑，并处销售金额 50% 以上 2 倍以下罚金或者没收财产。本条所称劣药，是指依照《中华人民共和国药品管理法》的规定属于劣药的药品。

3. **生产销售假劣药品的有关人员应承担的法律责任** 从事生产、销售假药及生产、销售劣药情节严重的企业或者其他单位，其直接负责的主管人员和其他直接责任人员10 年内不得从事药品生产、经营活动。对生产者专门用于生产假药、劣药的原辅材料、包装材料、生产设备予以没收。

4. **知道属于假劣药品而为其提供运输、保管、仓储等便利条件应承担的法律责任** 知道或者应当知道属于假劣药品而为其提供运输、保管、仓储等便利条件的。①没收全部运输、保管、仓储的收入；②并处违法收入 50% 以上 3 倍以下的罚款；③构成犯罪的，依法追究刑事责任。

5. **药品经营企业等未按照规定实施有关规范应承担的法律责任** 药品的生产企业、经营企业、药物非临床安全性评价研究机构、药物临床试验机构未按照规定实施《药品生产质量管理规范》《药品经营质量管理规范》药物非临床研究质量管理规范、药物临床试验质量管理规范的。①给予警告，责令限期改正；②逾期不改正的，责令停产、停业整顿；③并处 5000 元以上 2 万元以下的罚款；④情节严重的，吊销《药品生产许可证》《药品经营许可证》和药物临床试验机构的资格。

6. **有关单位从无许可证的企业购进药品应承担的法律责任** 药品的生产企业、经营企业或者医疗机构违反本法规定，从无《药品生产许可证》《药品经营许可证》的企业购进药品的。①责令改正，没收违法购进的药品；②并处违法购进药品货值金额 2 倍以上 5 倍以下的罚款；③有违法所得的，没收违法所得；④情节严重的，吊销《药品生产许可证》《药品经营许可证》或者医疗机构执业许可证书。

7. **违反许可证和药品批准证明文件的规定应承担的法律责任** 伪造、变造、买卖、出租、出借许可证或者药品批准证明文件的，①没收违法所得；②并处违法所得 1 倍以上 3 倍以下的罚款；没有违法所得的，处 2 万元以上 10 万元以下的罚款；③情节严重的，并吊销卖方、出租方、出借方的《药品生产许可证》《药品经营许可证》《医疗机构制剂许可证》或者撤销药品批准证明文件；④构成犯罪的，依法追究刑事责任。提供虚假的证明、文件资料样品或采取其他欺骗手段取得许可证或者药品批准证明、文件的吊销许可证或者撤销药品批准证明文件，5 年内不受理其申请；并处 1 万元以上 3 万元以下的罚款。

8. **药品经营企业违反药品购销记录及销售制度的法定要求应承担的法律责任** 药品经营企业违反本法关于药品购销记录及销售制度的法定要求的，①责令改正，给予警告；②情节严重的，吊销《药品经营许可证》。

9. **违法购销药品应承担的法律责任** 药品的生产经营企业、医疗机构在药品购销中暗中给予、收受回扣或者其他利益的，药品的生产企业、经营企业或者其代理人给予使用其药品的医疗机构的负责人、药品采购人员、医师等有关人员以财物或者其他利益的，①由工商行政管理部门处 1 万元以上 20 万元以下的罚款；②有违法所得的，予以没收；③情节严重的，由工商行政管理部门吊销药品生产企业、药品经营企业的营业执照，并通知药品监督管理部门，由药品监督管理部门吊销其《药品生产许可证》《药品经营许可证》；④构成犯罪的，依法追究刑事责任。药品的生产企业、经营企业的负责人、采购人员等有关人员在药品购销中收受其他生产企业、经营企业或者其代理人给予的财物或者其他利益的，依法给予处分，没收违法所得；构成犯罪的，依法追究刑事责任。

10. 关于民事赔偿责任的规定　药品的生产企业、经营企业、医疗机构违反本法规定，给药品使用者造成损害的，依法承担赔偿责任。

11. 关于从重处罚的情形　违反《药品管理法》和实施条例的规定，有下列行为之一的，由药品监督管理部门在《药品管理法》和本条例规定的处罚幅度内从重处罚：

以麻醉药品、精神药品、医疗用毒性药品、放射性药品冒充其他药品，或者以其他药品冒充上述药品的；生产、销售以孕产妇、婴幼儿及儿童为主要使用对象的假药、劣药的；生产、销售的生物制品、血液制品属于假药、劣药的；生产、销售、使用假药、劣药，造成人员伤害后果的；生产、销售、使用假药、劣药，经处理后重犯的；拒绝、逃避监督检查，或者伪造、销毁、隐匿有关证据材料的，或者擅自动用查封、扣押物品的。

12. 关于行使行政处罚权机关的规定　以上涉及的行政处罚包括：①警告；②没收违法生产、销售的药品和违法所得；③罚款；④责令停产、停业；⑤吊销有关的药品许可证、撤销药品批准证明文件等。上述行政处罚由县级以上药品监督管理部门按照国务院药品监督管理部门规定的职责分工决定。例如，吊销《药品生产许可证》由省级人民政府药品监督管理部门监督决定；吊销零售企业《药品经营许可证》应由发证的县级以上药品监督管理部门决定；撤销新药证书、药品批准文号和进口药品注册证，应由国务院药品监督管理部门决定。药品监督管理部门设置的派出机构，有权做出《药品管理法》和本条例规定的警告、罚款、没收违法生产、销售的药品和违法所得的行政处罚。

第三节　药品经营质量管理规范

《药品经营质量管理规范》的英文是 Good Supply Practice，英文缩写为 GSP，意为良好的供应规范。1982 年，日本的 GSP 被介绍到我国。1984 年 6 月，原国家医药管理局发布了该规范的试行版，这是我国医药商品流通环节（购进、验收、储存、养护、销售）第一套正式质量管理程序，引起医药商业系统的广泛重视，收到了良好的效果。1992 年，原国家医药管理局正式发布了《医药商品质量管理规范》修订版。2000 年，国家药品监督管理局总结了过去几十年药品经营质量管理的经验，发布了新版 GSP 及实施细则，并更名为《药品经营质量管理规范》，进一步完善了 GSP 制度，为大力推进药品经营企业的 GSP 改造，提高药品经营企业人员素质，规范市场行为，保障人民群众用药安全、有效起到了很好的作用。2001 年 2 月 28 日新修订的《中华人民共和国药品管理法》第十六条明确规定，药品经营企业必须按照国务院药品监督管理部门制定的《药品经营质量管理规范》经营药品，这为经营企业实施 GSP 奠定了法律基础。

《药品经营质量管理规范》规定，药品经营企业应在药品的购进、储运和销售等环节实行质量管理,建立包括组织结构、职责制度、过程管理和设施设备等方面的质量体系,并使之有效运行。GSP 是药品经营质量管理的基本准则,适用于中华人民共和国境内经营药品的专营或兼营企业。

一、药品批发的质量管理

(一) 管理职责

1. 企业主要负责人、质量领导组织和质量管理机构的职责 企业主要负责人应保证企业执行国家有关法律、法规及本规范,对企业经营药品的质量负领导责任。企业应建立以主要负责人为首,包括进货、销售、储运等业务部门负责人和企业质量管理机构负责人在内的质量领导组织。其具体职能是:组织并监督企业遵守法律、法规和行政规章;组织并监督实施企业质量方针;负责企业质量管理部门的设置,确定各部门质量管理职能;审定企业质量管理制度;研究和确定企业质量管理工作的重大问题;确定企业质量奖惩措施。企业应设置专门的质量管理机构,行使质量管理职能,在企业内部对药品质量具有裁决权。质量管理机构下设质量管理组、质量验收组。

2. 质量管理制度 企业应依据有关法律、法规及本规范,结合企业实际制定质量管理制度,并定期检查和考核制度执行情况。企业制定的质量管理制度应包括以下内容:

(1) 质量方针和目标管理。

(2) 质量体系的审核。

(3) 有关部门、组织和人员的质量责任。

(4) 质量否决的规定。

(5) 质量信息管理。

(6) 首营企业和首营品种的审核。

(7) 质量验收和检验的管理。

(8) 仓储保管、养护和出库复核的管理。

(9) 有关记录和凭证的管理。

(10) 特殊管理药品的管理。

(11) 有效期药品、不合格药品和退货药品的管理。

(12) 质量事故、质量查询和质量投诉的管理。

(13) 药品不良反应报告的规定。

(14) 卫生和人员健康状况的管理。

(15) 质量方面的教育、培训及考核的规定。

(二) 人员与培训

1. 关键岗位人员 企业主要负责人、企业质量管理工作负责人、质量管理机构负责人、药品检验部门负责人及从事质量管理和检验工作的人员为质量控制关键岗位。任职资格必须具备现代科学管理知识及专业技术知识。其中质量管理工作的负责人、质量管理机构负责人和药品检验部门的负责人，大中型企业应具有主管药师或药学相关专业工程师（含）以上的技术职称；小型企业应具有药师或药学相关专业助理工程师（含）以上的技术职称；跨地域连锁经营的零售连锁企业质量管理工作负责人，应是执业药师。

2. 职业资格证书制度 在国家有就业准入规定岗位工作的人员，需通过职业技能鉴定并取得职业资格证书后方可上岗。

3. 培训要求 企业（包括批发和零售）应定期对各类人员进行药品法律、法规、规章和专业技术、药品知识、职业道德等的教育或培训，并建立档案。

4. 健康检查 企业（包括批发和零售）每年应组织直接接触药品的人员进行健康检查，并建立健康档案。发现患有精神病、传染病或者其他可能污染药品疾病的患者，应调离直接接触药品的岗位。

（三）设施与设备

企业应有与经营规模相适应的营业场所、仓库及辅助、办公用房。营业场所应明亮、整洁。库区地面平整，无积水和杂草，无污染源，并做到储存作业区、辅助作业区、办公生活区分开一定距离或有隔离措施，装卸作业场所有顶棚。

1. 企业应有适宜药品分类保管和符合药品储存要求的库房 仓库面积（指建筑面积，下同）大型企业不应低于 $1500m^2$，中型企业不应低于 $1000m^2$，小型企业不应低于 $500m^2$。根据所经营药品的储存要求，设置不同温、湿度条件的仓库。其中冷库温度为 $2℃～1℃$；阴凉库温度不高于 $20℃$；常温库温度为 $0℃～30℃$；各库房相对湿度应保持在 $45\%～75\%$。仓库应划分待验库（区）、合格品库（区）、发货库（区）、不合格品库（区）、退货库（区）等专用场所，经营中药饮片还应划分零货称取专库（区）。以上各库（区）均应设有明显标志。

2. 仓库应有的设施和设备

（1）保持药品与地面之间有一定距离的设备。

（2）避光、通风和排水的设备。

（3）检测和调节温、湿度的设备。

（4）防尘、防潮、防霉、防污染以及防虫、防鼠、防鸟等设备。

（5）符合安全用电要求的照明设备。

（6）适宜拆零及拼箱发货的工作场所和包装物料等的储存场所和设备。

（7）储存麻醉药品、一类精神药品、医疗用毒性药品、放射性药品的专用仓库应具有相应的安全保卫措施。

3. 分装中药饮片应有固定的分装室，其环境应整洁，墙壁、顶棚无脱落物。

（四）进货

1. 进货程序 企业应编制购货计划，并以药品质量作为重要依据。同时应把质量放在选择药品和供货单位条件的首位，制定出能够确保购进的药品符合质量要求的进货程序。此程序应包括以下环节：

（1）确定供货企业的法定资格及质量信誉。

（2）审核所购入药品的合法性和质量可靠性。

（3）对与本企业进行业务联系的供货单位销售人员进行合法资格的验证。

（4）对首营品种，填写首次经营药品审批表，并经企业质量管理机构和企业主管领导的审核批准。

（5）签订有明确质量条款的购货合同。工商间购销合同中应明确：药品质量符合质量标准和有关质量要求；附产品合格证；药品包装符合有关规定和货物运输要求。除此之外，商商间购销合同中，购入进口药品，供应方应提供符合规定的证书和文件。

（6）购货合同中质量条款的执行。

2. 购进药品应符合的条件

（1）合法企业所生产或经营的药品。

（2）具有法定的质量标准。

（3）除国家未规定的以外，应有法定的批准文号和生产批号。进口药品应符合规定。

（4）包装和标识符合有关规定和储运要求。

（5）中药材应标明产地。

3. 建立首营企业和首营品种管理制度

首营企业是指购进药品时，与本企业首次发生供需关系的药品生产或经营企业。对首营企业应进行包括资格和质量保证能力的审核。审核由业务部门会同质量管理机构共同进行。除审核有关资料外，必要时应实地考察。经审核批准后，方可从首营企业进货。首营品种是指本企业向某一药品生产企业首次购进的药品。企业对首营品种（含新规格、新剂型、新包装等）应进行合法性和质量基本情况的审核，包括核实药品的批准文号和取得质量标准，审核药品的包装、标签、说明书等是否符合规定，了解药品的性能、用途、检验方法、储存条件以及质量信誉等内容。审核合格后方可经营。

4. 建立完整真实的购进记录

购进药品，应按国家有关规定建立完整的购进记录。记录应注明药品的品名、剂型、规格、有效期、生产厂商、供货单位、购进数量、购货日期等项内容。购进记录应保存至超过药品有效期1年，但不得少于3年。

（五）验收与检验

药品质量验收包括药品外观的性状检查和药品内外包装及标识的检查。包装、标识主要检查以下内容：

（1）每件包装中，应有产品合格证。

（2）药品包装的标签和所附说明书上有生产企业的名称、地址，有药品的品名、规格、批准文号、产品批号、生产日期、有效期等；标签或说明书上还应有药品的成分、适应证或功能主治、用法、用量、禁忌、不良反应、注意事项以及贮藏条件等。

依据新修订的《药品管理法》，国家药品监督管理局规定：凡 2001 年 12 月 1 日后生产和上市销售的药品必须标明有效期，未标明有效期的药品不得生产、销售。过去未规定有效期的中药，生产企业应根据中药既往储存时间和质量的实际情况，在保证药品质量、承担相应质量责任的前提下确定有效期，但有效期最长时间期限一般不得超过 5 年。标注有效期的方式，可以在包装、标签和说明书上加盖或加印有效期至 x 年 x 月。

（3）特殊管理药品、外用药品包装的标签或说明书上要有规定的标识和警示说明 处方药和非处方药按分类管理要求，标签、说明书上有相应的警示语或忠告语；非处方药的包装有国家规定的专有标识。

（4）进口药品，其包装的标签应以中文注明药品的名称、主要成分以及注册证号，并有中文说明书。还应有符合规定的《进口药品注册证》等有关证明文件。

（5）中药材和中药饮片应有包装，并附有质量合格的标志 每件包装上，中药材标明品名、产地、供货单位；中药饮片应标明品名、生产企业、生产日期等。实施文号管理的中药材和中药饮片，在包装上还应标明批准文号。药品验收应做好记录。验收记录记载供货单位、数量、到货日期、品名、剂型、规格、批准文号、批号、生产厂商、有效期、质量状况、验收结论和验收人员等项内容。对特殊管理的药品，应实行双人验收制度。首营品种应进行内在质量检验。验收记录应保存至超过药品有效期 1 年，但不得少于 3 年。

（六）储存与养护

药品应按规定的储存要求专库、分类存放。储存中应遵守以下几点：

（1）药品按温、湿度要求储存于相应的库中。做好库房温、湿度的监测和管理。每日上、下午各一次定时对库房温、湿度进行记录。如库房温、湿度超出规定范围，应及时采取调控措施，并予以记录。

（2）在库药品均应实行色标管理。其统一标准是：待验药品库（区）、退货药品库（区）为黄色；合格药品库（区）、零货称取库（区）、待发药品库（区）为绿色；不合格药品库（区）为红色。

（3）搬运和堆垛应严格遵守药品外包装图式标志的要求，规范操作。怕压药品应控制堆放高度，定期翻垛。

（4）药品与仓库地面、墙、顶、散热器之间应有相应的间距或隔离措施。药品与墙、屋顶（房梁）的间距不小于 30cm，与库房散热器或供暖管道的间距不小于 30cm，与地面的间距不小于 10cm。

（5）药品应按批号集中堆放。效期药品应分类相对集中存放，按批号及效期远近依次或分开堆码并有明显标志。对近效期药品，应按月填报效期报表。

（6）药品与非药品、内用药与外用药、处方药与非处方药之间应分开存放；易串味的药品、中药材、中药饮片以及危险品等应与其他药品分开存放。

（7）麻醉药品、一类精神药品、医疗用毒性药品、放射性药品应当专库或专柜存放，双人双锁保管，专账记录。

（七）出库与运输

1. 药品出库的原则　药品出库应遵循先产先出、近期先出和按批号发货的原则。

2. 复核　药品出库应进行复核和质量检查。麻醉药品、一类精神药品、医疗用毒性药品应建立双人核对制度。药品出库时，应按发货或配送凭证对实物进行质量检查和数量、项目的核对。如发现以下问题应停止发货或配送，并报有关部门处理：

（1）药品包装内有异常响动和液体渗漏。

（2）外包装出现破损、封口不牢、衬垫不实、封条损坏等现象。

（3）包装标识模糊不清或脱落。

（4）药品已超出有效期。

3. 运输　对有温度要求的药品的运输，应根据季节温度变化和运程采取必要的保温或冷藏措施。麻醉药品、一类精神药品、医疗用毒性药品和危险品的运输应按有关规定办理。搬运、装卸药品应轻拿轻放，严格按照外包装图示标志要求堆放和采取防护措施。

（八）销售与售后服务

1. 对销售人员的要求

（1）销售人员应正确介绍药品，不得虚假夸大和误导用户。

（2）药品销售人员不得在其他企业兼职进行药品购销活动。

（3）从事药品销售的人员必须符合下列条件：①具有高中以上文化水平，并接受相应的专业知识和药事法规培训，经职业技能鉴定考核合格持证上岗；②在法律上无不良品行记录。

（4）药品销售人员销售药品时，必须出具下列证件：①加盖本企业公章的药品经营许可证、营业执照的复印件；②加盖本企业公章和企业法定代表人印章或签字的企业法定代表人的委托授权书原件；③药品销售人员的身份证。

2. 对销售药品的要求　企业应依据有关法律、法规和规章，将药品销售给具有合法资格的单位。药品营销宣传应严格执行国家有关广告管理的法律、法规，宣传的内容必须以国家药品监督管理部门批准的药品使用说明书为准。销售应开具合法票据，并按规定建立销售记录，做到票、帐、货相符。销售票据和记录应按规定保存。销售记录应保存至超过药品有效期1年，但不得少于3年。药品批发和零售连锁企业应按照国家有关药品不良反应报告制度的规定和企业相关制度，注意收集由本企业售出药品的不良反应情况。发现不良反应情况，应按规定上报有关部门。

二、药品零售的质量管理

（一）管理职责

药品零售和零售连锁企业应遵照依法批准的经营方式和经营范围从事经营活动，应在营业店堂的显著位置悬挂药品经营企业许可证、营业执照以及与执业人员要求相符的执业证明。连锁门店应在门店前悬挂本连锁企业的统一商号和标志。企业主要负责人对企业经营药品的质量负领导责任。企业应设置质量管理机构，小型零售企业如果因经营规模较小而未能设置质量管理机构的，应设置质量管理人员，其工作可参照管理机构的职能进行。企业应根据国家有关法律、法规和本规范，并结合企业实际，制定各项质量管理制度。管理制度应定期检查和考核，并建立记录。质量管理制度应包括以下内容：

(1) 有关业务和管理岗位的质量责任。

(2) 药品购进、验收、储存、陈列、养护等环节的管理规定。

(3) 首营企业和首营品种审核的规定。

(4) 药品销售及处方管理的规定。

(5) 拆零药品的管理规定。

(6) 特殊管理药品的购进、储存、保管和销售的规定。

(7) 质量事故的处理和报告的规定。

(8) 质量信息的管理。

(9) 药品不良反应报告的规定。

(10) 卫生和人员健康状况的管理。

(11) 服务质量的管理规定。

(12) 经营中药饮片的，有符合中药饮片购、销、存管理的规定。药品零售连锁门店的质量管理制度，除不包括购进、储存等方面的规定外，应与药品零售企业有关制度相同。

(二) 人员与培训

国家有就业准入规定的岗位，工作人员需通过职业技能鉴定并取得职业资格证书后方可上岗。如医药商品购销员、中药购销员、中药调剂员等均需取得职业资格证书后方可上岗。药品零售中处方审核人员应是执业药师或有药师以上（含药师和中药师）的专业技术职称。企业从事质量管理、检验、验收、保管、养护、营业等工作的人员应经过专业培训，考核合格后持证上岗。

(三) 设施和设备

1. 营业场所和仓库 药品零售企业应有与经营规模相适应的营业场所和药品仓库，并且环境整洁、无污染物。面积不应低于以下标准：大型零售企业营业场所面积 $100m^2$，仓库 $30m^2$；中型零售企业营业场所面积 $50m^2$，仓库 $20m^2$；小型零售企业营业场所面积 $40m^2$，仓库 $20m^2$。零售连锁门店营业场所面积 $40m^2$。企业的营业场所、仓库、办公生活等区域应分开。

2. 药品零售企业营业场所和药品仓库应配置的设备

(1) 便于药品陈列展示的设备。

(2) 符合药品特性要求的常温、阴凉和冷藏保管的设备。

（3）必要的药品检验、验收、养护的设备。

（4）检验和调节温、湿度的设备。

（5）保持药品与地面之间有一定距离的设备。

（6）药品防尘、防潮、防污染和防虫、防鼠、防霉变等设备。

（7）经营中药饮片所需的调配处方和临方炮制的设备。

（8）配备完好的衡器以及清洁卫生的药品调剂工具、包装用品。

（9）销售特殊管理药品的，应配置存放药品的专柜以及保管用设备、工具等。

（四）进货与验收

企业购进药品应以质量为前提，从合法的企业进货。购进药品应有合法票据，并按规定建立购进记录，做到票、帐、货相符。购进票据和记录应保存至超过药品有效期1年，但不得少于2年。药品零售连锁门店不得独立购进药品。进货和验收其他要求与批发企业相同。

（五）陈列与储存

在零售店堂内陈列药品的质量和包装应符合规定。药品应按剂型或用途以及储存要求分类陈列和储存：

（1）药品与非药品、内服药与外用药应分开存放，易串味的药品与一般药品应分开存放。

（2）药品应根据其温湿度要求，按照规定的储存条件存放。

（3）处方药与非处方药应分柜摆放。

（4）特殊管理的药品应按照国家的有关规定存放。

（5）危险品不应陈列。如因需要必须陈列时，只能陈列代用品或空包装。危险品的储存应按国家有关规定管理和存放。

（6）拆零药品应集中存放于拆零专柜，并保留原包装的标签。

（7）中药饮片装斗前应做质量复核，不得错斗、串斗，防止混药。饮片斗前应写正名正字。

（8）陈列药品的货柜及橱窗应保持清洁和卫生，防止人为污染药品。

（9）陈列药品应按品种、规格、剂型或用途分类整齐摆放，类别标签应放置准确、字迹清晰。

（10）对陈列的药品应按月进行检查，发现质量问题要及时处理。

（六）销售与服务

销售药品要严格遵守有关法律、法规和制度，正确介绍药品的性能、用途、禁忌及注意事项药品。

（1）营业时间内，应有执业药师或药师在岗，并佩戴标明姓名、执业药师或其技术职称等内容的胸卡。

（2）销售药品时，应由执业药师或药师对处方进行审核并签字后，方可依据处方调配、销售药品。无医师开具的处方不得销售处方药。对处方所列药品不得擅自更改或代用。对有配伍禁忌或超剂量的处方，应当拒绝调配、销售，必要时需经原处方医生更正或重新签字方可调配和销售。审核、调配或销售人员均应在处方上签字或盖章，处方按有关规定保存备查。

（3）处方药不应采用开架自选的销售方式。

（4）非处方药可不凭处方出售。如顾客要求，执业药师或药师应负责对药品的购买和使用进行指导。

（5）药品销售不得采用有奖销售、附赠药品或礼品销售等方式。

（6）药品拆零销售使用的工具、包装袋应清洁和卫生，出售时应在药袋上写明药品名称、规格、服法、用量、有效期等内容。

（7）销售特殊管理的药品，应严格按照国家有关规定，凭盖有医疗单位公章的医生处方限量供应，销售及复核人员均应在处方上签字或盖章，处方保存2年。

（8）销售的中药饮片应符合炮制规范，并做到计量准确。

（9）在营业店堂内进行的广告宣传，应符合国家有关规定。企业应在零售场所内提供咨询服务，指导顾客安全、合理用药。企业还应在营业店堂明示服务公约，设置意见簿和公布监督电话，对顾客反映的药品质量问题，应认真对待、详细记录、及时处理。

三、药品零售连锁企业有关规定

药品零售连锁企业，是指经营同类药品、使用统一商号的若干个门店，在同一总部的管理下，采取统一采购配送、统一质量标准、采购同销售分离、实行规模化管理经营的组织形式。

（一）机构组成

药品零售连锁企业应由总部、配送中心和若干个门店构成。总部是连锁企业经营管理的核心，配送中心是连锁企业的物流机构，门店是连锁企业的基础，承担日常零售业务。跨地域开办时可设立分部。

（1）总部应具备采购配送、财务管理、质量管理、教育培训等职能。总部质量管理人员及机构应符合药品批发同规模企业标准。

（2）配送中心应具备进货、验收、贮存、养护、出库复核、运输、送货等职能。质量管理人员、机构及设施设备条件，应符合药品批发同规模企业标准。配送中心是该连锁企业服务机构，只准向该企业连锁范围内的门店进行配送，不得对该企业外部进行批发、零售。

（3）门店按照总部的制度、规范要求，承担日常药品零售业务。门店的质量管理人员应符合同规模药店质量管理人员标准。门店不得自行采购药品。

（二）开办程序

药品零售连锁企业，应按程序通过省（区、市）药品监督管理部门审查，并取得《药品经营许可证》。药品零售连锁企业门店通过地市级药品监督管理部门审查，并取得《药品经营许可证》。药品零售连锁企业在其他商业企业或宾馆、机场等服务场所设立的柜台，只能销售乙类非处方药。

（三）跨地域开办药品零售连锁门店

通过 GMP 认证的药品零售连锁企业方可跨地域开办药品零售连锁分部或门店。

（1）跨地域开办的药品零售连锁分部，由配送中心和若干个门店构成。

（2）药品零售连锁企业的配送中心能够跨地域配送的，该企业可以跨地域设门店。

（3）跨地域开办的药品连锁经营企业，由所跨地域的上一级药品监督管理部门在开办地药品监督管理部门审查的基础上审核，同意后通知开办地发给《药品经营许可证》。

（4）开办地药品监督管理部门的审查工作要严格掌握开办条件，不允许放宽条件审查和超越条件刁难。审查工作在 15 日内完成并上报审查结果。

第四节　药品包装及说明书规范

一、药品包装的基本要求

（一）应适应不同流通条件的需要

药品在流通领域中可受到运输装卸条件、储存时间、气候变化等情况的影响，所以药品的包装应与这些条件相适应。如怕冻药品发往寒冷地区时，要加防寒包装；药品包装措施应按相对湿度最大的地区考虑等。同样，在对出口药品进行包装时应充分考虑出口国的具体情况，将因包装而影响药品质量的可能性降低到最低限度。

（二）应和内容物相适应

包装应结合所盛装药品的理化性质和剂型特点，分别采取不同措施。如遇光易变质，露置空气中易氧化的药品，应采用遮光容器；瓶装的液体药品应采取防震、防压措施。

（三）要符合标准化要求

符合标准化要求的包装有利于保证药品质量；便于药品运输、装卸与储存；便于识别与计量，有利于现代化港口的机械化装卸；有利于包装、运输、储存费用的减少。

此外，药品包装还有一些具体要求，如药品包装（包括运输包装）必须加封口、封签、封条或使用防盗盖、瓶盖套等；标签必须贴牢、贴正，不得与药物一起放入瓶内；凡封签、标签、包装容器等有破损的，不得出厂和销售。特殊管理药品、非处方药及外用药品的标签上必须印有规定的标志。在国内销售的药品的包装、标签、说明书必须使用中文，不能使用繁体字、异体字，如加注汉语拼音必须以中文为主体；在国内销售的进口药品，必须附中文使用说明。凡使用商品名的西药制剂，必须在商品名下方的括号内标明法定通用名称等。

二、包装的类别与材料

（一）包装的类别

1. 按包装在流通领域中的作用分类

（1）销售包装（内包装、零售包装）　销售包装是以销售为主要目的，与药品一起到达消费者手中的包装。它具有保护产品、美化产品、宣传产品，促进销售的作用。要求结构新颖、造型美观、色彩悦目，符合医药商品的特点，便于陈列和展销；还要求外表的设计应给予消费者一种美感，以达到促进消费的目的。医药企业设计的新颖独特包装，一旦获得外观设计专利，对于企业占领市场将会发挥巨大的作用。

（2）储运包装（外包装）　储运包装是以运输储存为主要目的的包装。是指内包装外面的木箱、纸箱、桶以及其他包装物。它具有保障药品的安全、避免破损、方便储运装卸、加速交接、点验等作用。储运包装除了要满足包装的基本要求以外，还应有明显清楚的运输标志，以便提示装卸、搬运、堆码、保管作业。此外，危险品必须有国家标准的危险货物包装标志；特殊管理药品及外用药品应有专用标签。

2. 按包装技术与目的分类

（1）真空包装　真空包装指将药品装入气密性包装容器，抽去容器内的空气，使密封后的容器内达到预定真空度的一种包装方法。

（2）充气包装　充气包装是指将药品装入气密性包装容器，用氮、二氧化碳等气体置换容器中原有空气的一种包装方法。

（3）无菌包装　无菌包装是指将药品、包装容器、材料灭菌后，在无菌的环境中进行充填和封合的一种包装方法。

（4）条形包装　条形包装是指将一个或一组药片、胶囊之类的小型药品包封在两层连续的带状铝塑包装材料之间，热封合形成一粒一个单元的包装。

（5）喷雾包装　喷雾包装是指将液体或膏状药品装入带有阀门和推进剂的气密性包装容器中，当开启阀门时药品在推进剂产生的压力作用下被喷射出来的一种包装方法，也称气雾剂。

（6）儿童安全包装　儿童安全包装系一种能够保护儿童安全的包装，其结构设计使大部分儿童在一定时间内难以开启或难以取出一定数量的药品。

（7）危险品包装　危险品是指易燃、易爆、有毒、有腐蚀性或有辐射性的药品。危险品包装应能控制温度、防潮、防止混杂、防震、防火以及将包装与防爆、灭火等急救措施相结合。

　　无论哪一种形式的包装，都必须有利于保护药品的质量，有利于药品的装卸、储存、运输、销售，单纯为了促销而采用生活用品式包装是不可取的。

（二）常用的包装材料

　　为了保证药品质量的完好，所有药品包装用材料及容器必须按法定标准生产。直接接触药品的包装材料及容器（包括油墨、粘合剂、衬垫、填充物等）必须卫生、无毒、不与药品发生化学反应，不发生组分游离或微粒脱落；不准采用可能影响药品卫生的包装材料及容器。政府对直接接触药品的包装材料及容器的生产实施生产许可证制度。

　　1. 玻璃　玻璃具有能防潮、易密封、透明和化学性质较稳定等优点，但玻璃也有许多缺点，如较重、易碎，还可因受到水溶液的侵蚀而释放出碱性物质和不溶性脱片。为了保证药品的质量，药典规定安瓿、大输液瓶必须使用硬质中性玻璃，在盛装遇光易变质的药品时，应选用棕色玻璃制成的容器。

　　2. 塑料　塑料具有包装牢固、容易封口、色泽鲜艳、透明美观、重量轻、携带方便、价格低廉等优点。但是由于塑料在生产中常加入附加剂，如增塑剂、稳定剂等，这些附加剂直接与药品接触可能与药品发生化学反应，以致药品质量发生变化。塑料还具有透气透光、易吸附等缺点，这些缺点均可加速药品氧化变质的速度，引起药品变质。

　　3. 纸制品　纸制品的原料来源广泛、成本较低、刷上防潮涂料后具有一定的防潮性能，包装体积可按需要而制造，具有回收使用的价值，是当今使用最广泛的包装材料之一，其缺点主要为强度低、易变形。

　　4. 金属　常用的是黑铁皮、镀锌铁皮、马口铁、铝箔等。该类包装耐压、密封、性能好，但是成本比较高。

　　5. 木材　具有耐压性能，是常用的外包装材料，由于消耗森林资源，逐步被纸及塑料等材料代替。

　　6. 复合材料　复合材料是包装材料中的新秀，是用塑料、纸、铝箔等进行多层复合而制成的包装材料。常用的有纸－塑复合材料、铝箔－聚乙烯复合材料、铝箔－聚酯乙烯等。这些复合材料具有良好的机械强度、耐生物腐蚀性能、保持真空性能及抗压性能等。

　　7. 橡胶制品　主要用于瓶装药品的各种瓶塞，由于直接与药品接触，故要求具有非常好的生化稳定性及优良的密封性，以确保药品在有效期内不因空气及湿气的进入而变质。

　　从发展趋势来看，包装材料在向以纸代木、以塑代纸或以纸、塑料、铝箔等组成各种复合材料的方向发展。特种包装材料，如聚四氟乙烯塑料、有机硅树脂、聚酯复合板或发泡聚氨酯等应用处于上升趋势。

三、包装上的标识

　　根据《药品管理法》的规定，药品的包装必须印有或贴有标签。药品的标签分为内包装标签与外包装标签。内包装标签与外包装标签内容不得超出国家药品监督管理局批准的药品说明书所限定的内容，文字表达应与说明书保持一致。

内包装标签可根据其尺寸的大小，尽可能包含药品名称、适应证或者功能主治、用法用量、规格、贮藏、生产日期、产品批号、有效期、生产企业等标识内容，但必须标注药品名称、规格及产品批号。

中包装标签应注明药品名称、主要成分、性状、适应证或者功能主治、用法用量、不良反应、禁忌、规格、贮藏、生产日期、产品批号、有效期、批准文号、生产企业等内容。

大包装标签应注明药品名称、规格、贮藏、生产日期、产品批号、有效期、批准文号、生产企业以及使用说明书规定以外的必要内容，包括包装数量、运输注意事项或其他标记等。

(一) 药品的注册商标

药品注册商标是由文字、符号及图形等综合组成的，是药品的销售包装及其他宣传品上专用的标志，也是药品生产者为把自己的产品与他人的同类产品相区别的标志。注册商标印制方法是，在药品包装物上的商标名称的右上方，印上一个（R）。R是英语Registered Trademark 的缩写，印制时在 R 上印一个圆圈，表示已登记注册。注册商标有效期 10 年。注册商标具有排他性、独占性、唯一性等特点，属于注册商标所有人所独占，受法律保护，任何企业或个人未经注册商标所有权人许可或授权，均不可自行使用，否则将承担侵权责任。

未注册的商标用 TM 表示，是英文 Trademark 的缩写，未经注册的商标不受法律保护。我国药品绝大多数是注册商标，也有少数药品是未注册商标。如西藏藏王药业有限公司生产的皮白金草本乳膏，安阳市益康制药厂生产的穿琥宁氯化钠注射液都是未注册商标。

(二) 药品包装上的条形码

条形码是商品的识别标志，它是印在商品销售包装上的粗细不等的深色线条，线条下编有数码，能被特定的设备识读并传入计算机系统。通常数码由13位数组成，第1～12位是产品代码（前3位是国别码；中间4位为制造商号，代表企业，有唯一性；后5位是实际产品代码）；第十三位是校验码。我国于1991年4月加入国际物品编码协会，使用 ENA 商品代码。

EAN 商品条形码亦称通用商品条形码，由国际物品编码协会制定，通用于世界各地，是目前国际上使用最广泛的一种商品条形码。我国目前在国内推行使用的也是这种商品条形码。EAN 商品条形码分为 EAN‒13（标准版）和 EAN‒8（缩短版）两种。EAN‒13 通用商品条形码一般由前缀部分、制造厂商代码、商品代码和校验码组成。商品条形码中的前缀码是用来标识国家或地区的代码，赋码权在国际物品编码协会，如00～09 代表美国、加拿大。45～49 代表日本。690～694 代表中国大陆，471 代表我国台湾地区，489 代表香港特区。EAN－13 通用商品条形码的 13 位阿拉伯数字中，前 3 位代表国别，第 4～7 位代表制造商，第 8～12 位是产品代码，第 13 位是校验码。

条形码虽然使用广泛，但容易仿造，国外实力较强的制药企业为了防止自己企业生产的药品被假冒，有些公司已经使用了一种难以仿冒的技术，称为无线射频识别技术，英文缩写 RFID（Radio Frequency Identification），简称电子标签。RFID 使用很小的硅片和天线，标签只有邮票大小，贴在每个药瓶上。每个芯片都存有一个独有的产品代码，仿造难度非常大，可被读写系统自动定位和长期跟踪探测，使其具有良好的防伪和防盗功能（相当于制备二代身份证的技术）。美国 FDA 早在 2004 年 2 月就建议制药企业使用 RFID。较早使用 RFID 的是葛兰素史克制药公司和美国辉瑞制药公司，早在 2006 年进入美国市场的 Trizivir（商品名：三协唯，通用名：阿巴卡韦双夫定，抗艾滋病药，葛兰素史克生产）和辉瑞生产的万艾可（市场上也称伟哥，通用名是枸橼酸西地那非）都使用了 RFID 标签。

早在 2005 年 WHO 就公布过世界范围内假药情况，报告显示全球每年假药销售额超过 350 亿美元，大约 1/10 是假药。使用 RFID 可以有效防止假药，但由于成本较高和技术问题，我国药企目前还没有使用 RFID 标签的先例。

（三）批准文号

药品批准文号是药品生产合法性的标志。《药品管理法》规定，生产药品须经国务院药品监督管理部门批准，并发给药品批准文号。以前上市药品的批准文号的格式不尽相同，为加强药品批准文号管理，国家药品监督管理局已发文规范了新的药品批准文号格式，并将已合法生产的药品统一换发药品批准文号。另外，进口药品的包装和标签还应标明进口药品注册证号。

（四）药品的批号

在规定限度内具有同一性质和质量，并在同一连续生产周期生产出来的一定数量的药为一批。每批药品均应指定生产批号。

根据药品的批号，可以追溯和审查该批药品的生产历史，能够判断该药品出厂时间的长短，便于掌握先生产、先销售、先使用的原则以防久贮变质。此外，药品的抽样检验，均以批号为单位进行处理。

产品批号的识别：我国医药企业一般用 6 位数来表示批号，前 2 位表示年份，中间 2 位表示月份，后 2 位表示药品的生产批次，也有一些企业以生产日期来表示批次。如批号为 150125，则表示为 2015 年 1 月生产的第 25 批。

进口药品的批号由各国生产厂家自定，其表示方法极不一致，在此从略。

（五）药品的有效期限

1. 药品有效期 药品的有效期是指在一定的贮存条件下，能够保证药品质量的期限，按规定药品包装应标明有效期的终止日期。

2. 有效期和失效期的识别 药品的有效期是指药品有效的终止日期，如某药有效期至 2015 年 10 月，则表示有效期的终止日期是 2015 年 10 月 31 日。

具体表述形式为：有效期至 x 年 x 月。

国外生产的进口药品常以 Expiry date/Exp.（截止日期）表示失效期。或以 Use Before（在此之前使用完）表示有效期。

（六）专有标志

特殊管理的药品（麻醉药品、精神药品、医疗用毒性药品和放射性药品）、外用药品、非处方药品，必须在其包装上印有符合规定的标志。在药店所售药品中，常见的专用标识是外用药品和非处方药，外用药标识是红底白字，红色正方形内标白色的外字；非处方药标识分为甲类和乙类，椭圆形内有白色 OTC 三个字母，图案为红底白字和绿底白字，红底白字的是甲类非处方药，绿底白字的是乙类非处方药，乙类比甲类安全性更高，可以在药店以外如超市、酒店等场所销售。

四、药品说明书

药品说明书是药品质量标准的一部分，是医疗上的重要文件，是医生和药师开方、配方的依据，具有科学及法律上的意义。同时药品的说明书也是药品生产厂家报请审批药品生产的必备资料之一；生产厂家不仅应对药品质量负责，同时也应对说明书内容是否真实并符合要求负责。

法定说明书中的格式和有关内容简介见表 6 - 1：

表 6 - 1 药品说明书内容

化学药品与生物制品说明书	中药说明书	含义
【药物名称】	【药物名称】	药品名称是药品标准的首要内容
通用名	品名	通用名即经国家药品监督管理局批准载入国家正式药品标准的法定药品名称。药品的通用名不得作为商品名进行注册商标
商品名		商品名是由该药品生产厂商命名并向所在国家有关部门注册药品品牌等，其右上角有（R）的符号。在商品经济环境中，商品名已不仅是一种产品区别于其他产品的符号，还具有参与市场竞争的特殊功能。商品名与通用名在包装上的大小比例为 2:1。
英文名		为了便于国际交流，一般采用 WHO 发表的国际非专利名（International Nonproprietary Names for Pharma - ceutical 简称 INN）
汉语拼音	汉语拼音	
本品主要成分及其化学名称为		根据药品化学结构，按照一定的命名原则制定的名称
其结构式为		
分子式		
【性状】	【性状】	药品外表的感官特征

续表

化学药品与生物制品说明书	中药说明书	含义
	【主要成分】	
【药理毒理】	【药理作用】	列出药物的主要药理作用及可能的毒性反应
【药代动力学】		介绍药品的体内动态，给药物间隔及维持时间
【适应证】	【功能主治】	药品适用的病症范围
【用法用量】	【用法与用量】	适用方法及剂量
【不良反应】	【不良反应】	用药过程中可能出现的有害反应
【禁忌证】	【禁忌证】	禁止适用该药的病证
【注意事项】	【注意事项】	用药前必须注意的项目
【孕妇及哺乳期妇女用药】		
【儿童用药】		
【老年患者用药】		对特殊人群用药作特别说明
【药物相互作用】		本药和其他药物配伍使用后对药理作用的影响
【药物过量】		过量用药可能产生的后果及处理方法
【规格】	【规格】	最小单元的主药含量
	【包装】	
【有效期】	【有效期】	
【贮藏】	【贮藏】	保存的条件
【批准文号】	【批准文号】	
【生产企业】	【生产企业】	地址、联系电话

检测与评价

一、选择题

（一）A 型题（单项选择题）

1. 药品广告中可以使用的广告语是（　　）
   A. 安全无副作用　　　　　B. 国家级新药　　　　　C. 无效退款
   D. 按医生处方购买和使用　E. 最先进生产工艺

2. 《中华人民共和国药品管理法实施办法》规定，医疗用毒性药品的标签应为（　　）
   A. 白底绿字　　　　　　　B. 白底黑字　　　　　　C. 黑底白字
   D. 白底红字　　　　　　　E. 白底蓝字

3. 开办药品批发企业，不符合《中华人民共和国药品管理法》规定的是（　　）
   A. 具有与其药品生产相适应的厂房、设施和卫生条件
   B. 具有能对生产药品进行质量管理和质量检验的机构、人员及必要的仪器设备
   C. 具有依法经过资格认定的药学技术人员

D. 有在 24h 内供应国家基本药物目录所列品种的能力

E. 具有保证药品质量的规章制度

4. 按我国有关药品广告管理规定，可在大众媒体广告宣传的药品有(　　)

　　A. 草珊瑚含片　　　　　　B. 医院制剂

　　C. 经批准试生产的药品　　D. 进口药品

　　E. 二类精神药品

5. 药品的每个最小销售单元的包装必须(　　)

　　A. 按规定印有或贴有标签并附说明书

　　B. 按规定印有标签和相应标识

　　C. 按规定贴有标签和应有的标识

　　D. 按规定附说明书和相关的标识

　　E. 按规定夹带相关标识并附说明书

6. 我国遴选 OTC 药物的基本原则是(　　)

　　A. 应用安全、质量稳定、疗效确切、应用方便

　　B. 安全有效、质量稳定、经济合理、临床必需

　　C. 临床必需、应用安全、疗效确切、应用方便

　　D. 临床必需、应用安全、经济合理、应用方便

　　E. 临床必需、安全有效、价格合理、应用方便

7. 某药品批号为 20150418，其有效期为 2 年，该药品可使用至(　　)

　　A. 2017 年 12 月 31 日　　　B. 2017 年 4 月 17 日　　　C. 2017 年 6 月 30 日

　　D. 2017 年 4 月 18 日　　　E. 2016 年 4 月 18 日

8. 药品广告须经(　　)

　　A. 省级药监部门批准，发给准予广告证书

　　B. 企业所在地省级工商部门批准，并发给药品广告批准文号

　　C. 企业所在地省级药监部门批准，并发给药品广告批准文号

　　D. 国家药监部门批准，可在全国做广告

　　E. 所在地的县级药监部门批准，发给药品广告批准文号

9. 《中华人民共和国药品管理法》规定，发运中药材包装上必须附有(　　)

　　A. 专用许可证明　　　　B. 检验报告书　　　　C. 质量合格标志

　　D. 注册商标　　　　　　E. 使用说明书

10. 关于中药饮片的管理不正确的是(　　)

　　A. 中药饮片必须按国家药品标准或"炮制规范"炮制

　　B. 中药饮片，应当选用与药品性质相适应的包装材料和容器

　　C. 发运中药饮片必须有包装

　　D. 中药饮片包装必须印有或贴有标签

　　E. 中药饮片的标签必须注明品名、规格、产地、生产企业、产品批号、生产日期、药品批准文号

11. 药品注册内容不含（　　　）
    A. 药品名称
    B. 药品包装
    C. 药品广告
    D. 药品标签、说明书的内容
    E. 药品质量标准

12. 不属于特殊管理的药品是（　　　）
    A. 麻醉药品　　　　　　B. 阿托品片　　　　　　C. 苯巴比妥片
    D. 精神药品　　　　　　E. 放射性药品

13. 制定《药品经营质量管理规范》的依据是（　　　）
    A. 国家法律、法规
    B. 中华人民共和国药品管理法
    C. 中华人民共和国药品管理法实施条例
    D. 保证人民用药安全
    E. 国家食品药品监督管理局

14. 药品经营企业向某一药品生产企业首次购进的药品称（　　　）
    A. 药品直销　　　　　　B. 首营企业　　　　　　C. 购进药品
    D. 首营品种　　　　　　E. 药品营销

15. 药品经营质量管理规范的英文缩写为（　　　）
    A. GMP　　　　　　　　B. GAP　　　　　　　　C. GCP
    D. GSP　　　　　　　　E. GLP

16. 药品入库和出库必须执行（　　　）
    A. 复核制度　　　　　　B. 检验制度　　　　　　C. GCP
    D. 检查制度　　　　　　E. GMP

17. 应具有药学专业技术职称的是（　　　）
    A. 医院药剂科人员
    B. 药品经营企业负责人
    C. 药库保管员
    D. 药品零售企业中处方审核人员
    E. 药品生产企业负责人

18. 无下列证书，不得经营化学药品（　　　）
    A.《药品生产许可证》　　B.《药品经营许可证》　　C.《进口药品注册证》
    D.《GLP 认证证书》　　　E.《GMP 认证证书》

19. 国家对麻醉药品、精神药品、医疗用毒性药品、放射性药品，实行（　　　）
    A. 分类管理　　　　　　B. 专人管理　　　　　　C. 科学管理
    D. 特殊管理　　　　　　E. 注册管理

20. 只准在专业性医药报刊进行广告宣传的是（　　　）

A. 甲类非处方药　　　　B. 非处方药　　　　C. 处方药

D. 乙类非处方药　　　　E. 中成药

21. 城乡集市贸易市场可以出售(　　)

A. 西药　　　　　　　　B. 非处方药　　　　C. 医疗器械

D. 中药材　　　　　　　E. 羚羊角

22. 《中华人民共和国药品管理法》规定，销售中药材必须标明(　　)

A. 产地　　　　　　　　B. 药理活性　　　　C. 化学成分

D. 含量　　　　　　　　E. 储藏条件

23. 国家实行中药品种(　　)

A. 保护制度　　　　　　B. 审批制度　　　　C. 分类管理制度

D. 注册制度　　　　　　E. 　鼓励种养

24. 直接接触药品的包装材料和容器，必须符合(　　)

A. 安全要求　　　　　　B. 卫生要求　　　　C. 药用要求

D. 医用要求　　　　　　E. 无菌要求

25. 药品信息管理的主要目的是(　　)

A. 对特殊药品特殊管理　B. 保证用药的安全性　C. 保证用药的合理性

D. 保证用药的有效性　　E. 提供用药咨询服务

26. 销售进口药品必须经相关部门批准，而未经批准的(　　)

A. 按价格法处罚　　　　B. 按无证经营处罚　　C. 按销售假药处罚

D. 按销售劣药处罚　　　E. 按广告法处罚

27. 药品批发企业和零售连锁企业应设置不同温、湿度条件的仓库，其中包括(　　)

A. 30℃的常温库　　　　B. 2℃~10℃的冷库　　C. 20℃的阴凉库

D. 20℃~30℃的常温库　 E. 10℃的冷库

28. 某医药公司根据药品的销售情况，要求供药方返还3%左右的现金为宣传费。该公司将该笔宣传费的收支记载在公司的"小金库"账上。该行为(　　)

A. 为明示方式给予的折扣，不以回扣论

B. 为公平、正当的交易行为

C. 为暗中退给一定比例的货款，以回扣论

D. 视为医药公司与供药方的协议，受法律保护

E. 与违法犯罪无关

（二）B型题（配伍选择题）

[1—5]

A. 保存1年

B. 保存3年

C. 保存2年

D. 保存至药品有效期限后1年，不得少于2年

E. 保存至药品有效期限后 1 年，不得少于 3 年

1. 药品批发企业的购进记录、销售记录应（　　）

2. 药品零售企业的购进记录应（　　）

3. 医疗毒性药品、精神药品的处方应（　　）

4. 麻醉药品处方应（　　）

5. 普通药品处方应（　　）

[6 – 10]

    A. 保健品

    B. 特殊管理的药品及外用药

    C. 假药

    D. 劣药

    E. 新药

6. 未取得批准文号生产的药品为（　　）

7. 改变给药途径，改变剂型的药品为（　　）

8. 标签必须印有规定标志的药品为（　　）

9. 擅自添加香料和着色剂的为（　　）

10. 超过有效期的药品为（　　）

[11 – 15]

    A. 成型或分装前使用同一台混合设备一次混合量所产生的均质产品

    B. 在一定时间间隔内生产的或由一定数量的产品经最后混合所得的在规定限度
       内的均质产品

    C. 同一批原料药在同一批连续生产周期内生产的均质产品

    D. 分装前经最后混合的药液所生产的均质产品

    E. 同一批原料在同一天分装的均质产品

11. 片剂的一个批号为（　　）

12. 化学原料药的一个批号为（　　）

13. 粉针剂的一个批号为（　　）

14. 中药固体制剂的一个批号为（　　）

15. 液体制剂的一个批号为（　　）

[16—20]

    A. 长期储存的怕压商品

    B. 性质不同的危险品

    C. 毒性药品、一类精神药品

    D. 人用药与兽用药

    E. 性能相互影响，容易串味的品种

16. 必须严格分开存放的药品是（　　）

17. 应分开存放的药品是（　　）

18. 应定期翻码整垛的药品是（　　　）

19. 必须严格分类存放于有专门设施的专用仓库的药品是（　　　）

20. 应专库或专柜存放、专账记录的药品是（　　　）

（三）X 型题（多项选择题）

1. 药品出库应遵循的原则为（　　　）

    A. 按需要发货　　　　　　　　B. 近期先出　　　　　　　　C. 由药品保管员确定

    D. 先产先出　　　　　　　　　E. 按批号发货

2. 药品包装材料包括（　　　）

    A. 药瓶　　　　　　　　　　　B. 包装盒　　　　　　　　　C. 标签

    D. 说明书　　　　　　　　　　E. 赋形剂

3. 《药品经营质量管理规范》规定，零售药品商店陈列药品时，必须做到（　　　）

    A. 药品与非药品分开　　　　　B. 内服药与外用药分开

    C. 人用药与兽用药分开　　　　D. 儿童药与成人药分开

    E. 先购进的药与后购进的药分开

4. 应当撤销药品广告审查批准文号的是（　　　）

    A. 临床发现药品有新的不良反应的

    B. 药品广告内容超出药品广告审查机关审查批准的内容的

    C. 被国家列为淘汰药品品种的

    D. 被国家列为中药保护品种的

    E. 被吊销《药品生产企业许可证》的

5. 必须使用注册商标的药品是（　　　）

    A. 中药保健药品　　　　　　　B. 医院制剂　　　　　　　　C. 进口药品

    D. 中药饮片　　　　　　　　　E. 化学原料药

6. 不得进行广告宣传的药品有（　　　）

    A. 麻醉药品　　　　　　　　　B. 医院制剂　　　　　　　　C. 试生产的药品

    D. 保健品　　　　　　　　　　E. 中药饮片

7. 下列药品的标签必须规定标志的是（　　　）

    A. 麻醉药品　　　　　　　　　B. 精神药品　　　　　　　　C. 医疗用毒性药品

    D. 合格药品　　　　　　　　　E. 外用药品和非处方药品

8. 中华人民共和国药品管理法的适用范围是（　　　）

    A. 中华人民共和国境内

    B. 从事中药材的研制、生产、经营、使用和监督管理的单位或者个人

    C. 从事药品研制、生产、经营、使用和监督管理的单位或者个人

    D. 从事药品研制、生产、经营、使用和监督管理的单位或者个人，不包括中药材

    E. 不包括假劣药的生产和销售

9. 药品管理法规定，发运中药材必须有包装。在每件包装上，必须注明（　　　）

  A. 品名   B. 产地   C. 日期

  D. 调出单位   E. 附有质量合格的标志

10. 零售药店销售处方药、甲类非处方药的要求是(　　)

  A. 持有《药品经营许可证》

  B. 配备执业药师（从业药师）或依法经过资格认定的药学技术人员

  C. 营业执照、许可证、执业药师注册悬挂在醒目、易见的地方

  D. 执业药师（从业药师）或依法经过资格认定的药学技术人员、营业员佩戴
   胸卡

  E. 处方药不得以开架自选的方式出售

11. 下列证照有效期为 5 年的是(　　)

  A. 《药品生产许可证》 B. 《药品经营许可证》 C. 《药品 GMP 证书》

  D. 《药品 GSP 证书》 E. 《医疗机构制剂许可证》

12. 药品出库时，如发现以下问题应停止发货或配送，并报有关部门处理(　　)

  A. 药品包装内有异常响动和液体渗漏

  B. 外包装出现破损、封口不牢、衬垫不实、封条严重损坏等现象

  C. 包装标识模糊不清或脱落

  D. 药品数量不足

  E. 药品已近效期

13. 药品零售企业库存药品实行色标管理(　　)

  A. 合格药品—绿色标志 B. 合格药品—红色标志

  C. 不合格药品—红色标志 D. 待验、退货药品—黄色标志

  E. 特殊管理药品—黄色标志

14. 药品包装必须(　　)

  A. 适合药品质量的要求 B. 方便储存   C. 方便运输

  D. 方便医疗使用   E. 按照规定印有或者贴有标签并附有说明书

第七章　医药商品的经营

导　学

　　内容提要：本章主要介绍医药商品经营模式与从业人员，医药商品的电子
　　　　　　　商务，目前我国的医药企业概况以及药店的经营和管理。

　　学习目标：1. 了解医药商业企业。
　　　　　　　2. 了解医药商品经营的基本模式。
　　　　　　　3. 理解医药商品市场、价格变化的规律。
　　　　　　　4. 掌握药品经营管理规范。
　　　　　　　5. 掌握药店经营和管理，能够独立完成理货、上架、摆货等
　　　　　　　　 销售基本工作。

第一节　医药商品经营模式与从业人员

一、医药商品经营概况

（一）药品经营企业

　　药品经营：药品经营企业围绕药品经营活动，制定经营方针和目标，确定经营思想
和战略，完善营销机制和策略，并用以指导经营的一系列活动。

　　药品经营企业：是指专门从事药品经营活动的独立的经济部门，根据医药经济的内
在要求和市场规律，将药厂生产的药品通过购进、销售、调拨、贮运等经营活动，供应
给医疗单位、消费者，完成药品从生产领域向消费领域的转移，从而满足人民防治疾
病、康复保健和防疫救灾的用药要求，实现药品的使用价值。

（二）医药商品经营特点

　　医药行业最根本的宗旨是为人民健康服务。在医药经营过程中，一切活动的目的是
为人民提供安全有效的药品，满足人民防病治病的需要。由于医药商品不同于一般商
品，决定了医药行业的特殊性。

1. 医药商品的特殊性 医药商品是一种特殊商品。其特殊性表现在，医药商品具有治疗作用和毒副作用的两重性、防病治病的专属性、合理用药的时效性，以及质量控制的严格性。在医药经营过程中，从业人员不仅要遵循买卖公平、讲究信誉等商业道德准则，而且要对人民的健康和生命负责，保证人民用药安全有效。

2. 医药商品质量的重要性 医药商品比一般商品具有更严格的质量要求。一般商品可以根据质量的优劣，划分为等级品、等外品，其次品只要有使用价值仍可以作为商品在市场降价销售。而医药商品其质量只有合格与不合格之分，经营企业只能严格按照法律规定购销合格的产品。如《药品管理法》规定，超过有效期的药品为劣药。因此销售超过有效期的药品就要追究其法律责任。此外，许多药品不能从外表鉴别其质量是否合格，需要用特殊的仪器，由专业人员按照法定标准进行检验，这就要求从业人员要牢记药品质量的重要性，坚持质量第一的原则，把好质量关。

3. 医药经营企业的两重性 医药行业既是我国的经济事业，又是人民的保健福利事业，即具有经济事业和福利事业的两重性。医药产品的商品性决定了医药行业的本质是经济事业。在市场经济体制下，同样受经济规律的支配，但是药品又是人们防病治病、康复保健的特殊商品。《中共中央国务院关于卫生改革与发展的决定》中明确指出，我国卫生事业是政府带有一定福利政策的社会公益事业。它担负着保障各族人民身体健康的光荣使命，这说明医药行业不同于一般的经济行业。其实现商品交换的目的与一般商品有区别。如《药品管理法》规定，国家实行药品储备制度，以解决重大灾情、疫情及其他突发性事件时用药。当出现紧急情况时，要不惜一切代价，确保供应。这就要求医药行业要树立面向社会的整体观念，把社会效益和经济效益有机地结合起来。

医药行业的特殊性和其重要地位要求我们不仅要依靠法律的、行政的、经济的手段来保证经营活动的顺利进行，而且要通过道德的力量来启迪、激励从业人员，使他们自觉约束自己的行为，遵守医药行业职业守则，具有高尚的医药职业道德素质。

二、医药商品经营模式

（一）医药商品的采购

1. 医药商品采购概念 医药商品采购是指在市场经济条件下，商品流通的过程中，各企业为获取医药商品，对获取医药商品的渠道、方式、质量、价格、时间等进行预测、抉择，把货币资金转化成医药商品交易的过程。它是医药商业企业医药商品供应的物质基础，是医药商品流通的起点。

2. 医药商品采购流程

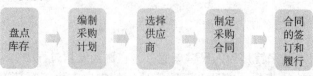

图 7 - 1　医药商品采购流程图

（1）盘点库存　盘点库存一般以医药商品台账为依据，以实际库存为标准，确定各医药商品的具体数量。

（2）编制采购计划　根据库存盘点的情况，同时结合对医药商品信息与医药市场行情的了解，拟定医药商品采购目录，编制本企业医药商品采购计划。

（3）选择供应商　企业可以通过利用现掌握的供应商资料、公开征求、同业介绍、阅读医药行业专业刊物、聘请行业协会或采购专业顾问公司、参加产品展示会、利用互联网搜索、通过医药商品行业网站筛选等途径选择供应商。合格的供应商应该具有：优秀的企业领导人，稳定的员工群体，良好的技术水平，严格的管理制度，合理的医药商品价格，完备的送货能力，合理的返利政策，令人信服的信誉等。

（4）制定采购合同　选定供应商之后就要制定一份合同。制定合同前必须和本企业相关业务部门取得联系，确定已了解采购部门的年度采购计划内容。然后根据本企业的实际情况购进相关医药产品的品种、数量和价格等。

（5）合同的签订和履行　签订合同是医药商品采购业务的基本程序和重要内容，是医药企业双方当事人在平等互利的基础上经过充分协商达成协议取得一致意见并签署书面协议的过程，是双方为顺利进行医药商品经营活动而缔结的具有法律效力的契约或协议。合同一经签订就产生法律关系，当事人双方都应按合同规定承担一定的义务和享受一定的权利。

（二）医药商品的销售

1. 医药商品销售的概念　医药商品销售就是通过介绍医药商品所能提供的利益，以满足客户的特定需求，最终转移到客户手中的过程。这一环节是联系医药商品生产和消费的环节，是医药商品质量得到真正意义上的验证过程，也是医药商品企业实现利润的重要环节。因此医药商品销售在整个医药商品经营过程尤为重要。

2. 医药商品销售的特点　由于医药商品的特殊性，因此医药商品销售除具有一般商品的销售特点外，还有以下几个特点：

（1）医药商品消费对象的特殊性。

（2）医药商品销售人员的专业性。

（3）处方药销售的限制性。

（4）医药商品供应的特殊性。

（5）医药商品更新的快速性。

（6）医药商品销售管理的严格性。

3. 医药商品销售的主要途径

医药商品销售的形式是多种多样的，并且每个企业都随市场情形的变化而不断调整，主要包括批发、零售和代理等形式。医药商品从生产企业到医药消费者，主要是经过以下几种销售途径实现的：

（1）医药生产企业——医药零售药店或医疗机构——医药消费者。

（2）医药生产企业——医药代理商——医药零售药店或医疗机构——医药消费者。

（3）医药生产企业——医药代理商——医药批发企业——医药零售药店或医疗机构——医药消费者。

（4）医药生产企业——医药批发企业——医药零售药店或医疗机构——医药消费者。

三、从业人员

（一）资质要求

企业负责人资质：应当具有大学专科以上学历或者中级以上专业技术职称，经过基本的药学专业知识培训，熟悉有关药品管理的法律法规及本规范。

企业质量负责人：应当具有大学本科以上学历、执业药师资格和 3 年以上药品经营质量管理工作经历，在质量管理工作中具备正确判断和保障实施的能力。

企业质量管理部门负责人：应当具有执业药师资格和 3 年以上药品经营质量管理工作经历，能独立解决经营过程中的质量问题。

质管岗位人员质资：

1. 从事质量管理工作的，应当具有药学中专或者医学、生物学、化学等相关专业大学专科以上学历或者具有药学初级以上专业技术职称。

2. 从事验收、养护工作的，应当具有药学或者医学、生物学、化学等相关专业中专以上学历或者具有药学初级以上专业技术职称。

3. 从事中药材、中药饮片验收工作的，应当具有中药学专业中专以上学历或者具有中药学中级以上专业技术职称；从事中药材、中药饮片养护工作的，应当具有中药学专业中专以上学历或者具有中药学初级以上专业技术职称；直接收购地产中药材的，验收人员应当具有中药学中级以上专业技术职称。

经营疫苗的企业还应当配备 2 名以上专业技术人员专门负责疫苗质量管理和验收工作，专业技术人员应当具有预防医学、药学、微生物学或者医学等专业本科以上学历及中级以上专业技术职称，并有 3 年以上从事疫苗管理或者技术工作的经历。从事质量管理、验收工作的人员应当专职在岗，不得兼职。采购工作的人员应当具有药学或者医学、生物下、化学等相关专业中专以上学历，从事销售、储存等工作的人员应当具有高中以上文化程度。

（二）人员卫生

企业应当制定员工个人卫生管理制度，储存、运输等岗位人员的着装应当符合劳动保护和产品防护的要求。

质量管理、验收、养护、储存等直接接触药品岗位的人员应当进行岗前及年度健康检查，并建立健康档案。患有传染病或者其他可能污染药品的疾病的，不得从事直接接触药品的工作。身体条件不符合相应岗位特定要求的，不得从事相关工作。

（三）职业道德

1. 遵纪守法、爱岗敬业 医药行业同其他行业一样，也有一系列的法律法规和纪律。如为了加强药品监督管理，保证药品质量，国家颁布了《中华人民共和国药品管理法》。为了加强药品研制、生产、经营和使用等环节的管理，有关部门制定了《药物非临床研究质量管理规范》（简称 CLP）、《药物临床试验质量管理规范》（简称 GCP）、《药品生产质量管理规范》（简称 GMP）、《药品经营质量管理规范》（简称 GSP）等一系列规范，在实际工作中，从业人员应加强药事法律法规的学习，真正做到有法必依，因为这直接关系到职业活动的正常秩序和各项方针政策的贯彻落实。职业纪律具有强制性，但是职业纪律主要依靠医药工作者的自觉性来维持，这种自觉性是建立在职工对纪律必要性认识的基础上的。遵纪守法是医药行业从业人员必须具备的起码的基本品质，是行业职业道德的一项重要规范。

2. 质量为本、真诚守信 医药质量体现在两个方面，一个是医药产品的质量，另一个是医药工作的服务质量，而服务质量中最突出的要求是真诚守信。真诚守信不仅是做人的准则，也是做事的基本准则。真诚是人的一种道德品质。一个从业人员做事，一定程度上既代表个人，又代表单位，如果他不诚实守信，说话不算数，那么他所代表的社会团体或者经济实体便很难得到人们的信任，就无法与社会进行经济交往。因此，真诚守信不仅是一般的社会公德，而且也是任何一个从业人员应遵守的职业道德。而且要求从业人员必须具备丰富的业务知识和熟练的职业技能，才能为患者提供优质的服务，才能尽到职业责任。

3. 文明经商、服务热情 医药经营行业是与各层次、各类型的人打交道的，因此文明经商和热情服务就显得十分必要。这不仅表示对服务对象的尊重，也表明对自己工作的重视和对自己的自信、自重。文明经商，服务热情，包括营业场所的文明，要保持营业场所的清洁卫生，保持良好的店容店貌，按要求陈列医药商品。销售商品要做到主动、热情、耐心、周到。

（四）社会药房的人员及其职责

社会药房从业人员的思想道德和文化水平必须符合 GSP 的要求。从业人员按功能分为四个等级，即店员、助理药师、药师、执业药师。其要求分别为：

（1）**店员** 须具备高中以上学历，必须取得国家相关部门的上岗资格证书。店员分为初、中、高三级或初、高两级。店员晋级以中国非处方药协会组织的店员资格考试作为依据。店员要能完成一般的销售任务和日常业务，在上级药学技术人员的指导下，为顾客提供有关的药学服务。

（2）**助理药师** 经过国家有关部门考试合格确定的，取得助理药师专业技术职务证书的药学技术人员。其职责是能够了解顾客的用药需求，准确提供 OTC 在执业药师指导下，进行处方药的验方和销售工作做好处方、药物过敏反应、药物不良反应的记录工作为顾客提供自我药疗和保健指导，单独或指导店员为顾客提供合适的药学服务。

（3）**药师**　经过国家有关部门考试合格确定的，取得药师专业技术职务证书的药学技术人员。其职责除履行助理药师职责外，能够制定和审核售药标签、药历和药品促销资料，独立审查和调配处方，参加或指导助理药师做好病人的随访和信息反馈分析工作，协助执业药师做好各项药房管理工作。

（4）**执业药师**　经全国统一考试合格、取得《执业药师资格证书》并经注册登记、在社会药房执业的药学技术人员。执业药师负责处方的审核及监督调配，提供用药咨询与信息，指导合理用药，开展治疗药物的监测及药品疗效的评价等工作。执业药师对违反《药品管理法》及有关法规的行为或决定，有责任提出劝告、制止、拒绝执行，并向上级报告，在执业范围内负责对药品质量的监督和管理，参与制定、实施药品全面质量管理，对本单位违反有关规定的行为进行处理。

（五）继续教育

社会药房助理药师、药师均必须定期参加本规范规定的继续教育的学习。

（六）医药商品的购销合同

医药商品购销合同一般包括以下条款：当事人的名称或者姓名和住所、标的、品名、产地、规格、数量、质量、单位、价款或者报酬、约定损耗、合同的履行期限、地点和方式、违约责任、解决争议的方法等。

医药商品购销合同范本

购货单位：_____，以下简称甲方。
供货单位：_____，以下简称乙方。
经甲乙双方充分协商，特订立本合同，以便共同遵守。
第一条　产品的名称、品种、规格和质量。
1. 产品的名称、品种、规格：_____。
2. 产品的技术标准（包括质量要求），按下列第（　　）项执行：
（1）按国家标准执行。
（2）由甲乙双方商定技术要求执行。
第二条　产品的数量和计量单位、计量方法。
1. 产品的数量：_____。
2. 计量单位、计量方法：_____。
第三条　产品的包装标准和包装物的供应与回收：_____。
第四条　产品的交货单位、交货方法、运输方式、到货地点。
1. 产品的交货单位：_____。
2. 交货方法，按下列第（　　）项执行：
（1）乙方送货。
（2）乙方代运。
（3）甲方自提自运。
3. 运输方式：_____。
4. 到货地点和接货单位（或接货人）_____。

第五条 产品的交（提）货期限：_____。

第六条 产品的价格与货款的结算。

1. 产品的价格，按下列第（ ）项执行：

（1）按甲乙双方的商定价格。

（2）按照订立合同时履行地的市场价格。

（3）按照国家定价履行。

2. 产品货款的结算：产品的货款、实际支付的运杂费和其他费用的结算，按照中国人民银行结算办法的规定办理。

第七条 验收方法_____。

第八条 对产品提出异议的时间和办法。

1. 甲方因使用、保管、保养不善等造成产品质量下降的，不得提出异议。

2. 乙方在接到需方书面异议后，应在 10 天内负责处理，否则，即视为默认甲方提出的异议和处理意见。

第九条 乙方的违约责任。

1. 乙方不能交货的，应向甲方偿付不能交货部分货款的_____％的违约金。

2. 乙方逾期交货的，应比照中国人民银行有关延期付款的规定，按逾期交货部分货款计算，向甲方偿付逾期交货的违约金，并承担甲方因此所受的损失费用。

3. 产品错发到货地点或接货人的，乙方除应负责运交合同规定的到货地点或接货人外，还应承担甲方因此多支付的一切实际费用和逾期交货的违约金。

4. 乙方提前交货的，甲方接货后，仍可按合同规定的交货时间付款合同规定自提的，甲方可拒绝提货。乙方逾期交货的，乙方应在发货前与甲方协商，甲方仍需要的，乙方应照数补交，并负逾期交货责任甲方不再需要的，应当在接到乙方通知后 15 天内通知乙方，办理解除合同手续。逾期不答复的，视为同意发货。

第十条 甲方的违约责任。

1. 甲方中途退货，应向乙方偿付退货部分货款_____％的违约金。

2. 甲方自提产品未按供方通知的日期或合同规定的日期提货的，应比照中国人民银行有关延期付款的规定，按逾期提货部分货款总值计算，向乙方偿付逾期提货的违约金，并承担乙方实际支付的代为保管、保养的费用。

3. 甲方逾期付款的，应按中国人民银行有关延期付款的规定向乙方偿付逾期付款的违约金。

4. 甲方如错填到货地点或接货人，或对乙方提出错误异议，应承担乙方因此所受的损失。

第十一条 不可抗力。

甲乙双方的任何一方由于不可抗力的原因不能履行合同时，应及时向对方通报不能履行或不能完全履行的理由，以减轻可能给对方造成的损失，在取得有关机构证明以后，允许延期履行、部分履行或者不履行合同，并根据情况可部分或全部免于承担违约责任。

第十二条 其他_____。

按本合同规定应该偿付的违约金、赔偿金、保管保养费和各种经济损失的，应当在明确责任后 10 天内，按银行规定的结算办法付清，否则按逾期付款处理。但任何一方不得自行扣发货物或扣付货款来充抵。

本合同如发生纠纷，当事人双方应当及时协商解决，协商不成时，任何一方均可请业务主管机关调解或者向仲裁委员会申请仲裁，也可以直接向人民法院起诉。

本合同自_____年_____月_____日起生效，合同执行期内，甲乙双方均不得随意变更或解除合同。合同如有未尽事宜，须经双方共同协商，做出补充规定，补充规定与合同具有同等效力。本合同正本一式两份，甲乙双方各执一份合同副本一式_____份，分送甲乙双方的主管部门、银行（如经公证或签证，应送公证或签证机关）等单位各留存一份。

购货单位（甲方）：_____（公章）供货单位（乙方）：_____（公章）

法定代表人：_____（公章）法定代表人：_____（盖章）

```
地址：＿＿＿＿＿＿＿＿    地址：＿＿＿＿＿＿＿＿

开户银行：＿＿＿＿＿＿    开户银行：＿＿＿＿＿＿

账号：＿＿＿＿＿＿＿＿    账号：＿＿＿＿＿＿＿＿

电话：＿＿＿＿＿＿＿＿    电话：＿＿＿＿＿＿＿＿

＿＿＿＿＿＿＿年＿＿＿＿月＿＿＿＿日订
```

第二节　医药商品的电子商务

一、电子商务的概况

知识链接

电商和网上销售带来新机遇

2013 年 2 月 25 日，国家食品药品监督管理总局与百度公司签署 "安全用药，搜索护航" 的战略合作协议。这意味着，消费者通过百度搜索药品及网上药店时，可获得由国家食品药品监督管理局提供的药品相关信息以及合法网上药店的认证标志。

比尔·盖茨说："21 世纪要么电子商务，要么无商可务。" 这句话已经成为电子商务行业的一句名言。在信息全球化的大环境下，电子商务所具备的优势更加明显，电子商务代表着未来贸易方式的发展方向，其应用和推广将给社会和经济带来极大的效益。随着我国互联网基础建设的日趋完善，在网用户数量持续增加，用户网龄的逐渐增长，网络技术的创新发展，网络应用已经从生活娱乐逐步向社会经济领域渗透。

（一）电子商务的概念

电子商务是指利用 Internet 进行商务活动，对整个贸易活动实现电子化，即利用现有的计算机硬件设备、软件设备和网络基础设施，在通过一定协议连接起来的电子网络环境下进行各种各样商务活动的方式。它不仅指基于 Internet 进行的交易的活动，而且指所有利用电子信息技术来解决问题、扩大宣传、降低成本、增加价值和创造商机的商务活动。其中包括通过网络实现从原材料的查询、采购，到产品的生产、展示、储运以及电子支付、售后服务等一系列商贸活动。

（二）电子商务的内涵及特点

电子商务内涵主要有三方面：一是政府贸易管理的电子化，即工商、税务、海关等政府部门利用计算机网络技术实现对商贸活动的服务与监管；二是企业级电子商务，即企业之间利用计算机网络技术实现与供货商及客户之间的商务活动；三是电子购物，即企业或商家通过计算机网络直接为消费者提供商品与服务。

电子商务的特点是：信息化、虚拟化、全球化、平等化和社会化。

（三）电子商务的交易模式

B to B、B to C、C to C 、B to M 四类电子商务模式：

1. B to B　是 Business to Business 的简写，是指商家（泛指企业）对商家的电子商务，即企业与企业之间通过互联网进行产品、服务及信息的交换。

2. B to C　即 Business to customer，是我国最早产生的电子商务模式，即企业通过互联网为消费者提供网上商店这一新型的购物环境，消费者通过网络在网上购物、支付。

3. C to C　即 Consumer to Consumer，是用户对用户的模式，通过为买卖双方提供一个在线交易平台，使卖方可以主动提供商品上网拍卖，而买方可以自行选择商品进行竞价。

4. B to M　即 Business to Manager，是一种全新的电子商务模式，针对的客户群是该企业或者该产品的销售者或者为其工作者，而不是最终消费者。

二、医药商品电子商务概况

（一）医药商品电子商务的定义

医药商品电子商务是以医疗机构、医药公司、银行、医药商品生产单位、医药信息服务提供商以及保险公司为网络成员，通过 Internet 网络平台，为用户提供安全、可靠、开放、易于维护的医药贸易电子商务平台，并基于此商务平台进行各种商务活动。

（二）药品电子商务的定义

国家食品药品监督管理局颁布的《药品电子商务试点监督管理办法》中定义药品电子商务为：药品生产者、经营者或使用者，通过信息网络系统以电子数据信息交换的方式进行并完成各种商务活动和相关的服务活动。相较而言，医药商品电子商务所覆盖的范围更为广阔。

（三）医药商品电子商务的实现

电子商务可以在多个环节实现，由此也可以将电子商务分为两个层次。较低层次的电子商务如电子商情、电子贸易、电子合同等，最完整的也是最高级的电子商务应该是利用 Internet 网络能够进行全部的贸易活动，即在网上将信息流、商流、资金流和部分的物流完整地实现，即从寻找客户开始，一直到洽谈、订货、在线付（收）款、开具电子发票以至到电子报关、电子纳税等通过 Internet 一气呵成。

实现完整的电子商务还会涉及很多方面，除了买家、卖家外，还要有银行或金融机构、政府机构、认证机构、配送中心等机构的加入才行。由于参与电子商务中的各方是互不谋面的，因此整个电子商务过程并不是现实世界商务活动的翻版，网上银行、在线电子支付等条件和数据加密、电子签名等技术在电子商务中发挥着不可或缺的作用。

三、医药商品电子商务的运作

（一）医药商品电子商务的运作环境

1. 医药商品电子商务的支撑环境 医药商品电子商务的支撑环境除了传统商业的因素之外，还包括：

（1）信息高速公路 是指网络基础设施的建设，主要由骨干网、城域网、局域网等组成，它使每一台联网的计算机能够随时通过网络同世界连为一体。信息可以通过电话线传播，也可以通过无线电波的方式传递。

（2）医药商品电子商务政策法规和技术标准的制定 医药商品电子商务是建立在跨国界的信息网络之上的贸易方式，相关政策法规应保持一致，但是各国国情相距甚远，医药商品电子商务的要求和各国具体情况间往往会发生冲突，需要国际社会统一各项技术标准，协调解决相关问题。

（3）信息网上发布、查询、检索的实现 对医药商品电子商务而言，网上展示产品的手段方法应得到充分、有效应用，如背景音乐、Flash 动画、视频等，同时应该在网站上发布医药商品目录和存货清单，吸引顾客浏览。

（4）多媒体信息传播的工具开发 医药商品电子商务系统上传播的内容包括文本、图片、声音、图像等，应确保它传递的消息是可靠、不可篡改、不可否认的，在有争议的时候能够提供适当的证据。

2. 医药商品电子商务的相关法规 为了规范医药商品电子商务贸易行为，国家食品药品监督管理局发布了《药品电子商务试点监督管理办法》，对于网上药品零售活动作了具体规定。药品电子商务行为的规范是针对药品、医疗器械和直接接触药品的包装材料的生产者、经营者和使用者，以及通过信息网络系统以电子数据信息交换的方式进行的商务交易和其他服务活动。

我国与药品电子商务相关的法律、法规和技术规范还有《中华人民共和国药品管理法》《中华人民共和国电信条例》《中华人民共和国合同法》《中华人民共和国电子签名法》《互联网药品信息服务管理暂行规定》《互联网信息服务管理办法》《互联网药品交易服务审批暂行规定》《大宗商品电子交易规范》和《电子支付指引（第一号）》等。

（二）医药商品电子商务的交易方式

我国的医药商品电子商务交易模式主要有两种，一种是在企业与企业之间进行的，称为 B to B，约占我国医药商品电子商务交易额的 85%，另一种是在企业与消费者之间进行的，称为 B to C，约占我国医药商品电子商务交易额的 15%。

根据医药企业的现状和国家相关部门对互联网医药商品电子商务的管理规定，医药企业可以根据自己的现状和资源优势，选择以下方式进行电子商务：

1. 医药商品生产企业、医药商品批发企业电子商务网站 医药商品生产企业、医药商品批发企业通过建立企业自己的电子商务交易平台与本企业成员之外的其他企业进行互联网医药商品交易。这是 B to B 模式，只能交易企业经销的产品，不能销售企业经营范围以外的医药商品。

2. 网上药店 即向个人消费者提供互联网药品交易服务的药品零售企业电子商务网站，这是 B to C 的形式，其主要功能是网上药品零售和在线药学服务，只能局限在 OTC 药品领域，不允许在网上销售处方药。

3. 独立第三方医药商品电子商务交易服务及资讯平台网站 这是医药商品电子商务发展的高级形式，主要是针对医药商品生产企业、医药商品经营企业和医疗机构之间的互联网医药商品交易提供交易平台服务。这类企业不得参与医药商品生产、经营不得与行政机关、医疗机构和医药商品生产经营企业存在隶属关系、产权关系和其他经济利益关系。

4. 国内主要的医药电子商务网站 国内主要的医药电子商务网站有中国金药网（http：//www. gm. net. cn）、中国中药材网（http：//www. gmzy. net. cn）、中国医药卫生电子商务网（http：//www. gmec. net. cn）、中国医药经贸网（http：//www. yyjm. net. cn）、中国药品信息网（http：//www. zgyp. com. cn）、中国医药市场（htttp：//www. chinapharmarket. com）等。

以中国金药网为例，它分为行业动态、医药商情资源、医药展会快递、网上直播、金药会员、电子期刊等栏目。此外，还可到中国金药网的四大专网中查找相关的信息，但对于网上交易、仓储配送、货款结算等服务实行网员制管理，需到相关网站注册申请后才能交易。

（三）医药商品电子商务的过程

采用不同交易模式的医药商品电子商务在具体细节略有差异，但总体上整个交易的过程大致相同，可以分为以下四个阶段：

1. 交易前的准备阶段 这是医药商品电子商务交易过程的第一个阶段，主要是查找、交流及选择信息阶段。对商家来说，此阶段为发布商品信息阶段；对于买方来说，此阶段是上网去寻找商品信息的阶段。

2. 交易谈判和签订合同阶段 这一阶段主要是指买卖双方对所有交易细节进行谈判，将双方磋商的结果以文件的形式确定下来，即以书面文件形式和电子文件形式签订贸易合同。顾客要将选好的商品、联系信息、送货方式、付款方法等在网上签好后提交给商家，商家在收到订单后应发来邮件或电话核实上述内容。

3. 办理交易进行前的手续 这一阶段主要是指买卖双方签订合同后到合同开始履行之前办理各种手续的过程，是完成必需的商贸票据的交换过程，直至办理完手续，供应商开始发货为止。此阶段要注意数据的准确性、可靠性、不可更改性等复杂的问题。

4. 交易合同的履行和索赔阶段 是按照合同进行商品交接、资金结算及售后服务的阶段。这一阶段是整个医药商品交易关键期，涉及资金在网上准确、安全到位，以及医药商品配送准确、按时到位。在这个阶段有银行业、配送系统介入，在技术、法律、标准等方面有更高的要求。网上交易的成功与否就在这个阶段。交易违约时，受损方据合同向违约方索赔。

（四）实施医药商品电子商务的程序

1. 企业信息数字化　首先建立医药企业基础网络设施和基于网络的信息处理系统使信息数字化，对医药企业的生产管理、成本核算、业务往来等进行全面、系统的数字化管理。

2. 培训人力资源　医药商品电子商务对人力资源的要求与传统商务对人力资源的要求有着本质的区别。医药类电子商务人才，除了掌握一般电子商务知识、技能之外，还要有足够的医药专业知识。

3. 建立医药商品电子商务网络系统　医药商品电子商务采用的网络结构包括内联网与外联网。内联网是应用因特网技术的单位局域网，受到单位防火墙的保护。内联网连接各类服务器、工作站、数据库和应用系统，具有严密的安全措施和访问权限控制，如 ERP、HIS 等。外联网又称"扩展的内联网"，应用因特网的 TCP/IP 协议和信息安全技术，将不同的内联网连接起来，如医院与不同地域的分院连接。外部信息系统通过网站实现，包括药品、消耗品等物资、设备等网上采购，对客户的网上信息服务、个性化服务，远程医疗与远程教育以及进行网络服务营销活动等。

4. 开展医药商品电子商务　建立了完善的内部网和实现了与互联网之间的安全联接后，就为建立一个医药商品电子商务系统打下了良好基础。在这个基础上，再增加电子商务应用系统，就可以进行电子商务了。医药商品电子商务和其他的电子商务系统一样，应该包括三层基本框架：网络平台、电子商务基础平台和电子商务应用系统。

（五）医药商品电子商务的主要应用系统

1. 企业——企业应用系统　企业与企业之间的电子商务是电子商务业务的主体。就目前来看，电子商务在供货、库存、运输、信息流通等方面大大提高企业的效率，通过电子商务，企业可以更及时、准确地获取消费者信息，从而准确订货、减少库存，并通过网络促进销售，以提高效率、降低成本，获取更大利益。

2. 企业——消费者应用系统　这种购物过程彻底改变了传统的面对面交易和一手交钱一手交货及面谈等购物方式，这是一种新的、很有效的电子购物方式。从长远来看，企业对消费者的电子商务将最终在电子商务领域占据重要地位。

3. 企业——政府应用系统　包括政府采购、税收、商检、管理规则发布等在内的政府与企业之间的各项事务都可以涵盖在其中。随着电子商务的发展，这类应用将会迅速增长。政府在这里有两重角色：既是电子商务的使用者，进行购买活动又是电子商务的宏观管理者，对电子商务起着扶持和规范的作用。

4. 企业——职工应用系统　企业与职工之间通过内部网络进行各种交流，国外医院做得比较好，重视发掘和奖励员工贡献隐性知识，为医院的发展群策群力。我国医在这方面有较大的发展空间。

（六）医药商品电子商务采用的网络结构

医药商品电子商务采用的网络结构包括内联网。内联网是应用因特网技术的单位局域网，受到单位防火墙的保护。内联网连接各类服务器、工作站、数据库和应用系统，具有严密的安全措施和访问权限控制，如 ERP、HIS 等。外联网又称"扩展的内联网"，应用因特网的 TCP/IP 协议和信息安全技术，将不同的内联网连接起来，如医院与不同地域的分院连接。外部信息系统通过网站实现，包括药品、消耗品等物资、设备等网上采购，对客户的网上信息服务、个性化服务，远程医疗与远程教育以及进行网络服务营销活动等。

1. ERP（企业资源计划） 是一个庞大的信息管理系统，主要目标是将医药企业的所有部门的职能整合到一套计算机系统中，并服务于医药企业的所有需求。ERP 是制药企业发展的重头戏。ERP 项目投入运行后，能够根据企业的生产，合理地整合企业的物流、资金流和信息流，提高企业的生产力，加速信息的流通和处理，降低生产成本，为企业进一步的发展打好基础。国内的一些大型制药企业已经开始运用 ERP 系统，其他一些制药企业已经将建立 ERP 系统作为企业的发展方向。总体来讲，制药企业资金较为充足，管理观念的改变是发展 ERP 系统的关键。

2. HIS（医院内部信息系统） 主要组成有医院中心的管理信息系统（HMIS）和病人中心的临床信息系统（CIS）等。

HMIS 主要包括：门急诊管理系统、住院病人管理系统、药事管理系统、物质和设备管理系统、财务和核算系统、办公自动化系统以及 B to M（例如，医院新闻和文件的检索和阅读、科研、员工活动的讨论和报道、各种业务培训、员工知识共享等）。

CIS 主要处理在为病人提供医疗服务的过程中产生的信息，不仅包括从临床检查、护理、治疗和病情监护中的信息，还包括其他检查、检验等医技部门的检查结果和手术、药品等信息。主要包括：医生工作站、电子病历、医技科信息系统、护理信息系统、医学图像管理系统。

医院内部电子商务系统还有面向患者的触摸屏系统等，还需要具有同医疗保险系统的数据交换功能。

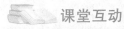 **课堂互动**

你去过采用 HIS 系统的医院吗？HIS 系统给你带来了便利吗？

四、医药商品电子商务的优缺点

医药商品电子商务作为一种新兴的商务活动过程，将带来一场史无前例的革命，其影响远远超出商务的本身。它会给传统医药企业的科研、生产、经营及医药商贸行业的发展带来巨大的影响，也会给医药商品消费者的生活和健康带来不可估量的巨大社会价值。结合其行业本身特殊性，医药商品电子商务具有如下的特点：

（一）医药商品电子商务的优点

医药电商进一步深入发展

　　医药电子商务领域逐渐成为医药流通、医药制造企业向往的热土，以天猫医药馆为代表的医药电商平台发展得如火如荼，包括马应龙、广州药业、云南白药、同仁堂、东阿阿胶、九芝堂、上海医药、吉林敖东、太极集团在内的数十家上市药企的产品均已现身线上销售平台。

　　对于药品来说，药品的本质属性也是商品，特殊表现在于安全性、有效性上，所以对于 OTC 药品、医疗器械乃至保健品在电子商务的前景是可以预测的。实际上，医药电商起步较晚，在 2012 年才真正得到规模化、系统化的发展。截至 2013 年 11 月底，获得医药网上零售类 C 牌的 114 家企业中有近 80 家开展业务，同时，天猫医药馆、京东医药城、国药商城也纷纷挂牌上线，相信这些大型专业电商平台的介入会大幅度推动交易量和参与人群。

1. 具有良好的社会效益　医药商品电子商务中双方的洽谈、签约、货款支付、交货通知等整个交易过程都在电子屏幕上显示，因此交易透明化。通过医药商品电子商务的运行，可有效改善医药行业的众多"传统问题"，促进医药行业健康发展。

2. 明显提高经济效益　以信息技术为基础的医药商品电子商务由于信息通畅，可以改变医药企业决策中信息不确切和不及时问题，减少市场风险，增加经济效益，改善经营管理、堵塞漏洞，保证病人和医药企业的经济利益。

3. 便利于政府监管　医药商品电子商务贸易双方的洽谈、签约、订货、支付等各个环节，无须当面进行，均通过计算机互联网络完成，整个交易完全虚拟化。因为交易渠道单一，所有交易过程公开化，信息透明化，所以有利于政府采用现代化的信息管理手段，对医药市场进行全程监控，彻底改变政府监管手段严重滞后、不适应市场发展的状况。各种市场监管信息公开、透明，市场准入机制严格、规范，使医药商品的质量和临床用药安全有可靠的保证。

4. 价格低廉和流通快速　传统的医药经营模式需要通过批发商、供应商及医药公司等众多中间环节，而医药商品电子商务通过直接与电子网络通信方式的结合，在世界各地瞬间完成传递与计算机自动处理，而且无须人员干预，极大地加快了交易速度并提高了医药商务活动的效率，避开不必要的中间环节，节省了大量的开支，大大降低了流通和交易的成本，从而使药品价格得以大幅降低，极大地减轻消费者的医药负担。

5. 交易市场全球化增加商机　基于 Internet 的电子商务 24h 全球运作，通过医药商品电子商务系统的虚拟代理，医疗机构和零售商可以不受时空限制地与医药商品生产企业直接进行交易。

6. 更加符合时代的要求　对于因工作繁忙或其他原因无法到药店购药的人来说，网上购药更为方便，且在网上咨询、查找、获得相关医药信息比在医院、药店更能获得个性化的医疗服务，同时更为隐蔽，有利于隐私的保护。

7. 有利于中医药走向世界　世界卫生组织估计，全球传统医药每年产值达600亿美元，且持续增加。世界卫生组织已建议全球超过180个国家和地区将传统医药纳入当地医疗政策。中医药将有广阔的市场，有关方面可以借助医药商品电子商务平台向世界介绍中医药，促进中医药走向世界，拓展全球市场。

（二）医药商品电子商务的缺点

1. 网络自身有局限性　对医药商品电子商务而言，虽然可以提供在线咨询服务，但与电话和面谈相比，在及时性、准确性上都受到一定程度的影响，服务的效果难以保证。另外许多消费者都反映实际得到的医药商品与在网上看到的有差异，这是因为在把一件立体的实物缩小许多变成平面画片的过程中，医药商品本身的一些基本信息会丢失，输入电脑的只是人为选择医药商品的部分信息，人们无法从网上得到医药商品的全部信息，这一现象在医药器械的网上销售过程中尤为显著。而网络速度慢、程序错误、程序中断等都会给消费者带来不愉快的体验，从而影响消费者对医药商品电子商务的信心。

2. 欠缺交易安全性保障　医药商品作为一种特殊商品，质量保证尤为重要。目前我国法律对医药商品电子商务的监管还存在许多空白，一些网络用户身份不明，导致网上医药商品销售存在违法行为，如销售假、劣药品，销售处方药及无执业药师提供咨询服务等。另外医药商品网上交易最为便捷的费用支付方式是通过网上银行付款，但网络的开放性使网上银行随时可能成为黑客攻击的对象，网上支付的安全性也因此而受到考验。出现这些情况时，医药商品电子商务的安全性将无法保证。只有随着国家法制的逐步完善和网络信用系统的全面建成，这一问题才可能得到解决。2005年，有关部门颁布了两个重要文件——《电子签名法》和《电子支付指引》，从政策与法律的角度为网上支付问题的解决铺平了道路。

3. 网上药店的经营范围受到限制　《药品电子商务试点监督管理办法》第15条明确规定：在药品电子商务试点网站从事药品交易的零售企业只能在网上销售国家药品监督管理部门公布的非处方药。这一规定是为了保障网上药品零售的安全性，但也在很大程度上限制了网上药店的经营范围，影响了网上药店的盈利。

4. 难以满足中老年消费者的需要　我国目前的网络用户中低年龄人群所占比重很大，而作为医药消费主体的老年人几乎不会上网。他们通常无法获知网上医药商品的信息，也不会通过网上药店购买药品，这对于医药商品电子商务是一个巨大的损失。

5. 监管存在不足　总体来说，我国药品监督管理部门对医药商品电子商务这种经营形式还没有制订出具体、详细的监管办法，监管力度不够大，法律环境较为宽松。

第三节　我国医药经营企业简介

一、药品经营企业分类

目前，我国药品监督管理部门核准的药品经营方式有批发、零售连锁和零售三种：批发是药品流通的始点和中间环节，沟通生产与使用、城乡与地区之间药品的流通（价格相对较低，周期短、数量大、品种多，利润较高）；零售是药品流通的终点，是完成流通的最后过程（将整件药品拆包、分装、分类销售，周期长、人力投入大）；连锁是药品零售的发展趋势。

（一）药品批发企业

药品批发企业是指将购进的药品销售给药品生产企业、药品经营企业、医疗机构的药品经营企业。在药品的流通过程中，承担物流的传递与分销职能。批发企业只能将购进的药品销售给具备合法资质的药品生产、经营企业和使用单位，不得将药品直接销售给患者或其他消费者。药品批发大型企业的年药品销售额20000万元以上，中型企业年的药品销售额5000万元～20000万元，小型企业的年药品销售额5000万元以下。

（二）药品零售企业

药品零售企业将购进的药品直接销售给患者或其他消费者，我国目前共有22万家药品零售企业，药品零售企业数量众多、分布广泛，大多数店堂面积小，经营品种比较单一，应逐步向规模化、集约化、规范化、连锁化的经营模式转化。

表7-1　药品零售企业规模表

企业规模	大型企业	中型企业	小型企业
销售额（万元/年）	≥1000	500～1000	≤500
营业场所面积（m²）	≥100	≥50	≥40
仓库面积（m²）	≥30	≥20	≥20

（三）药品零售连锁企业

药品零售连锁企业指经营同类药品、使用统一商号的若干个门店，在同一总部的管理下，采取统一采购配送、统一质量标准、采购同销售分离、实行规模化管理经营的一种组织形式。药品零售连锁企业由总部、配送中心和若干门店构成，总部是连锁企业经营管理的核心，配送中心是连锁企业的物流机构，门店是连锁企业的基础，承担日常零售业务，跨地域开办时可设立分部。

药品零售连锁企业具有三个主要特征：统一性、可复制性、可控制性。其中最显著的特征是统一性，所有门店都要服从总部统一的标准和水平、统一的商号、统一的标识、统一进货、统一配送、统一价格、统一核算、统一服务标准和统一的管理。药品零售连锁企业分为直营连锁（Regular Chain，RC）、特许连锁（Franchise Chain，FC）、加盟连锁（Voluntary Chain，VC）三种类型。

二、药品经营企业的管理

（一）药品经营许可证制度

《药品管理法》第十四条规定：国家对药品经营企业实行许可证制度，并对申请药品经营企业的程序作了规定，开办药品批发企业，须经企业所在地省、自治区、直辖市人民政府药品监督管理部门批准并发给《药品经营许可证》开办药品零售企业，须经企业所在地县级以上地方药品监督管理部门批准并发给《药品经营许可证》，凭《药品经营许可证》到工商行政管理部门办理登记注册。无《药品经营许可证》的，不得经营药品。

《药品经营许可证》应当载明企业名称、法定代表人或企业负责人姓名、经营方式、经营范围、注册地址、仓库地址、《药品经营许可证》证号、流水号、发证机关、发证日期、有效期限等。《药品经营许可证》包括正本、副本。均具有同等法律效力。由国家食品药品监督管理局统一制定。

有下列情形之一的药品经营许可证原发证机关注销药品经营许可证：有效期届满未换证的；药品经营企业终止经营药品或者关闭的；药品经营许可证被依法撤销、撤回、吊销、收回、缴销和宣布无效的；不可抗力导致药品经营许可证的许可事项无法实施的；法律、法规规定的应当注销行政许可的其他情形。（食品）药品监督管理部门（机构）注销药品经营许可证的，应当自注销之日起5个工作日内通知有关工商行政管理部门。

（二）药品流通管理

药品经营企业不得从事的经营活动：

（1）药品经营企业不得在经药品监督管理部门核准的地址以外的场所储存或者现货销售药品。

（2）药品经营企业知道或者应当知道他人从事无证生产、经营药品行为的，不得为其提供药品。

（3）药品经营企业不得为他人以本企业的名义经营药品提供场所，或者资质证明文件，或者票据等便利条件。

（4）药品经营企业不得以展示会、博览会、交易会、订货会、产品宣传会等方式现货销售药品。

（5）药品经营企业不得购进和销售医疗机构配制的制剂。

（6）未经药品监督管理部门审核同意，药品经营企业不得改变经营方式。药品经营企业应当按照《药品经营许可证》许可的经营范围经营药品。

（7）药品经营企业不得以搭售、买药品赠药品、买商品赠药品等方式向公众赠送处方药或者甲类非处方药。

（8）药品经营企业不得采用邮售、互联网交易等方式直接向公众销售处方药。

（9）禁止非法收购药品。

（三）处方药与非处方药流通管理暂行规定

为了加强处方药、非处方药的流通管理，保障人民用药安全、有效、方便、及时，依据《中共中央国务院关于卫生改革与发展的决定》和《处方药与非处方药分类管理办法（试行）》由原国家药品监督管理局局务会议通过的《处方药与非处方药流通管理暂行规定》，自2000年1月1日起实施。

1. 加强并严格规定零售处方药与甲类非处方药的条件和行为要求

（1）销售处方药和甲类非处方药的零售药店必须具有《药品经营许可证》。销售处方药和甲类非处方药药品的零售药店必须配备驻店执业药师。《药品经营许可证》和执业药师证书应悬挂在醒目易见的地方。执业药师或相应的药学技术人员应佩戴标明其姓名、职业资格或技术职称内容的胸卡。

（2）处方药必须凭执业医师或执业助理医师处方销售、购买和使用。执业药师或药师必须对医师处方进行审核，签字后依据处方正确调配、销售药品。对处方不得擅自更改和代用。对有配伍禁忌和超剂量的处方，应当拒绝调配、销售，必要时，经处方医师更正或重新签字，方可调配、销售。零售药店对处方必须留存2年以上备查。

（3）甲类非处方药、乙类非处方药可不凭医师处方销售、购买和使用，但患者可以要求在执业药师的指导下进行购买和使用。执业药师或药师对患者选购非处方药提供用药指导或提出寻求医生治疗的建议。

（4）处方药不得采用开架自选销售方式。处方药、非处方药不得采用有奖销售、附赠药品或礼品销售等销售方式，暂不允许采用网上销售方式。

（5）零售药店必须从具有《药品经营许可证》的药品批发企业或具有《药品生产许可证》的药品生产企业采购处方药和非处方药，并按有关药品监督管理规定保存采购记录备查。

2. 乙类非处方药零售报批的程序和要求

（1）在药品零售网点数量不足、布局不合理的地区，普通商业企业可以销售乙类非处方药，但必须经过当地地市级以上药品监督管理部门审查、批准、登记，符合条件的颁发乙类非处方药准销标志。

（2）普通商业企业的乙类非处方药销售人员及有关管理人员必须经过当地地市级以上药品监督管理部门适当的药品管理法律、法规和专业知识培训、考核并持证上岗。

（3）普通商业企业不得销售处方药和甲类非处方药，销售乙类非处方药时，应设立专门货架或专柜，并按法律、法规的规定摆放药品。

（四）城镇职工基本医疗保险定点零售药店管理

1. 定点零售药店的概念 定点零售药店是指经统筹地区劳动保障行政部门审查，

并经社会保险经办机构确定的，为城镇职工基本医疗保险参保人员提供处方外配服务的零售药店。处方外配：是指参保人员持定点医疗机构处方，在定点零售药店购药的行为。

2. 定点零售药店审查和确定的原则　《国务院关于建立城镇职工基本医疗保险制度的决定》中规定：基本医疗保险实行定点医疗机构（包括中医医院）和定点药店管理。劳动保障部会同卫生部、财政部等有关部门制定定点医疗机构和定点药店的资格审定办法。社会保障经办机构要根据中西医并举，基层、专科和综合医疗机构兼顾，方便职工就医的原则。负责确定定点医疗机构和定点药店，并同定点医疗机构和定点药店签订合同，明确各自的责任，权利和义务。在确定定点医疗机构和定点药店时，要引进竞争机制，保证基本医疗保险用药的品种和质量，合理控制药品服务成本，方便参保人员就医后购药和便于管理。

3. 定点零售药店应具备的资格和条件

（1）持有《药品经营许可证》《营业执照》，经药品监督管理部门年检合格。

（2）遵守《药品管理法》及有关法规，有健全和完善的药品质量保证制度，能确保供药安全、有效和服务质量。

（3）严格执行国家、省（自治区、直辖市）规定的药品价格政策，经物价部门监督检查合格。

（4）具备及时供应基本医疗保险用药和24h提供服务的能力。

（5）能保证营业时间内至少有1名药师在岗，营业人员需经地级以上药品监督管理部门培训合格。

（6）严格执行城镇职工基本医疗保险制度有关政策规定，有规范的内部管理制度，配备必要的管理人员和设备。

4. 定点零售药店的管理要求

（1）统筹地区社会保险经办机构在获得定点资格的药店范围内确定定点零售药店，统发定点零售药店标牌，并向社会公布，供参保人员选择购药。

（2）社会保险经办机构要与定点零售药店签订包括服务的范围、服务内容、服务质量、药费结算办法以及医药费审核与控制等内容的协议，明确双方的责任，权利和义务。协议有效期一般为1年。任何一方违反协议，对方均有权解除协议，但须提前通知对方和参保人，并报劳动保障行政部门备案。

（3）外配处方必须由定点医疗机构医师开具，有医师签名和定点医疗机构盖章。处方要有药师审核签字，并保存2年以上备查。

（4）定点零售药店应配备专（兼）职管理人员，与社会保障经办机构共同做好各项管理工作。对外配处方药分别管理，单独建账。定点零售药店要定期向统筹地区社会保险经办机构报告处方外配服务及费用发生情况。

（5）劳动保障行政部门要组织药品监督检查、物价、医药行业主管部门等有关部门，加强对定点零售药店处方外配服务和管理监督检查。要对定点零售药店的资格进行年度审核。对违反规定的定点零售药店，劳动保障行政部门可视不同情况，责令其限期改正，或取消定点资格。

（五）加强药品现代物流发展

2005 年国家食品药品监督管理局公布了《关于加强药品监督管理促进药品现代物流发展的意见》（以下简称《意见》），该《意见》共七条，其核心有三点：①对于申请新开办药品批发企业，要按照《药品经营许可证管理办法》和《药品经营质量管理规范》的规定，要具有现代物流的准入条件；②具有现代物流条件的药品批发企业，允许其接受已持有药品经营许可证的药品企业委托的药品储存、配送服务业务；③允许有实力并具有现代物流基础设施及技术的企业为已持有许可证的药品企业开展第三方药品现代物流配送。但其仓储、储存条件要优与药品经营质量管理规范，且这第三方物流配送企业不能有药品购销活动。

第四节　药店的经营和管理

知识链接

医药行业进入"春秋战国时代"

新版 GMP 和 GSP 升级认证和严格执行。从 2013 年下半年开始，制药工业企业竞争更加激烈。医药商业 3 年内量大格局出现，以国药、上药、华润为 1000 亿以上为第一格局；以九州通等 20 家 100 亿元以上为第二格局；其他商业绝大多数生存很艰难。43 万家医药门店将走向连锁化占 70% 以上份额，单体药店走特色和专业化之路。

随着我国社会生活方式的演变和医疗保险、医药分家、药品的分类管理制度等一系列改革措施的出台，使得药品市场展现出前所未有的活力。人们已逐渐形成大病去医院，小病上药店的保健观念。自我诊断，自我用药也将成为顺应时代要求的保健模式。

一、药店的销售赢利模式

（一）常规进销差赢利

传统药房药店就是靠这一模式盈利的，降价潮的多次涌动，平价药品超市的出现，市场竞争的选择，使这种盈利模式越来越难，不少药店已经到了微利边缘甚至亏损。

（二）薄利多销

平价药房的销售赢利模式多为高流量赢利模式。顾客流量高销售额就高，从而通过快速周转提高资产回报率。各地的平价药房，就是靠这种盈利模式来赢利的，并且一度迅速胜出。

（三）价外收益赢利

通过收取进店费、端头费、促销管理费、专柜费、广告费是价外收益作为盈利的主要模式。

（四）多元化、差异化经营

如一些药店开展相片冲洗业务，一些药房卖化妆品、生活日用品等。

（五）主推高利润产品赢利模式

主推高利润产品是国际上所有零售连锁企业（不仅仅是药店）的主要赢利模式。如美国第二大医药连锁企业 CVS 有自有品牌产品 1900 个。

二、药店的发展趋势

（一）专业化发展趋势

实施差异化经营，成为特色专科药店。

（二）服务差异化发展趋势

形成服务特色药店。药店要生存，特色化服务是可行之道。所以应想方设法提高服务质量，提高服服务水平和能力，通过日常化、特色化服务来抓住消费者的心。

（三）连锁化发展趋势

成为连锁药店的加盟店。

（四）联盟化发展趋势

联合起来形成联盟。所谓联盟就是指将四处分布的单体药店联合起来，实现信息共享、联采分销、共同应对挑战等业务协作，寻求新的利润点和生存空间。由于药店无论是在物流、资金流、管理人员、管理流程等监控手段上都远远落后于大型连锁药店，而连锁药店在经营管理、产品质量、全程服务等方面的一系列优势，是单体药店无法比拟的。要解决这一问题，单体药店之间必需形成联盟，联合起来，就相当于把众多的小木筏绑成一艘大船，抱团作战以规避市场风险。

（五）网络化发展趋势

单体药店可以选择成为一家网上药店，降低管理成本。网上药店最大的优势是互动、信息全面、及时、准确、费用较低，将会受到越来越多的消费者特别是网民的推崇。

（六）区域优势化发展趋势

定位为单体药店＋平价，成为区域内的大店、强店。

（七）多元化发展趋势

在美国，多元化经营模式是单体药店非常成熟的方式，很多药店除了经营药品外，附带经营化妆品、日常用品、学习用品等商品，甚至还承担了干洗、胶卷冲印等业务。

中国的单体药店由于大多身处社区或是街头巷尾，与居民百姓有着千丝万缕的联系，也是日常生活消费最便捷的终端之一，完全可以根据所在区域的不同需求，开辟自己的多元化经营业务。其中有两个方向可供选择：一是药妆店，就是增加化妆品的经营；二是增加便利品，因为追求便利是永远的需求。

（八）战略转移化发展趋势

转战城郊，避开竞争。

（九）相关化发展趋势

经营创造更强凝聚力，单体药店向卫生部门申请执照往往比较容易，可以在此基础上开展一些常规医疗服务，不但可以方便社区居民，也可以带来更多赢利机会。

（十）意识连锁化发展趋势

意识连锁是指由大型品牌企业倡导的统一经营理念，统一营运、管理模式，统一形象识别（招牌、服装、店面风格等），非经营权和非产权控制的一种连锁形式。意识连锁保持各成员工商、药监证照的独立性，独立经营，独立财务核算，不触及国家的法规政策，不影响GSP的相关要求。意识连锁往往伴有品牌分享业务，由海王星辰代理的美国知名品牌美信就是目前意识连锁的典型代表。随着国内知名品牌企业的参与，意识连锁和品牌分享将会普及，可以预期的是，越来越多的意识连锁品牌将被单体药店业主所分享。

三、药店开办和经营的基本条件

1. 具有依法经过资格认定的药学技术人员。

2. 具有相应的营业场所、设备、仓储设施、卫生环境。各地区依当地实际情况，结合有关法规，制定场所面积、仓储条件、人员结构和卫生条件等要求。

3. 具有相应的质量管理机构或者人员。药店应设置专门的质量管理机构，并配备数量足够、素质符合工作要求的人员。

4. 具有保证所经营药品质量的规章制度。主要包括：业务经营质量管理制度，首营药品质量审核制度，药品质量验收，保管养护及出库复核制度，特殊药品和贵重药品管理制度，效期药品管理制度，不合格药品管理制度，退回药品管理制度药，品质量事故报告制度，药品不良反应监测制度，质量信息管理制度，质量否决权制度等。

四、药店经营管理规范

（一）药品分类管理

药品按照处方药和非处方药分类管理。

（二）药品质量管理

（1）进货验收　药店药品验收人员为驻店药师或当班责任人，并采取当面逐一核对的方式。验收药品质量的同时，要检查包装、标签、说明书等项内容，进口药品应核对其注册证和进口药品检验报告书，核对条码签。破损药品或质量有疑问药品、近效期的药品予以拒收。

（2）存储药品（上架或入库）　从后面上货，以便做到先产先出、近期先出。核对药品的有效期。任何到期药品都应引起药师及门店员工的注意。

（3）效期药品的管理　效期在 6 个月以内的近效期药品，各店每月填报效期预警表。驻店药师（店经理、医师）指导员工，根据商品分区管理，检查效期药品。检查、记录重点药品名、编码、批号、效期、数量、进销退存变化。每月盘点时对该表内容进行核对。该表每季度更新一次。

（4）效期药品的销售和处理　各店对效期 1~6 个月的商品需进行关注，积极销售。对该类商品进行有效的陈列，在标价签上做出特别标记，使员工周知（色标管理）。熟练掌握有关商品知识。该类商品的专业知识及广告宣传知识由驻店药师（店经理、医师）负责传授给其他员工。对近效期商品积极争取采购部和供应商的支持，争取退货或更换陈旧的商品包装。实行先产先出、近期先出的原则，即先销售老批号商品，后销售新批号商品。

为了减少店面近效期商品的损失，需进行店面之间的调拨，如商品过期，不计入调入店面的损失，损失由调出店面承担。效期在 1 个月以内的商品为准过效期商品，准过效期商品门店一律下架。对已过期失效的药品除应按药品的报损处理方法处理外，还应该注意将废品敲碎深埋，不可随便抛弃，防止混用或引起人畜接触过敏事故的发生。

（三）药店整理

（1）保持对顾客可见区域干净。

（2）保持供应药品整齐有序。

（3）陈列和储存药品的养护工作。

（4）准备补货。

检查陈列与储存药品的质量并记录。特别关注近效期的药品，易霉变、易潮解的药品，对质量有疑问及储存日久的药品应及时抽样送检。检查药品的有效期，近效期药应摆放在前，掌握先产先出、近期先出原则，检查药品陈列环境和储存条件是否符合规定要求，对各种养护设备进行检查，库存近效期的药品实行色标管理。热销产品经常检查，及时补货。

五、专业资料及质量档案的管理

药店需要管理的专业资料及质量档案包括：药典、专业书籍、杂志、进口药品注册证、进口药品检验报告书、药品检查、养护记录，效期预警表等。资料及档案管理的非常重要。各种资料、表单是财务记账的凭证，没有表单不能记账。丢了表单，等于丢了商品。资料、表单根据流程按时传递，否则难以做到账账相符，还影响库存信息准确。资料、表单是商品管理的重要手段，也是重要的信息反馈手段。

表单管理原则：资料、表单应该使用夹子或袋子分门别类由专人管理，进行定期核查。进口药检报告与注册证管理要做到规范有序，店内所有人员均可在 5min 内查找。例如，调拨单较多可放在一起，按到货时间顺序编号，用夹子固定。退货单、错误更正单、调价单可分类放在一个夹子内，分类编号。准备纠错记录本及时跟踪记录每笔差错。

六、计量器具的管理

对药房使用的计量器具设立管理台账，账物相符。计量器具应按检定周期组织送检。保存好准用证。使用中华人民共和国法定计量单位（计量单位换算）。新购置计量器具和仪器，应由质量管理部审核。医药商品信息与新产品的开发

七、卖场管理

干净整洁的店面，合理方便的卖场管理，卖场分区、布局对于医药商品销售具有极大的促进作用。

（一）卖场布局

卖场的整体布局一定要合理、便利。尽可能地根据实际场地情况精心安排。最基本的卖场分区包括：商品陈列区（货架、背柜）、商品展示区（橱窗、堆头、端架）、收银区、促销区、咨询区、休闲区等。

（二）商品分区

商品分区要依据药品分类管理和 GSP 的要求，并根据和本店特色的具体表现，以及商圈特点、顾客需求、商品结构特点与服务项目等情况来具体确定。

（1）药品区包括开架区域和闭架区域。开架区域摆放开放式货架，用于陈列销售保健药品、非处方药闭架区域摆放背柜、柜台，用于陈列销售处方药、中药饮片。

（2）非药品区也要设置背柜和开放式货架。一般背柜中的医药商品主要是保健食品、美容化妆品等，而开放式货架主要用于销售家庭护理品、性保健品等。这一区域还

可以根据经营情况销售医疗器械和保健、养生等医药相关书籍。

（三）标识、标牌及证照

卖场一定要按照要求在显著位置悬挂标识、标牌及证照。必须展示的证照有《药品经营企业许可证》《营业执照》《税务登记证》，需要展示的服务及宣传标识，有便民措施、营业时间、服务公约、公司简介、会员制推广介绍、员工介绍、顾客意见本等。

商品分类标牌在摆放粘贴时需要注意：区域标识为最大的分类标牌应与区域对应（如处方区、收银区等，可通过颜色或不同的装修体现）中的分类标牌（ＸＸ类药）与货架对应小的分类标牌与商品类别对应。背柜、中药饮片柜的贴字要显著清晰，不能遮挡污损价签要与商品对应，不可歪斜错放，条码与单个商品对应。

其他提示性标识可以根据实际情况选择，如特别推荐新药品、禁烟标识、消防设备及标识、安全用电标识、小心路滑标识、会员消费持卡标识、XX公司第XX分店、抱歉暂缺货、请保留电脑小票等小标识。

（四）经营设备及便民服务设设施

经营设备包括：POS机、冰箱、空调、温湿度表、应急灯、灭火器、防盗设施、防蚊防鼠设施等；便民服务设施包括：饮水机、体重计、血压计、听诊器、购物篮、书架、休闲椅、凉茶台（桶）等；营造卖场气氛设施包括：音响、电视、立牌、多媒体导购系统等。

卖场的整洁有序是顾客最基本的要求。卖场所有一切和谐融洽，才会令顾客喜欢。

八、医药商品的配置

如何选择合适的药品，并用合适的方法摆放、展示，从而有效地利用了资源，创造了理想的购物空间，不仅最大限度地方便了顾客的购买，而且使门店效益最大化，实现门店的销售职责。

商品的配置首先要进行商圈调查，即门店属地的市场容量、潜力、竞争者状况等，根据商圈内消费者收入、家庭规模结构、购买习惯、对商品与服务的需求内容等，结合公司商品策略，如有意识突出或培养某类商品、价格策略等，再考虑卖场实际状况、是否有品种限制等（营业面积大小、卖场内固定结构限制、店中店的品种限制）等，还要参考类似成功门店的商品配置，最终作出合理的商品的配置计划。

在销售过程中要按照药品销售情况和药品的贡献度大小，分为畅销药品、主力药品、策略药品、基本药品、滞销药品。对于不同的商品，采取的营销策略各异。根据销售情况的分析不断对医药商品的配置进行修正，淘汰滞销药品，调整畅销药品的位置、布局、比重，导入新药品，并作总体药品布置调整。

九、药品陈列和展示

药品是商品，商品陈列是POP广告（POP广告，又称为售卖场所广告，是一切购物场所内外所做的现场广告的总称。有效的 POP 广告，能激发顾客的随机购买或冲动购买，也能有效地促使计划性购买的顾客果断决策，实现即时即地的购买。POP 广告对消费者、零售商、厂家都有重要的促销作用）之一。它是以商品为主题，利用各种商品固有的形状、色彩、性能，通过艺术造型，来展示商品，突出重点，反映特色以引起顾客注意，提高顾客对商品的了解、记忆和信赖的程度，从而最大限度地引起顾客的购买欲望。药品陈列也具有 POP 广告共有的优点，同时又是便利顾客、保管药品的重要手段，因而是衡量服务质量高低的重要标志。医药商品配置后再通过有技巧地陈列可以实现促进销售的目的。

（一）陈列的基本原则及要求

1. 陈列货架标准化　对于封闭式销售来说，典型售货柜台及货架既要便于各种身材的顾客活动，又要便于普通身材的营业员活动。为此商品柜台一般高度为 90～95cm，宽度为 46～60cm；货架宽度一般为 46～56cm，高度不应超过 160～183cm；营业员活动区域宽度为 76～122cm；顾客活动区域宽度为 45～610cm；考虑到有的顾客需坐着挑选商品，而营业员需站着提供服务，陈列柜的高可降至 86～91cm。

（1）陈列柜陈列　利用柜面和柜内陈列商品，其中柜面陈列可以放置小型陈列用具，亦可直接摆放有造型的商品，以小商品居多。陈列柜分前开、后开、前后开、敞开等款式。

（2）陈列架陈列　分为柜台式封闭销售的货架陈列和开架式敞开销售的货架陈列，有托架、柜型架、台型架、框形架、立架、挂具型等款式。

（3）陈列台陈列　分箱型台、平台阶、梯形台阶、桌形台等款式，利用台面陈列展示商品。

（4）地面陈列　将商品摆放于地面供顾客选用。一般用于医疗器械等大件笨重商品，也可将小件商品在地面堆成立体状态以吸引视线。

各种陈列用具都有标准型及异型两种。标准型制造方便，价格低廉，适用范围广，经济实用，但缺乏变化性，显得单调乏味，异型用具按具体商品的特性制成，艺术性强，与商品高度和谐统一，受顾客喜爱，但成本较高。现代化商店应根据经营的需要，采用不同的陈列用具，使商品的陈列多样化，避免呆板的平面陈列。

2. 按《药品经营质量管理规范》（GSP）的要求　按《药品经营质量管理规范》（GSP）的要求，药品应按剂型或用途以及储存要求分类陈列和储存：药品与非药品、内服药与外用药应分开存放，易串味的药品与一般药品应分开存放；处方药与非处方药应分柜摆放；特殊管理的药品应按照国家的有关规定存放。

3. 体现公司及门店风格　商品陈列应与企业文化、门店环境、整体气氛保持一致。突出企业特色，树立企业形象。突出良好的门店形象。使顾客无论是否得到有形商品，均能得到无形商品，使顾客对门店及企业产生良好感觉，从而提高回头率。

4. 醒目原则　药品大、中、小分类清晰合理，使顾客进入店内很容易找到药品的陈列位置。药品陈列位置尽可能设置在顾客易于看见的地方，不宜太高或太低。附加文字说明，文字说明不仅用来阐述药品的有关事实，如价格、产地、原料、规格、名称、用途等，而且是药品陈列创意的说明，是对陈列的进一步解释。文字说明要精炼、隽永，使顾客顷刻间了解记忆下来，在阅读后回味无穷，难以忘怀，并能转化为直接的购物行为。

5. 方便原则　现代人生活节奏快，时间观念强。适应于这一要求，药品陈列要为顾客提供一种或明或暗的有序的购物引导。速购药品放在最明显、最易选购的位置，如药店入口附近选购药品摆放在比较安静、不易受到打扰、光线充足的位置上，便于顾客仔细观看，慢慢挑选特殊药品，如精品、高档药品、名品可以摆放在距出售一般药品稍远、环境幽雅的地方，以显示药品的高档贵重，满足顾客的求名心理。药品陈列位置适中，便于取放。不要将药品放在顾客手拿不到的位置。放在高处的药品即使顾客费了很大的劲拿下来，如不满意，很难再放回原处，影响顾客的购物兴致和陈列布局的美观性。药品陈列要安全稳定，排除倒塌现象。体积大、分量重的一般放于货架下部，而体积小、分量轻的应放在上部。既可避免头重脚轻造成顾客视觉上的不舒服，又有利于保护陈列器具。同时药品堆叠高度适度，以免坍塌，不仅损失药品，而且影响顾客心情，甚至可能砸伤顾客。

6. 满陈列的原则　药品陈列种类与数量要充足，以刺激顾客的购买欲望。丰富是吸引顾客、提高销售额的重要手段之一。品种单调、货架空荡的商店，顾客是不愿进来的。要及时补货，避免出现开天窗脱销的局面。

7. 整洁美观原则　陈列的药品要清洁、干净，没有破损、污物、灰尘、不合格的药品应及时从货架上撤下来。每种药品都有其优点，药品陈列应设法突出其特点。大胆采用多种艺术造型、艺术方法、运用多种装饰衬托及陈列器具，使陈列美观大方。

8. 先进先出，先产先出的原则　实行先产先出、近期先出的原则，即先销售老批号商品，后销售新批号商品。

9. 关联性的原则　将功能相同的药品，有关联性的药品放在一起陈列。

（二）药品陈列的技巧

诱导顾客的购买欲望和动机，满足顾客的购买心理。顾客购买心理有以下八个阶段的诉求，即：关心、兴趣、联想、欲望、比较、信赖、购买、满足。通过陈列来调节顾客心理以最终达到顾客满意，利于商品的销售。

1. 集中陈列　按药品规格大小、价格高低、等级优劣、花色繁简、使用对象、使用价值的关联性、品牌产地等顺序进行陈列，便于指导顾客选购。规格由大到小，价格由低到高，等级由低到高，花色由简到繁、由素到艳，使用对象如老人用药、小儿用药、妇科用药等。并可采用纵向分段陈列，将货架沿纵向分成若干段，每段陈列不同的商品，以表现出商品的色彩调节作用，给顾客以品种多的感觉；也可横向分段陈列，每层陈列不同药品，以突出中间段的药品，或者将两种方式结合起来灵活采用。

2. 区域陈列法

（1）**橱窗陈列**　利用药品或空包装盒，采用不同的组合排列方法展示季节性、广告支持、新药品及重点促销的药品，以节日为主题陈列、事件陈列、场景陈列可以吸引过往观众的注意力，有效诱发顾客购买行为。

（2）专柜陈列 按品牌设立，一般为同一厂商的各类药品的陈列，如史克专柜、立达专柜；或按功能设立，将相同或关联功能的药品陈列为同一专柜，如男性专柜、减肥专柜、糖尿病专柜等。

（3）利用柱子的主题式陈列 一般而言，柱子太多的店铺会导致陈列的不便，但若将每根柱子作主题式陈列，不但特别而且能营造气氛。

（4）端架陈列 指双面的中央陈列架的两头。展示季节性、广告支持、特价药品、利润高的药品、新药品及重点促销的药品端架陈列可进行单一大量的药品陈列，也可几种药品组合陈列于端架，展示的药品在货架上应有定位。

（5）架上、中、下分段陈列 上段为感觉性陈列，陈列希望顾客注意的药品、一些推荐药品、有意培养的药品；黄金段为人眼最易看到、最易拿取的位置。陈列具差异化，有特色的药品或高利润的、需重点培养、重点推销的药品，自有品牌药品，独家代理或经销药品、广告药品；中段陈列价格较便宜、利润较少、销售量稳定的药品；下段陈列周转率高、体积大、重的药品。可陈列需求弹性低的药品。

3. 特殊陈列法

（1）黄金段陈列 对于敞开式销售来说，中等身材的顾客主动注视及伸手可及的范围，约从地板开始 60~180cm，这个空间称为药品的有效陈列范围。其中最易注视的范围为 80~120cm，称为黄金地带。黄金线指：男性：85~135cm；女性：75~125cm。次要高度：男性：70~85cm 或 135~145cm；女性：60~75cm 或 125~135cm。

60cm 以下 180cm 以上是顾客不易注视接触的，60cm 以下常用于陈列购买频率极低的药品或作为库存空间，180~210cm 常作为库存空间以补充量感陈列的货源，210~260cm 虽难以吸引近距离注视，但可吸引远距离注视，具一定展示诱导功能，可作为装饰陈列或广告空间。另外，为方便顾客取放药品，货架上陈列的药品与上隔板应有一定距离，通常以手能伸进去拿出药品为宜，太宽了影响货架使用率，太窄了顾客难以拿取药品。

（2）量感陈列 如堆头陈列、多排面陈列、岛型陈列等。量感陈列产生数大就是美的视觉美感及便宜、丰富等刺激购买的冲动，它分为规则陈列和不规则陈列两种。规则陈列是将药品整整齐齐地码放成一定的立体造型，药品排列井然有序，通过表现商品的稳重气息，使顾客对商品的质量放心，进而扩大销售。不规则陈列，则是将药品随意堆放于篮子、盘子等容器里，不刻意追求审判的秩序性。这种陈列给顾客一种便宜、随和的印象，易使顾客在亲切感的鼓舞下触摸挑选药品，通常用于小件日用品的摆放。适合于量感陈列的药品具体来说有：特价药品或具有价格优势的药品，新上市的新药品，新闻媒介大量宣传的药品。对于采用量感陈列的药品，在卖场药品数量不足时，可在适当位置用空的包装盒做文章，设法使陈列量显得丰富。

（3）质感陈列 着重强调药品的优良品质特色，以显示药品的高级性，适合于品牌、高档珍贵药品。陈列量极少，甚至一个品种只陈列一件，主要通过陈列用具、光、色的结合，配合各种装饰品或背景来突出商品极富艺术魅力的个性特色。

（4）集中焦点的陈列 利用照明、色彩、形状、装饰，制造顾客视线集中方。顾客是药品陈列效果的最终评判者，陈列应以视线移动为中心，从各种不同的角度，设计出吸引顾客、富于魅力的陈列法则，并且将陈列的重点面面向顾客流量最多的通道。重点面可以是药品的正面，也可以是商品的侧面，确定重点面的因素可以来自多方面：以可见药品的最大形象、能显示丰富感来决定；以可见药品内部结构、能识别质地、结构来确定；以容易陈列能简化操作、省工省时的面来决定；以顾客重视的面来决定。

（5）突出陈列法 将价格高、低，不同厂家的同类药品放在一起。陈列时着重突出某一种或几种药品，别的药品起辅助性作用。着重陈列的药品有：药店的主力药品、流行性、季节性药品，反映药店经营特色的药品，名贵药品等。这些药品或者应占用较大比例的陈列空间，或者要用艺术手法着重渲染烘托气氛，抑或是陈列于比较显眼的位置上。

还有一种突出陈列，是将某些药品陈列在特殊的位置——货架侧面、收银台等，如润喉片、创可贴等。这是小药品可采用的一种形式，用以活跃店内陈列气氛，吸引顾客，但不可过多，以免形成障碍，影响顾客的视野及行动路线。

（6）悬挂式陈列 无立体感的药品悬挂起来陈列，产生立体效果，增添其他特殊陈列方法所没有的变化。

（7）除去外包装的陈列 瓶装商品（如药酒、口服液等）除去外包装后的陈列，吸引顾客对商品的内在质地产生直观的感受，激发购买欲望。

（8）易被盗商品陈列在视线易控位置。

科学的、匠心独具的商品陈列形式，可以使药品具有生命力、具有自我推销的能力。因此，需掌握药品各种陈列类型，广拓思路，加以灵活综合地运用，以收到良好的效果。

检测与评价

一、选择题

（一）A 型题（单项选择题）

1. 医药商品电子商务与传统商贸活动最大的区别是（ ）
   A. 配送物流化　　　　B. 虚拟化　　　　C. 标准化
   D. 交易前办理大量手续　　E. 简单化

2. 在药品电子商务试点网站从事药品交易的零售企业只能在网上销售国家食品药品监督管理局公布的非处方药是（ ）的规定。
   A. 《药品电子商务试点监督管理办法》
   B. 《中华人民共和国药品管理法》
   C. 《互联网药品信息服务管理暂行规定》
   D. 《互联网药品交易服务审批暂行规定》

E. 《中华人民共和国药品管理法》

3. 麻醉药品、精神药品、毒药和剧药等特殊药品(　　)上网进行信息发布或交易。

    A. 可以　　　　　　　　　B. 严禁　　　　　　　　　C. 要经过授权方可

    D. 特定企业可以　　　　　E. 指定单位可以

4. 药品电子商务网站负责网上咨询的人员是(　　)

    A. 网站运行维护技术人员

    B. 网站法人代表

    C. 网站药品专业人员和执业药师

    D. 网站经销商

    E. 执业药师

5. 国内的一些电子交易平台主要是针对药品生产企业、药品经营企业和医疗机构之间的互联网药品交易提供交易平台服务，这是电子商务发展的高级形式，它属于(　　)

    A. B to M

    B. B to B

    C. B to C

    D. 独立第三方电子商务交易服务及资讯平台

    E. C to C

6. 医药商品电子商务人才与传统电子商务人才的本质区别是(　　)

    A. 电子商务知识　　　　　B. 计算机知识

    C. 医药知识

    D. 现代化管理技能　　　　E. 网络知识

7. 制药企业信息数字化的信息管理系统的名称是(　　)

    A. HIS　　　　　　　　　B. HMIS　　　　　　　　C. ERP

    D. CIS　　　　　　　　　E. GMP

8. 成立药品电子商务试点网站必须取得(　　)批准。

    A. 国务院　　　　　　　　B. 国家食品药品监督管理局

    C. 国家经贸委　　　　　　D. 公安部

    E. 国家工商行政管理部门

9. 企事业单位与职工之间通过内部网络进行各种交流属于(　　)

    A. B to C　　　　　　　　B. B to B　　　　　　　　C. C to C

    D. B to M　　　　　　　　E. M to M

10. 医药商品电子商务的主要应用系统不包括(　　)

    A. 企业—企业应用系统　　B. 企业—消费者应用系统

    C. 企业—政府应用系统　　D. 企业—职工应用系统

    E. 政府—职工应用系统

(二) X 型题 (多项选择题)

1. 医院通过网络系统为病人就诊和治疗的服务过程和向健康者提供预防保健服务、通过网络采购仪器、设备以及日常消耗品等采用电子商务的模式属于（   ）模式。

    A. B to C   B. B to B   C. C to C

    D. B to M   E. 独立第三方电子商务交易服务及资讯平台

2. 医院内部信息系统，主要组成部分有（   ）

    A. ERP   B. HIS   C. HMIS

    D. CIS   E. EDI

3. 我国医药商品电子商务的交易平台主要有（   ）

    A. 独立第三方电子交易平台 B. B to B   C. B to C

    D. B to M   E. C to C

4. 实施医药商品电子商务的程序有（   ）

    A. 企业信息数字化   B. 培训人力资源

    C. 医药商品电子商务交易谈判

    D. 医药商品电子商务签订合同

    E. 开展医药商品电子商务

5. 医药商品电子商务的过程有（   ）

    A. 交易前的准备阶段

    B. 交易谈判

    C. 医药商品电子商务合同签订

    D. 办理交易进行前的手续

    E. 交易合同的履行和索赔阶段

第八章 医疗器械的基本知识

导 学

> 内容提要：本章主要介绍医疗器械相关基础知识，对其分类使用规定，以及家庭常用医疗器械进行介绍。
>
> 学习目标：1. 了解医疗器械相关基础知识。
> 2. 熟悉医疗器械的分类。
> 3. 理解医药商品市场、价格变化的规律。
> 4. 掌握各种家庭常用医疗器械的特点和使用。

第一节 医疗器械概述

一、医疗器械的概念

医疗器械是指单独或者组合使用于人体的仪器、设备、器具、材料或者其他物品，包括所需要的软件，其用于人体体表及体内的作用不是用药理学、免疫学或者代谢的手段获得，但是可能有这些手段参与并起一定的辅助作用，其使用旨在达到下列预期目的。

1. 对疾病的预防、诊断、治疗、监护、缓解。
2. 对损伤或者残疾的诊断、治疗、监护、缓解、补偿。
3. 对解剖或者生理过程的研究、替代、调节。
4. 妊娠控制。

二、医疗器械的分类

医疗器械产品的门类与品种繁多，单从大类上划分就达30多个门类，而其品种则超过3000种，规格在10000种以上。为了有效地监督管理医疗器械产品，国家对这些产品实行一、二、三类的分类管理。一、二、三类医疗器械是根据其使用安全性分类的。这三类划分的原则及包含的主要品类如下：

（一）第一类

第一类为通过常规管理足以保证其安全性、有效性的医疗器械。如医用病床、大部分手术器械、听诊器、医用 X 线胶片、医用 X 线防护装置、全自动电泳仪、医用离心机、切片机、牙科椅、煮沸消毒器、纱布绷带、弹力绷带、橡皮膏、创可贴、拔罐器、手术衣、手术帽、口罩、集尿袋等。

（二）第二类

第二类为对其安全性、有效性应当加以控制的医疗器械。产品机理已取得国际国内认可，技术成熟，安全性、有效性必须加以控制的医疗器械，如体温计、血压计、听诊器、助听器、血压计临床检验仪器、制氧机、避孕套、针灸针、心电诊断仪器、无创监护仪器、光学内窥镜、便携式超声诊断仪、全自动生化分析仪、恒温培养箱、牙科综合治疗仪、医用脱脂棉、医用脱脂纱布等。

（三）第三类

第三类是用于植入人体或支持维持生命，对人体具有潜在危险，对其安全性、有效性必须严格控制的医疗器械。如植入式心脏起搏器、体外震波碎石机、病人有创监护系统、人工晶体、有创内窥镜、超声手术刀、彩色超声成像设备、激光手术设备、高频电刀、微波治疗仪、医用核磁共振成像设备、X 线治疗设备、200mA 以上 X 线机、医用高能设备、人工心肺机、内固定器材、人工心脏瓣膜、人工肾、呼吸麻醉设备、一次性使用无菌注射器、一次性使用无菌输液器、输血器、CT 设备等。

三、医疗器械的注册管理

医疗器械产品注册实行分类注册制度。一类产品由设区的市级人民政府药品监督管理部门审查批准后发给产品注册证书；二类产品的产品注册，由省、自治区、直辖市人民政府药品监督管理部门审查批准发给产品注册证书；三类产品的产品注册，由国务院药品监督管理部门审查批准并发给产品注册证书。此外，对于进口医疗器械，必须由国务院药品监督管理部门审查批准并发给进口医疗器械产品注册证书。一个医疗器械的审批到底是划到几类里边也不是终身不变的，是由它的安全性决定的，国家局有权改变它的分类，比如医用口罩在一般时期都分为一类，但在非典时期就被划到了二类。

四、常见器材介绍

（一）家庭保健器材

疼痛按摩器材、家庭保健自我检测器材、血压计、电子体温表、多功能治疗仪、血糖仪、糖尿病治疗仪、视力改善器材、睡眠改善器材、口腔卫生健康用品、家庭紧急治疗产品。

（二）家庭用保健按摩产品

电动按摩椅/床、按摩棒、按摩锤、按摩枕、按摩靠垫、按摩腰带、气血循环机、足浴盆、足底按摩器、手持式按摩器、按摩浴缸、甩脂腰带、治疗仪、足底理疗仪、减肥腰带、汽车坐垫、揉捏垫、按摩椅、丰胸器、美容按摩器等。

（三）家庭医疗康复设备

家用颈椎腰椎牵引器、牵引椅、理疗仪器、睡眠仪、按摩仪、功能椅、功能床，支撑器、医用充气气垫、制氧机、煎药器、助听器等。

（四）家庭护理设备

家庭康复护理辅助器具、女性孕期及婴儿护理产品、家庭用供养输气设备、氧气瓶、氧气袋、家庭急救药箱、血压计、血糖仪、护理床等。

（五）医院常用医疗器械

外伤处置车、手术床、手术灯、监护仪、麻醉机、呼吸机、血液细胞分析仪、分化分析仪、酶标仪、洗板机、尿液分析仪、超声仪（彩超、B超等）、X线机、核磁共振等。

五、我国医疗器械产业现状

> **知识链接**
>
> ### 医疗器械产业聚集三大区域
>
> 珠江三角洲（深圳、珠海、广州等地）综合性高科技医疗器械产品，如监护设备、超声诊断、MRI等医学影像设备和伽马刀、X刀等大型立体定向放疗设备、肿瘤热疗设备等。
>
> 长江三角洲（上海、江浙等地）中小企业活跃、地区特色明显，一次性医疗器械和耗材的国内市场占有率超过一半。像苏州的眼科设备、无锡的医用超声、南京的微波、射频肿瘤热疗、宁波的MRI。
>
> 京津环渤海湾（北京、天津、辽宁、山东等地）DR、MRI、数字超声、加速器、计算机导航定位医用设备、呼吸麻醉机、骨科器材和心血管器材等。

医疗器械与药品是医疗的两大重要手段，发达国家这两者的销售额比例较为接近，而我国医疗器械销售额大约是药品销售额的三分之一，可见我国医疗器械市场潜力巨大。中国海关数据显示，2013年我国医疗器械贸易总额达343.1亿美元，同比增长14.13%，比去年增长1个百分点；其中，出口额为193.35亿美元，同比增长9.92%，比去年下降了 2 个百分点；进口额为 149.75 亿美元，同比增长 20.07%，比去年增长 5.5 个百分点；贸易顺差 43.6 亿美元，同比下降 14.8%。2014 年开始，医疗器械生产企业的首负责任将进一步得到落实，生产企业的质量安全意识和水平将得到显著提高，从而促进医疗器械行业结构调整和产业升级，增强我国医疗器械质量安全保障能力。根据工信部统计规模上企业，2012 年全国医疗器械产值为 1398.6 亿元；根据中国医疗器械行业协会推算，产值超过 3000 亿元。据保守估计，到 2015 年医疗器械产值将达到 4500 亿 ~ 5000 亿元。根据国家食品药品监管总局统计，截至 2012 年底，生产企业 15348 家（一类 4370 家，二类 8414 家，三类 2564 家）。其中，国家重点监管企业 829 家，省重点监管企业 1175 家。

我国医疗器械产业已基本形成了多学科交叉的研究开发体系，可以生产 47 个大门类、3500 多个品种、12000 余种规格的产品，能够满足我国疾病诊治的基本需求。以重庆为中心的成渝地区，以武汉为中心的华中地区成为新兴的、以生物医学材料和植入器械及组织工程为特色的地区。我国已开始进入以中、档产品为主导，高档产品发展由小变大、由弱变强的新阶段。但是，高档产品的核心技术基本上为国外大公司所控制。目前市场上的高端产品，如 CT、MRI 等高端医学影像产品还是来自美国、日本等少数几个发达国家。市场上，高端医疗器械 70% 以上被外方企业垄断，这也在一定程度上加重了看病贵问题。例如，我国医疗器械领域约 80% 的 CT 市场、90% 的超声波仪器市场、85% 的检验仪器市场、90% 的磁共振设备、90% 的心电图机市场、80% 的中高档监护仪市场、90% 的高档生理记录仪市场、95% 的心脏起搏器等被跨国公司垄断。

第二节　家庭常用医疗器械的基本知识

一、卫生材料及敷料

1. 医用纱布选购和使用注意事项

（1）首先要看成品的包装标识和产品说明书：成品一般有两种方式，一种是非无菌方式，另一种是无菌方式。要求产品说明书或成品包装上写明是以无菌还是非无菌方式出厂的。

（2）无菌方式包装的医用纱布可以直接使用，而以非无菌方式包装的纱布必须经高温高压蒸汽或环氧乙烷等方法消毒后方可使用。

（3）对于用无菌方式包装的医用纱布，包装标志中必须写明灭菌有效期、出厂日期或生产批号、包装破损禁用说明或标识、一次性使用说明或禁止再次使用标识。如发现包装破损或超过有效期，则不再选购或使用。

（4）购买医用纱布是要看产品的外观。产品应柔软，无臭、无味，色泽纯白，不含有其他纤维和加工物质，在紫外灯光下不应显示强蓝色的荧光。

2. 医用棉花的选购和使用注意事项

医用棉花的选购和使用注意事项同医用纱布。

3. 医用绷带的分类、用途及选购和使用注意事项

（1）分类　医用绷带分全棉纱布绷带和弹性绷带两种。

（2）用途　无论是纱布绷带还是弹性绷带，其用途主要是包扎或固定。

①全棉纱布绷带：主要用于医院外科及家庭的体外创口敷药后的包扎、固定。

②弹性绷带：主要用于下肢静脉曲张、骨伤科等患者的固位包扎，以改善血液循环，防止肢体肿胀。也能替代手术后的多头腹带，用于人体不同部位的加压包扎或一般创伤包扎。

（3）医用绷带的选购和使用注意事项　①一般都以非灭菌医疗产品出售。若使用医用绷带于创口部位时，应考虑与创口隔离使用；②选购医用绷带时要看产品的外观。产品应洁白、无黄斑、无污染、无严重织疵或断丝。

4. 医用橡皮膏选购注意事项

应选购洁净不渗膏、膏布卷齐平整的橡皮膏。

5. 创可贴选购和使用注意事项

（1）选购首先要看产品的包装标识和产品说明书。包装上应有无菌字样或图形符号、一次性使用说明或图形符号、包装破损禁用说明或标识。

（2）启封后切忌用手接触中间复合垫。

二、一次性使用无菌医疗器械

所谓一次性使用无菌医疗器械，是指在符合规定的洁净厂房内，按一次性使用无菌器械的生产工艺流程要求组织生产、经灭菌消毒后才能销售、使用的产品。本类产品一旦启封就应立即使用，用后也必须销毁以防继续留用。

（一）一次性使用无菌注射器和注射针

1. 基本质量要求

（1）注射器部分　生物性能：无菌、无热原、无溶血反应、无急性全身毒性。

（2）注射针部分　注射针针管：要有良好的刚性、韧性、耐腐蚀性。

注射针针座与针管的连接牢固。

注射针针尖的锋利度：0.3~0.6规格，刺穿力≤0.7N。

生物性能：无菌、无热原。

2. 选购和使用注意事项　在选购时，首先要看产品包装，单包装上应标有容量、无菌、无热原、一次性使用、失效日期的年和月；若附注射针，应注明规格；再观察注射器是否清洁，有无微粒和异物，不得有毛边毛刺、塑流、缺损等缺陷，注射器内表面（包括橡胶活塞）不得有明显可见的润滑剂。

在使用前，应检查每一单包装是否破裂，如果已经破裂，必须停止使用。用后应立即予以销毁。

（二）一次性使用输液器

1. 基本质量要求　生物性能无菌、无热原。

2. 选购和使用注意事项　选购时首先看产品包装，单包装上应说明内装物，包括只能重力输液字样；应标明输液器无菌、无热原、一次性使用、失效日期的年和月；使用说明包括检查包装密封完整性和有关保护套脱落情况的警示，滴管滴出 20 滴或 60 滴蒸馏水相当于（1±0.1）mL（1±0.1）g 的说明；若配静脉针，应注明规格，再观察输液器应清洁无微粒和异物，不得有毛边毛刺、塑流、缺损等缺陷。在使用前应检查每一单包装是否破裂，如果已经破裂，应立即停止使用。

三、体温计

（一）水银体温计的分类

根据用途不同，体温计分为：
（1）三角型棒式（口腔用、肛门用两种）。
（2）新生儿棒式（口腔、腋下、肛门用三种）。
（3）元宝型棒式（口腔用）。
（4）内标式（腋下用）。

（二）水银体温计的测量范围

（1）三角型棒式、元宝型棒式、内标式体温计的测量范围都是 35℃ ~42℃。
（2）新生儿棒式体温计的测量范围在 30℃ ~40℃。

（三）水银体温计的选购和使用注意事项

（1）先检查玻璃泡有无裂纹，以免在应用时水银溢出，引发水银中毒。
（2）测体温前要将水银柱甩到 35℃ 以下。
（3）幼儿、精神失常、高热神昏及不能用鼻呼吸者都不可测口温，而应测肛温。
（4）用后须先用冷水冲洗干净，而后浸泡在 70% 酒精中备用。也可用肥皂水洗净后保存备用。再次使用前还须用酒精棉球擦拭消毒。

（四）电子体温计的选购和使用注意事项

目前可供选购的有塑料封装和玻壳封装两种类型，其中以前者最常见。
（1）塑料封装型体温计对液体的密封性稍差，用后消毒时不能将其浸在酒精里，以免液体渗进体温计内造成电路故障。
（2）玻壳封装型电子体温计较少见，虽消毒时不用担心酒精的渗入，但其玻壳却易碎，尤其对儿童要注意使用安全。

四、血压计

（一）水银（汞）血压计

1. 水银血压计的基本质量要求

（1）血压计示值的允许误差为 ±0.5kPa（±3.75mmHg）。

（2）血压计应有良好的气密性，且不应漏水银。

2. 水银血压计的选购和使用注意事项

（1）要选水银柱上升灵活、无断开，不泄漏水银的血压计。

（2）使用时打气不要过猛，搬动水银血压计应竖直（水银槽在下面），用后及时将血压计往右倾斜45℃，然后关闭水银阀，否则水银很可能溢出，造成污染。

（二）电子血压计

1. 电子血压计的特点优点是结构轻巧，易于携带、使用，便于自我测量，对于及时就诊或控制病情很有意义。

2. 电子血压计的适用范围 适用于家庭保健，尤其是出差和旅游。

3. 电子血压计的基本质量要求 血压计示值的允许误差值为 ±0.5kPa（±4mmHg）。脉搏数的允许误差值为 ±5% 以内。

4. 电子血压计的选购和使用注意事项

（1）看品牌 要选品牌好的电子血压计，其产品说明书上应有计量许可标志和药品监督管理部门颁发的产品注册证以及产品正确使用方法的详细说明。

（2）看测量结果的重复性 按产品说明书的正确使用方法，在血压正常者身上重复测几次，看结果的平均值与各次测量的误差值。误差太大的，说明该产品的重复性不好。

（3）看测量结果的正确性 将同一血压正常者身上测得的结果与医院测得的结果相比较，看结果的误差值。如果误差不太大，可作为今后自己测量时的参考。

五、手持式家用血糖分析仪

（一）基本质量要求

仪器测试范围：40～500mg/dL

仪器重复性：标准偏差 SD≤30

满量程测量绝对误差：≤±1% FS

测试条重复性：相对标准偏差 CV≤9.5%

测试条准确性：相关系数 γ≤0.90

（二）选购和使用注意事项

（1）应选择经过药品监督管理部门注册批准的产品。

（2）血糖试条必须和其适配的血糖仪一起使用，要购买和自己的血糖仪相适应的试条。

（3）更换新批号试条时，一定要先用制造商提供的校准试条或质控液进行校准后再测血糖。

（4）血糖试条有使用期限，患者购买和使用时一定要注意标签上的有效期，并注意按规定温度保存。

（5）使用前应仔细阅读使用说明书，在专业人员指导下使用。

（6）定期对仪器进行校正，检查血糖仪的准确性。患者只需通过血糖仪输入校准代码，或通过测试校准试片，即可将制造商为每个批次的试纸条所设置的校准参数等信息输入到血糖仪中，从而实现血糖检测的校准。制造商所提供的校准参数一般是通过将血糖仪与适配的血糖试条所得的一系列测量结果与参照分析仪所得的相应测量结果进行比较而得出的。

六、制氧机

（一）化学制氧机

1. 特点

优点：体积小，成本低，产氧快，使用方便，便于携带，噪声小。

不足之处：不适宜长期使用，有一定副作用。

产氧量一般 <1L/min。使用时间 10~20min/包。

2. 选购和使用注意事项

（1）要选择有生产许可证与市场准入证的正规厂家生产的发生器和药品。

（2）最好只做应急或外出时使用。

（3）使用时先看说明书，切勿将管路和阀门堵死。

（二）医用保健制氧机

医用保健制氧机按制氧方式不同可分为三种，即分子筛变压吸附方式制氧机、膜分离方式制氧机和电解水方式制氧机。目前国内外普遍采用分子筛变压吸附方式制氧机。其最大特点是：以一般交流电源为能源，以空气为原料，制氧成本低；产氧快，打开电源 2min 后即可产出氧气；安全可靠，使用方便，移动便利，可连续使用。其缺点是有噪声。选购时注意：要选用有生产许可证与市场准入证的正规生产厂家产品。

七、助听器

助听器是一种特殊的医疗器械产品，对患者来说不仅要注意选购，更重要的是选配。

八、天然胶乳橡胶避孕套

1. 避孕套有非卖品和卖品之分，市场上品牌近千种，质量参差不齐。选择时要注意挑选具有一定规模的企业的品牌，要选择有 3C 认证和经过医疗器械产品注册的正规产品。

2. 产品说明书上应有正确的使用方法和使用禁忌证。

3. 在每一批避孕套中允许有一定数量的不合格品，使用前要进行检查，并按正确的方法使用。

4. 需特别注意说明书中的注意事项。

九、拔罐器

(一) 拔罐器

拔罐器是拔罐法常用的器具。所谓拔罐法，是指利用燃烧、抽吸、挤压等方法排出罐内空气，造成负压，使罐吸附于体表腧穴或患处产生刺激，以防病治病的方法。

(1) 竹罐　用坚韧成熟的青竹制成。其罐取材容易，制作简便，吸拔力强，能耐高温，不易破碎，可用于身体各部多种拔罐法，尤其多用于水煮罐法。但其罐易燥裂漏气，且不透明，难以观察罐内皮肤反应，不宜用作刺血拔罐等。

(2) 陶瓷罐　又名陶罐，系用陶土烧制而成的罐具。形如缸状、口底稍小、腔大如鼓。其罐吸拔力强，易于高温消毒，适用于全身各部。但体较重，易于破碎，且不透明，目前已不常用。

(3) 玻璃罐　用耐热质硬的透明玻璃烧制成的罐具。大底圆，内外光滑，大小规格多样。其罐透明、吸附力大，易于清洗消毒，适用于全身各部，可施多种罐法，是目前最常用的罐具之一，但传热较快，易于破碎。

(二) 新型罐具的种类及特点

(1) 挤压排气罐　即以挤压方式排气的罐具。此罐轻便，不易破裂，便于携带，无点火烫伤之虑，但无温热感，不能高温消毒，易于老化，仅宜拔固定罐，不宜施其他罐法。其操作方便，但负压维持时间较短。

(2) 抽气排气罐　简称抽气罐。

连体式抽气罐，吸附力可随意调节，又不易破碎，适用于多部位留罐。

注射器抽气罐，罐小者可用于头、面、手、足及皮肤较薄部位。

(3) 多功能罐器　系配置有其他治疗作用的现代新型罐具。如刺血罐、灸罐、电热罐（电罐）等，均具拔罐与相应疗法（如刺血、艾灸）的治疗作用。

(三) 拔罐法的禁忌

(1) 急性严重疾病、慢性全身虚弱性疾病及接触性传染病。

(2) 严重心脏病、心力衰竭。

(3) 血小板减少性紫癜、白血病及血友病等出血性疾病。

(4) 急性外伤性骨折、严重水肿。

（5）精神分裂症、抽搐、高度神经质及不合作者。

（6）皮肤高度过敏、传染性皮肤病，及皮肤肿瘤（肿块）部、皮肤溃烂部。

（7）心尖区体表大动脉搏动部及静脉曲张部。

（8）瘰疬、疝气处及活动性肺结核。

（9）眼、耳、口、鼻等五官孔窍部。

（10）妊娠妇女的腹部、腰骶部、乳房部、前后阴部。

（11）婴幼儿。

（12）精神紧张、疲劳、饮酒后，以及过饥、过饱、烦渴时。

十、针具

（一）毫针

毫针为古代九针之一。又称微针、小针，是古今临床应用最广的一种针具。

1. 材质 毫针是金属制成的，其中以不锈钢最为常用。不锈钢毫针，目前被临床广泛采用。此外，也有其他金属制作如金针、银针，除特殊需要外，一般很少应用。

2. 结构 分为针尖、针身、针根、针柄、针尾5个部分。

3. 分类 根据针柄和针尾的构成和形状不同，可分为环柄针、花柄针、平柄针、管柄针。

4. 规格 主要以针身的直径和长度区分。临床一般以粗细为26～30号（直径0.3～0.4mm）和长短为1～3寸（25～75mm）者最常用。

5. 选购和使用注意事项

（1）选购或选用应注意检查其质量。

针尖：要端正不偏，关节度高，尖中带圆，圆而不钝，形如松针，锐利适度，使进针阻力小而不钝涩。

针身：要光滑挺直，圆正匀称，坚韧而富有弹性。

针根：要牢固，无剥蚀、伤痕。

针柄：柄的金属丝要缠绕均匀，牢固而不松脱或断丝，针柄的长短、粗细适中，便于持针、行针。

（2）使用注意事项：除专供一次性使用的无菌针灸针外，普通毫针针刺都可能造成病毒交叉感染。因此，针刺治疗要有严格的无菌观念，切实做好消毒工作。已经消毒好的或未经消毒过的针具都不能隔衣针刺或以口温针。针后皮肤针孔不要立即接触水和污染物品。常用消毒方法有：高压蒸汽灭菌法、药液浸泡消毒法（将针具放入75%酒精内浸泡30～60min）、煮沸消毒法。

（二）三棱针

1. 材质、结构与规格 用不锈钢制成，全长6.5cm，针身呈三棱体，三棱为刃，针尖锋利，常用规格有大号和小号两种。

2. 选购和使用方法 购时要选择针身挺直、光滑者。

新的针具在使用前应在细磨石上磨至锐利，称为开口。三棱针用久会变钝，也应磨至锐利，以减轻进针时患者的痛苦。针具使用前应进行灭菌或消毒处理。可采用高温灭菌，或将针具用75%酒精浸泡30min消毒。

（三）皮肤针

1. 材质、结构与规格 皮肤针外形似小锤，针柄有软柄和硬柄两种类型。头部附有莲蓬状针盘，针盘上均匀地嵌着不锈钢短针。根据所嵌短针的数目，又分别称为梅花针（5支短针）、七星针（7支短针）、罗汉针（18支短针）。因刺激轻微，适用于小儿，故又称为小儿针。

2. 选购和使用注意事项 针尖不宜太锐或太钝，应呈松针形。全束针尖应平齐，不可歪斜、钩曲、锈蚀和缺损。检查针具时，可用于棉球轻触针尖，若针尖有钩曲或缺损，则棉絮易被带动。针具使用前应进行灭菌或消毒处理，以高温灭菌或用75%酒精浸泡30min消毒。

（四）皮内针

1. 材质、结构与规格 用不锈钢制成的小针，有图钉型和麦粒型两种。图钉型也称铆钉型，针柄呈圆形，针身与针柄垂直。临床以针身长度为2mm和针身粗细为32号（直径0.28mm）者最常用。麦粒型也称颗粒型。针身与针柄在同一平面。

2. 选购和使用注意事项 要选针体光滑、针尖不宜太锐或太钝的。针刺前针具要灭菌，或以75%乙醇浸泡30min消毒。皮肤针埋藏的时间，一般1~2天，多者6~7天，暑热天不宜超过2天，平时注意检查，以防感染。埋针期间，可每天按压数次，以增加刺激量。

（五）其他针具

1. 提针 制针材料多选用金属，如不锈钢、黄铜、银等。其中以磁性材料制成者，又称磁绽针。

2. 火针 多选用能耐高温的钨合金材料制作，针柄以耐热的非金属材料制成。针体较粗，针头较钝。质量要求以高温下针体硬度高、针柄不易导热为优。

3. 芒针 芒针针体采用不锈钢制成，光滑坚韧，富于弹性，不易生锈。芒针的结构与毫针一样，分为五个部分，即针尖、针体、针根、针柄和针尾。

十一、灸具

灸法，古称灸柄。灸法可分为艾灸法和非艾灸法两大类。艾灸法以艾绒为灸材，是灸法的主要内容，可分为艾炷灸、艾条灸等。非艾灸法，可用除艾叶以外的药物或其他方法进行施灸，有灯火灸、药线灸、药笔灸等。

艾为自然生长于山野之中的菊科多年生灌木状草本植物，我国各地均有生长。艾叶是理想的灸疗原料。艾叶经加工制成细软的艾绒，易于燃烧。艾绒其性吸水，易于受潮，平时应密闭于干燥容器内，置于阴凉干燥处存。艾绒制品包括艾炷、艾条。温灸器是专门用于施灸的器具，用温灸器施灸的方法称为温灸器灸。目前临床常用的温灸器有灸架、灸筒、灸盒等。

检测与评价

一、选择题

（一）A 型题（单项选择题）

1. 下列医疗器械产品外包装标识中，不需要在无菌医用脱脂纱布外包装上标出的是（　　）

　　A. 灭菌有效期

　　B. 出厂日期和生产批号

　　C. 包装破损禁用说明或标识

　　D. 酸碱性和刺激性数据和说明标识

　　E. 一次性使用说明或禁止再次使用标识

2. 一次性使用无菌注射器的质量要求非常严格，其注射器部分的生物性能方面的质量要求是（　　）

　　A. 无微粒和无异物

　　B. 无菌、无热原和无异物

　　C. 无菌、无热原、无异物和无溶血反应

　　D. 无菌、无热原、无芽孢和无溶血反应

　　E. 无菌、无热原、无溶血反应和无急性全身毒性

3. 下列哪种针具是选用能耐高温的钨合金材料制作的（　　）

　　A. 毫针　　　　　　　　　B. 三棱针　　　　　　　　C. 皮肤针

　　D. 皮内针　　　　　　　　E. 火针

4. 第二类医疗器械产品注册由哪个部门审查批准发给产品注册证书（　　）

　　A. 省、直辖市药品监督管理部门

　　B. 省级卫生部门

　　C. 市级药品监督管理部门

　　D. 市级卫生部门

　　E. 国家药品监督管理部门

5. 医疗器械最重要的质量特性是（　　）

　　A. 有效性　　　　　　　　B. 安全性　　　　　　　　C. 适用性

　　D. 可靠性　　　　　　　　E. 维修性

6. 下列医疗器械产品中，国家实行第三类管理的是（　　）

　　A. 集尿袋　　　　　　　　B. 心电诊断仪　　　　　　C. 光学内窥镜

　　　　D. 体外震波碎石机　　　　　E. 便携式超声诊断仪

7. 下列医疗器械产品中，国家实行第二类管理的是(　　　)
　　A. 人工肾　　　　　　　　　B. 助听器　　　　　　　C. 创可贴
　　D. 弹力绷带　　　　　　　　E. 一次性使用无菌注射器

8. 目前国际上经典而常用的测量动脉血压的方法是使用(　　　)来进行测量，又称为柯氏音法?
　　A. 水银血压计　　　　　　　B. 电子血压计　　　　　C. 半自动电子血压计
　　D. 水银血压计和听诊器　　　E. 电子血压计和听诊器

9. 对水银体温计的质量要求不包括(　　　)
　　A. 泡内不得有明显气泡
　　B. 测温误差在 36.0℃ ~39.℃时为 ±0.1℃
　　C. 体温计感温液柱不应中断
　　D. 体温计感温液柱不应自流
　　E. 体温计感温液柱不应难甩

10. 下列哪项不是一次性使用输液器的基本质量要求(　　　)
　　A. 器身密合性　　　　　　　B. 微粒污染指标　　　　C. 输液流速
　　D. 静脉针的连接牢固度　　　E. 药液过滤器滤除率

11. 新生儿棒式体温计的测量范围是(　　　)
　　A. 31℃ ~41℃　　　　　　　B. 30℃ ~40℃　　　　　C. 32℃ ~42℃
　　D. 30℃ ~42℃　　　　　　　E. 35℃ ~42℃

12. 第三类医疗器械和进口医疗器械由哪个部门审查批准并发给产品注册证书(　　　)
　　A. 省级药品监督管理部门
　　B. 省级卫生部门
　　C. 市级药品监督管理部门
　　D. 市级卫生部门
　　E. 国家药品监督管理部门

13. 第一类医疗器械产品由哪个部门审查批准后发给产品注册证书(　　　)
　　A. 省级药品监督管理部门
　　B. 省级卫生部门
　　C. 设区的市级政府药品监督管理部门
　　D. 市级卫生部门
　　E. 国家药品监督管理部门

14. 医疗器械产品注册实行分类注册制度。其中第一类医疗器械产品实行(　　　)制度。
　　A. 注册审批制度　　　　　　B. 分类管理制度　　　　C. 产品生产注册制度
　　D. 申报备案制度　　　　　　E. 产品审查制度

15. 《医疗器械监督管理条例》规定国家对医疗器械实行(　　)制度。

    A. 注册审批制度　　　　　　B. 分类注册制度　　　　　C. 产品生产注册制度

    D. 申报备案制度　　　　　　E. 产品审查制度

16. 当前，对医疗器械产品实行的注册制度是(　　)

    A. 分类注册制度　　　　　　B. 申报备案注册制度　　　C. 产品审查注册制度

    D. 准生产注册制度　　　　　E. 审查注册制度

17. 在36.0℃～39.0℃范围内，电子体温计的测温误差是(　　)

    A. 0.1℃　　　　　　　　　B. 0.2℃　　　　　　　　　C. ±0.2℃

    D. ±0.1℃　　　　　　　　E. ±0.05℃

18. 选购水银血压计，最关注的质量要求是(　　)

    A. 血压示值的允许误差　　　B. 测量结果的重复性　　　C. 测量结果的正确性

    D. 品牌　　　　　　　　　　E. 血压计的水银柱上升灵活、无断开、不漏水银

19. 选购和使用医用保健制氧机的主要注意事项是(　　)

    A. 察看机器的外观及质量

    B. 了解机器开启后震动大小

    C. 辨听机器运转时的声音大小及其是否有异声

    D. 一看、二摸、三听

    E. 只做应急或外出时使用

20. 选购和使用助听器最重要的注意事项是(　　)

    A. 取决于有无科学、专业的验配

    B. 决于助听器的性能和质量

    C. 防潮、防水、防震、防尘、防宠物接近

    D. 不使用时要将电池取出

    E. 定期进行干燥处理

21. 使用避孕套之前一定要进行检查的最主要的原因是(　　)

    A. 属于例行检查

    B. 在一批产品中允许有一定数量的不合格品

    C. 避孕套质量差

    D. 避孕套合格率低

    E. 避孕套原材料质量差

(二) X 型题（多项选择题）

1. 医用棉花的包装和产品说明书上应注明(　　)

    A. 是无菌方式产品或非无菌方式产品

    B. 灭菌有效期

    C. 包装破损禁用说明或标识

    D. 一次性使用说明或禁止再次使用标识

    E. 启封后切勿用手接触

2. 一次性使用无菌医疗器械的单包装上应标明(　　)

   A. 无菌

   B. 一次性使用

   C. 失效日期的年和月

   D. 单包装破裂, 应立即使用

   E. 用后也必须销毁

3. 水银体温计的选购和使用注意事项是(　　)

   A. 先检查玻璃泡是否破裂

   B. 用后立即浸泡在 70% 酒精

   C. 再次使用前还须用酒精棉球擦拭消毒

   D. 测温前要将水银柱甩到 36℃ 以下

   E. 幼儿不可测口温, 而应测肛温

4. 比较水银血压计, 电子血压计优点主要是(　　)

   A. 血压示值允许误差小　　　　B. 测量结果的重复性好

   C. 测量结果的正确性强　　　　D. 结构轻巧、易于携带、使用

   E. 便于自我测量

5. 选购和使用手持式家用血糖分析仪器的注意事项包括(　　)

   A. 定期对仪器进行校正

   B. 在专业人员的指导下使用

   C. 血糖试纸条使用期限

   D. 血糖试纸必须和其配套的血糖仪一起使用

   E. 每次测试均应以质控液进行校准后再测血糖

6. 拔罐法的禁忌包括(　　)

   A. 婴幼儿　　　　　　　　　　B. 高度神经质及不合作者

   C. 出血性疾病　　　　　　　　D. 接触性传染病

   E. 精神紧张、疲劳、饮酒后、过饥、过饱、烦渴时

7. 下列专业出版物哪些归属三级文献(　　)

   A. 药品标准类　　　　B. 索引类　　　　　　　C. 药品集

   D. 药学专著类　　　　E. 工具书类

8. 下列医疗器械产品属于第二类产品的是(　　)

   A. 助听器　　　　　　B. 制氧机　　　　　　　C. 创可贴

   D. 人工肾　　　　　　E. 牙科综合医疗仪

9. 弹性绷带可以用于(　　)

   A. 骨伤患者固定包扎　　B. 不同部位的加压包扎　　C. 创口敷药后的包扎

   D. 下肢静脉曲张固定包扎　E. 创伤包扎

第九章 临床常见病用药专业知识

导　学

内容提要：本章主要介绍临床常见病用药专业知识和药店常见病应对
　　　　　方法。

学习目标：1. 了解临床常见病的发病原因以及常见表现。

　　　　　2. 掌握临床常见病的药物治疗。

　　　　　3. 掌握常见病的应对方法。

目前，我国药店药房中的药品分为处方药和非处方药两大部分。患者选择药物或进行用药咨询时，往往从述说病症开始，而不会明确的说明需要何种、何类型的具体药物。为了贴近实际销售工作情景，本章按照不同疾病用药对临床常见病用药进行分类阐述。

第一节　消化系统常见病

一、反流性食管炎

【病因】　在一些诱因的作用下，食管下端括约肌不能正常地关闭，导致酸性的胃液或碱性的肠液反流入食管，并刺激、腐蚀食管黏膜，引起反流性食管炎。

【临床表现】

1. 烧心　即胸骨后烧灼感或烧灼样疼痛。烧心常与姿势有关，故又叫做"姿势性烧心"，多在屈曲弯腰、咳嗽、用力排便、头低位仰卧或侧卧时出现。

2. 反酸　胃内酸性容物反流至咽部或口腔时，会感到酸呛不适。

3. 吞咽困难　当炎症引起食管痉挛或食管瘢痕狭窄时，可出现吞咽困难，甚至吞咽疼痛，严重时可出现慢性食管出血。

4. 加重缓解因素　当精神紧张或进食酸性果汁、高脂肪饮食、辛辣刺激性饮食以及吸烟、饮酒、服用咖啡因、巧克力，还有使用阿托品、阿司匹林等药物时，都会诱发或加重以上症状，而当直立和服用制酸药后，可减轻症状。

【治疗用药】

1. 抑制胃酸分泌药物：常用雷尼替丁、法莫替丁或奥美拉唑等。

2. 促进食管和胃的排空，减少反流：可加用吗丁啉、西沙比利或莫沙必利。

3. 中成药物治疗：以气滞胃痛颗粒疏肝理气和胃；以养胃舒冲剂养胃阴、和胃气。

4. 推荐：雷尼替丁（或奥美拉唑）＋吗丁啉（或西沙比利）＋养胃舒冲剂。

二、胃炎

【病因】胃炎分为急性胃炎和慢性胃炎。

急性胃炎　其发生多由于饮食不当，暴饮暴食；或食入生冷腐馊、秽浊不洁的食品，本病常见于夏秋季。

慢性胃炎　幽门螺旋杆菌是导致慢性胃炎的主要病因。饮食无规律、暴饮暴食、精神紧张、忧愁、生气、过度劳累、营养不良、免疫功能下降、药物刺激、胆汁返流是导致慢性胃炎的重要诱因。

【临床表现】

1. 急性肠胃炎　恶心、呕吐通常发病较急，开始多腹部不适，继而恶心、呕吐。腹部阵发性绞痛并有腹泻，每日数次至数十次水样便，黄色或黄绿色，含少量黏液。伴有不同程度的发热、恶寒、头痛等。

2. 慢性胃炎　上腹不适、饱胀、疼痛、嗳气、厌食、恶心、腹泻等。有的可见消化道反复出血、呕吐、黑便。萎缩性胃炎常伴有贫血、消瘦、舌炎，长期不愈，少数可癌变。

【治疗用药】

急性胃炎

1. 急性胃炎恶心、呕吐时可服用吗丁啉、贝络纳。

2. 腹痛严重时可口服东莨菪碱等。

3. 腹泻可用黄连素、泻停封胶囊、泻痢停片、易蒙停胶囊、永龙增效黄连素胶囊。

4. 中药治疗　藿香正气丸、保和丸、附子理中丸、参苓白术散。

慢性胃炎

1. 消化不良　金双歧、食母生片、大山楂颗粒、健胃消食片、多酶片等。

2. 饱胀、恶心、呕吐　胃复胺、吗丁啉或西沙比利、莫沙比利。

3. 胃痛明显　胃痛宁、胃复宁胶囊、达喜。

4. 抗幽门螺旋杆菌　丽珠胃三联［片剂（白色）枸橼酸铋钾，片剂（黄色）克拉霉素，片剂（绿色）替硝唑］。用法及用量：片剂（白色）2片，1日2次，口服，片剂（绿色）1片，1日2次，口服，片剂（黄色）1片，1日2次，口服。疗程为1周。

5. 胃黏膜保护剂　麦滋林、果胶铋。

6. 提高人体免疫力，增强人体内解毒酶的活性　维酶素。

7. 其他中药　香砂六君子丸、气滞胃痛冲剂、元胡止痛片、逍遥丸、胃苏颗粒、左金丸等。

三、消化性溃疡

【病因】消化性溃疡的产生有两方面的原因：

1. 胃酸、胃蛋白酶增多侵蚀胃或十二指肠黏膜形成溃疡。

2. 幽门螺旋杆菌感染，是导致消化性溃疡发生和反复发作的又一个重要因素。

【临床表现】

1. 主要症状是胃部（心窝部、上腹部）疼痛，胃溃疡疼痛多偏于左侧，十二指肠溃疡多偏于右侧。

2. 胃溃疡的疼痛节律是进食后半小时至1h舒适，接着开始疼痛，而胃完全排空后（约食后4h）又感舒适，即：进食→舒适→疼痛→舒适。

3. 十二指肠球部溃疡的疼痛节律是进食后1个半小时至4个小时不疼痛，饥饿时（胃排空时）开始疼痛，直到下次进食才缓解，即：进食→舒适→疼痛，称之为"空腹痛"。

4. 溃疡病的其他症状有嗳气、反酸、流涎、恶心呕吐等。

【治疗用药】

1. 制酸剂，如碳酸氢钠、碳酸钙、氢氧化铝等。

2. 胃黏膜保护剂　如丽珠得乐、麦滋林、果胶铋等。

3. 抑酸药　雷尼替丁、法莫替丁、奥美拉唑等服药的疗程，一般是4周。

4. 抗幽门螺旋杆菌，三联用药方案（第一，奥美拉唑20mg + 阿莫西林750mg + 甲硝唑400mg；第二，奥美拉唑20mg + 红霉素500mg + 甲硝唑400mg；第三，奥美拉唑20mg + 阿莫西林750mg + 红霉素500mg）。

5. 中药治疗　香砂六君子丸、气滞胃痛冲剂、逍遥丸、元胡止痛片、胃苏颗粒、左金丸等。

四、急性肠炎

【病因】急性肠炎以夏秋季最多见，常由于饮食不当、进食发酵分解或腐败污染的食物所致。

【临床表现】

1. 病史有食用不洁饮食的病史，潜伏期一般为1~24h不等。

2. 起病急骤腹泻、腹痛、腹泻每天3~4次，严重者达10余次，大便呈黄水样；一般无黏液脓血，腹痛多位于脐周或右下腹部，呈阵发性钝痛或绞痛，一般都有发热。

【治疗用药】

1. 一般治疗　禁食6~12h，以后进食流食或易消化饮食。

2. 解痉止痛　山莨菪碱（654-2），口服。

3. 口服补液，防止脱水　口服葡萄糖水（葡萄糖粉）。

4. 抗炎、止泻治疗　复方黄连素片、腹可安片、谷参肠安胶囊、救急行军散、易蒙停胶囊、永龙增效黄连素胶囊。

五、病毒性肠炎

【病因】病毒性肠炎由轮状病毒引起

【临床表现】

1. 病毒性肠炎为自限性疾病，多发于春秋季，一般病程为 3~5 天，很少超过 7 天。

2. 年龄特征：婴幼儿多见。

3. 粪便性状：病毒性肠炎多为水样便，粪便中水分多，粪水分离，呈蛋花汤样大便，无腥臭味。

4. 腹泻常伴有高热，且呕吐也较重，因粪便中排出电解质相对少，故常发生脱水。

【治疗用药】

1. 病毒性肠炎不必用抗生素。

2. 呕吐严重时，纠正脱水：口服葡萄糖水（葡萄糖粉）。

3. 病前所增加辅食，如鸡蛋、猪肝等要停吃，但粥和米汤例外。

4. 提高自身免疫力：小施尔康滴剂（多种维生素及微量元素）等。

六、细菌性痢疾

【病因】细菌性痢疾由痢疾杆菌引起。

【临床表现】

1. 以急性发热等全身中毒症状，腹痛、腹泻、里急后重及排脓血样大便等肠道症状为主要临床表现。

2. 本病终年均有发生，但多流行于夏秋季节。

3. 人群对本病有普遍易感性，幼儿及青壮年发病率较高，尤其是中毒性痢疾比较集中发生于儿童。

【治疗用药】

1. SMZ－TMP，对有磺胺过敏，白细胞减少及肝、肾功能不全者忌用。

2. 吡哌酸　氯哌酸。

3. 氨基苄青霉素　以上药物可任选 1~2 种，疗程均为 5~7 日。

七、结肠炎

【病因】结肠炎与自身免疫反应、感染、遗传、神经精神因素等有关。

【临床表现】

起病多数缓慢，病程可分持续性，或呈发作期与缓解期相交替的慢性经过。

1. 腹泻　便秘与腹泻交替出现。大便呈软、糊状或水样，常混有黏液，脓血，也可仅排出黏液和脓血。

2. 腹痛　疼痛性质常为痉挛性，多局限于左下腹或下腹，也可遍及全腹。有疼痛－便意－便后缓解的规律。

3. **里急后重**　直肠有炎症时常有里急后重。

4. **胃部症状**　可有食欲减退，上腹饱胀不适，恶心呕吐。

【治疗用药】

1. **西药治疗**　现代医学多采用激素，柳氮磺胺吡啶外用。

2. **中成药治疗**　补肾活血，健脾祛湿；消肿排脓。药物有健脾益肠丸、肠炎康、结肠炎丸、健脾丸、补脾益肠丸等。

八、阑尾炎

【病因】分急性、慢性阑尾炎，阑尾管腔因粪渣、寄生虫阻塞，肠道其他疾病的影响，细菌入侵均可导致急性阑尾炎。

【临床表现】

1. 腹或脐周疼痛后转移至右下腹。

2. 恶心、呕吐、乏力、头痛、发热、口渴、出汗、脉率加快。

3. 右下腹有固定而明显的压痛点是阑尾炎的重要体征。

【治疗用药】

疑为急性阑尾炎应到医院诊查，凡急性化脓性或坏疽性阑尾炎、阑尾穿孔并弥漫性腹膜炎、复发性阑尾炎均应早期手术切除。

九、乙型肝炎

【病因】乙型肝炎病毒感染人体后，可激发机体产生对乙型肝炎病毒的各种细胞免疫反应和体液免疫反应，并激发自身免疫反应引起免疫调节功能紊乱，引起肝细胞的损伤，造成不同类型的病理变化及临床转归。

【临床表现】

化验室检查可出现"大三阳"和"小三阳"，还会出现乏力、恶心、黄疸及肝区疼痛等症状。

"大三阳"是指：HBsAg（＋）、抗 HBc（＋）、HBeAg（＋）。

"小三阳"是指：HBsAg（＋）、抗 HBc（＋）、HBe（＋）。

【治疗用药】

西药：取苯双脂滴丸、肝必复胶囊、肝达康薄膜片、肝宁片、肝泰乐、贺普丁、阿德福韦酯胶囊、齐墩果酸片、益肝灵片、西利宾胺片。

中成药：护肝片、东宝肝泰片、复肝能胶囊、复肝宁片、甘利欣胶囊、肝达片、肝肾康口服液、鸡骨草肝炎冲剂、鸡骨草胶囊（鸡骨草丸）、健肝乐、健肝乐颗粒、健肝灵胶囊、解郁肝舒胶囊、晶珠肝泰舒胶囊、龙胆泻肝口服液、龙胆泻肝丸、慢肝养阴胶囊、疏肝丸、双虎清肝颗粒、乙肝宁冲剂、乙肝散、益气疏肝片。

十、脂肪肝

【病因】肥胖、过量饮酒、糖尿病是脂肪肝的三大主要病因。

【临床表现】

轻度和中度脂肪肝一般无任何明显临床症状；重度脂肪肝可有食欲不振、恶心呕吐、全身乏力、疲乏感、腹胀或右上腹部不适，特别是在食后及运动时更为明显，亦可有肝肿大或出血倾向等。

【治疗用药】

降脂性药物、护肝去脂药和中药。

1. 降脂性药物　氯贝特、东宝肝泰片、维生素 E 烟酸酯、谷胱甘肽、维生素 E。

2. 护肝去脂药　肝得健、垂盆草冲剂、护肝片、熊去氧胆酸。

3. 中药

①单味中药：何首乌、丹参、泽泻、川芎、决明子、山楂等。

②中药方：如小柴胡汤。

③中成药：如六味地黄丸、脂必妥、血脂康等。

十一、胆石症

【临床表现】

1. 吃了油腻食物后有不适感。

2. 右上腹阵发性绞痛，并向右肩背部放射，并伴有发热、恶心和呕吐。

3. 右上腹有压痛、肌紧张及反跳痛，有时可摸到肿大的胆囊。

【治疗用药】

胆石通胶囊、肝胆结石片、消炎利胆片、胆通、利胆排石片、结石消胶囊、排石颗粒。

十二、胆囊炎

【病因】梗阻因素、感染因素、化学因素造成胆汁潴留于胆囊。其他因素：胆囊动脉血栓形成，致胆囊缺血坏死，甚至穿孔。

【临床表现】

1. 上腹或剑突下压痛腹肌紧张，或有反跳痛，以胆囊区较明显。

2. 轻度黄疸。

【治疗用药】

主要是外科手术治疗，内科以抗炎、排石、利胆为主。药物：消炎利胆片、肝胆结石片、金胆片、复方胆通片、华沙利胆丸、胆维他片、胆舒胶囊、胆乐胶囊、胆石通胶囊、苯丙醇胶丸、爱活胆通片。

第二节　呼吸系统常见病

一、急性上呼吸道感染

【病因】受凉、淋雨、过度疲劳等；病毒感染；细菌感染。

【临床表现】

1. 普通感冒　俗称"伤风"，又称急性鼻炎，起病较急，初期有咽干、咽痒或咽部烧灼感，发病同时或几小时后可有喷嚏、鼻塞、流清水样鼻涕，2～3天后鼻涕变稠，可伴有咽痛、头痛、流泪，少量咳嗽，一般无发热，全身症状轻。一般经5～7天痊愈。

2. 咽炎　咽部可有发痒和灼热感，咽痛但不持久、也不突出，常伴有吞咽困难，咳嗽较少。检查可见咽部充血、咽后壁滤泡增生等。

3. 喉炎　声嘶、发音困难甚至不能发音，可有咽痛、咳嗽时疼痛加重，常有发热。检查可见喉头水肿、咽部充血等。

4. 咽–扁桃体炎　起病急，咽痛明显可伴有吞咽困难、畏寒、发热，体温可达39℃以上。检查可见咽部充血，扁桃体肿大、表面可有黄白色分泌物（出现此分泌物又称为化脓性扁桃体炎）。

5. 咽结膜热　发热、咽痛、畏光、流泪，咽部充血、结膜明显充血。常发生于夏季，儿童多见，可在游泳中传播。病程4～6天。

【治疗用药】

1. 感冒药

西药：日夜百服宁、感康、泰诺、新康泰克、白加黑、快克、必理通、康必得等。

中成药：感冒清热颗粒、银翘解毒丸、银柴颗粒、VC银翘片、桑菊感冒片等。

2. 抗菌药

西药：阿莫西林、氨必仙、头孢拉定、利君沙、氧氟沙星、克拉霉素等［注：喹诺酮类（氧氟沙星等）16岁以下禁用，青霉素、碘胺类有过敏史者禁用］。

3. 中成药　板蓝根冲剂、双黄连口服液、牛黄消炎片、复方穿心莲片、黄连上清片、玉叶清火片、清火栀麦片、清开灵口服液、金熊炎必克胶囊、复方鱼腥草合剂等。

4. 抗病毒药　抗病毒口服液、抗病毒胶囊、利巴韦林、阿昔洛韦等。

5. 祛痰止咳药

西药：咳必清（枸橼酸喷托维林）、沐舒坦（盐酸氨溴素）、氢溴酸右美沙芬、复方甘草片、羧甲司坦（羧甲基半胱氨酸）等。

中成药：复方鲜竹沥液、罗汉果止咳糖浆、止咳丸、川贝枇杷露、急支糖浆、复方鱼腥草合剂、橘红片等。

6. 退热药　布洛芬、复方阿司匹林、对乙酰氨基酚（扑热息痛）等。

7. 含片　金嗓子喉宝、华素片、克菌定、草珊瑚、西瓜霜等。

8. 外用　冰袋，退热贴等。

二、流行性感冒

【病因】流感病毒感染；诱因多为受凉、劳累等。

【临床表现】

1. 多发生于冬春季；有高度传染性，传染源是患者，通过空气、飞沫传播。

2. 本病易流行，有一定的病死率。潜伏期通常为1～2日，起病急，有畏寒、发热

（39℃～40℃）、头痛、四肢酸痛、全身乏力、咽干、咽痛、咳嗽、咳痰、流涕等，一般情况全身症状较上呼吸道症状严重。

【鉴别】

普通感冒起病较流感缓慢，发热不明显，全身中毒症状轻微，上呼吸道感染症状明显，传播缓慢。

流感起病急，发热明显、温度高，全身中毒症状明显，可并发其他疾病，传染迅速，病情较上呼吸道感染严重。

【治疗用药】

1. 抗病毒药 利巴韦林、阿昔洛韦、泛昔洛韦、盐酸万乃洛韦、抗病毒口服液、盐酸吗啉胍片等。

2. 抗菌药 罗红霉素、头孢拉定、头孢克洛、安必仙等［注：喹诺酮类（氧氟沙星等）16岁以下禁用，青霉素、磺胺类有过敏史者禁用］、板蓝根冲剂、双黄连口服液、牛黄消炎片、复方穿心莲片、黄连上清片、玉叶清火片、清火栀麦片、清开灵口服液、金熊炎必克胶囊、复方鱼腥草合剂、热炎宁片、炎可宁片等。

3. 止咳药 干咳：可迪、咳必清、咳特灵、复方甘草片等；痰咳：川贝止咳露、化痰消咳片、枇杷止咳糖浆等。

4. 退热药 复方阿司匹林、泰诺林、扑热息痛等。

注：病情变化或严重者应到医院就诊。

三、急性气管－支气管炎

【病因】

1. 感染：病毒感染、细菌感染。

2. 物理、化学因素：空气过冷，粉尘、刺激性气体或烟雾的吸入。

3. 过敏反应：花粉、灰尘等。

4. 最常见的还是由于上呼吸道感染，特别是感冒、鼻炎向下蔓延引起。

【临床表现】

1. 起病较急，常先有急性上呼吸道感染的症状（鼻塞、流涕、咽痛等）。

2. 可有发热，一般在38℃左右，多于3～5天降至正常。

3. 咳嗽、咳痰：一般先为干咳或少量黏液性痰，随后可转为黏液脓性或脓性（白色或黄色脓痰），痰量增多，咳嗽加剧，偶可有痰中带血；可延续2～3周才消失。

4. 检查可有呼吸音粗，X线可见肺纹理增粗，紊乱，或正常等。

【治疗用药】

1. 抗菌药 青霉素类（阿莫西林、氨苄青霉素等）、磺胺类（SMZ等）、喹诺酮类（氧氟沙星、环丙沙星等）、头孢类（头孢拉定、头孢克洛等）；一般口服有效，个别需静脉滴注（注：喹诺酮类16岁以下禁用，青霉素、磺胺类有过敏史者禁用）。板蓝根冲剂、双黄连口服液、牛黄消炎片、复方穿心莲片、黄连上清片、玉叶清火片、清火栀麦片、清开灵口服液、金熊炎必克胶囊、复方鱼腥草合剂、清肺抑火片等。

2. 对症治疗　去痰止咳药（复方甘草片、蛇胆川贝液、橘红痰咳液、蜜炼川贝枇杷膏、咳速停糖浆、复方鲜竹沥液等）；解热镇痛药（易服芬等）。

3. 营养治疗　多种维生素、氨基酸胶囊等。营养治疗可以加快疗效，加快症状好转。

四、慢性气管炎

【病因】

1. 大气污染。

2. 吸烟。

3. 感染（细菌、病毒等）。

4. 过敏因素（尘螨、花粉等）。

5. 其他：遗传等。

【临床表现】（咳、痰、喘、炎）

1. 慢性起病，病程较长，反复发作；病程长者可达 20 年以上。

2. 慢性咳嗽、咳痰（平时多为白色黏痰，晨起时较多；急性期呈黄色黏痰，痰量增多）、喘息；可伴有气急、胸闷、心悸、甚至呼吸困难，有的患者可有发热等。

3. 在吸烟、过度劳累、气候变化、受凉感冒后症状加重，呈急性发作。

4. 夏天气候转暖时好转。

5. 检查可有呼吸音增粗，可闻及哮鸣音；急性发作时可闻及湿啰音等。

6. 病程长者可并发肺气肿、肺心病。

【治疗用药】

1. 急性发作　控制感染（抗菌药：青霉素类、头孢类、大环内酯类等）、祛痰、镇咳（沐舒坦等）；喘息者可加用支气管解痉药（氨茶碱、舒喘灵、慢支停等）。

2. 缓解期　加强锻炼，提高免疫力（气管炎菌苗片、转移因子等）等。

五、支气管哮喘

【病因】

1. 遗传。

2. 环境：尘螨、花粉、二氧化硫等。

3. 感染（细菌、病毒等）。

4. 食物：鱼、虾等。

5. 药物：β受体阻滞剂（心得安等）、阿司匹林等。

6. 气候变化、运动等。

机制：变应原引起变态反应（过敏反应）

【临床表现】

1. 病史：家庭史、反复发作史、过敏源接触史。

2. 发作性伴有哮鸣音的呼气性呼吸困难，常采取坐位或端坐呼吸。

3. 咳嗽、咳痰（干咳或咳大量白色泡沫液）；胸闷、心悸、呼吸加快；嘴唇、甲床发绀等；部分患者可有发热。

4. 检查可有心率增快，呼气间歇延长，并可闻及哮鸣音等。

【治疗用药】

1. 脱离变应原。

2. 支气管解痉药　沙丁胺醇、特布他林、氨茶碱、茶碱、博利康尼、酮替芬等。

3. 糖皮质激素　地塞米松、倍氯米松、强的松等。

4. 抗菌药　预防感染、防止并发症等。

5. 其他　补液（葡萄糖、氯化钠等）；吸氧等。

注：正确的吸入技术

喘乐宁、必可酮均为手持定量气雾剂。使用前应上下晃动气雾剂，使用时取下瓶盖，用拇指按气雾瓶上端，中指及无名指扶气雾瓶下端，示指扶瓶体，将喷口放进患者口内，合并双唇含着喷口、呼气并开始吸气后，马上按气雾瓶上端喷雾，喷后憋气10s，然后再呼吸。先喷必可酮，再喷喘乐宁。两次喷雾间隔1min。

小儿哮喘

【病因】

1. 患儿体内免疫球蛋白异常升高而引起的变态反应。主要是患者吸入了外界过敏原如花粉、尘螨、裘毛、羽毛、烟尘等，或吃了致敏的食物，体内产生特异性抗体，当过敏原再次浸入，就引起过敏反应。

2. 哮喘病儿的家庭中常有哮喘患者或其他过敏性疾病史即遗传史。

【临床表现】

1. 起病或急或缓，且多在夜间或清晨或因与过敏原接触而发病。

2. 发作时症状　呼吸困难，烦躁不安。面色苍白，鼻翼扇动，口唇与指甲青紫，甚至出冷汗，表情痛苦，颈静脉怒张。呼气时胸骨上下凸出；吸气时胸骨的上下部，锁骨上部及胸廓下部凹陷。如果哮喘持续发作，就可能会出现心力衰竭、呼吸衰竭。

3. 病程　急性发作较易控制，但易复发。病程愈久，发作愈重。反复发作，往往生长发育迟缓，营养及肺功能均差。

【治疗用药】

1. 脱离变应原。

2. 支气管解痉药　沙丁胺醇、特布他林、氨茶碱、茶碱、博利康尼、酮替芬等。

3. 糖皮质激素　地塞米松、倍氯米松、强的松等。

急性发作期用气雾剂、静脉滴注，急性发作但病情不严重者可用气雾剂、普通口服药；缓解期或预防时可用缓释片。

4. 抗菌药　预防感染、防止并发症等。

5. 其他　补液（葡萄糖、氯化钠等）、吸氧等。

六、肺炎

病因分类：细菌性肺炎、病毒性肺炎、支原体肺炎、真菌性肺炎、其他病原体肺炎（立克次体等）。解剖分类：大叶性肺炎、小叶性肺炎（支气管肺炎）、间质性肺炎。

肺炎球菌肺炎

【病因】肺炎球菌感染；受凉、淋雨、疲劳、醉酒等。

【临床表现】

1. 以冬季、初春季节为多，大多有数日上呼吸道路感染的前驱症状（咽痛、鼻塞、流涕等）；起病多急骤，有高热、寒战，体温可达 39℃ ~40℃（高峰在下午或傍晚），发热一般持续 5 ~7 天。

2. 咳嗽、咳痰，一般痰少，呈黄色脓痰或铁锈色痰。

3. 面颊绯红，鼻翼扇动，皮肤灼热、干燥，口角及鼻周可有单纯疱疹。

4. 脉率增快，全身肌肉酸痛；患侧胸部可有疼痛，咳嗽或深呼吸时胸痛加剧。

【治疗用药】

1. 卧床休息，补充足够的热量、维生素，大量饮水。

2. 抗菌治疗：青霉素、头孢类首选、红霉素、氧氟沙星等。注：喹诺酮类（氧氟沙星等）16 岁以下禁用，青霉素、磺胺类有过敏史者禁用。

3. 对症治疗：发热（退烧药），咳嗽（祛痰止咳药）。

4. 中药治疗：穿琥宁、双黄连、鱼腥草、穿心莲等。

支原体肺炎

【病因】支原体感染。

【临床表现】

1. 起病较急，感到全身乏力、肌痛，发热、食欲不振，体温多在38℃ ~39℃。

2. 咽痛、咳嗽，多为阵发性刺激呛咳，咳少量黏痰。

3. 偶伴有胸骨后疼痛；有一定自限性，以儿童多见。

【治疗用药】

1. 抗生素 大环内酯类（红霉素、利君沙等）首选；其他（青霉素、头孢类等）无效。

2. 对症治疗 发热（退烧药），咳嗽（祛痰止咳药）等。

七、肺结核

【病因】结核杆菌感染。

【临床表现】

1. 一般起病缓慢，病程较长；有的患者有结核接触史。

2. 全身症状：低热（37.5℃ ~38℃，午后明显）、疲倦乏力、精神萎靡、食欲减退、体重减轻、心跳加快（与体温一致）、月经失调、消瘦、盗汗（睡中全身出汗，内衣尽湿）等。

3. **呼吸系统症状**：咳嗽、咳痰（黏液痰内混有黄白色脓性小块）、胸痛、呼吸困难、偶有咳血等。

【治疗用药】（原则：早期、联用、适量、规律、全程）。

1. **抗结核药** 异烟肼（副作用：周围神经炎）、利福平（副作用：肝损害）、吡嗪酰胺、乙胺丁醇等。一般需 2～3 种药联合应用。

2. **保肝护肝药** 肝泰乐、肝乐、肌苷等，用于减少抗结核药引起的副作用。

3. **其他** 维生素 B_6（每日 300mg）、氨基酸等；用于减少抗结核药引起的副作用，增强体质，加快症状缓解。

第三节 血液系统常见病

一、缺铁性贫血

【病因】

1. 胃酸缺乏（慢性萎缩性胃炎、胃大部切除等）。

2. 铁丢失过多，如慢性腹泻、慢性失血（月经过多或经期过长、消化道慢性失血等）。

3. 摄入不足，如儿童生长长期所摄入的食物含铁不足，妇女多次妊娠等。

【临床表现】

1. **贫血的一般表现** 头晕、头痛、乏力、易倦、心悸、活动后气短、眼花、耳鸣、食欲减退和腹胀等；通常无溶血。

2. 口角炎与舌炎，皮肤干燥、角化和萎缩，毛发易折与脱落，指甲不光整、扁平甲、反甲和灰甲等。

3. **神经系统方面症状** 个别患者表现神经痛（以头痛为主），感觉异常；有的患者有精神、行为方面的异常。例如，注意力不集中，情绪易波动（烦躁、易怒或淡漠）、精神迟滞和异食癖（如喜欢吃泥土、指甲、树叶等，是缺铁的特殊症状）等。

4. 脾肿大。

5. **血常规** 小细胞低色素性贫血。（RBC 男 $<4.5\times10^{12}/L$，女 $<3.5\times10^{12}/L$；HB 男 $<120g/L$，女 $<110\ g/L$；红细胞形态小于正常）。

我国正常成人：

①细胞数量（RBC）为：男性 $4.5～5.5\times10^{12}/L$，女性 $3.5～5.0\times10^{12}/L$

②血红蛋白的数量（Hb）为：男性 $120～165\ g/L$，女性为 $110～155\ g/L$

③白细胞的数量（WBC）为：$4.0～10.0\times10^9/L$；其中：中性分叶核粒细胞 50%～70%，中性杆状核粒细胞 1%～4%，淋巴细胞 20%～35%，单核细胞、嗜酸性粒细胞、嗜碱性粒细胞都很少，分别为 1%～6%、1%～4%、1% 左右。

④血小板的正常数（PLT）为 $100～300\times10^9/L$。

【治疗用药】

1. 口服补铁剂　硫酸亚铁、富马酸亚铁、葡萄糖酸铁、琥珀酸亚铁、乳酸亚铁等。

补铁的剂量并非越多越好，补充 30mg 的铁，吸收量为 6mg，补充 0.1g 的铁，吸收量也只有不足 10mg。治疗剂量时副作用较少，补充过量的铁会使副作用加强，表现为恶心、胃部灼热感、上腹部疼痛、腹泻和便秘等症状。应于进餐时或餐后服用铁剂。

2. 其他补血药　红桃 K、复方阿胶浆、当归补血青、首乌片、补气和血胶囊、新血宝胶囊、血宝肠溶胶囊、维血康液、人参健脾丸等；可与铁剂联用加强补血效果。

3. 维生素　维生素 C、维生素 B_6、金施尔康等。

如果患者的骨髓造血功能是正常的，同时如果原有的严重出血已经停止，上述治疗对一般病人的疗效迅速而明显。治疗有效的最早表现是病人自觉症状有所好转。开始治疗后短时期内网织红细胞计数明显升高，常于 5～10 天间达到高峰，平均 6%～8%，范围 2%～16%，2 周以后又降至正常范围内，血红蛋白常于治疗开始 2 周后才逐渐上升。同时食欲进步，体质增强，面色好转，各种症状、体征逐渐减轻以至消失，血象完全恢复正常常需要 2 个月时间。但即使血红蛋白已完全正常，小剂量铁剂治疗仍继续 3～6 个月，以补足体内应有的铁贮存量。

二、地中海贫血

珠蛋白生成障碍性贫血又称为地中海贫血，亦称海洋性贫血，是一种基因缺陷导致珠蛋白合成障碍，引发溶血性贫血的分子遗传病。流行于地中海、热带及亚热带地区。我国西南与华南地区属高发区，广东省的发病率达 10%。

按合成受阻的珠蛋白不同类型分类，分为 α 地中海贫血（甲型）和 β 地中海贫血（乙型）。

【病因】

1. α 地中海贫血（甲型）主要为基因缺失致病。

2. β 地中海贫血（乙型）主要为基因突变致病；为常染色体显性遗传。

【临床表现】

1. 家庭遗传史。

2. 出生后不久开始出现进行性贫血（轻型可无贫血），溶血严重时出现黄疸，颅面骨呈特殊面容（头大、眉距增宽、鼻梁低平、颧骨突出）及肝脾肿大，骨质疏松、变形。

3. X 线　婴幼儿掌骨、指骨骨髓腔增宽，长骨皮质变薄，以后可见颅骨骨板变薄、颅板间有放射状骨刺。

4. 血常规　呈小细胞低色素性贫血，红细胞大小不均，可见异形，靶形红细胞（可有 0～66%），网织红细胞增多。

【治疗用药】

1. 不能使用含铁药物及进食含铁食物（菠菜、猪肝等）。

2. 补充叶酸和维生素 E。

3. 建议到医院治疗。

第四节 心血管系统常见病

一、高血压

【病因】

1. 原发性高血压病因尚未明了。目前国内外公认为是一种与遗传及环境因素有关的慢性病。

2. 发病危险因素有：家庭遗传、吃盐过多、过度肥胖、注意力高度集中、长期脑力劳动、剧烈噪音和强光的工作环境、寒冷气候、吸烟酗酒等。该病发病有随年龄增高的趋向。

【临床表现】

1. 一般表现　可有头痛、头晕、气急、疲劳、心悸、耳鸣等，但不一定与血压水平相关。

2. 血压升高　收缩压≥140mmHg 和（或）舒张压≥90mmHg。必须在非药物状态下二次或二次以上非同日多次重复测血压高于正常。

类别	收缩压（mmHg）	舒张压（mmHg）
理想血压	<120	<80
正常血压	<130	<85
正常高值	130～139	85～89
1 级高血压（轻度）	140～159	90～99
2 级高血压（中度）	140～159	100～109
3 级高血压（重度）	≥180	≥110

当收缩压和舒张压分属于不同分级时，以较高的级别作为标准。

【治疗用药】

1. 利尿剂　氢氯噻嗪（双氢克尿噻）、螺内酯（安体舒通）、速尿（呋塞米）、吲达帕胺（寿比山）等。

2. 血管紧张素转换酶抑制剂（ACEI）　卡托普利（开博通）、马来酸依那普利、盐酸苯那普利（洛汀新）、培哚普利（雅施达）等。

3. β受体阻滞剂　普奈洛尔（心得安）、美托洛尔（倍他乐克）等。

4. 钙通道阻滞剂　尼群地平、硝苯地平（心痛定、拜新同控释片、地尔硫草（恬尔心、合心爽）、马来酸氨氯地平（络活喜）、尼莫地平片、非洛地平（波依定）、拉西地平（三精司乐平）等。

5. 血管紧张素Ⅱ受体阻滞剂　洛沙坦、氯沙坦（科素亚）、厄贝沙坦（伊泰青）等。

6. α₁受体阻滞剂 盐酸特拉唑嗪（高特灵）、哌唑嗪等。

7. 中成药 复方罗布麻片、牛黄降压片、天麻素片、复方丹参滴丸、复方丹参片、复方芦丁片、珍菊降压片、稳压胶囊等。

8. 其他 复方利血平片、北京降压 0 号、复方降压 0 号、复方降压片、可乐定贴片等。

有效治疗的标准是使血压降至正常范围，即降到 140/90mmHg 以下，可单一用药也可联合用药，尽可能用每日 1 片的长效制剂以减少血压波动（具体根据顾客情况推荐）；高血压患者需长期服药，禁忌突然停药。

二、心绞痛

【病因】

1. 冠状动脉粥样硬化性狭窄伴冠状动脉内血栓形成和/或冠状动脉痉挛、主动脉瓣狭窄或关闭不全、肥厚性心肌病、梅毒性主动脉炎、二尖瓣脱垂综合征等。

2. 诱因 劳累、体力活动、情绪激动（如愤怒、焦急、过度兴奋等）、饱食、吸烟、受寒、阴雨天气、急性循环衰竭、心动过速、休克等。

【临床表现】（发作性胸痛或胸部不适）

1. 部位 主要在胸骨体上段或中段之后可波及心前区，常放射至左肩、左臂内侧达无名指和小指，或至颈、咽或下颌部。

2. 性质 胸痛常为压迫、发闷或紧缩性，也可有烧灼感，但不尖锐，不像针刺或刀扎样痛，偶伴濒死的恐惧感觉。发作时患者往往不自觉地停止原来的活动，直至症状缓解。

3. 持续时间 疼痛出现后常逐步加重，然后在 3～5min 内逐渐消失，一般在停止原来诱发症状的活动后即缓解。舌下含服硝酸甘油也能在几分钟内使之缓解。可数天或数星期发作一次，亦可一日内多次发作。

【治疗用药】

1. 发作时的治疗

①休息 吸氧；可推荐制氧机，制氧器，氧气袋。

②硝酸酯制剂 硝酸甘油、硝酸异山梨酯（消心痛）等。

③中成药 麝香保心丸、活心丸、速效救心丸等。

2. 缓解期的治疗

①硝酸酯制剂 长效硝酸甘油、硝酸异山利酯（消心痛）、单硝酸异山梨酯（鲁南欣康）等。

②β 受体阻滞剂 普奈洛尔（心得安）、美托洛尔（倍他乐克）等。

③钙通道阻滞剂 硝苯地平、氨氯地平、维拉帕米（异搏定）、地尔硫草等。

④中成药 复方丹参滴丸、复方丹参片、心血康、舒血宁、养心丹、地奥心血康等。

附：抗血栓药简介

基本概念

1. 血栓形成　指在活体的心脏或血管腔内，血液发生凝固或血中的某些有形成分互相粘集，形成固体质块的过程。

2. 血栓　指在这个过程中所形成的固体质块。

血栓对机体的影响：①阻塞血管：心绞痛、心梗、脑血栓等；②栓塞：心梗、脑梗、肺梗死等。

3. 抗血栓药　基本用于血栓栓塞性疾病（如脑血栓、脑梗死、脑出血恢复期等）；禁用于出血性疾病的急性期等。

【阿司匹林】（指肠溶阿司匹林，规格 30mg/片，25mg/片等）

适应证：心绞痛；急性心肌梗死；短暂脑缺血发作；脑梗死；高血压病，有冠心病和脑血管病病史者；早期糖尿病性视网膜病变；慢性心房颤动；冠脉搭桥术后；人工心脏瓣膜置换术后。

禁忌证：有上消化道出血史者；有上消化道穿孔史者；各种出血性疾病；近期脑出血史者；肝、肾功能不全；妊娠期妇女；支气管哮喘；手术病人术前一周内。且不宜与其他非甾体抗炎药、糖皮质激素同服，用药期间不宜饮酒。

【潘生丁片】（又称双嘧达莫）

适应证：用于预防血栓栓塞性疾病。主要用于急、慢性冠脉功能不全，心肌功能不全，慢性心绞痛，心肌梗死的预防及恢复期治疗，亦可用于心脏外科手术以防止血栓形成。

禁忌证：过敏患者禁用，心梗的低血压病人禁用。出血、休克、低血压病人禁用。

【脑益嗪】（又称桂利嗪）

适应证：用于脑血栓形成、脑栓塞、脑动脉硬化、脑出血恢复期、脑外伤后遗症、内耳眩晕症、末梢循环不良引起的疾患等。

禁忌证：颅内出血未止、脑梗塞急性期禁用；孕妇禁用。

【银杏叶片】其主要成分为"黄酮苷"。

适应证：用于动脉硬化及高血压病所致的冠状动脉供血不全，心绞痛、心肌梗死、脑血栓、脑梗死、脑血管痉挛等。

禁忌证：心力衰竭者、孕妇禁用。

【灯盏花素】主要成分为"灯盏乙素"，如灯盏花素片等。

适应证：活血化瘀，通络止痛。用于冠心病，心绞痛，脑梗死，脑供血不足，闭塞性血管疾病所致瘫痪，脑出血所致后遗症，如嗜睡、昏迷、失语、头痛、大小便失禁、流涎、高黏血症、脑血栓等。

禁忌证：脑出血急性期或有出血倾向的患者禁用。

【血塞通】其主要成分为"三七皂苷"。

适应证：治疗脑血管疾病（脑血栓形成，脑栓塞、脑梗死、短暂性脑缺血、脑出血后遗症瘫痪，面肌抽搐等）。心血管内科治疗冠心病、心绞痛、心肌梗死。

眼科：治疗视网膜血管阻塞、眼前房出血、青光眼等。

禁忌证：孕妇忌用。

【其他】华佗再造丸、血络通胶囊、活血通脉片、复方血栓通胶囊、消栓再造丸、人生再造丸等。

第五节　内分泌及代谢常见病

一、糖尿病

糖尿病（Diabetes Mellitus）是一个复合病因的综合病症，是由于体内胰岛素缺乏或拮抗胰岛素的激素增加，或胰岛素在靶细胞内不能发挥正常生理作用而引起的葡萄糖、蛋白质及脂质代谢紊乱的一种综合征。其基本特征是长期高血糖。

可分四型：1 型糖尿病；Ⅱ 型糖尿病；其他特异型糖尿病；妊娠糖尿病。

Ⅱ 型糖尿病

【病因】

1. 遗传易感性。

2. 危险因素　人口老龄化、营养因素、中央型肥胖、体力活动不足、吸烟、应激等。

【临床表现】

1. "三多一少"　多饮、多食、多尿、消瘦（体重减轻）。

2. 一般表现　疲乏，主要是肌无力，头晕、嗜睡或失眠，四肢腰背酸痛，皮肤干燥或瘙痒，月经不调等。

3. 并发症

①感染：疖、痈等皮肤化脓性感染常见，有时反复发生；皮肤真菌感染，如体癣、足癣也常见；真菌性阴道炎和巴氏腺炎是女性病人常见并发症。糖尿病合并肺结核的发病率也较非糖尿病人高。

②各种昏迷：糖尿病人可出现酮症酸中毒昏迷、高渗性昏迷、乳酸性昏迷、低血糖昏迷等。

③眼病变：50% 的失明与糖尿病有关。视网膜病变、白内障、青光眼、屈光改变，调节麻痹等，发病率达 58%。

4. 实验室检查　空腹血糖≥7.0mmol/L，餐后 2h 血糖≥11.1mmol/L 等。

附：正常人空腹血糖参考值：3.9～4.6mmol/L。

餐后 2h 血糖参考值：<7.8mmol/L。

【治疗用药】

1. 磺脲类　格列本脲（优降糖）、格列齐特（达美康）、格列喹酮（糖适平）、格列吡嗪（美吡达）等；其副作用主要是低血糖。

2. 双胍类 二甲双胍等；其常见副作用是胃肠道反应。

3. 葡萄糖苷酶抑制剂 阿卡波糖（拜糖平）；必须在进食第一口饭时服药，单用此药一般不引起低血糖。

4. 中成药 消渴丸、中汇糖脉康颗粒、同一堂珍芪降糖胶囊、益寿消渴茶等。

以上几类药品可联合使用，也可单一用药，也可与胰岛素联合使用。

二、甲状腺功能亢进

【病因】

1. 遗传易感性。

2. 诱因 感染、精神创伤等。

【临床表现】

1. 基本特点 女性多见，男女之比为 1:46；各年龄组均可发病，以 20 至 40 岁多见。多数起病缓慢，少数可在精神创伤、感染等应激后急性起病。

2. 一般表现 患者常有疲乏无力、怕热多汗、皮肤温暖潮湿、体重减轻、低热等。

3. 精神、神经系统表现 神经过敏、多言好动、紧张忧虑、焦躁易怒、失眠不安、思想不集中、记忆力减退，偶有寡言抑郁、神情淡漠等。

4. 心血管系统表现 可有心悸、胸闷、气短，体征可有心动过速等。

5. 眼球向前突出 眼白增多、甲状腺增大。

6. 其他表现 手、眼睑、舌震颤，食欲亢进，月经减少或闭经等。

【治疗用药】（抗甲状腺药物）

1. 硫脲类 甲硫氧嘧啶、丙硫氧嘧啶等。

2. 咪唑类 甲巯咪唑类（他巴唑）、卡比马唑（甲亢平）等。

3. 其他 甲亢灵片、β 受体阻滞剂（心得安、阿替洛尔等）。

以上几类药可联合用药也可单一用药。

注："复方碘口服液"仅用于甲状腺手术前准备和甲状腺危象，"甲状腺素片"用于甲状腺功能减低。

三、高脂血症

【病因】

1. 原发性高脂血症 是指脂质和脂蛋白代谢先天性缺陷（家族性）以及某些环境因素，通过各种机制所引起的。这些环境因素包括饮食（如长期摄入过量的蛋白质、脂肪、碳水化合物，膳食纤维摄入过少等）和药物等。

2. 继发性高脂血症 系指由于其他原发疾病所引起者，这些疾病包括糖尿病、肝病、甲状腺疾病、肾脏疾病、胰腺、肥胖症、糖原累积病、痛风、库欣综合征、异常球蛋白血症等。

【临床表现】

1. 一般无明显自觉症状。多为血液化验确诊。

2. **肥胖** 男性脂肪主要分布在腰部以上（又称苹果型肥胖），女性脂肪主要分布在腰部以下，如下腹部、臀部、大腿（又称梨型肥胖）。

3. **其他** 可并发脂肪肝等，糖尿病、冠心病发生率增加等。

附：《血脂化验》正常范围：

1. 胆固醇 <5.2mmol/L

2. 甘油三酯：<1.70mmol/L

3. 高密度脂蛋白 >1.04mmol/L

4. 低密度脂蛋白 <3.12mmol/L

【治疗用药】

1. 他汀类 洛伐他汀（血脂康）、辛伐他汀、普伐他汀等；主要用于降低胆固醇、低密度脂蛋白。

2. 贝特类 非诺贝特（立平脂）、诺衡（去非诺齐）等；主要用于降低甘油三酯。

3. 鱼油制剂 多烯康、深海鱼油等；主要可以降低甘油三酯，升高高密度脂蛋白，防治动脉粥样硬化与防止血栓形成。

4. 中成药 脂必妥、山楂降脂片等。

5. 其他 维生素 E 烟酸酯胶囊等。

第六节 泌尿系统常见病

一、下尿路感染

【病因】下尿路受病原体（细菌、支原体、衣原体等）感染所致。

【临床表现】

1. 尿频、尿急、排尿烧灼感或疼痛，脓尿或血尿。

2. 全身症状主要为发热、乏力、腰背痛、恶心、呕吐。

【治疗用药】

1. **抗菌治疗** 选用阿莫西林、复方新诺明、氟哌酸、左氧氟沙星胶囊、氧氟沙星胶囊。慢性反复发作的可选用甲硝唑、头孢菌素、氨基糖苷类抗菌药轮流交替使用。

2. **选用清热利湿的中成药** 八正合剂、三金片、清热通淋片等。

3. 多喝开水，增加尿量，使尿液不断地冲洗泌尿道，尽快排出细菌和毒素，保持泌尿道清洁。

二、急性前列腺炎

【病因】急性前列腺炎的常见诱因是饮酒过度；手淫或性交过频、长距离骑自行车、住所潮湿、导尿或外伤等外部因素的刺激，也会使前列腺排泄管的上皮组织充血、水肿、渗出，上皮细胞脱落，从而为细菌的生长活动提供适宜的环境，而导致前列腺炎。

【临床表现】

1. 全身中毒症状。如恶心呕吐，寒战高热；严重时，持续高热，神志不清，血压下降，并出现中毒性休克。这主要是由于细菌进入血液循环，导致菌血症或败血症的结果。

2. 前列腺局部症状。以疼痛为主，多数表现为会阴部、耻骨联系处周围的坠痛不适；一旦有脓肿形成，疼痛加剧，还可以放射到阴茎、睾丸、大腿及腰背部等处。

3. 排尿不适症状。尿频、尿急、尿痛出现较早，以后发展为排尿困难，严重时还可以发生尿潴留（即因某种原因尿液不能排出而积存于膀胱内）；此外，有时也出现脓尿或终末血尿（排尿结束前的尿液带有血色）。

4. 直肠刺激症状。大便疼痛，便意明显，大便困难，以及大便时尿道内流出脓液等症状。

5. 性功能障碍。可有性交疼痛、痛性勃起和射精、早泄、阳痿，以及血精。

【治疗用药】

1. 治疗以抗感染为主，选用的抗生素应该是能有效杀灭致病菌的。

2. 急性前列腺炎的致病菌 80% 左右是大肠杆菌，可首选庆大霉素、卡那霉素及先锋霉素等敏感药物，还可选用阿莫西林、复方新诺明、氟哌酸、在氧氟沙星胶囊、氧氟沙星胶囊。

三、慢性前列腺炎

【病因】 慢性前列腺炎致病原因多为细菌感染。致病菌主要有大肠杆菌、葡萄球菌、链球菌、变形杆菌等。

【临床表现】

1. 排尿刺激症状：尿痛、尿急、尿频、夜尿多。

2. 排尿终末或大便用力时，自尿道排出少量乳白质前列腺液。

3. 会阴，肛周，耻骨上、下，腹部，腰骶部，腹股沟，阴囊，大腿内侧及睾丸、尿道内有不适感或疼痛。

4. 性功能减退、早泄、遗精和阳痿等。

5. 神经官能症状，失眠、情绪低落。

【治疗用药】

1. 抗菌治疗　理想的抗菌药物需具备以下条件：脂溶性碱性药物，和血浆蛋白结合少，解离度高。

2. 前临床上常用的有　复方新诺明、强力霉素、氟哌酸、红霉素、呋喃坦啶、利福平。另外，还有氨苄青霉素、新青霉素等。据报道利福平治愈率较高，但对听力及肾功有一定损害作用。上述药物可 2～3 种联合应用，或根据前列腺液细菌学培养及药物敏感试验结果选择应用。

四、前列腺增生

【病因】 年龄是前列腺增生发病的基本条件之一。病因尚未彻底明了。

【临床表现】

1. 尿频，由于排尿困难，不能排尽而留有残余尿，比正常人更提早出现尿意，增加排尿次数。

2. 排尿困难，尿流变细、排尿无力，终末尿滴沥。

3. 可有血尿。

【治疗用药】

目前，临床治疗良性前列腺增生的药物有以下几类：

第一类，称肾上腺受体阻滞剂，如高特灵、胍唑嗪等。

第二类，称为 5α – 还原酶抑制制，如保列治。

第三类，是植物药。其中一类是植物类制剂，如前列康、保前列、护前列、通尿灵等。另一类是花粉类制剂，如舍尼通、塞尿通等。

五、阳痿

【病因】分为功能性和器质性

1. 功能性阳痿的病因有以下几方面：

①在发育过程中所受的影响　缺乏正确性知识，轻信某些传说，在家中父母对性问题的严格要求，父母感情上的不和谐，家庭对性问题的消极态度，青年时长期手淫，对手淫危害的夸大认识，可能造成心理上的矛盾。

②夫妻间关系不协调　新婚之夜首次性交失败，对男女性生理特点不同缺乏了解，男女双方不互相配合，性交时精神上不愉快，对女方怀有敌意，不理解，不信任，女方对其缺乏吸引力。

③情感方面原因　对性生活的害怕和对阴茎大小的担心，产生焦虑、抑郁、内疚感并缺乏自信心。

④其他方面的原因　早泄、身体过度疲劳、心神不安、急性病、焦虑所致暂时性勃起困难，医源性影响，医务人员不正确的解释。

2. 器质性阳痿原因

①阴茎发育异常　如阴茎小、弯曲、尿道上或下裂，阴茎位置异常。

②阴茎局部病变　因外伤、手术损害致阴茎勃起障碍或阴茎病变，如阴茎硬结症、血管栓塞、血管瘤等。

③神经性病变　如脊柱裂、中枢部位的肿瘤、损伤。

④内分泌疾病　如垂体、肾上腺、甲状腺疾病及糖尿病、双侧隐睾等。

⑤心肺疾病　心绞痛、肺气肿、冠状动脉硬化等。

⑥血液病和传染病　如何杰金氏病、白血病、生殖系统结核等。

⑦全身疾病　如某些慢性病、机体机能低下、消耗过多、疲劳过度等，如肾功能不全、肝硬化等。

⑧药物因素　如利血平、胍乙啶、苯苄胺、安体舒通、噻嗪类利尿药、甲基多巴、甲氰咪胍等。

⑨其他因素　如放射线照射、重金属中毒等。

【临床表现】

在适当的环境并有足够的性刺激下，阴茎不能勃起或勃起不坚与时间不足，以致不能进行性交。

【治疗用药】

临床常选用如下药物治疗。

1. 激素类　丙酸睾丸酮、绒毛膜促性腺激素、醋酸生育酚。

2. 肾功能保健类药　健男胶囊、海狗鞭特补胶囊、勃乐胶囊、山爱克斯君春乐胶囊、威王胶囊、山鸡鞭、海狗胶囊、蒙茸胶囊等。

3. 心理治疗。

第七节　妇科常见病

一、痛经

【病因】

分为原发性和继发性：

1. 原发性痛经　病因目前尚未完全明了。多为来潮不久后即出现痛经，有时与精神因素密切相关。也可能由于子宫肌肉痉挛性收缩，导致子宫缺血而引起痛经。多见于子宫发育不良、宫颈口或子宫颈管狭窄、子宫过度屈曲，使经血流出不畅，造成经血潴留，从而刺激子宫收缩引起痛经。

2. 继发性痛经　多见于生育后及中年妇女，因盆腔炎症、肿瘤或子宫内膜异位症引起。

【临床表现】

月经期出现下腹部痉挛、疼痛、恶心、腹泻、晕厥、虚脱等症。

【治疗用药】

1. 前列腺素合成酶抑制剂　消炎痛，乙酰水杨酸，甲氯灭酸。

2. 性激素治疗

①抑制排卵：试服避孕药Ⅰ或Ⅱ号，安宫黄体酮、炔诺酮、甲地孕酮。

②雌激素：己烯雌酚。

③孕激素：肌注黄体酮。

3. 止痛解痉　索米痛、可待因或颠茄合剂，必要时注射阿托品0.5mg。

4. 中成药　痛经口服液、经期舒口服液、妇女痛经丸、仲景月月舒痛经宝冲剂、大亚月舒胶囊（田七痛经）、田七痛经胶囊、乌鸡白凤丸。

二、经前期紧张综合征

【病因】

1. 缺乏雌激素与孕激素不平衡。

2. 与精神因素、心理因素有关。

3. 与维生素 A 及维生素 B 缺乏有关。

【临床表现】

月经前几天出现乏力、烦躁、嗜睡、全身肿胀感、爱哭等，月经前 2～3 天表现突出，行经后症状逐渐消失。

【治疗用药】

1. 利尿剂，如双氢克尿噻片等。

2. 镇静剂，口服镇静剂如安定片、安神片。

3. 补充维生素，如谷维素、复合维生素 E、维生素 A。

4. 中成药：仲景逍遥丸、逍遥丸。

5. 在医生指导下进行内分泌治疗。①肌注黄体酮；②丙酸睾丸酮。

三、闭经症

【病因】

闭经的原因可根据月经发生的生理过程分为 5 大类。

1. 子宫原因　也叫子宫性闭经，是因子宫有问题而引起的闭经。例如，先天性无子宫、子宫发育不良，或儿童期间疾病累及子宫内膜，发生了粘连或瘢痕，虽然卵巢功能很好，女性特征发育正常，但无月经。月经初潮以后患病，例如，子宫内膜结核、子宫内膜血吸虫病、子宫内膜化脓或刮宫时刮掉了子宫内膜基底层时，不能对卵巢激素发生反应而发生继发性闭经。

2. 卵巢原因　也称卵巢性闭经。正常月经的发生，是由于卵巢分泌的激素作用于子宫内膜，使之发生变化，然后脱落、出血而形成。如果卵巢不能分泌激素，则子宫内膜不发生变化，月经将自然停止。例如，先天性卵巢发育不良、卵巢早衰等。这种原因的闭经，常伴有女性特征发育不良或进行性退化现象，如乳房变平等。

3. 垂体原因　又称垂体性闭经。脑垂体位于大脑的下方，体积很小，但统帅着全身的内分泌器官，当垂体功能变化时，卵巢功能降低。常见的脑垂体病变的是肿瘤和垂体功能低下症。

4. 中枢神经系统原因　中枢神经系统包括大脑和下丘脑，它们统帅着脑垂体的活动，间接控制卵巢功能。当中枢神经受刺激时，卵巢功能变化而引起闭经。如失恋、丧失亲人、工作失败时，可以突然闭经，下丘脑肿瘤时也可引起闭经。

5. 其他原因　这一类包括范围更广。例如，全身性疾病、内分泌疾病、化疗期间、急剧消瘦以及多囊卵巢综合征等。

【临床表现】

年满 18 周岁而月经尚未来潮者称为原发性闭经。以往有正常月经周期，连续 3 个周期无月经来潮者称为继发性闭经。

【治疗用药】

口服安宫黄体酮、醋酸甲羟孕酮片、黄体酮。

四、避孕

【治疗用药】

1. 常规避孕药　53 号探亲抗孕片、左炔诺孕酮炔雌醚片、多日纳（复方左炔诺孕酮片）、悦可婷、月悦安、妈富隆片、弗乃尔。

2. 紧急避孕药　毓婷、安婷、保仕婷、息隐、司米安、后定诺。

3. 外用药　妻之友避孕药锭、乐乐迷外用膜、安全套。

五、更年期综合征

【病因】

主要是由于卵巢功能减退，使机体内分泌功能失调及自主神经系统功能紊乱，加上心理因素及社会诸多因素的影响所致。

【临床表现】

妇女一般从 45 岁左右开始，持续 10～15 年，由生殖功能旺盛状态逐渐衰退到完全丧失的过渡时期，有 10%～30% 的妇女适应力较差，出现月经紊乱、月经周期延长、经量逐渐减少、周期缩短、经量增加、月经周期不规则、面颊潮热、血压升高、出汗、头疼、头晕、精神不安、易激动、有时感觉过敏、外阴及阴道萎缩，腰部或胸椎下段疼痛等。

【治疗用药】

1. 性激素疗法　即雌/孕激素替代治疗，如雌激素、尼尔雌醇。

2. 药物疗法　包括受体激动剂，如可乐定。

3. 中成药　更年安等。

六、慢性盆腔炎

【病因】　慢性盆腔炎常常是由于急性盆腔炎治疗不及时不彻底或误治，或患者体质较差时炎症迁延而来的。引起盆腔炎的病原体为：葡萄球菌、大肠杆菌、厌氧菌、性传播的病原体（如淋菌、沙眼衣原体、支原体、疱疹病毒）。

【临床表现】

1. 有急性盆腔炎史。

2. 腹胀痛和腰部酸痛，劳累、性交及月经前后疼痛加重。

3. 白带多，月经后更明显。

4. 月经不调或不孕。

5. 病程长者可有精神不振、周身不适、失眠等症状。

【治疗用药】

1. 抗菌消炎 甲硝唑、替硝唑、青霉素、氨苄青霉素、先锋 4、先锋 6、抗宫炎胶囊。

2. 中成药 金鸡片、花红片、金刚藤糖浆、妇炎净胶囊、妇科千金片（胶囊）、抗妇炎胶囊、止痛化癥胶囊。

七、滴虫性阴道炎

【病因】

本病病原体为阴道毛滴虫，属厌氧寄生原虫，对环境的适应力很强，脱离人体后尚能生存数小时，故极易传染。传染途径为性交直接传染或通过浴具、厕具等间接传染。

【临床表现】

1. 外阴瘙痒，伴有白带增多、白带呈稀薄泡沫状，有腥臭味，是本病的典型表现。

2. 阴道可有灼热、疼痛、性交痛等。

3. 搔抓后常引起外阴炎、局部潮红、充血及轻度肿胀，如尿道口感染，则可有尿频、尿痛，偶见血尿。

4. 医生检查时，可见阴道黏膜有散在的红色斑点，后穹隆有多量的液性或脓性泡沫状分泌物。在分泌物中可查到滴虫。

【治疗用药】

1. 一般治疗 保持外阴清洁。碧洁洗剂（甲硝唑氯己定）、青柏洁身洗液、高锰酸钾。

2. 改变阴道酸碱度 醋酸洗必泰溶液、光泰聚维酮碘溶液冲洗。

3. 阴道用药 甲硝唑阴道泡腾片、999 甲硝唑阴道泡腾片、甲硝唑栓、比适片（替硝唑阴道泡腾片）、循克源（替硝唑栓）、光泰软膏、光泰栓剂。

4. 口服药物 甲硝唑片、替硝唑片、罗红霉素、左氧氟沙星胶囊、阿奇霉素胶囊。

八、霉菌性阴道炎

【病因】

霉菌性阴道炎是由霉菌中的白色念珠菌感染引起的。多见于孕妇与糖尿病患者。

【临床表现】

1. 常于月经前后几天发病。

2. 外阴瘙痒，白带增多。外阴瘙痒可以从一般瘙痒到奇痒难受，可伴有阴道灼热感，有尿频、尿痛及性交通，白带呈豆腐渣样。

3. 局部特点 外阴、阴道潮红、充血，阴道口或阴道黏膜有豆渣样白带黏附。

【治疗用药】

1. 口服 制霉菌素、氟康唑、斯皮仁诺胶囊、易启康、伊曲康唑、特比奈尔。

2. 外用 米可定泡腾阴道片、制霉菌素泡腾阴道片（米可定）、凯妮汀（克霉唑阴道片）、克霉唑栓、克霉唑软膏、荷洛松乳膏、得立安软膏、肤阴洁湿巾、洁尔阴洗剂、妇炎康、青柏洁身洗液。

3. 治疗用具 妇科冲洗器。

九、老年性阴道炎

【病因】

主要原因是因卵巢功能衰退，体内雌激素水平低落或缺乏，阴道上皮细胞糖原减少，阴道内 pH 值呈碱性，杀灭病原菌能力降低。同时，由于阴道黏膜萎缩，上皮菲薄，血运不足，使阴道抵抗力降低，便于细菌侵入繁殖引起炎症病变。另外，个人卫生习惯不良，营养缺乏，尤其是 B 族维生素缺乏，可能与发病有关。

【临床表现】

1. 绝经后发病。

2. 阴道分泌物增多，呈黄水样或脓性，常混少量血液，伴有瘙痒或烧灼感，累及阴道口黏膜，常出现尿频、尿痛。

3. 局部特点：阴道黏膜潮红，有零散出血点或浅表溃疡。

【治疗用药】

治疗原则为增加阴道抵抗力及抑制细菌生长。

1. 阴道冲洗 1% 乳酸或 0.5% 醋酸液阴道冲洗，以增加阴道酸度，每日 1 次，冲洗后局部用药，甲硝唑或氟哌酸每次 1 片，放入阴道深部，7～10 日为一疗程；或外阴擦干后可局部涂抹四环素软膏。

2. 雌激素局部或全身用药 己烯雌酚；顽固病例可口服尼尔雌醇，对乳癌或子宫内膜癌患者禁用雌激素。

3. 微量元素的补充 如金维他，维生素 B 族。

十、外阴炎

【病因】

主要由于不注意外阴卫生而受到下列因素的刺激：

1. 阴道分泌物刺激 由于阴道分泌物增多或经血、月经垫刺激，特别是宫颈炎及各种阴道炎时，分泌物增多，流至外阴，均可产生不同程度的外阴炎。

2. 其他刺激因素 如糖尿病患者的含糖尿液直接刺激；尿瘘患者长期受尿液浸渍；粪瘘患者当腹泻、便溏时受粪便刺激；肠道蛲虫。

3. 混合性感染 由于多方面的刺激，常引起混合性感染，致病菌常为葡萄球菌、链球菌、大肠杆菌。

【临床表现】

外阴红肿、分泌物较多、外阴瘙痒，有溃烂面。

【治疗用药】

1. 坐浴 用 1:5000 高锰酸钾溶液坐浴，每日 2～3 次，外阴擦干后可局部涂抹四环素软膏。

2. 外用抗菌药　幼女外阴发炎后极易形成两侧小阴唇粘连，坐浴后在两小阴唇内侧涂抹四环素软膏，药膏涂在内侧，不要涂到阴道口内。

第八节　五官科常见病

一、慢性咽炎

【病因】

1. 由于急性咽炎反复发作所致。

2. 也有较多人因长期烟酒刺激引起。

3. 上呼吸道的慢性炎症、贫血、消化不良、肝病、肾脏病等，以及一些职业因素（如教师或歌唱者及在不洁环境中工作者），也常与本病有关。

【临床表现】

咽部异物感，干燥、瘙痒感，灼热感，微痛感，刺激感等。以上感觉常可致短促而频繁的咳嗽，晨起较剧，并且容易引起恶心。上述表现在用嗓过度、气候突变吸入干冷的空气时及烟酒后均可加重。

【治疗用药】

1. 局部对症治疗　可以选用喉舒宁片、山香圆冲剂、江中草珊瑚含片、咽立爽口含滴丸、金嗓子喉宝片、西瓜霜润喉片、咽特佳含片、金嗓开音丸、清音丸、喉舒宁片、口炎清颗粒（冲剂）、金莲花胶囊、余麦口咽合剂、冬凌草片、咽炎片、金熊炎必克胶囊、六神丸、喉症丸、咽炎片。

2. 抗菌治疗　华素片、罗红霉素、红霉素、喹诺酮类。

二、复发性口疮

【病因】

1. 与免疫功能紊乱有着很密切的关系。

2. 其次是菌群失调而引起的口腔溃疡也经常可见。

3. 与遗传有关系。

【临床表现】

多发于唇内侧、舌尖舌缘、颊黏膜等处。初发时有烧灼感，随即出现单个或多个针头状小红点或小疱疹，很快溃破扩大形成直径 2~4mm 的浅溃疡，其表面覆盖浅黄色假膜，周围有红晕。此时感觉灼痛，遇刺激痛加剧。自然发病，病程迁延，反复发作。

【治疗用药】

1. 外用　四环素可的松眼膏、西瓜霜喷剂、口腔炎喷剂、口疮膜、易可贴等。

2. 口含　甲硝唑口颊片、度米芬、氯己定口含片、冰硼含片。

3. 含漱　甲硝唑或氯己定（洗必泰）、洗必泰含漱液。

4. 口服　维生素 B_1、维生素 B_2、维生素 C 或多种维生素、清热解毒药。

注：复发性口腔溃疡还可以配合用葡萄糖酸锌制剂、酵母锌。

三、疖肿

【临床表现】

1. 面部、颈部和头部的毛囊和皮脂腺丰富，是疖肿的好发部位。

2. 疖肿症状，初起时皮肤上突起小硬节，圆形，皮肤稍微有些红肿，有疼痛和烧灼感。病情加重后，硬节逐渐肿大，呈锥形隆起，数月后结节中央部组织坏死，溶解而变软，顶部出现一黄白色小脓栓，脓点外围红肿的面积扩大，疼痛也加剧。

【治疗用药】

1. **西药**　口服先锋霉素 6 号、维生素 C。

2. **中成药**　口服牛黄解毒丸、鱼石脂软膏、二味拔毒散、2% 碘酊、左氧氟沙星乳膏、青鹏乳膏、广仔膏。

四、慢性鼻窦炎

【病因】

多因急性化脓性鼻窦炎未得到及时合理的治疗迁延而致。感染、变应性鼻炎也是其主要原因。

【临床表现】

脓涕、鼻塞、头痛（常表现为钝痛或头部沉重感，白天重，夜间轻）、痰多、异物感或咽干痛等，有时可有耳鸣、耳聋，病程超过 6~8 周，如果病程较短，可能为急性或者亚急性或者亚急性鼻窦炎。

【治疗用药】

1. **一般的治疗**　包括外用呋麻液滴鼻液、抗菌药及上颌窦穿刺冲洗术等。

2. **中成药**　香菊片、鼻窦炎口服液、千柏鼻炎片、鼻炎片、滴通鼻炎水、藿胆丸、鼻渊丸。

五、过敏性鼻炎

【病因】　引起过敏性鼻炎的各种因素等称作过敏原或者变应原，常见的过敏原包括：

1. **吸入性过敏原**　如室内、外尘埃、尘螨、真菌、动物皮毛、羽毛、棉花絮等，多引起常年性发作；植物花粉引起者多为季节性发作。

2. **食物性过敏原**　如鱼虾、鸡蛋、牛奶、面粉、花生、大豆等。特别是某些药品，如磺胺类药物、喹宁、抗生素等均可致病。

3. **接触物**　如化妆品、汽油、油漆、酒精等。

其他可能是某些细菌及其毒素，物理因素（如冷热变化，温度不调），内分泌失调或体液酸碱平衡失调等病因均可致病。也可由于多种因素同时或先后存在。

【临床表现】

突然出现或突然消失的打喷嚏，流水样清涕及鼻塞，症状的出现与季节、吸入的物质、进食海鲜或鸡蛋、牛奶等有关。

【治疗用药】

1. 抗组织胺药物　扑尔敏、新敏乐、息斯敏片、氯雷他定片、敏迪、克敏胶囊、仙利特、西替利嗪等。

2. 肥大细胞稳定剂　色甘酸钠眼液。

3. 减轻充血剂　呋麻滴鼻液。

4. 激素类药物　地塞米松眼液，伯克纳。

5. 中成药　鼻窦炎口服液、千柏鼻炎片、鼻炎片、苍耳子鼻炎片。

六、慢性扁桃体炎

【病因】多由急性扁桃体炎反复发作或因隐窝引流不畅，而致扁桃体隐窝及其实质发生慢性炎症病变。也可发生于某些急性传染病之后。

【临床表现】

本病常见于青少年及儿童，春秋两季多见，因着凉、流感引起，主要症状有咽疼、咳嗽、耳疼、讲话不清，有高烧、畏寒、头疼，张口可见（舌体左右各有一个肉疙瘩）到扁桃体红肿，有时有白色脓点或脓膜，颌下淋巴结肿大。

【治疗用药】

1. 抗菌药　先锋霉素6号、螺旋霉素等。

2. 中成药　双黄连口服液、热炎宁片、热炎宁颗粒（无糖）、小儿咽扁颗粒、金银花颗粒、灵丹草颗粒等。

3. 药治无效需做手术。

七、急性睑腺炎（针眼、麦粒肿）

【病因】细菌感染。引起麦粒肿的细菌多为金黄色葡萄球菌。

【临床表现】

患眼局部肿胀、有硬节、疼痛、压痛、结膜局限性充血，2日后形成脓点并变黄，疼痛减轻。抵抗力低下的儿童、老年人、糖尿病患者及其他慢性消耗性全身疾病的患者，炎症可扩散到皮下结缔组织，形成眼睑蜂窝织炎，眼睑红肿，触之坚硬，压痛明显，体温升高，寒颤头痛等。

【治疗用药】

全身及局部抗生素治疗可促进炎症的消失。

1. 口服药　青霉素族的抗生素，如阿莫仙，阿莫西林，安必仙（氨苄青霉素）胶囊。

2. 外用眼药水类　卡那霉素眼药水、利福平眼药水、氯霉素眼药水、庆大霉素眼药水。

3. 眼药膏类　四环素眼药膏、红霉素眼药膏、金霉素眼药膏。

八、急性卡他性结膜炎（红眼病）

【病因】

由细菌感染引起。最常见的细菌有：肺炎球菌、葡萄球菌和流感杆菌。

【临床表现】

急性发病，两眼同时或先后发生，流泪，有异物感、灼热感，眼屎多为黏液性或脓性，眼屎多者常使上、下眼睑毛粘在一起。

【治疗用药】

1. 生理盐水冲洗患病眼睛。

2. 抗菌眼药水　氯霉素眼药水、卡那霉素眼水、新霉素眼药水、碘胺醋酰钠眼药水滴眼。

3. 抗菌眼药膏　红霉素眼药膏、金霉素药膏、四环素药膏、四环素可的松眼药膏。

4. 口服药　明目上清片、明目地黄丸、杞菊地黄丸。

九、病毒性结膜炎

【病因】

流行性角膜结膜炎由腺病毒第 8 型、19 型及 37 型所感染；流行性出血性结膜炎由微小核糖酸病毒组中的肠道病毒 70 型所感染。其传染源都是患眼分泌物，传染途径则以患眼→水→健眼为主。此病多发生于夏秋季节。

【临床表现】

急性发病、双眼红、水肿、结膜充血、眼分泌物多、浆液性和黏液脓性，耳前淋巴结肿大。

【治疗用药】

1. 用生理盐水冲洗结膜囊。

2. 抗病毒眼药水　疱疹净眼药水、吗啉胍（病毒灵）眼药水、无环鸟苷眼药水、病毒唑眼药水、利巴韦林滴眼液、新霉素眼药水。

3. 口服药　吗啉胍。

在角膜未发生病变时，可同时滴用 0.5% 醋酸可的松眼药水，能减轻症状，但在炎症期不宜用皮质类固醇类药物。

4. 中药　金银花、黄连等煎服或洗眼。

十、慢性泪囊炎

【病因】

慢性泪囊炎起因于鼻黏膜或结膜的炎症。形成原因是鼻泪管阻塞或狭窄，而引起阻塞或狭窄的常见原因是外眼的炎症，例如，沙眼、结膜炎、睑缘炎、泪小管炎等。此外，还与鼻泪管的宽度、长度，或鼻中隔偏曲、下鼻甲肥大、慢性鼻炎等因素有一定的关系。

【临床表现】

泪溢、结膜充血，眼角糜烂、泪囊处皮下可见一隆起，压迫后有大量黏液脓性分泌物溢出。

【治疗用药】

1. 早期患者可试用泪道冲洗术。

2. 滴抗生素眼药水卡那霉素眼药水，利福平眼药水，氯霉素眼药水，庆大霉素眼药水，每次滴药前要将积脓压挤干净。

3. 有鼻中隔偏曲、下鼻甲肥大、慢性鼻炎或鼻息肉者，应尽早治疗。

4. 对病程长、治疗无效的慢性泪囊炎患者，可作泪囊鼻腔吻合术。

5. 对年老或不适宜作吻合术者，可作泪囊摘除术，以根除后患。

十一、沙眼

【病因】

沙眼是由沙眼衣原体抗原型的 A ~ C 引起的慢性结膜炎症。

【临床表现】

1. 沙眼感染早期引起不同程度的怕光、流泪、发痒、异物感、分泌物增多等眼部不适感，眼睑结膜血管充血、乳头增生、滤泡形成，严重者可侵犯角膜而发生角膜管翳。角膜上有活动性血管翳时，刺激症状变为显著，视力减退。

2. 晚期睑结膜发生严重瘢痕，使睫毛向内倒长形成倒睫。

3. 睫毛持续地摩擦角膜引起角膜浑浊、白色瘢痕，晚期常因后遗症，如睑内翻、倒睫、角膜溃疡及眼球干燥等，症状更为明显，并严重影响视力。

【治疗用药】

1. 眼药水　利福平眼药水、酞丁安眼药水、金霉素眼药水、新霉素眼药水，氯霉素眼药水、磺胺醋酰钠眼药水、利福平眼药水。晚上涂抗生素眼膏。

2. 眼药膏　金霉素眼药膏。

3. 口服药　磺胺制剂、螺旋霉素、新霉素、四环素、强力霉素。

十二、电光性眼炎

【病因】

紫外线性过度照射。

【临床表现】

又称为紫外线性眼炎，多发于电焊工人，亦可见于注视紫外线时间过长的人。一般发病于大量紫外线照射 6 ~ 8h 后，眼皮有烧灼感、异物感；疼痛流泪怕光。眼皮痉挛，睑裂部结膜充血水肿。

【治疗用药】

1. 抗菌眼药水　氯霉素眼药水、乐敦康眼药水。

2. 抗菌眼药膏　金霉素眼膏、四环素膏眼膏。

3. 可点洁净人乳、牛乳或冷敷。

4. 禁忌过量表面麻醉剂点眼，可导致角膜上皮糜烂。表面麻醉有：地卡因眼药水，止痛效果明显，但禁忌过量使用地卡因可导致角膜上皮糜烂。

5. 如疼痛难忍，可以到附近医院就诊。

十三、白内障

【病因】

老年性白内障：为最常见的一种白内障，随着年龄的增加，四五十岁后，水晶体会慢慢发生硬化、混浊而渐造成视力的障碍。

外伤性白内障：车祸、钝器伤害、尖锐物品的刺伤或穿透性眼内药物所引起。

并发性白内障：因虹膜炎、青光眼、网膜色素病变等引起的白内障。

代谢性白内障：如糖尿病、甲状腺疾病等引起的白内障。

药物性白内障：因长期使用类固醇等药物所引起的白内障。

先天性白内障：由于遗传性、染色体变异、胎内感染等所引起，婴儿瞳孔内可见白色或灰色的混浊点，视力发展差。

【临床表现】

视力逐渐减退，早期常有固定不动的眼前黑点，有时有单眼复视或多视的症状，到晚期视物不见，50 岁以后为发病人群，发病随年龄的增长而增长。

【治疗用药】

1. 白内障初起，尚有相当视力时，可点眼药水：白内停眼药水、卡林优眼药水、卡他林眼药水、法可林眼药水、中药麝珠明目液。

2. 病程长可服石斛明目丸、明目地黄丸、障眼明、复明片等。

3. 手术治疗：白内障视力在 0.3 以下，只要眼底情况好，全身病症状不明显，都可行手术治疗。

手术方式有两种：一种是白内障囊外摘除术，术后配戴一副眼镜；另一种是目前国际上最先进的手术方式：白内障囊外摘除术 + 人工晶体植入术；术后马上就可以恢复以前的正常视力。

眼药水的正确使用

眼药水是直接用于眼睛的药物，应做到正确使用，确保安全有效。

（1）用眼药水前要洗净双手，擦干，并仔细检查药名，药物质量有效期，确定无误后方可用药。

（2）药瓶打开后，瓶口不可接触其他物品。用药时应先弃去 1 ~ 2 滴，冲掉滴管上的脏物。以免滴用污染的药液，引起细菌性角膜溃疡。

（3）使用利福平眼药水时，应先把红色利福平颗粒倒入缓冲液中，振摇溶解后滴用，而且应在 2 个月内用完，过期无效。白内停眼药水也是使用时将药片加入缓冲液中溶解后使用。醋酸可的松眼药水为混悬液，药物常沉积在瓶底，使用前应振摇均匀。

（4）如果同时使用两种以上眼药水，则需间隔 5～10min。如需同时使用眼药水和眼药膏，则应先用眼药水再用眼药膏。另外，先用刺激性小的眼药，后用刺激性大的眼药。

（5）眼药水应低温、避光保存。超过有效期或出现异常混浊和变色的均不可再用。

（6）有些眼药水（如散瞳或缩瞳剂）用后会出现视力变化，停药后可自行恢复。如果出现过敏反应或其他异常时，则应马上停用，及时找专科医生诊治。

（7）用药次数应按照医嘱或说明书，不要随意增减。婴儿和老年人因耐受力差，每次只需滴一滴药就够了。

滴鼻剂的正确使用

1. 滴鼻剂的选择　常用的滴鼻剂可分为 7 种类型：

（1）过敏滴鼻剂，如麻黄素苯海拉明滴鼻液、麻黄素可的松滴鼻液、色甘酸钠滴鼻液、丙酸培氯松鼻用气雾剂等。苯海拉明、可的松、丙酸培氯松等可减轻机体组织对损害性刺激所产生的病理反应，从而减轻过敏反应所引起的鼻黏膜充血、水肿和渗出。这类药适用于季节性、长期顽固性以及各种过敏性鼻炎的治疗。

（2）血管收缩剂，如盐酸麻黄素滴鼻液、滴鼻净、鼻眼净、环戊烯胺滴鼻剂等。它们能消除鼻黏膜充血肿胀（通过收缩血管），解除鼻塞，改善通气。主要用于治疗急性鼻炎、鼻窦炎、少量鼻腔出血。环戊烯胺滴鼻液的血管收缩作用比麻黄素强，但其中枢神经系统副作用及继发性血管扩张作用则较轻微，鼻腔喷雾每日 3 次，使用方便，效果满意。

（3）抗生素类滴鼻剂，如麻黄碱新霉素滴鼻液、链霉素滴鼻液等。主要用于鼻塞伴脓涕的患者，能抗菌消炎，减轻鼻黏膜炎症充血。

（4）鼻黏膜腐蚀剂，如 5% 硝酸银、石碳酸等，用于治疗鼻黏膜局部糜烂、出血。

（5）鼻黏膜硬化剂，如 5% 鱼肝油酸钠、80% 甘油等，必须鼻甲黏膜内注射，作用强烈，应由专科医生使用，用于治疗慢性单纯性鼻炎。

（6）鼻黏膜刺激剂，如复方薄荷油、1% 碘甘油等，能扩张鼻黏膜血管，使之分泌增加，可用于治疗萎缩性鼻炎。

（7）鼻黏膜润滑剂，如清鱼肝油、石蜡油等，可润滑鼻黏膜，对干燥性鼻炎有一定治疗作用。

2. 滴鼻液的使用　患者平躺，肩背部垫高，头往后仰起，鼻孔朝天，双侧鼻孔同时滴 3～4 滴药液，轻轻按压双鼻翼，左右摇头数次，使药液充分到达病灶，3～5min 后再坐起。如果患者是前组副鼻窦炎，应取侧卧位，垫高肩部，头偏向患侧并向肩部垂下，先滴下侧鼻孔，3～5min 后轮换滴另一侧。一般滴药后半小时内不要擤鼻涕。

3. 其他应注意的事项　滴鼻时滴管头应悬空，不能触及鼻部，以免污染药液；使用滴鼻剂效果差时，应及时找原因或请专科医生诊治，不可长期擅自使用。

第九节 皮肤科常见病

一、手足癣

【病因】

引起手、足癣的真菌主要是红色毛癣菌和絮状表皮癣菌。

【临床表现】

手、足癣根据症状不同分为三型:

水疱型 足底或手掌出现群集或散在的小疱,针尖或米粒大小,瘙痒较重,往往由于搔抓而继发感染,可引起丹毒和淋巴管炎。

糜烂型 主要见于足趾间,由于潮湿、浸渍而使表面发白,剥去白色表皮、为基底发红的糜烂,瘙痒较重,在湿热条件下工作或生活的人多见。

鳞屑角化型 此型以干性鳞屑、皲裂为主,皮肤角化较重,干燥、粗糙、寒冷季节多见,多发生手足皲裂。

【治疗用药】

外用药:兰美抒软膏、丁克(盐酸特比萘芬软膏)、复方苦参水杨酸散(足光粉)、克霉唑软膏、荷洛松乳膏、克霉唑溶液、达克宁乳膏、达克宁散剂、硝酸咪康唑溶液(咪康唑癣药水)、999 孚平(硝酸咪康唑乳膏)、硝酸益康唑软膏(癣敌)、哌瑞松乳膏(复方硝酸益康唑)、脚气净乳膏、金达克宁(酮康唑乳膏)、皮康王、顺峰康王软膏、必伏凝胶、喷脚王、丫丫奇、美克乳膏,治癣必妥等。

二、脓疱疮

【病因】

化脓性球菌感染。

【临床表现】

初起瘙痒,脓疱形成后局部有疼痛感,严重时,可能出现畏寒发热等全身症状。新生儿脓疱疮是大疱性脓疱疮,发病急,面积大,病情严重,如不及时治疗。可诱发败血症而危及生命。

【治疗用药】

1. 全身治疗 对于皮损广泛,伴有发热或淋巴结炎者,可给予磺胺药或抗生素制剂。

2. 局部治疗 以杀菌、消炎、止痒、干燥为原则。疱壁未破者可外搽 1% 樟脑、10% 硫磺炉甘石洗剂,每日数次。疱壁已破形成糜烂面或结痂者,可先以 0.1% 利凡诺溶液湿敷,敷后外用 0.5% 新霉素软膏或百多邦软膏、环丙沙星软膏等,亦可用 2% 龙胆紫溶液。红霉素软膏、鱼石脂软膏、炉甘石洗剂。

三、荨麻疹

【临床表现】

一般突然发病，先有瘙痒，随即皮肤出现大小不等的风团突起，有剧痒，一般数小时后迅速消退，并可发生在胃肠道黏膜。慢性荨麻疹，可持续数月、数年或反复发作。

【治疗用药】

1. 口服用药　息斯敏片（阿司咪唑）、赛庚啶、敏迪（特非那丁片）、开瑞坦（氯雷他定片）非那根、扑尔敏、苯海拉明，防风通圣丸。

2. 外用　赛庚啶乳膏、地塞米松乳膏等。

四、痱子

【病因】

高温闷热环境下出汗过多且不易蒸发，致汗腺导管堵塞、汗液滞留后汗管破裂，汗液外溢渗入周围组织引起的浅表炎症反应。

【临床表现】

1. 红痱　密集排列的针头大小丘疹和丘疱疹，周围绕以红晕。好发于手背、额、颈、胸、背、肘腋窝及儿童头面部。局部有刺痒和灼热感。

2. 白痱　非炎症性针尖大小到针头大小的浅表性水疱，壁薄而微亮、易破，干燥后有极薄的鳞屑。好发于颈、躯干部。常无自觉症状。

【治疗用药】

1. 外用　炉甘石洗剂、痱子粉、爽身粉、娃娃水剂等。

2. 口服　金银花露等清热解毒药。

五、湿疹

【病因】

湿疹是发生在皮肤的一种迟发型变态反应。

1. 本病常发于具有过敏体质的个体。凡有此体质的人，对体内外各种致敏物质，如食物中蛋白质，尤其是鱼、虾、蛋类及牛乳，还有化学物品、植物、动物皮革及羽毛、肠道中寄生虫，感染灶等的作用较正常人容易发生过敏反应。有的甚至连日光、风热、寒冷等物理刺激皆可诱发湿疹。

2. 湿疹的发生，有时还可能与神经功能障碍、内分泌失调、消化不良、肠道疾病、新陈代谢异常等有一定的关系。

3. 湿疹的发病是诸种因素相互作用所致。临床上也可见到，坚持锻炼身体或环境的改变，使湿疹病损减轻或自然消退。其易复发原因与患者敏感性增高及致敏物质的多源性密切相关。

【临床表现】

湿疹是一种常见炎症性皮肤病，病因复杂，发病机理一般认为和变态反应有关。临床主要特点为多种形态的原发性损害，易渗出，剧烈瘙痒，反复发作和趋向慢性化。

1. 急性湿疹 常迅速对称发生于头面、四肢和躯干。一般在弥漫性潮红、轻度水肿基础上出现密集、粟粒大小的丘疹、丘疱疹或小水疱，皮损多渗出，继而糜烂和结痂，但易反复发作，可移行为亚急性或慢性湿疹。

2. 亚急性湿疹 常由急性湿疹未能及时治疗或治疗不当，致病程迁延所致。皮损较急性湿疹轻，以丘疹、结痂、鳞屑为主，仅有少量水疱及轻度糜烂。

3. 慢性湿疹 常由于急性湿疹和亚急湿疹处理不当，长期不愈或反复发作转变而来。皮损多局限于某一部位，如手、小腿、肘窝、阴囊、外阴等处，境界明显，炎症不显著。患者皮肤肥厚粗糙，呈苔藓样变，颜色为褐红或褐色，表面常附有糠状鳞屑，伴有抓痕、血痂及色素沉着，部分皮损上仍可出现新的丘疹或水疱。慢性病程，时轻时重，常反复呈急性或亚急性发作。平时自觉症状不明显，每当就寝前或精神紧张时出现剧烈瘙痒。

【治疗用药】

1. 目前西医对湿疹尚无特效疗法，多采用对症治疗。

2. 以内服抗组胺药物治疗为多如苯海拉明、非那根、扑尔敏、赛庚啶、敏迪（特非那丁片）、开瑞坦（氯雷他定片）等，既可单用或联用，还可与镇静药、维生素 C 等合用。

3. 口服激素制剂如口服强的松、地塞米松。

4. 外用药剂型依据临床皮损表现而定，如红肿明显，渗出多者应选溶液冷湿敷，红斑、丘疹时可用洗剂、乳剂、泥膏、油剂等，如皮炎平、皮康霜、顺峰康王、派瑞松乳膏（复方硝酸益康唑）；呈水疱、糜烂者需用油剂；表现为鳞屑、结痂者用软膏；若苔藓样变者多选择泥膏、软膏、乳剂、涂膜剂、酊剂及硬膏等。

第十节 儿科常见病

一、急性支气管炎

【病因】

婴幼儿体弱受各种病毒和细菌感染而发病。

【临床表现】

1. 发病可急可缓。大多先有流涕、鼻塞、发热、咽痛等上呼吸道感染症状，也可忽然出现较多较深的干咳，以后渐有支气管分泌物，痰量逐渐增多，婴幼儿不会咳痰，多经咽部咽下。

2. 一般症状或轻或重，轻者无明显病容，重者有中度发热，偶可高热，多 2～3 日即退。感觉疲劳，影响睡眠与食欲，甚至发生呕吐、腹泻、腹痛等消化道症状。年长儿可偶诉头痛与胸痛。

3. 咳嗽一般延续 7～10 天，有时可迁延 2～3 周，甚至减轻后又复发，尤其在营养不良、先天性心脏病、佝偻病等患儿中易反复发作，如不经适当治疗可引起肺炎。

4. 特殊类型的喘息性运气管炎。其特点是：发病年龄较小，继发于上呼吸道感染之后出现哮喘及呼气性呼吸困难，呈复发性。

5.24h后，症状仍未见好转，就应该去医院就诊。

【治疗用药】

1. 解热 38.5℃以上，可用解热镇痛药（儿童百服宁、儿童百服宁咀嚼片、对乙酰氨基酚、泰诺、布洛芬混悬液、美林、对乙酰氨基酚栓或退热贴）。38.5℃以下可服用中成药：板蓝根冲剂、双黄连口服液、抗病毒口服液、小柴胡冲剂、清热解毒口服液、辅仁小儿清热宁颗粒等。

2. 抗生素类 β-内酰胺类、大环丙酯类、磺胺类，其中β-内酰胺类和磺胺类要注意询问有无过敏史，如有则不推荐使用。

3. 化痰类 小儿化痰止咳颗粒、吉诺通胶囊（儿童装）、小儿止咳糖浆、小儿清肺止咳片、博士小儿止咳露（鲜果味）、小眉、右美沙芬缓释混悬液、苑叶止咳糖浆（止咳枇杷露）、康童芬、小儿化痰止咳糖浆、小儿清热止咳口服液、小儿止咳露糖浆，复方桔梗枇杷、可诺赛，小儿清热止咳糖浆、联邦止咳露（小儿）、小儿化痰止咳冲剂、小儿百部止咳糖浆等。

二、上呼吸道感染

【病因】

1. 病原体

（1）病毒。

（2）细菌。

2. 诱发因素

（1）免疫功能低下。

（2）疾病影响，如麻疹、水痘、猩红热以及流行腮腺炎等。

（3）环境因素：①不良卫生习惯。②气候骤变。

【临床表现】

1.3个月以下婴儿 发热轻微或无发热。鼻塞及鼻塞所致的症状较突出。如哭闹不安、张口呼吸、吸吮困难、拒奶；有时伴有呕吐及腹泻。

2. 婴幼患儿表现

（1）全身症状较重，病初突然高热39.5℃～40℃，持续1～2天，个别达数日，部分患儿高热同时伴有惊厥。

（2）一般鼻塞、流涕、咳嗽或咽痛等症状较重。

（3）常伴有拒食、呕吐、腹泻或便秘等消化道症状。

（4）体检除发现咽部充血外无其他异常体征。

3.3岁以上患儿多不发热或低热，个别亦有高热，伴畏寒、头痛、全身酸困、食欲减退；一般上呼吸道的其他症状明显，如鼻塞、流涕、喷嚏、声音嘶哑及咽炎等。部分患儿可合并脐周及右下腹疼痛，这种腹痛可能与肠蠕动增强、肠系膜淋巴结炎及肠蛔虫骚动等有关。

【治疗用药】

1. 发热

（1）38.5℃以上，可推荐服用解热镇痛药（儿童百服宁、儿童百服宁咀嚼片、泰诺、布洛芬混悬液、美林、对乙酰氨基酚栓或退热贴）。

（2）38.5℃以下可服用中成药：板蓝根冲剂、双黄连口服液、抗病毒口服液、小柴胡冲剂、清热解毒口服液、辅仁小儿清热宁颗粒。

2. 抗生素类 β-内酰胺类、大环内酯类、磺胺类，其中β-内酰胺类和磺胺类要注意询问有无过敏史，如有则不推荐使用。

3. 抗病毒药 新博林颗粒。

4. 中成药 小儿咽炎冲剂、双黄连口服液、抗病毒口服液、板蓝根冲剂。

三、小儿腹泻

【病因】

1. 感染因素 分肠道内、外感染两方面。

2. 饮食因素 喂养不当也可引起腹泻。

3. 其他因素 环境条件，如气候突然改变、营养不良、佝偻病及异常体质的小儿也是腹泻的常见因素。

【临床表现】

腹泻，严重时可造成脱水（眼窝凹陷、无眼泪、口舌干燥、口渴）。

【治疗用药】

1. 抗生素类（β-内酰胺类、大环内酯类、磺胺类），其中β-内酰胺类和磺胺类要注意询问有无过敏史，如有则不推荐使用（泻痢停含磺胺）。

2. 黄连素、思密达、肯特令、妈咪爱、金双歧、米雅BM片。

3. 用口服补液盐（ORS）。

四、新生儿黄疸

【病因】

新生儿出生后，由于生理性细胞破坏过多、肝功能欠成熟等原因，可引起血液中胆红素的含量增加，出现黄疸现象。随着上述原因的逐渐消除，黄疸亦逐渐消退。这是一个生理过程。

【临床表现】

1. 生理性黄疸，黄疸先见于面、颈部，然后遍及躯干和四肢，巩膜亦可有黄染。部分新生儿的口腔黏膜也可能轻度发黄。黄疸多为浅黄色。大都在出生后第2~3天出现，4~5天达高峰，以后逐渐减轻，14天内消退。

2. 病理性黄疸可见于溶血病、败血症、胆汁淤积综合征，以及其他代谢性疾病应立即就医。

（1）生后 24h 内出现黄疸。

（2）足月儿皮肤发黄时间超过 2 周，早产儿皮肤发黄时间超过 3 周。

（3）皮肤或巩膜黄染较深，或呈黄绿色，或连同足底皮肤也明显黄染。

（4）生理性黄染消退后，又重新出现皮肤黄染。

（5）在皮肤黄染期间，婴儿伴有拒奶、少哭、多睡、呕吐、腹泻、两眼凝视、尖声哭叫以及抽搐等异常情况。

【治疗用药】

仅适用于生理性黄疸，可喂适量葡萄糖水帮助退黄。

五、蛔虫病

【病因】

人体感染蛔虫而发病。

【临床表现】

1. 幼虫移行症　短期内吞入大量蛔虫卵后经 8～9 天（见于短期内生食了含有大量受精蛔虫卵的蔬菜、瓜果者），幼虫进入肺泡可引起发热、乏力、荨麻疹等。咽部异物感，阵咳，常呈哮喘样发作，痰少，重症有气急或痰中带血。病程短，大多经 2 周左右完全恢复。幼虫还可侵入肝、脑、眼等器官，引起相应器官的损害，如肝大、癫痫、眼睑浮肿等。

2. 肠蛔虫病　绝大多数病例无任何症状。儿童常有腹痛，为脐周不定时反复腹痛，无压痛及腹肌紧张，伴食欲减退、恶心、腹泻或便秘，大便中排出蛔虫。儿童有时有惊厥、夜惊、磨牙、异食癖。

3. 胆道蛔虫症　蛔虫喜欢钻孔，当受到刺激时会乱钻。若钻入胆道，出现剧烈的右上腹疼痛，常伴呕吐，右上腹有轻度压痛，腹部体征剧烈腹痛不一致为本病的特征。当蛔虫自行退出后，腹痛即缓解。

4. 烈性肠梗阻　蛔虫成团阻塞肠腔，或蛔虫毒素刺激引起肠壁痉挛所造成。表现为剧烈腹痛、伴呕吐，往往吐出胆汁或蛔虫。腹胀明显，腹中可摸到包块或有条索感。如果治疗不及时，可因肠壁血液循环的阻断而发生肠坏死、肠穿孔，继发腹膜炎。因呕吐严重可出现电解质紊乱。

5. 其他　蛔虫还可钻入阑尾或肝脏，导致蛔虫性阑尾炎或"肝脓肿"。昏迷的病人，蛔虫会从喉部钻入气管，引起窒息。蛔虫病的诊断主要根据大便中找到虫卵或大便中排出成虫为根据。至于面部的白斑、指甲内的白点、晚上磨牙等都不能作为诊断蛔虫病的依据。

【治疗用药】

驱虫药

1. 内服　史克肠虫清片（阿苯达唑片）、安乐士（甲苯咪唑片）、驱虫消食片、驱蛔灵（枸橼酸哌吡嗪）。

2. 外用 治虫栓（盐酸左旋咪唑栓）。

六、蛲虫病

【病因】

蛲虫病由蛲虫感染所致。

【临床表现】

1. 虫体如线头样，易粘附在肛门周围。

2. 肛门及会阴部瘙痒，夜间尤为明显，影响睡眠，严重者可伴有恶心、呕吐、腹痛、腹泻、烦躁不安、夜惊等症。

3. 女孩患者可因虫体进入阴道或尿道而发生阴道炎、尿道炎等；极少数患者可因虫体钻入阑尾及腹膜而发生阑尾炎或腹膜炎。患儿带有虫卵的手指甲和手指，是造成自我感染或传染给别人的主要原因，本病的症状虽然大多数不严重，但可影响健康。

【治疗用药】

驱虫药

1. 内服 史克肠虫清片（阿苯达唑片）、安乐士（甲苯咪唑片）、驱虫消食片、宝塔糖（枸橼酸哌吡嗪）。

2. 外用 蛲虫药膏。

七、腮腺炎

【病因】

腮腺炎是经呼吸道感染腮腺炎病毒引起。本病主要发生于儿童或青少年、以冬、春季发病为主。

【临床表现】

1. 腮腺肿痛（双侧腮腺肿大约占75%）。边缘不清，压痛明显。颌下腺和舌下腺也可受累肿痛。

2. 发热、畏寒、头痛、食欲减退、全身不适等。

3. 颧骨弓后（腮腺所在部位）酸痛或胀痛，进食或吃酸性食物时胀痛更为明显。

4. 腮腺管口可见红肿，但无脓性分泌物。

5. 除腮腺炎外，病者可出现脑膜炎、睾丸炎、卵巢炎、胰腺炎、乳腺炎等，为腮腺炎病毒侵犯不同器官所引致。可伴随腮腺炎先后出现，一般认为是并发症。

【治疗用药】

发热

1. 口服药

（1）解热药：38.5℃以上，可推荐服用解热镇痛药（儿童百服宁、儿童百服宁咀嚼片、对乙酰氨基酚、泰诺、布洛芬混悬液、美林、对乙酰氨基酚栓或退热贴）。

（2）抗病毒中成药：板蓝根冲剂、双黄连口服液、抗病毒口服液、抗病毒冲剂。

2. 外敷药 消炎止痛膏、蜂蜜调中药青黛。

3. 一旦发现腮腺炎，患儿应立即隔离，卧床休息。

八、小儿贫血

【病因】

小儿贫血的原因有：

1. 红细胞生成减少，常因饮食中缺乏生成红细胞必需的原料如铁、维生素 B_{12}、叶酸或蛋白质，亦可因慢性感染性疾病致吸收不良，或者是有些小儿因生长过快需要增加营养，引起贫血。

2. 溶血性贫血　红细胞受破坏致溶血。

3. 失血　因出血性疾病和外伤引起。

【治疗用药】

1. 多食富含铁质的食物，如菠菜等。

2. 服用铁剂　红桃 K、维血冲剂、富尔血、肝铁片、健脾补血颗粒、活力苏口服液。

九、鹅口疮

【病因】

鹅口疮又名雪口病，即口腔发生白色念珠菌感染引起，多见于新生儿。

【临床表现】

1. 可见口腔黏膜表面覆盖白色乳凝块样小点或小片状物，可逐渐融合成大片，不易擦去，强行剥离后局部黏膜潮红、粗糙、可有溢血，不痛，不流涎，一般不影响吃奶，无全身症状。

2. 重症则全部口腔均被白色斑膜覆盖，甚至可蔓延到咽、喉头食管、气管、肺等处，可伴低热、拒食、吞咽困难。

【治疗用药】

1. 用 2% 碳酸氢钠溶液少许清洗口腔后，再用棉签蘸 1% 龙胆紫涂在口腔中，每天 1~2 次。

2. 用 2% 碳酸氢钠溶液于哺乳前后清洁口腔。局部涂抹 10 万~20 万 U/mL 制霉菌素溶液，每日 2~3 次。用制霉菌素片 1 片（每片 50 万单位）溶于 10mL 冷开水中，然后涂口腔，每天 3~4 次。一般 2~3 天鹅口疮即可好转或痊愈。

3. 在口腔内使用抗真菌软膏或口滴剂。

4. 消毒奶瓶和奶嘴时，母乳喂养时，在乳房上涂抗真菌软膏。

十、泌尿系感染

【病因】

泌尿系感染是由于病原体侵入尿路而引起的。

【临床表现】

新生儿期：

1. 有发热，面色苍白，吃奶差，呕吐，腹胀等非特异性表现。多数小儿生长发育停滞，体重增长缓慢。

2. **婴幼儿期** 仍以全身症状为主，如发热、轻咳、反复腹泻等。排尿时哭闹、尿频、有顽固性尿布疹时应想到本病。

3. **儿童期** 下尿路感染时大部分仅表现为尿频，尿急，尿痛等尿路刺激症状，上尿路感染时表现为发热、寒战，全身不适，腰痛，肾区叩击痛，恶心，呕吐，同时伴有尿路刺激症状。

【治疗用药】

建议到医院治疗。

十一、水痘

【病因】

水痘是由水痘病毒引起的传染性疾病。多见于 1~6 岁的小儿，水痘传染性很强，常在托儿所、幼儿园等儿童集体中流行。

【临床表现】

1. 潜伏期：10~21 天。

2. 发病前症状：轻微发热、不适、食欲欠佳。

3. 患者身上出现小红点，由胸部、腹部，再扩展至全身。小红点变大，成为有液体的水泡。一两天后，水泡破裂，结成硬壳或疙瘩。新的小红点再次在同一位置上出现，重复同一过程。2~6 天期间，新红点出现 2~4 次。10~14 天后，红点脱落，完全康复，不会留有疤痕。

【治疗用药】

1. 避免小孩因瘙痒难耐而抓破水泡，引致发炎，同时细菌亦会蔓延至其他皮肤破损的部位。如果疱疹破了，可涂 1% 的紫药水，如有化脓可涂抗生素软膏。

2. 若婴儿染上水痘，可为他套上棉手套，避免他用手揉眼，令病毒感染眼睛，形成角膜炎，以致眼角膜上留下疤痕，影响视力。

3. 水痘的症状之一，是温和的发热。水痘扩散期间开始发热，水痘消失时便退热。发热期间，不要服用阿司匹林来退热，因为这样会增加发生并发症的机会。

4. 用温水洗澡，保持皮肤清洁，减少感染危险。

5. 病儿的被褥要勤晒，衣服要清洁宽大，防止因穿过紧的衣服和盖过厚的被子，而造成过热引起疹子发痒。

十二、佝偻病

【病因】

佝偻病是由于婴幼儿缺乏维生素 D 及钙等营养素，体内钙、磷不足，代谢紊乱，出现以骨骼改变为主的全身性疾病。

【临床表现】

1. 食欲不好，烦躁不安，睡眠不宁，夜惊，患儿将头来回蹭枕部，头发磨掉临床上称枕秃。

2. 头部可呈方颅，乳牙出的晚，患儿头囟门闭合迟，胸部两侧肋骨呈串珠状，胸骨可呈鸡腿状。

3. 佝偻病患儿严重者可发育迟缓，表情呆滞，免疫功能低下，易患感冒、腹泻、气管炎等疾病。

【治疗用药】

1. **钙剂**　钙尔奇 D300、乐力、999 纳诺卡、纳米钙冲剂、纳米钙片、葡萄糖酸钙含片、盖天力、活性钙片、四色钙糖片、迪巧、凯思立、葡萄糖酸钙锌口服溶液（锌钙特口服液）、司特立补钙片剂、龙牡壮骨冲剂（浓缩）。

2. **维生素 A、D 制剂**　鱼肝油、维生素 AD 胶丸、银耳乳白鱼肝油、维生素 AD 滴剂、橙汁鱼肝油、乳白鱼肝油、贝特令。

3. **多喝牛奶。**

附：【微量元素缺乏】

【病因】

微量元素一般指含量小于体重 0.01% 的矿物质，对孩子的生长发育起着不可缺少的作用。我国儿童比较容易缺乏铁、碘、锌。

【作用】

铜　是人体内极重要的催化剂，在各种各样的生理活动和代谢过程中表现出令人吃惊的功能。如果体内缺少铜，就可能引起一系列疾病。贝壳类、动物内脏和豆类食品含铜量比较丰富。

铁　是红细胞中血红蛋白的重要成分，血红蛋白是运输和交换氧气的必须工具，人体中如缺少铁，就会使血红蛋白制造发生困难，不仅可引起贫血，而且血液运载氧气的能力也会丧失。动物的内脏、蔬菜、果品中含铁较丰富。

锌　是酶的重要成分之一，它直接影响核酶及蛋白质的合成，对儿童的生长发育起着关键的作用。猪肉、牛奶及蛋黄等食物含锌量都比较丰富。

碘　是甲状腺制造甲状腺素的重要原料。没有碘，甲状腺就不能产生甲状腺素，不仅可引起甲状腺肿大，而且可出现甲状腺功能低下，导致精神迟钝、智力发育差，身体矮小，引起呆痴病。海带、海藻、海鱼中含碘较丰富。

锰　在健康人的体内含有 1220mg，主要集中在脑、肾和肝中，特别是脑垂体的含量最丰富。如果缺锰，可造成儿童智力低下，如发生锰缺乏，应多吃水果、蔬菜和粗粮。

【预防与治疗】

1. 孩子只要不偏食，就不会发生微量元素缺乏。有些家长喜欢给孩子吃精制食品，如精白米、精白面或精糖等，而这些食品经过加工后，会损失很多微量元素，如小麦精制面粉后，会损失 80% 的锌，精制白糖可损失 98% 的锌。所以，要注意多给孩子吃些粗粮，不要只给他们吃喜欢的东西，以免养成不良饮食习惯。

2. 如果孩子真的缺乏某种微量元素，也可以通过食物补充，通常一周内就可以达到正常指标。例如，缺铁可多吃动物肝脏、血制品及肉类，并注意补充维生素 C；补锌可多吃一些动物肝脏及贝壳类海产品；补碘可通过食用碘盐、海带等补充。

3. 除了碘，人体对其他微量元素的吸收率都不高。盲目给孩子服用补充微量元素的保健品，非但机体可能不吸收，还容易出现各种微量元素间的相互拮抗问题，如钙和锌会影响铁的吸收率，铁也会降低锌的吸收率。另外，微量元素补充过量还可能使人中毒，甚至导致死亡。例如，补铁过量会造成色素沉着，并导致冠心病；而补碘过量的症状和缺碘是完全一样的，也可导致甲状腺肿大，甚至呆傻聋哑。

4. 如果确实需要补充，则推荐使用：葡萄糖酸锌片、葡萄糖酸锌颗粒、健儿三宝钙铁锌冲剂、葡萄糖酸锌口服液、铁锌氨基酸、千千灵口服液、金碘等。

第十章　药店常见病应对

一、呼吸系统疾病用药

（一）风寒感冒

【用药原则】

辛温解表（多发汗）为主。

【一般用药】

流感丸、伤风停片、感冒清热软胶囊、感冒解毒颗粒、荆防颗粒、风寒感冒颗粒、九味羌活丸、感冒软胶囊、四季感冒胶囊、氨咖黄敏胶囊、病毒灵等。

【联合用药】

中药感冒药物＋抗炎药＋抗病毒西药。

喝姜糖水、姜粥等，可用热水泡脚，最好加点酒，需要出汗。

（二）风热感冒

【用药原则】

辛凉解表（清热解毒）为主。

【一般用药】

治感佳、柴黄片、羚羊感冒片、银翘片、感冒咳嗽颗粒、板蓝根颗粒、桑菊感冒片、精制银翘解毒片、感冒止咳胶囊、双黄连胶囊、金感胶囊、抗感胶囊等。

【联合用药】

对症中成药物＋抗炎药＋抗病毒西药。

多饮水，饮食易清淡。

（三）胃肠感冒

【用药原则】

抗炎药＋抗病毒＋止泻药。

【一般用药】

藿香正气液或胶囊，四季感冒片，健胃消食药

【联合用药】

藿香正气液＋盐酸吗啉胍片＋氟哌酸胶囊（儿童禁用）。

可以服用绿豆水、西瓜汁预防中暑，如发生中暑，马上到阴凉处，及时服用解暑药。

（四）急性支气管炎

【用药原则】

祛痰止咳类＋抗生素。

【联合用药】

（1）咳宁胶囊＋青霉素 V 钾。

（2）板蓝根冲剂＋复方甘草片＋头孢克肟。

①发热时可服用对乙酰胺基酚片。

②咳嗽频繁且无痰时，可服咳必清。

③痰黏稠不易咳出时，可口服必嗽平。

④伴哮喘时可口服氨茶碱。

芩暴红止咳片、氢溴酸右美沙芬口服液、盐酸氨溴索口服液、强力枇杷露、头孢拉定、阿莫西林、琥乙红霉素、阿奇霉素等。

多喝水，吃清淡、易消化食物，体弱者可口服多种维生素，维生素 B_2 增强支气管黏膜抵抗力。平时积极锻炼身体，预防感冒，注意保暖，少抽烟，少饮酒。

（五）慢性支气管炎

【用药原则】

解痉类＋祛痰止咳类＋抗生素。

【一般用药】

返魂草冲剂、百贝益肺胶囊、百令胶囊（按疗程服用）、复方胆氨片、虫草清肺胶囊、咳喘顺丸、咳特灵胶囊、异丙嗪胆汁片等。

【联合用药】

1. 百贝益肺胶囊＋青霉素 V 钾。

2. 返魂草冲剂＋复方甘草片＋头孢克肟。

多喝水，吃清淡、易消化食物，病情严重者应卧床休息。保持室内清洁，经常用消毒液进行消毒。久病体弱者可口服多种维生素，维生素 B_2 增强支气管黏膜抵抗力。平时积极锻炼身体，预防感冒，少抽烟，少饮酒，对有过敏体质的患者应查明过敏源加以去除。

（六）慢性咽炎

【用药原则】

对症药物＋抗炎药＋含片。

【一般用药】

咽炎片，玄麦甘桔颗粒，含片类。

【联合用药】

咽炎片 + 阿奇霉素 + 薄荷喉片。

复方鱼腥草软胶囊、众生胶囊、喉痛灵片、清咽片、山香圆片、金果饮、板蓝根颗粒、克拉霉素、罗红霉素分散片、头孢拉定、阿莫西林、螺旋霉素、VC 片、胖大海含片、罗汉果含片、金银花含片等。

注意冷暖，加强锻炼，增强体质，预防感冒。

（七）扁桃体炎

【用药原则】

对症药物 + 抗生素 + 保健含片。

【一般用药】

连芝消炎片、蒲地蓝消炎片、头孢类、左氧氟沙星、阿奇霉素、蒲公英片、复方双花片、清开灵等。

【联合用药】

（1）蒲地蓝消炎片 + 阿奇霉素 + 含片。

（2）连芝消炎片 + 左氧氟沙星 + 京都系列含片。

预防感冒，饮食易清淡，不吃辛辣刺激性食物，戒除烟酒。

二、消化系统疾病用药

（一）胃十二指肠溃疡

【用药原则】

制酸生肌，和胃止痛。如果有幽门螺旋杆菌感染可对症使用抗生素。

【一般用药】

奥美拉唑肠溶胶囊、法莫替丁、复胃散胶囊（或者康复新液）快胃片、雷尼替丁、泮托拉唑钠肠溶片等。

【联合用药】

奥美拉唑 + 复胃散胶囊（或者康复新液）+ 复合维生素 B 片。

尽量选择营养丰富的食物，含有蛋白质，维生素 C、维生素 B、定时进餐、细嚼慢咽、避免过饥过饱、胃溃疡一般疗程 4~6 周，十二指肠溃疡一般疗程 4~12 周。

（二）胃炎

浅表性胃炎

【用药原则】

保护胃黏膜的药物 + 抗生素 + 抗厌氧菌感染 + 促胃肠动力药 + 抑酸剂。

【一般用药】

西咪替丁、胃痛宁、双姜胃痛丸、胃康灵、多潘立酮片、胃舒平、兰索拉唑、阿莫西林分散片、克拉霉素、三九胃泰、雷尼替丁等。

【联合用药】

（1）体果胶铋 + 抗 HP（阿莫西林 + 甲硝唑）。

（2）胃康灵或双姜胃痛丸 + 西咪替丁（如有幽门螺旋杆菌感染可对症使用抗生素）。

饮食应节制，定时定量，避免刺激性食物及饮料。

萎缩性胃炎

【用药原则】

（1）虚寒型 益气健脾，温胃驱寒（参芪健胃颗粒，丹佛胃尔康）。

（2）胃阴亏虚型 养阴和胃（养胃舒颗粒或者软胶囊）。

【联合用药】

（1）虚寒型 参芪健胃颗粒或者丹佛胃尔康 + 胃优乐（维酶素）+ 复合维生素B片。

（2）胃阴亏虚型 养胃舒颗粒或者软胶囊 + 胃优乐（维酶素）+ 复合维生素B片。

戒烟戒酒，避免使用损害胃黏膜的药物，如阿司匹林、吲哚美辛、红霉素等。饮食易规律，平时注意体育运动。严重者进行手术治疗。

糜烂性胃炎

【用药原则】

同消化性溃疡治疗用药相同。

禁饮浓茶，咖啡，少吃容易产生胀气的食物，如土豆、红薯等。

急性胃肠炎

【用药原则】

止泻药 + 改善胃肠功能药 + 抗炎药。

【一般用药】

诺氟沙星、思密达、速效止泻胶囊、庆大霉素、复方黄连素片、肠胃康、肠炎宁等。

【联合用药】

（1）肠道邦克 + 诺氟沙星（两药须间隔2h服用）。

（2）消炎止痢灵 + 诺氟沙星。

多饮些糖盐水，防止脱水。进餐前不要大量喝水、喝饮料。病情严重者应卧床休息，禁食生冷、辛辣、粗糙的饮食，如咖啡、芥末、葱、姜、蒜。

（三）润肠通便类

【用药原则】

润肠药 + 保健品。

【一般用药】

麻仁润肠丸、复方芦荟胶囊，便通胶囊等，保健品有通便茶，膳食纤维片，苦瓜软胶囊等。

【联合用药】

（1）润肠丸 + 蜂蜜。

（2）复方芦荟胶囊 + 蜂蜜。

经常吃高纤维饮食，如水果、蔬菜、全麸谷类食物，多喝水，多运动。不要轻易或长期使用泻药，这类药物会扰乱人体正常的排便机制。养成良好的排便习惯。

（四）口腔炎症、口腔溃疡

口腔溃疡

【用药原则】

修复溃疡药 + 散剂或贴剂 + 维生素。

【一般用药】

西瓜霜含片、口炎清颗粒、维生素 B_2 片、葡萄糖酸锌、口齿健喷剂、栀子金花丸、华素片、甲硝唑、外用口腔溃疡膜、口腔溃疡含片等。

【联合用药】

（1）维生素 B_2 + 口炎清颗粒 + 西瓜霜含片。

（2）栀子金花丸 + 甲硝唑口颊片 + 维生素 B_2 片。

多吃新鲜水果和蔬菜，以清理肠胃。禁食过烫及辛辣的食物刺激或加重病情。

口腔异味

【用药原则】

清火药 + 喷剂或含片 + 漱口液。

【一般用药】

牛黄清胃丸、栀子金花丸、通舒口爽胶囊、清胃黄连丸等。

【联合用药】

（1）牛黄清胃丸 + 复方氯己定含漱液。

（2）通舒口爽胶囊 + 口宝含漱液（或者口齿健喷剂）。

注意口腔保健，忌食辛辣，油腻，过硬的食物。应进食清淡，微温，易消化的食物，注意细嚼慢咽。

牙痛、厌氧菌感染

【用药原则】

抗厌氧菌感染药 + 消炎镇痛药 + 抗生素。

【一般用药】

牙周康、人工牛黄甲硝唑、双氯芬酸钠、左氧氟沙星、布洛芬缓释胶囊、黄连上清丸、牛黄解毒丸、阿莫西林分散片、乙酰螺旋霉素等。

【联合用药】

（1）人工牛黄甲硝唑 + 布洛芬缓释胶囊 + 左氧氟沙星。

（2）替硝唑胶囊＋左氧氟沙星。

（3）阿莫西林＋牙痛安＋黄连上清片＋布洛芬。

用含氟牙膏刷牙，这将有助于牙釉质的矿化。每次进晚餐后，尤其是吃了甜食或粘牙的食物后，应用清水漱口，临睡前不要进食水果和甜食。牙痛发作期间不要吃冷、热、酸、甜的饮食，以免加重牙痛。用药物漱口水漱口有助于减少口腔中的细菌。

三、耳鼻喉疾病用药

（一）中耳炎

【用药原则】
滴耳液＋中药消炎药＋抗生素。

【一般用药】
氧氟沙星滴耳液、阿奇霉素、左氧氟沙星、头孢克肟分散片等。

【联合用药】

（1）氧氟沙星滴耳液＋中药消炎片。

（2）海洋滴耳液＋头孢克肟分散片。

保持耳道卫生，而且不要触及耳道深处，以免损伤耳道的皮肤。耳部热敷有助于缓解疼痛和炎症的消散。在感染被治愈之前，一定要保持耳道干燥，用药时避免碰触到药瓶/药膏的管口，以免造成药品污染。对于成人患者，应将耳廓轻轻向后上方牵拉，而对儿童患者，应将耳廓轻轻向后下方牵拉。将药液滴入耳道后，应保持同一姿势数分钟，以便让药液流入耳道的底部。

（二）过敏性鼻炎

【用药原则】
抗过敏药＋喷剂＋维生素 C＋抗酸剂＋提高免疫力用药。

【一般用药】
敏迪、西可韦、氯雷他定、爽特胶囊、苍耳子鼻炎胶囊、胆香鼻炎片、霍胆丸、鼻炎灵片、通窍鼻炎胶囊等。

【联合用药】

（1）氯雷他定＋苍耳子鼻炎胶囊，胆香鼻炎片＋鼻舒适喷剂。

（2）盐酸西替利嗪＋苍耳子鼻炎胶囊，胆香鼻炎片＋鼻舒适喷剂。

顺应气候变化，注意保暖，如遇冷加重则禁食苦瓜、生菜等寒凉性食物；如遇热加重则禁食羊肉、辣椒、姜等热性食物。

（三）鼻窦炎

【用药原则】
对症药物＋抗生素＋提高免疫力用药。

【一般用药】

苍耳子鼻炎胶囊，胆香鼻炎片、鼻渊片、鼻窦炎口服液等。

【联合用药】

（1）苍耳子鼻炎胶囊＋阿奇霉素。

（2）通窍鼻炎胶囊＋头孢克肟。

保持室内空气流通、湿润，有助于预防鼻出血。滴药时注意不要让药瓶口接触鼻孔，以免造成药品污染。将药水滴入鼻孔，保持头后仰的姿势数分钟，以便让整个鼻腔接触药物。使用喷鼻剂时，可保持头部起直立，然后按压药瓶，将药物喷入鼻孔。

四、眼科疾病用药

（一）白内障

【用药原则】

对症滴眼液＋对症药物。

【一般用药】

吡诺克辛钠滴眼液、十五味箩蒂明目丸（早期白内障）等。

【联合用药】

（1）白翳消＋复明胶囊＋沃丽汀。

（2）白内停＋复明片。

避免强烈的日光照射。在户外活动时，戴上太阳镜或遮阳帽，可有效预防射线对晶体的损伤。其次，营养平衡的饮食，多饮水，少吃盐，摄取充分的维生素 E、C，不吸烟，并积极预防糖尿病等疾病。

（二）近视和缓解视疲劳

【用药原则】

对症滴眼液＋多种维生素。

【一般用药】

新乐敦、眼护士、雪茶清目、雪茶润珠、润眼、科诺、眼博士、眼保姆、绿茶护理液、润洁、闪亮等。

【联合用药】

1. 雪茶清目＋明目地黄丸。

2. 珍视明＋维生素 AD。

3. 海洋 E 康＋鱼肝油。

4. 眼护士＋维生素 AD。

注意适当休息，养成良好的生活习惯，增强体质。注意眼的调节和保护，照明要充分、适当。有眼病和其他全身性疾病应及时诊治，方能收到满意效果。

（三）结膜炎

【用药原则】

抗炎滴眼液 + 抗生素。

【一般用药】

盐酸左氧氟滴眼液、迪可罗、大（小）乐敦、熊胆丸、病毒唑滴眼液、氯霉素滴眼液等。

【联合用药】

（1）盐酸左氧氟滴眼液 + 熊胆丸。

（2）盐酸洛美沙星滴眼液 + 熊胆丸。

治疗结膜炎，必须先找出原因。若是环境刺激原引起的，则尽量减少接触刺激源，如减少接触吸烟及燃烧废弃物之烟灰。若是过敏源引起的，则避免接触花粉、油漆、灰尘。如是细菌引起的应经常洗手，不要擦眼，不要与他人共用毛巾。

（四）角膜炎

【用药原则】

对症滴眼液 + 抗病毒。

【一般用药】

阿昔洛韦滴眼液。

【联合用药】

阿昔洛韦滴眼液 + 利巴韦林。

注意充分休息，让眼睛多与新鲜空气接触。多吃含纤维素和维生素的蔬菜和水果，注意用眼卫生。

（五）沙眼

【用药原则】

对症滴眼液 + 抗生素。

【一般用药】

利福平滴眼液、氯霉素滴眼液等。

【联合用药】

利福平滴眼液 + 阿奇霉素。

氯霉素滴眼液 + 罗红霉素分散片。

建议流水洗脸，避免脏手揉眼，少食辛辣食物，适当热敷眼部。

五、肝胆结石病用药

（一）乙型肝炎

【用药原则】

抗病毒＋防止肝纤维化药＋降转氨酶药＋提高免疫力药。

【一般用药】

甘利欣、乙肝清热解毒胶囊、泛昔洛韦、干扰素、晶珠肝泰舒、肝泰乐、联苯双酯滴丸、护肝片、鸡骨草等。

【联合用药】

1 转氨酶高 甘利欣＋肌苷片＋维生素 C。

2 晶珠肝泰舒＋肌苷片＋维生素 C。

肝炎病人要注意充分休息，吃易消化、高蛋白质、富含维生素的清淡饮食。注意消毒，忌饮酒，酒精会加重肝脏的损害。病毒性肝炎的治疗期可能较长，一定要有耐心，坚持服药。

（二）胆囊炎

【用药原则】

对症药物＋解痉药＋抗生素。

【一般用药】

鸡骨草，消炎利胆片，金胆片、胆乐胶囊，胆康片。

【联合用药】

（1）复方胆通胶囊＋盐酸左氧氟沙星＋甲硝唑。

（2）胆康片＋头孢克肟＋甲硝唑。

（3）右肋区胀痛 金胆片＋柴胡疏肝丸。

胆囊炎在急性发作期禁食油炸、煎的食物；禁食蛋类、肉类。胆囊炎患者应定时进餐，不宜过饱，进食应选择低脂肪低胆固醇食物。

（三）胆结石

【用药原则】

对症药物＋解痉药＋抗生素。

【一般用药】

胆石通胶囊、排石颗粒、柠檬烯胶囊（按疗程）、熊去氧胆酸（按疗程）等。

【联合用药】

（1）利胆排石片＋头孢克肟。

（2）胆石通胶囊＋盐酸左氧氟沙星。

多吃含维生素 A 的蔬菜和水果，少吃鸡蛋，少饮茶。经常运动，防止便秘。禁食辛辣刺激的食物，切忌暴饮暴食。

六、泌尿系统疾病用药

（一）前列腺

前列腺肥大（增生）

【用药原则】

对症用药 + 抑制前列腺增生药 + 抗炎药 + 保健品。

【一般用药】

前列癃闭通、前列舒乐、复方血参胶囊、非那雄胺、前列通片、前列康等。

【联合用药】

1 前列舒乐胶囊 + 非那雄胺。

2 前列癃闭通 + 非那雄胺。

注意个人卫生和生活规律，不要久坐，不要待在潮湿的地方，多吃蔬菜多饮水，防止便秘。

前列腺炎

【用药原则】

对症药物 + 抗生素。

①细菌性前列腺炎须先问清患者是否有支原体衣原体感染，有可选阿奇霉素，没有则选氧氟沙星。②非细菌性前列腺炎不用抗生素，应该配合局部理疗。

【一般用药】

复方血参胶囊、前列欣胶囊、盐酸左氧氟沙星、阿奇霉素、前列安栓、前列康舒胶囊、前列回春胶囊、前列通瘀胶囊等。

【联合用药】

（1）复方血参胶囊 + 阿奇霉素或者盐酸左氧氟沙星 + 前列安栓。

（2）前列欣胶囊 + 阿奇霉素或者盐酸左氧氟沙星 + 前列安栓。

老年人应定期体检，并进行前列腺的检查，以便及早发现和治疗前列腺疾患。多喝水，以预防尿液浓缩、泌尿系统感染或结石，少饮浓茶。尽可能不要经常长时间地骑自行车，切忌长时间憋尿。

（二）泌尿系统炎症

【用药原则】

中药消炎 + 抗厌氧菌感染 + 抗生素。

【一般用药】

左氧氟沙星、甲硝唑、头孢克肟分散片、复方石韦胶囊、头孢克肟分散片、三金片、八正散颗粒、大败毒胶囊、先锋四号、热淋清胶囊、三金片、复方金钱草颗粒等。

【联合用药】

（1）复方石韦胶囊＋甲硝唑＋盐酸左氧氟沙星。

（2）复方石韦胶囊＋头孢克肟分散片（重症患者可结合静脉输液）。

多喝水，按照疗程服用抗生素，并适当清洗外阴部，有助于控制炎症和缓解症状。尿痛明显者加用碳酸氢钠片，以碱化尿液。

（三）肾结石

【用药原则】

排石药＋解痉药＋对症药物＋抗生素。

【一般用药】

肾石通颗粒、排石颗粒、优克隆、消石片、化石丸、金甲排石胶囊等。

【联合用药】

（1）肾石通颗粒＋头孢克肟（适量）。

（2）结石康胶囊＋盐酸左氧氟沙星（适量）。

多喝水，勤运动，如快走、蹦跳等。

七、痔疮用药

【用药原则】

口服药物＋润肠药＋对症膏、栓＋抗生素。

【一般用药】

马应龙麝香痔疮膏、肛泰栓、熊胆痔疮膏、痔速宁、肤痔清软膏等。

【联合用药】

（1）熊胆痔疮膏（外用）＋痔速宁（口服）。

（2）润肠丸＋麝香痔疮栓＋盐酸左氧氟沙星（有炎症者）。

（3）三七化痔丸＋复方消痔栓。

养成良好的排便习惯，没有便意时，不要用力排便。经常吃高纤维饮食，如水果、蔬菜、全麸谷类食物，保持排便通畅。

八、妇科病用药

（一）调经类

【用药原则】

养血调经药＋行经止痛药。

【一般用药】

田七痛经胶囊、痛经宝颗粒、痛经胶囊、元胡止痛胶囊、布洛芬缓释片等。

【联合用药】

（1）女金丸＋双氯灭痛（疼痛严重患者）。

（2）田七痛经胶囊＋逍遥丸。

用热水瓶或热水袋热敷下腹部有助于减轻腹痛。经期不要吃冰冷的食物，不要洗冷水澡，避免淋雨和受凉。发生痛经时尽量多休息。

（二）盆腔炎

【用药原则】

对症药物 + 抗厌氧菌感染药 + 抗生素（栓剂）。

【一般用药】

金鸡胶囊、妇平胶囊、妇炎康等。

【联合用药】

（1）妇炎净片 + 甲硝唑 + 盐酸左氧氟沙星。

（2）金刚藤胶囊 + 甲硝唑 + 阿奇霉素。

（3）妇科止带片 + 菲伯瑞 + 甲硝唑 + 舒蜜尔纳米银栓。

（4）康妇炎胶囊 + 甲硝唑 + 盐酸左氧氟沙星。

（5）抗宫炎片（胶囊）+ 氨苄西林胶囊 + 左氧氟沙星 + 妇科外用

注意定期检查，如发现炎症及时治疗，并按医生指导和疗程服药。

（三）更年期用药

【用药原则】

对症药物 + 雌激素 + 保健品。

【一般用药】

更年安、坤宝丸、更年女宝等。

【联合用药】

（1）更年宁 + 大豆异黄酮 + 羊胎素。

（2）更年安 + 卵巢保养 + 羊胎素。

经常进行适当的体育活动，以维持骨骼的强壮和心肺功能正常。保持心情舒畅，睡眠时间充足，多喝水。不要大量饮酒。经常自我检查乳房，以尽早发现乳房内的包块。

（四）妇科保健

【用药原则】

对症洗液 + 对症栓剂 + 外用消毒。

【一般用药】

洁尔阴、肤阴洁、吾爱洗液、达可宁栓、宝丽婷克霉唑栓、妇科千斤凝胶、复方岗松洗液、复方苦参洗液、黄柏洗液、伊康舒、妇炎康洗液等。

【联合用药】

针对不同的阴道炎分型正确选择对症的药物治疗。

养成良好的卫生习惯，每天清洗，避免使用有刺激性的肥皂和香皂，穿宽松、棉质的内裤。阴道发痒时，尽量不要抓挠，以免抓伤皮肤和黏膜。避免内衣、内裤、袜子在一起洗。

（五）乳腺疾病类

乳腺增生

【用药原则】

对症药物 + 中药消炎 + 调节内分泌用药。

【一般用药】

乳癖消颗粒、小金丸、乳康丸、乳康贴、乳核散结片、乳癖消片、乳核内消颗粒、乳宁胶囊、乳康片等。

【联合用药】

（1）乳癖消颗粒 + 小金丸 + 乳康贴（外用）。

（2）乳宁片 + 乳康贴（外用）。

保持舒畅的情绪，遇事忌怒，有规律作息。定期检查，如发现肿块立即治疗。饮食易清淡，多吃蔬菜和水果。禁食烟酒。

乳腺炎

【用药原则】

对症中成药物 + 抗生素。

【一般用药】

乳癖消片，消炎片。

【联合用药】

（1）消炎片 + 盐酸左氧氟沙星。

（2）乳癖消胶囊 + 头孢克肟 + 逍遥丸。

可做自检，最好定期到医院进行身体检查，如有异常应及时采取治疗措施。应避免繁重的体力劳动，调整愉快的情绪，注意休息和睡眠。

（六）减肥用药

【用药原则】

润肠通便药 + 抑制饮食药 + 降脂类。

【联合用药】

（1）润肠丸 + 螺旋藻减肥胶囊 + 脂肪燃烧弹。

（2）苹果酸咀嚼片 + 轻身消胖丸 + 肠哈哈。

（3）芦荟软胶囊 + 苦瓜软胶囊 + 膳食纤维素。

（4）壳聚糖 + 膳食纤维片，适合皮下脂肪肥胖的患者。

控制饮食，尤其是热卡的摄入量。选择低脂肪、低糖和高纤维的食物（如水果和蔬菜）不要吃糖果、糕点、啤酒等高热量的食品。告诉患者需要服用的药物和如何正确用药，如药物的名称、剂量、使用方法、最佳服药时间。

九、降血压药用药

【用药原则】

（1）利尿剂

呋塞米、氢氯噻嗪（珍菊降压片、罗己降压片、复方罗布麻）。

适用　心衰。

禁用　糖尿病、痛风。

（2）β受体阻滞剂

酒石酸美托洛尔，康忻（富马酸比索洛尔）。

适用　心绞痛、心率快。

禁用　心动过缓、哮喘。

（3）钙离子拮抗剂

硝苯地平、氨氯地平、拉西地平。

适用　高血压伴稳定型心绞痛。

禁用　偏头痛。

（4）血管紧张素转换酶抑制剂

卡托普利、依那普利、赖诺普利。

适用　心衰、心梗、糖尿病。

禁用　老慢支、干咳患者，肾动脉狭窄者。

（5）血管紧张素Ⅱ受体拮抗剂

替米沙坦、缬沙坦、厄贝沙坦。

适用　糖尿病。

【联合用药】

以上五类药物可以联合用药，但联合的原则必须要有所注意和禁忌。

中年人和老年人应定期测量血压，以便尽早发现和控制高血压。保持健康的饮食习惯，摄入低盐、低脂、低糖和高纤维食物控制高血压，控制高血压需要长期服药，应严格按照医生的指示按时服药，以便监测病情进展情况。不要擅自减少用药量，甚至停服。平时可以服用罗布麻保健茶。

十、降血糖用药

【用药原则】

餐后调节剂＋餐时调节剂＋保健品。

【一般用药】

瑞彤，瑞易宁，胰岛素。

【联合用药】

（1）孚莱迪＋盐酸二甲双胍缓释胶囊＋蜂胶＋螺旋藻。

（2）消渴降糖＋盐酸二甲双胍肠溶片＋蜂胶＋螺旋藻。

严格控制饮食的量和质，确保摄入高纤维、低糖、低盐、低脂和适量蛋白质的食物，定时进餐。经常进行体育锻炼，既可消耗体内多余的脂肪和碳水化合物，又可以增强机体抵抗力，防止感染。

十一、降脂类

【用药原则】

降血脂类＋保健品（先问清患者胆固醇和甘油三酯哪一项高？然后对症用药）。

【一般用药】

地奥脂必妥、普伐他汀、阿伐他汀、非诺贝特、降脂排毒胶囊、脂脉康、脉通等。

【联合用药】

（1）辛伐他汀＋降脂排毒胶囊＋天然维生素 EC 丸。

（2）非诺贝特＋降脂排毒胶囊＋天然维生素 EC 丸。

少吃高脂食物，如黄油、奶酪、猪油、蛋黄、动物内脏等，少吃油炸食品和甜食。多吃含丰富纤维的食物，如燕麦、豆类、水果和蔬菜等，少喝酒、不要吸烟、酒精会使血脂升高。坚持体育锻炼，有助于减轻体重，降低血压和血脂，从而降低罹患心血管疾病的可能性。

十二、心脑血管疾病用药

【用药原则】

对症药物＋改善供血类药物＋保健品。

【一般用药】

步长脑心通、益心酮滴丸、冠脉宁片、益脉康片、芎香通脉丸、参七心舒胶囊、银杏叶丸、脑络通胶囊、血府逐瘀颗粒等。

【联合用药】

（1）益心酮滴丸＋丹参舒心胶囊（或者血府逐瘀颗粒）＋天然维生素 EC 丸。

（2）血塞通分散片＋益脉康片＋天然维生素 EC 丸。

（3）银杏叶丸＋益脉康片＋天然维生素 EC 丸。

（4）络通胶囊＋天然维生素 EC 丸。

有病情变化时，及时到医院复查。注意休息，调节均衡饮食，保持情绪稳定。心绞痛患者应常备硝酸甘油、速效救心丸等药物。

十三、祛风湿用药

（一）风湿及类风湿

【用药原则】

祛风湿药＋通经止痛药＋外用贴剂。

【一般用药】

万通筋骨片、双氯灭痛、风湿定、痹痛宁、独活寄生丸、蒿白伤湿气雾剂、野木瓜、风湿定胶囊、复方风湿宁片、舒筋活血片等。

【联合用药】

（1）麝香风湿胶囊+双氯芬酸钠肠溶片+麝香追风膏。

（2）风湿安泰片+少林风湿跌打膏。

（3）复方风湿宁片+舒筋活血片+布洛芬缓释片。

（二）风湿性关节炎

【用药原则】

对症药物+消炎止痛药+外用贴剂+补钙剂。

【一般用药】

天麻胶囊、正清风痛宁、风湿关节炎片等。

【联合用药】

（1）风湿关节炎片+双氯芬酸钠肠溶片+骨筋康系列膏+力维钙。

（2）痹痛宁胶囊+D_3高钙。

购买时仔细询问顾客是否有胃溃疡等溃疡性疾病，因为长期服用抗风湿药物易引起出血。不能长时间接触凉水，受风寒，不能太劳累，冬季应做好保暖。多吃一些富含钙质的食物，如奶制品、鲜豆浆、豆腐。

十四、抗骨增生用药

【用药原则】

抗骨增生药+骨痛药+舒筋活血药+钙剂。

【一般用药】

抗骨增生丸、骨质增生一贴灵、万通筋骨贴、风湿关节炎贴、维生素 B 片、钙片类、骨刺平片等。

【联合用药】

（1）颈痛灵胶囊+维生素 B_1 片+液体钙+颈椎牵引器。

（2）抗骨增生片+舒筋活血片+维生素 D_3 高钙。

关节疼痛时可进行局部热敷或冷敷（可给予相应解热镇痛药），洗热水澡也有助于松弛肌肉、减轻疼痛。超重或肥胖者应积极减肥，以免加重背部、髋部或膝关节的负担。注意纠正不良的姿势。

十五、跌打扭伤用药

【用药原则】

活血通经药+消炎止痛药+外用喷（擦）剂。

【一般用药】

红药片、伤科三七片、舒筋活血片、蒿白伤湿气雾剂、云南白药喷剂等。

【联合用药】

（1）三七伤药片＋维康利＋蒿白伤湿气雾剂。

（2）麝香接骨胶囊＋双氯芬酸钠＋蒿白伤湿气雾剂。

注意休息，不能干繁重的体力活，注意保暖。骨折患者少吃甜食，忌食糖皮质激素。可采用按摩、理疗、外用消炎止痛药膏或胶布，以及固定严重疼痛的关节等方法来减轻疼痛。

十六、皮肤病用药

（一）痤疮（青春痘）

【用药原则】

外用抑螨药＋抗生素＋清血（除螨）药。

【一般用药】

清热暗疮片、维生素 B_6 片、人参皂、硫磺皂、复方珍珠暗疮片等。

【联合用药】

维生素 B_6 片＋清热暗疮片（皮肤病血毒丸）＋人参皂。

用含硫磺或其他去脂消炎成分的香皂或洁面乳洗脸。少吃油腻、刺激性食物和甜食，不要挤压粉刺，以免继发感染和留下疤痕。选用水质柔和的化妆品或卸妆油。

（二）皮炎

【用药原则】

对症外用药＋口服抗真菌药＋保肝药＋钙剂。

【一般用药】

皮炎平、顺风康王、曲咪新、抗菌癣湿、咪康唑氯倍他索乳膏、丹皮酚软膏、派洛松等。

【联合用药】

曲咪新＋抗菌癣湿。

干性皮肤或容易出现皮炎者应该使用低敏化妆或护肤品。避免接触可引起皮肤过敏的刺激物，以预防接触性皮炎。不要用指甲抓挠发痒处，以免将皮肤抓破和继发感染。

（三）皮肤细菌感染

【用药原则】

抗生素＋小儿专用对症药膏。

【一般用药】

百多邦、氧氟沙星乳膏、环丙沙星乳膏、盐酸左氧氟沙星、牛黄消炎片、栀子金花丸、蒲公英片等。

【联合用药】

栀子金花丸＋百多邦（严重者可酌加抗生素）。

不要弄破、挤压疖子，以防感染。如果疼痛剧烈，可服用止痛药，使用外用抗生素抑制细菌感染。糖尿病患者应经常检查尿糖或血糖，防止并发症的产生。注意不要用力抓痒，抓破皮肤后容易引起感染。

（四）皮肤真菌感染

【用药原则】

对症外用药＋口服抗真菌药＋保肝药。

【一般用药】

达克宁、克霉唑、皮康王、皮康乐、达肤王、金皮康王、兰美抒、曲安奈德益康唑乳膏等。

【联合用药】

（1）皮康王＋皮康乐。

（2）克霉唑＋皮康乐。

（3）曲咪新＋抗菌癣湿。

（4）亮甲（亮灰甲）＋斯皮仁诺。

注意清洁，不要与别人共用毛巾，尤其是在公共浴室，以免传染。最好是穿全棉的袜子，每天更换。最好穿透气性好的鞋，可以在鞋里撒一些抗真菌药粉，以起到预防作用。大多数的抗真菌药需要持续使用，直至真菌感染的症状消失后至少2周。

（五）皮肤过敏

【用药原则】

抗敏药＋维生素C＋祛风止痒药＋钙剂。

【一般用药】

敏迪、西可韦、氯雷他定、西替利嗪、马来酸氯苯那敏片、地塞米松片、肤痒颗粒等。

【联合用药】

（1）盐酸西替利嗪＋维C咀嚼片＋防风通圣丸＋维生素D_3高钙片。

（2）氯雷他定＋果味维C＋肤痒颗粒＋液体钙。

（3）扑尔敏＋地塞米松片＋维生素C片。

如果过敏是由药物引起的，要求病人立即停用该种药物，并及时求医。如果过敏症引起严重的瘙痒，让患者使用炉甘石洗液或其他止痒的药膏，抓痒只能使症状更为严重。荨麻疹患者洗澡时的水温不要太热，这样会加重皮疹引发的瘙痒。洗温水澡有助于缓解瘙痒。

十七、安神、镇静用药

（一）睡眠障碍

【用药原则】

营养脑神经类＋助睡眠类。

【一般用药】

刺五加颗粒、安神胶囊、乌灵胶囊、舒心安神口服液、养阴镇静片、养血安神片、安神补脑片、春眠胶囊、褪黑素软胶囊、健脑安神片、七叶神安片、益心健脾颗粒、景志安神口服液、参芪王浆口服液等。

【联合用药】

（1）谷维素＋舒心安神口服液。

（2）养阴镇静片＋瞌睡虫。

（3）益心健脾颗粒＋景志安神口服液。

临睡前数小时之内不要喝咖啡、茶，因为它们所含有咖啡因可使人缺乏睡意。每天的生活要有规律，定时就寝和起床。难以入睡时不要勉强自己，可以起来做一些安静的事情（例如读书、听轻音乐、喝一杯温牛奶），过一会再去睡。

（二）抑郁症

【用药原则】

对症药物＋镇静安神药＋维生素 B 族。

【一般用药】

路优泰、黛力新等。

【联合用药】

（1）路优泰＋脑灵素＋天然维生素 B 族。

（2）黛力新＋解郁安神颗粒＋复合维生素 B。

尽早接受专业人员的心理辅导，给予因人而异的治疗。制定切合实际的工作或学习目标，最好能短期实现。严格遵照医生的指示服药，千万不要擅自停药。学习放松心情的技巧。

十八、补益营养健身用药

（一）温肾类

肾阳虚

【一般用药】

右归丸、肾宝合剂等。

【联合用药】

（1）肾宝合剂＋羊胎盘素＋番茄红素。

（2）壮腰健肾丸＋袋鼠精＋番茄红素。

（3）补肾强身片＋桂附地黄丸。

（4）海狗丸＋畅生源。

少吃苦瓜、白菜、西瓜、雪糕等寒性食品，多吃羊肉、牛肉、韭菜、蒜等。禁冬泳。

肾阴虚

【一般用药】

六味地黄丸（胶囊）、左归丸等。

【联合用药】

六味地黄丸＋中宁枸杞（冲水服用）。

高血压患者，糖尿病患者，妇女更年期都可以进行补肾，特别是糖尿病患者，伴随肾阴虚症状者加服六味地黄胶囊。

（二）补气血类

【用药原则】

补气＋补血。

【一般用药】

复方阿胶口服液、补血口服液、益心健脾颗粒、参芪王浆口服液、养血饮口服液、益气养血口服液、阿胶口服液、血宝、雪莲乌鸡口服液、铁质叶酸片等。

【联合用药】

（1）参芪王浆补血口服液＋阿胶咀嚼片。

（2）益心健脾颗粒＋阿胶咀嚼片。

选用高蛋白、富有营养又易于消化的食品。保证食物的营养均衡，积极纠正厌食和偏食的情况。多吃富含铁质、维生素 B_{12}、叶酸的食物，如瘦肉、猪肝、豆类、奶制品、绿叶蔬菜。孕妇和哺乳妇女应在妇产科医生的指导下，适当补充铁质、叶酸、复合维生素。

十九、抗眩晕用药

【用药原则】

对症药物＋改善脑供血。

【一般用药】

西比灵、盐酸地芬尼多片等。

【联合用药】

（1）晕复静＋盐酸氟桂利嗪。

（2）盐酸地芬尼多＋抑眩宁。

要多吃营养丰富和新鲜清淡的食物，禁食油腻、辛辣的食物。心胸开阔，保持愉快的心情，稳定的情绪。过度疲劳和睡眠不足是导致眩晕症发作的原因之一。

二十、儿科病用药

（一）儿童感冒和发烧

【用药原则】
抗生素＋对症药物＋止咳或退热用药＋抗病毒。

【一般用药】
护彤、泰诺林、美林、退热贴等。

【联合用药】
（1）罗红霉素干混悬剂＋小儿氨酚黄那敏颗粒＋利巴韦林（新博林）。
（2）头孢拉定干混悬剂＋小儿氨酚黄那敏颗粒＋利巴韦林（新博林）。
（3）阿奇霉素干混悬剂＋小儿化痰止咳颗粒＋新博林。
（4）头孢拉定颗粒＋小儿清肺止咳片＋对乙酰氨基酚栓＋新博林。

每隔3~4h测量一次体温，密切观察病情变化。喝大量的热水，吃清淡、易消化的食物。用冰袋冷敷头部或用冷水擦拭四肢有助于降低体温。发热的患儿不宜穿太厚的衣服或盖厚被子，以免影响体温的散发，加重发烧的程度。

（二）小儿腹泻

【用药原则】
止泻药＋改善小儿脾胃功能类。

【一般用药】
妈咪爱、思密达、汉臣氏、合生元、醒脾养儿颗粒、婴儿健脾颗粒、小儿痢宝等。

【联合用药】
（1）急性肠炎　思密达＋汉臣氏或小儿常乐康（两药必须间隔2h服用）。
（2）慢性消化不良腹泻　小儿启脾片＋小儿常乐康。

儿童出现腹痛，建议带孩子到时医院进行全面检查以明确诊断，然后采用正确的治疗。注意饮食均衡，进食营养丰富、易消化的食物。避免过多进食油腻或生冷食物、零食或汽水。按时进餐，不要偏食或暴饮暴食。

第十一章 常用中药商品

导 学

内容提要：本章主要介绍中药商品概况以及相关基础知识和临床常用中成药的功能主治、临床应用、不良反应、禁忌证以及使用时的注意事项等。

学习目标：1. 了解中药商品概况，熟悉中药商品的相关基础知识。

2. 掌握临床常用中成药的功能主治、临床应用以及使用时的注意事项。

第一节 中药商品概况

知识链接

中药饮片十大企业

天津天士力集团、江苏康缘药业股份有限公司、广州医药集团有限公司、云南白药集团股份有限公司、江中药业集团、山东东阿阿胶股份有限公司、北京同仁堂股份有限公司、重庆太极实业（集团）股份有限公司、南京医药股份有限公司、康恩贝集团有限公司。

中药商品学从商品学的角度研究临床用中药，阐述在流通领域中中药商品的来源、产地、商品规格和质量的变化规律，以及与保证中药商品质量有关的经营管理的基本理论与鉴别技术问题等。中药商品学的任务是研究和制定中药商品的质量管理标准、鉴别中药商品的品种和质量、中药商品的真伪鉴别、采收加工、商品流通、质量管理等。其研究对象包括中药材、饮片及其炮制品、中成药。中药材、中药饮片和中成药是中国中药产业的三大支柱，是中医临床辨证施治必需的传统武器，普遍应用于临床治疗，其独特的理论和方法，无不体现着古老中医的精深智慧。随着人们保健意识的增强，人们开始越来越多地服用保健品，尤为信赖天然药物的功效，这为中药行业提供了一个机遇。国家对中药产业的高度重视，消费者对天然药物的青睐，国际市场出口的大幅度增加，中药产业的增长成为现实，中药行业的未来发展显示出良好态势。

一、基本概念

中药材：是天然来源未经加工或仅经过简单产地加工的药物，常分为植物药、动物药和矿物药等三类。

中药饮片：是根据治疗疾病的需要，将中药材经过净制、切制或炮制后的加工品。传统的饮片有生品、熟品饮片，现代的有精制饮片、中药颗粒饮片、粉末型饮片、中药配方颗粒等。传统饮片是后三者的生产的原材料，因而其质量依赖于传统饮片。

中成药：是以中药材或饮片及炮制品为原料，根据临床处方的要求，采用相应的制备工艺和加工方法，制备成的随时可以应用的剂型。

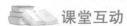 **课堂互动**

作为中国人，肯定用过中药吧，和同学交流一些你熟悉的中药商品品种。

二、中药商品的特点

中药是治病救人的物质基础，属于特殊的商品，具有如下特点：

（一）质量上的特点

中药作为特殊的商品，其质量涉及疗效、毒性和稳定性 3 个关键性的问题。质量合格的中药，可以用于防治疾病和卫生保健；质量不合格的中药，不但误病还能害人。也就是说，药品的质量不合格，就失去了使用的价值。所以，要严格商品的质量管理制度，以保障临床用药的安全与有效。

（二）经营上的特点

中药商品的经营活动与医疗卫生工作密切相关。对药品的经营，经营的品种和数量取决于临床的需要，要根据医疗和保健需求的信息组织货源、生产和储备。

（三）管理上的特点

中药绝大多数来源于自然界的植物、动物和矿物，商业管理具有一定的复杂性。目前，中药市场上的中药材商品达 1200 种左右，其中较常用品种近 600 种；中成药商品达 9300 余种，其中较常用基本药物 2000 多个品种。中药材加工生产工艺独特，副作用较小。含有多种化学成分，若使用合理，不易造成药源性疾病。

（四）来源上的特点

中药来源天然，加工方法独特，含有多种化学成分，副作用较小，使用合理则不易造成药源性疾病。

（五）生产上的特点

中药野生资源减少，亟待规范化生产。《中药材生产质量管理规范》（GAP），规定要控制药材质量的各种因子，规范药材各生产环节及至全过程，使生产出的药材真实、优质、稳定、可控。

当前，药材生产仍以野生为主，家种、家养的药材约 200 种，大宗者占 100 种。无论家种、家养或野生，药材生长均需要有一定的生长年限和生态环境。因此，药材生产常常具有一地生产供全国，一季生产供全年的特点，即所谓一地吃全国、全国吃一地。

（六）讲"道地"的特点

道地药材是指在产于一定地区、历史悠久、质量优良、久负盛名的优质药材。如东北人参、内蒙古甘草、宁夏枸杞、山东金银花、江苏薄荷，四川贝母、甘肃当归、河南四大怀药、浙八味等。选用道地药材，自古就是中医控制中药质量的重要措施。据统计，古代文献的有道地记录的中药材有 200 种左右，约占常用中药（500 种）的 2/5。

中药市场流通规律一般经过采购、运输、储存和销售 4 个环节。从事药品经营企业必须持有双证一照：药品经营许可证、药品经营质量管理规范认证书、营业执照。

三、中药商业机构

中药商业机构是指在中药商品生产和流通基础上形成的一种专门从事中药商品经济活动的组织，使中药商品的产、购、销、调、储有机地结合起来，实现中药商品从生产领域向消费领域的转移。中药商业的机构按工作性质可分为行政管理机构和企业经营机构两大类。

（一）行政管理和监督机构

1. 行政管理机构 行政管理机构是国家食品药品监督管理局和国家中医药管理局。
中心任务是根据国家的方针、政策和保障人民健康的需要，①加强中药经营和中医医疗事业的宏观管理，②制订和颁布国家有关法规，③监督中药的生产、流通和全面的质量管理，④推动中医药事业长期稳步地向前发展。

2. 监督机构 监督机构包括 5 个职能部门，均隶属于国家食品药品监督管理局主管。

药品认证管理中心；药品评审中心；国家药典委员会；国家中药品种保护审评委员会；中国药品生物制品检定所。具体负责药品监督和管理工作，各省区、市、县均下设有相应的管理部门。

由于中药的品种繁多，一般均实行分级管理，①对于产销量大、流通面广、价值较高、具有统一管理条件的中药，颁布国家标准，②其余的由省、市、自治区自行制订标准。

3. 国家药品质量监督体系及任务

①国家药品监督管理局　主管全国药品监督管理工作。

②药品检验所　是国家对药品质量监督、检验和仲裁的法定专业技术机构。

③口岸药检所　专门检验进口药品（北京、上海、天津、广州、大连）。

④各级国营药材公司、中药生产企业，都设有质量监督管理机构或专职质检员。负责监督、检验本单位药材商品及药材制取原料的质量。

⑤各中药材专业市场设有中药专业市场管理机构、称职的管理人员、严格的管理办法。具有与经营中药材规模相适应的质量检测人员和基本检测仪器、设备，负责对进入中药商品市场交易的中药材商品进行检查和监督。

因此，目前我国已初步形成了从国家到地方，从医药到卫生部门，从生产到经营单位，从国营、合资企业到个体药材经营的药品质量监督体系，在保障药品质量方面发挥着重大作用。

（二）企业经营机构

1. 企业经营机构　企业经营机构是直接进行中药商品采购、批发、零售等业务的机构。

包括中国药材总公司，下设省、市、地区、县等分公司以及批发部门包括采购供应站（二级站）和批发部（三级站或四级站）等、民营企业、零售企业（包括药店、中药房）等。

2. 主要任务　负责国内中药市场的购销、调配、调拨、展销等经营管理，保证中药商品符合质量标准，并协同中国医药保健品进出口总公司进行中药商品的国际贸易业务。

四、中药材商品规格与等级

药材是用来防治疾病、保健强身的特殊物品，质量必须优良，才能保障人民用药的安全有效。同时药材又是一种特殊商品，也必须符合商品按质论价的要求。因此药材既具有药用性，又具有商品性。为适应商品性的要求，又必须按质量的优劣，划分规格与等级，以便制订相应的价格，在市场上进行商品交换。

中药材商品的规格、等级是根据传统的加工习惯和现代实用标准而制定的药材外观品质标准。中药材商品的品质与规格，是衡量中药材商品质量好坏的准则。品质是对药材品种与质量的原则要求，规格是划分药材商品质量、分等分级的具体标准。药材商品的品质与规格标准，也是进行其质量管理的重要依据。

（一）药材的规格、等级

中药材商品质量优劣的客观标准应是有效成分含量的多少和疗效的好坏，但目前这方面的资料不多，只能依靠药材的外观特征等来划分药材的规格与等级。

药材的规格等级是传统经验鉴别的外观质量标准。有的药材有品名、规格、等级之分，而有的药材无规格，仅有等级；有的药材既无规格、也无等级，称为统货。

通常划分的类别为：

1. 品别（品名） 指不同品种、不同生境（野生或栽培）、不同产地等的中药材类别。其下划分规格、等级。

2. 规格 品别（品名）以下的类别。其下划分等级。

3. 等级 指同一品别（品名）或同一规格下的药材，按加工后药用部位的形态、色泽、大小、完整程度等性质制定出若干标准，每一标准即为一个等级。

中药材的等级标准较规格标准更为具体。通常以品质最好的为一等品、较好的为二等品，依次类推，最次（符合药用标准的）的为末等品。一律按一、二、三、四……的顺序排列，一般不以"特等"或"等外"的字样来分等。

4. 统货 是对既无规格也无等级的药材通称。在商品药材中，对品质基本一致或部分经济价值低、优劣差异不大、不影响生产加工者，常不分规格、等级，均列为"统货"。如全草、果实、种子、矿石类等。

5. 药材规格等级标准的内容 药材规格等级标准的内容包括：品名、来源（学名）、干鲜品、药用部位、商品特征、品质要求、非药用部位的去留程度等。

（二）划分药材规格的方法

1. 按产地不同划分 同种药材，其产地是否地道，其外在和内在质量是不同的，划分的规格与等级就不一样。杭白芍、川白芍、亳白芍等。

2. 按采集时间及生长期不同划分 一般药材的采收期只有一个，但有的药材有几个。采收的季节不同，药材的内在质量差异较大，常据此划分为不同的规格。如三七，按采收期不同划分为"春三七"和"冬三七"两种规格。"春三七"于开花前采收，体重质坚，质优；"冬三七"于果熟后采收，体较轻泡，质较次。

3. 按产地加工方法不同划分 有的药材，因产地加工方法不同引起质量上的差异，因而据此划分出不同的规格。如附子，按产地加工方法不同，首先划分成盐附子和附片两类。其中附片又按加工时加入的辅料或切制方法不同再划分成白附片、黑附片和黄附片等多种规格。每一种规格再分成若干等级或统货。

4. 按药用部位不同划分 药材的药用部位不同，疗效有别，据此划分规格。如当归，按药用部位疗效的差异分为"全归"和"归身"两种规格，每种规格又按其每公斤支数再分成1~3个等级；秦皮分枝皮和干皮。

5. 按药材外部形态划分 药材的外部形态或完整程度不同，其质量不同。如浙贝母，依据外形和完整程度分为元宝贝和珠贝规格。元宝贝为单一的外层大鳞片，呈"元宝"状，质优；后者为较小的完整鳞茎，大小不一，呈扁圆形，质稍次。

6. 按药材老嫩程度不同划分 药材的老嫩程度（生长期长，开始衰老的习称老；生长期短、生长旺盛的习称嫩）不同，其质量也不同，甚至不能药用。常据此划分规格与等级。如花鹿茸，按茸角的老嫩、分叉的多少不一划分成"二杠"和"三岔"等规格；每一规格又按茸体粗细、长短、色泽、骨化程度不同分成1~3个等级。

7. 按药材来源不同来划分　药材因来源的科、属、种不同，内在质量或外形不一，据此划分规格。如麻黄，按其来源分为草麻黄、中麻黄和木贼麻黄等规格。

（三）划分等级的方法

1. 按色泽的不同划分　如花类，金银花：一等绿白色，三等绿白色或黄白色。

2. 按饱满程度的不同划分　如果实种子类，北五味子：一等紫红色或红褐色，二等黑红、暗红或淡红色。

3. 按个体大小的不同划分　如黄芪、甘草等以长度、直径等表示。以个大者质优，个小者质次。

4. 按单位重量中所含药材的个数划分。通常以单位重量中所含药材的个数多或少者质优。如每千克个数　天麻，首先按采收季节不同分为"春天麻"和"冬天麻"两种规格。每种规格又依据每千克个数不同分为 4 个等级。分别为每公斤 26 只以内、46 只以内、90 只以内、90 只以外等。

每 500 克的个数　人参、三七（20 头以内、30 头以内、40 头以内、60 头以内、80 头以内、120 头以内、160 头以内、200 头以内、250 头以内、300 头以内、450 头以内/500g）。

每 50 克的个数　麦冬、枸杞、川贝母等。川贝母外形越小，等级越高。如青贝 190 粒以外、130 粒以外、100 粒以外/50g。

5. 按个体的厚度不同来划分　如皮类，杜仲等。

6. 按纯净程度分等　如金银花等。

划分药材的规格与等级，是一项技术性和原则性很强的复杂工作，关系到生产者、经营者和消费者三方面的利益。因此要按有关"标准"依法办事，做到实事求是、公平合理，切勿受人事关系和货源紧张情况的影响，以便调动产、供、销、用各方面的积极性，维护消费者的利益。

药材的规格、等级是性状方面的质量指标，没有内在质量指标。资料显示，传统药材的规格等级，有的内外品质一致，但也有内外品质不一致的，高等级药材中有效成分的含量低于低等级中药材，这提示了目前中药材商品规格等级的一些不合理性，以及如何制定中药材的内在质量指标。

随着中药现代化研究的进展和深入，各种中药材优质的核心会被逐渐被揭示出来，中药材规格、等级的划分也会注入内在质量的内容和新的质量评价方法，使其规格等级等质量标准更为客观化、准确化和科学化。

五、影响中药商品质量的因素

影响中药商品质量的因素有：药材的产地、生境、采收时间、产地加工、药用部位、炮制、调剂、运输、贮藏和中成药的处方、生产工艺、原料、检验、包装等。在生产加工运输贮存过程中要注意：

1. 霉变的适宜条件　25℃左右，相对湿度≥80%，药材含水量≥15%。

2. 害虫的生长条件　18℃～35℃，RH（相对湿度）为70%～80%，药材含水量≥13%，富氧。

3. 气调　就是空气组成的调整管理，又称之为"气调养护"或"气调贮藏"，是目前应用最为广泛的方法之一。充氮气使氧气含量≤8%时，可防虫；氧气含量≤2%时，可杀虫。充二氧化碳，温度为25℃～28℃，RH为75%～80%，二氧化碳含量≥20%可防虫，≥35%可杀死主要害虫，≥50%可杀虫、抑霉。

六、中国中药资源概况

知识链接

> 中药资源按蕴藏量排列为：
>
> 40万吨以上4种：甘草、麻黄、罗布麻、刺五加；10万～40万吨8种：苍术、黄芩、地榆、苦参、狼毒、赤芍、绵马贯众、仙鹤草；5万～10万吨23种；1万～5万吨的有42种；1万吨以下的有243种。

中药材资源分为2类：一部分为天然资源，即来源于野生动植物和天然矿物的中药材；一部分为生产资源，即来源于人工种植的植物类药材、人工驯养的动物类药材和合成的矿物加工品。我国天然中药材资源的品种较为丰富。根据中国药材公司和全国中药资源普查办公室组织，历时近10年（1983～1993）进行的全国中药资源普查工作的调查结果，中国目前有药用植物、动物和矿物12807种，其中药用植物11146种以上，药用动物1581种，药用矿物80种。调查了362种常用药材，其中320种大宗植物药材和29种动物药材，其野生资源总蕴藏量约为850万吨。一些重要的药材例如甘草、麻黄、冬虫夏草、羌活等来自野生植物；蟾酥、斑蝥、蜈蚣、蝉蜕等，来自野生动物；石膏、芒硝、自然铜等来自天然矿物。经销药材中以野生资源为主的有170～200种，占药材总数的60%以上。在调查中发现了很多以往并未利用而依赖进口的野生药材资源，如胡黄连、马钱子、安息香、诃子、阿魏、沉香、降香等。

在我国现有的5700余种中药材中，常用于医疗配方的药物约700～1000种。全国各省市（自治区）均有不同程度的分布。我国幅员辽阔，自然环境复杂，条件优越，中药材的分布呈现不均衡性。

中药种类分布规律是从东北至西南由少增多，由1000种增加到5000种；常用药材的蕴藏量则以北方最多，向南逐渐减少。根据我国气候特点、土壤和植被类型，传统将药用植物的自然地理分布分为八个区。在各个植物分布区相应分布着不同的药用植物。

（一）东北寒温带、温带区

本区包括黑龙江、吉林两省、辽宁省一部分和内蒙古自治区东北部。本区大部分属于寒温带和温带的湿润和半湿润地区。年降雨量400～700mm，长白山地区东南可达1000mm。区内森林茂密、气候冷凉湿润，分布的品种虽较少，但珍贵和稀有的药用动植物种类多。本区药用植物达1600多种，药用动物300多种，矿物类50多种。

本区的长白山地区大部分为山岭与丘陵，北段为小兴安岭，东北角为低陷的三江平原，是我国重要的林区之一和我国北方重要的药材产区，有"世界生物资源金库"之称，野生植物约1 600种，药用植物900多种，有五味子、人参、细辛、天麻、党参等分布。

本区的植物类药材还有赤芍、升麻、北苍术、关防风、黄芪、关龙胆、东甘草、地榆、柴胡、黄芩等。动物类药材有鹿茸、刺猬皮、麝香、蟾酥、蛤蟆油等。

（二）华北暖温带区

本区包括辽东、山东、黄淮海平原、辽河下游平原、西部的黄土高原和北部的冀北山地。本地区夏热多雨温暖，冬季晴朗干燥；春季多风沙。降水量一般在400～700mm，沿海个别地区达1000mm，黄土高原则较干燥。区内中药资源丰富，品种多，产量大，平原广阔，药材生产潜力大、生产水平高，有药用植物1500多种，药用动物500多种，矿物类30多种。

本区的华北平原包括海河、黄河、淮河等河流共同堆积成的大平原和辽河平原，是我国主要农业生产基地和家种药材的主产地，大面积栽培的药材有：地黄、金银花、怀牛膝、连翘、薯蓣、白芍等。

本区的植物类药有昆布、海带、金银花、蔓荆子、瓜蒌、香附、北沙参、黄芪、麻黄、防风、黄芩、淫羊藿、仙鹤草、玉竹、黄精、柴胡、地榆、党参、远志等。动物类有阿胶、牛黄、全蝎、刺猬皮、土鳖虫、斑蝥、五灵脂、牡蛎、海马等。

（三）华中亚热带区

本区包括华东、华中的广大亚热带东部地区，位于我国三大阶梯中的最低一级，以低山丘陵为主。平均海拔500m左右，部分低山可达800～1 000m，长江中下游平原，海拔在50m以下。本地区气候温暖而湿润，冬温夏热，四季分明。平均年降水量在800～1 600mm，由东南沿海向西北递减。本地区湖泊密集，分布大量水生、湿生药用植物和相应药用动物。野生药材面广量大，栽培药材质优量多，是我国道地药材"浙药"、"江南药"和部分"南药"的产区，有药用植物2 500多种，药用动物300多种，矿物类50种左右。

本区的长江中下游平原地区包括江汉平原、洞庭湖平原、鄱阳湖平原、苏皖沿江平原、长江三角洲和里下河平原。湖泊星罗棋布，水生植物丰富，有莲、芡实、菖蒲等。丘陵地区的野生药用植物有丹参、玄参、牛膝、百部、海金沙、何首乌等。本区主要是冲积平原的耕作区，气候适宜、土质好，适用于多种药材的栽种，仅沪、宁、杭及黄山等地栽培的药材就达1000种。主要有：地黄、山药、禹白附、郁金、白芍、牡丹皮、白术、薄荷、延胡索、百合、天冬、菊花、红花、白芷、广藿香等。

本区植物类还有山茱萸、侧柏、乌药、茯苓、厚朴、吴茱萸、木瓜、钩藤、杜仲、银杏、大血藤、淡竹叶、前胡、桔梗、浙贝母、泽泻、金银花、明党参、党参、川芎、防风、怀牛膝、补骨脂等。动物类有珍珠、蟾酥、地龙、鳖甲、龟甲、僵蚕、蜈蚣、水蛭、蝉蜕等。

（四）西南亚热带区

本区包括云贵川重四省、陕西、甘肃南部及湖北西部。本地区地形复杂，多为山地；海拔多为 1500～2000m，气候具有亚热带高原盆地的特点，多数地区春温高于秋温、春旱而夏秋多雨。年平均降水量为 1000mm 左右。土壤为红壤、黄壤、棕壤。是我国道地药材"川药"、"云药"和"贵药"的产区。由于地形复杂形成不少垂直气候带，植被也垂直发生变化，中药资源极其丰富，有药用植物约 4500 种，药用动物 300 种，药用矿物约 200 种。

本区的秦巴山地区包括秦岭、大巴山、龙门山、邛崃山南段、鄂西北武当山等地，以及汉水谷地。秦岭山脉平均海拔在 2000m 以上，南部为大巴山，海拔 1500～2000m。本区北有秦岭屏障，南有大巴山和神农架，植物区系丰富多彩，素有秦巴药乡之称。秦岭一带药用植物资源丰富，据调查有 241 科 994 属。主要有：黄芪、天麻、杜仲、远志、山茱萸、党参等。神农架素有"植物宝库"之称，有药用植物 1800 多种，如黄连、天麻、杜仲、厚朴、八角莲、小丛红景天、延龄草、重齿毛当归、南方山荷叶等。

本区四川盆地土地肥沃，是栽培药材的重要基地，如渠县、中江芍药；石柱黄连；江油川乌；合川使君子；灌县、崇庆泽泻、川芎；绵阳、三台麦冬；叙水、珙县巴豆等。

本地区动物类药材丰富，主要有麝香、豹骨、熊胆、乌梢蛇、蕲蛇等。

（五）华南亚热带、热带区

本区位于我国最南部，包括广东、广西、福建沿海及台湾省、海南省，位于世界热带的最北界。该地区气候温暖，雨量充沛、年降水量 1200～2000mm。典型植被是常绿的热带雨林、季雨林和亚热带季风常绿阔叶林。土壤是砖红壤与赤红壤。本区生物种类丰富，高等植物就有 7000 种以上，药用植物 5000 种，药用动物近 300 种。

本区的东部地区位于我国东南沿海地区，是我国道地药材"南药""广药"的产区。主要药材有：槟榔、儿茶、广防己、巴戟天、山豆根、益智、砂仁、鸦胆子、广藿香、广金钱草、鸡血藤、肉桂、八角茴香等。

本区的西部地区包括云南南部、西双版纳、思茅地区的西南部及西藏南部的东喜马拉雅山南翼河谷山地。位于云南南部的西双版纳被誉为"植物王国"，有种子植物和蕨类植物约 5000 种，占全国的 1/6，药用植物 715 种，药用动物 47 种，是我国最重要的南药生产基地，并已引种成功国内外南药 100 余种。本地区药材有：胡椒、云南马钱子、安息香、槟榔、龙脑香、肉桂、草果、萝芙木、三七、白木香、大雪莲、红景天等。

本区动物类药材有海龙、海马、蛤蚧、金钱白花蛇、蕲蛇、蜈蚣等。

（六）内蒙古温带区

本区包括内蒙古自治区大部分、陕西北部、宁夏的银川平原和冀北的坝上地区。属温带草原区，半干旱气候。冬季严寒而漫长，夏季温暖而不长，日温差很大，降水量少（年平均降雨量200~400mm），且分配不匀，日照充足，多风沙。植物区系以多年生、旱生、草本植物占优势，植物种类比较贫乏。中药材品种量少，但每种分布广、产量大，有龙胆、知母、肉苁蓉、麻黄、升麻、银柴胡、漏芦等。

本区动物类药材有羚羊角、马鹿茸、全蝎、刺猬皮、麝香等。

（七）西北温带区

本区包括黄土高原本部、内蒙古高原西部、河西走廊和新疆。本区是我国降水最少，相对湿度最低，蒸发量最大的干旱地区。年降水量除天山、祁连山等少数高寒地区外，80%以上地区降水量少于100mm，有的地区少于25mm。

本区的西北荒漠草原和荒漠地区包括内蒙古西部、宁夏和甘肃北部，新疆的准噶尔分盆地、塔里木盆地，青海省的柴达木盆地等，周围被高山围绕，降水很少，是世界上著名的干燥区之一。药用植物有新疆阿魏、伊贝母、枸杞子、锁阳、肉苁蓉、甘草、麻黄、软紫草等。

西北山地包括天山、阿尔泰山及祁连山等，位于草原或荒漠地区内。天山主峰高达5000m左右，北坡由于受西来的湿气流影响，气候较湿润，植物垂直分布明显，植物比较丰富，大约有2500种，主要药用植物200多种，有黄芪、软紫草、天山党参、雪莲花、新疆缬草等。

本区植物类药材还有多裂阿魏、阿尔泰金莲花、黑种草子、红景天、大黄、甘肃贝母、雪莲花、冬虫夏草等。动物类药材有羚羊角、马鹿茸、全蝎、刺猬皮、麝香、五灵脂等。

（八）青藏高原高寒区

本区包括西藏自治区，青海省南部、新疆维吾尔自治区南缘、甘肃省西南缘、四川省西部及云南省西北边缘，平均海拔4000~5000m，并有许多耸立于雪线之上的山峰，号称"世界屋脊"。本区地貌复杂，有多条长1000km以上的高大山脉，山脉之间分布有高原、盆地和谷地。高原空气稀薄，光照充足，气温高寒而干燥。干湿季分明，干旱季多大风，大部分地区降水量50~900mm。土壤为高山草甸土、高山寒漠土。植物一般比较矮小稀疏，属耐寒耐旱的特有高原种类，植物区系较复杂，特别是东部和东南部，维管植物4000余种。

本区植物类药材有冬虫夏草、大黄、珠子参、龙胆、麻花艽、瑞香狼毒、天麻、川贝母、重楼、胡黄连、软紫草等。动物类药材有马鹿茸、蝉蜕、蛤蟆油、麝香、五灵脂等。

表 10 – 1　各省主产野生药材简表

省份	野生药材主要产地	大宗药材
浙江省	天目山、雁荡山和四明山地区	浙贝母、白术、延胡索、菊花、麦冬、白芍、海螵蛸等
安徽省	皖南低山丘陵和大别山区较多	茯苓、白芍、牡丹皮、菊花、木瓜、桔梗、板蓝根、紫菀、太子参、明党参、蕲蛇、蜈蚣、鳖甲等
福建省	三明市、宁德地区、建阳地区、漳州市、龙岩地区等	泽泻、莲子、乌梅、厚朴、太子参、穿心莲、陈皮、牡蛎等
江西省	怀玉山、井冈山、大庾岭等山区	枳壳（实）、栀子、车前子、香薷、蔓荆子、荆芥、薄荷、金钱白花蛇等
山东省	中部丘陵区较多	金银花、北沙参、太子参、瓜蒌、蔓荆子、酸枣仁、柏子仁、香附、远志、黄芩、马兜铃、猪牙皂、全蝎、蟾酥、土鳖虫、海藻等
河南省	中条山、太行山、桐柏山和大别山地区为多，焦作市是著名的"四大怀药"的主产区	地黄、牛膝、山药、菊花、金银花、山茱萸、连翘、辛夷、猫爪草、红花、柴胡、全蝎、土鳖虫及龟甲等
湖北省	武当山、桐柏山、巫山、大别山地区较多	茯苓、黄连、厚朴、杜仲、独活、续断、苍术、射干、玄参、辛夷、银耳、木瓜、麦冬、鳖甲、乌梢蛇及蕲蛇等
湖南省	湘西武陵山区、湘中丘陵和湘南南岭山区较多	白术、枳壳、栀子、金银花、杜仲、厚朴、黄柏、茯苓、玄参、玉竹、莲子、乌梢蛇等
广东省	粤北山区和粤西山地较多	砂仁、巴戟天、广藿香、陈皮、高良姜、佛手、茯苓、山药、海马、石决明、珊瑚、金钱白花蛇及地龙等
广西壮族自治区	桂西山地丘陵和桂东北山地较多	三七、罗汉果、肉桂、天花粉、山药、葛根、金银花、石斛、钩藤、安息香、郁金、珍珠、蛤蚧及穿山甲等
海南省	五指山区	槟榔、益智仁、丁香、白豆蔻、檀香、胖大海、南玉桂、肉豆蔻、大枫子、马钱子、安息香、天仙子及广藿香等
四川省	川西高原较多	黄连、川芎、川贝母、附子、川牛膝、白芷、麦冬、白芍、白术、云木香、党参、郁金、枳壳、天麻、杜仲、黄柏、厚朴、羌活、大黄、冬虫夏草、麝香及熊胆等
贵州省	遵义、毕节、安顺，黔南州和黔东南地区	天麻、杜仲、吴茱萸、天冬、白及、何首乌、通草、五倍子、百合、南沙参、百部、麝香及穿山甲等
云南省	滇西北横断山高山峡谷和滇西南高原	三七、砂仁、云木香、当归、黄连、天麻、茯苓、儿茶、马槟榔、木蝴蝶、雷丸、猪苓、麝香及穿山甲等
西藏自治区	茂东澜沧江、怒江上游和藏南雅鲁藏布江流域	川贝母、冬虫夏草、秦艽、龙胆、麝香、鹿角及全蝎等
陕西省	秦巴山区和陕北黄土高原	杜仲、天麻、党参、附子、沙苑子、黄芪、甘草、连翘、远志、猪苓、麝香及全蝎等

续表

省份	野生药材主要产地	大宗药材
甘肃省	武威、定西、酒泉、陇南等	当归、党参、大黄、甘草、秦艽、羌活、款冬花、远志、赤芍、猪苓、麝香及鹿茸等
青海省	东南部黄河上游地区较多	大黄、川贝母、甘草、麻黄、羌活、秦艽、冬虫夏草、地骨皮、枸杞子、麝香等
宁夏回族自治区	银南地区最多	枸杞子、甘草、麻黄、银柴胡、大黄、党参及黄芪等
新疆维吾尔自治区	塔里木盆地四周的绿洲	甘草、伊贝母、肉苁蓉、红花、紫草、杏仁、锁阳、罗布麻、马鹿茸及鹿角等

第二节　常用中成药

内 科 用 药

一、解表剂

（一）辛温解表

九味羌活丸（颗粒）

【药物组成】

羌活、防风、苍术、细辛、川芎、白芷、黄芩、地黄、甘草。

【功能主治】

疏风解表，散寒除湿。用于外感风寒挟湿所致的感冒，症见恶寒发热，无汗，头重而痛，肢体酸痛。

【临床应用】

外感风寒湿邪，恶寒发热，肌表无汗，头痛项强，肢体酸楚疼痛，口苦而涩者；上呼吸道感染见上述证候者。

【不良反应】

目前尚未检索到不良反应的报道。

【禁　　忌】

肾脏病患者、孕妇、新生儿禁用。

【注意事项】

1. 本品用于风寒挟湿、内有郁热证，风热感冒或湿热证慎用。

2. 服药期间，忌食辛辣、生冷、油腻食品。

3. 本品含有马兜铃科植物细辛，不宜长期使用；定期复查肾功能。

4. 儿童及老人一般不宜使用；身体虚弱者慎用。

感冒清热颗粒

【药物组成】

荆芥穗、防风、紫苏叶、白芷、柴胡、薄荷、葛根、芦根、苦地丁、桔梗、苦杏仁。

【功能主治】

疏风散寒，解表清热。用风寒感冒，头痛发热，恶寒身痛，鼻流清涕，咳嗽，咽干。

【临床应用】

外感风寒或内有郁热所致头痛发热，恶寒身痛，鼻流清涕，咳嗽，咽干，舌红，苔薄白或薄黄，脉浮；上呼吸道感染见上述证候者。

【不良反应】

服用本品后有发生药疹的不良反应报道。

【禁　　忌】

无特殊禁忌。

【注意事项】

1. 风热感冒者，表现为发热重，微恶风，有汗，口渴，鼻流浊涕，咽喉红肿热痛，咳吐黄痰者不宜用。

2. 不宜在服药期间同时服用滋补性中成药。

3. 忌烟、酒及辛辣、生冷、油腻食物。

4. 糖尿病患者及有高血压、心脏病、肝病、肾病等慢性病严重者在医师指导下服用。

5. 儿童、孕妇、哺乳期妇女、年老体弱者应在医师指导下服用。

(二) 辛凉解表

柴胡注射液

【药物组成】

柴胡。

【功能主治】

清热解表。用于外感风热所致的感冒、流行性感冒及疟疾发热。症见身热面赤、头痛、周身酸楚、口干而渴。

【临床应用】

1. 感冒　因外感风热所致的发热，微恶风，头胀痛，汗出，咽干或咽痛，鼻塞流浊涕，咳嗽，咳黄黏痰，口渴欲饮，舌边尖红，苔薄白或薄黄，脉浮数；上呼吸道感染见上述证候者。

2. 流行性感冒　因外感时邪所致之高热恶寒，头身疼痛，口干口渴，舌红苔薄白，脉浮数。

3. 疟疾　因感受疟邪，邪伏少阳，正邪交争所致寒战高热，头痛，烦渴。

【不良反应】

使用本品后有发生过敏反应、过敏性休克、急性肺水肿不良反应报道。

【禁　　忌】

对本药物有过敏或严重不良反应病史者禁用。

【注意事项】

1. 本品为退热解表药，无发热者不宜用。

2. 孕妇慎用。

3. 过敏体质者慎用。

4. 应避免与其他药物混合使用。

5. 药液出现混浊、沉淀、变色、漏气等现象时不能使用。

银翘解毒丸（颗粒、片）

【药物组成】

金银花、连翘、薄荷、荆芥、淡豆豉、牛蒡子（炒）、桔梗、淡竹叶、甘草。

【功能主治】

疏风解表，清热解毒。用于风热感冒，症见发热、头痛、咳嗽、口干、咽喉疼痛。

【临床应用】

感冒　外感风热所致发热、微恶风寒、鼻塞流黄浊涕、身热、无汗、头痛、咳嗽、口干、咽喉疼痛、舌苔薄黄、脉浮数；上呼吸道感染见上述证候者。

【不良反应】

服用本品后有发生心悸、胸闷、憋气，呼吸困难，大汗淋漓，面色苍白，眼前发黑，恶心呕吐过敏反应及致过敏性休克的报道。

【禁　　忌】

无特殊禁忌。

【注意事项】

1. 风寒感冒，表现为恶寒重，发热轻，无汗，头痛，鼻塞，流清涕，喉痒咳嗽者不宜用。

2. 孕妇慎用。

3. 忌烟、酒及辛辣、生冷、油腻食物。

4. 不宜在服药期间同时服用滋补性中成药。

5. 高血压、心脏病、肝病、糖尿病、肾病等慢性病严重者应在医师指导下服用。

6. 对本品过敏者禁用，过敏体质者慎用。

（三）表里双解

防风通圣丸（颗粒）

【药物组成】

麻黄、荆芥穗、防风、薄荷、大黄、芒硝、滑石、栀子、石膏、黄芩、连翘、桔梗、当归、白芍、川芎、白术（炒）、甘草。

【功能主治】

解表通里，清热解毒。用于外寒内热，表里俱实，恶寒壮热、头痛咽干、小便短赤、大便秘结、瘰疬初起、风疹湿疮。

【临床应用】

1. 感冒　外感风寒、内有蕴热所致恶寒壮热，头痛，咽干，小便短赤，大便秘结，舌红苔黄厚，脉浮紧或弦数；上呼吸道感染见上述证候者。

2. 风疹湿疮　内蕴湿热、复感风邪所致恶寒发热，头痛，咽干，小便短赤，大便秘结，丹斑隐疹，瘙痒难忍或湿疮；荨麻疹、湿疹见上述证候者。

3. 瘰疬　颈部一侧或两侧见结块肿大如豆，或兼见恶寒发热，小便短赤，大便秘结；淋巴结结核早期见上述证候者。

【不良反应】

服用本品后有发生过敏性皮疹不良反应的报道。

【禁　　忌】

无特殊禁忌。

【注意事项】

1. 本品解表通里，清热解毒，虚寒证者不宜用。

2. 孕妇慎用。

3. 服药期间宜食清淡、易消化食物，忌油腻、鱼虾海鲜类食物。

4. 本品不宜久服，服药 3 天后症状未改善或皮疹面积扩大加重，应去医院就诊。

5. 对本品过敏者禁用，过敏体质者慎用。

（四）扶正解表

玉屏风颗粒

【药物组成】

黄芪、白术（炒）、防风。

【功能主治】

益气，固表，止汗。用于表虚不固，自汗、恶风、面色㿠白，或体虚易感风邪者。

【临床应用】

1. 自汗　多由气虚卫外不固所致，症见自汗，恶风，气短，乏力，舌淡，脉虚弱。

2. 体虚易感冒　由表虚不固所致的神疲乏力，自汗恶风，反复感冒，舌淡，脉虚。

【不良反应】

目前尚未检索到不良反应的报道。

【禁　　忌】

无特殊禁忌。

【注意事项】

1. 宜饭前服用。

2. 热病汗出不宜服用。

3. 阴虚盗汗慎用。

4. 服药期间饮食宜选清淡之品，忌油腻食物。

5. 按照用法用量服用，小儿、孕妇、高血压、糖尿病患者应在医师指导下服用。

6. 对本品过敏者禁用，过敏体质者慎用。

二、祛暑剂

（一）解表祛暑

保济丸

【药物组成】

广藿香、苍术、白芷、化橘红、厚朴、菊花、蒺藜、钩藤、薄荷、茯苓、薏苡仁、神曲茶、稻芽、木香、葛根、天花粉。

【功能主治】

解表，祛湿，和中。用于暑湿感冒，症见发热头痛、腹痛腹泻、恶心呕吐、肠胃不适；亦可用于晕车晕船。

【临床应用】

1. 感冒 外感表邪、胃失和降所致发热头痛、腹痛腹泻、嗳食嗳酸、恶心呕吐、肠胃不适、消化不良、舌质淡、苔腻、脉浮；胃肠型感冒见上述证候者。

2. 急性胃肠炎 感受时邪、饮食不慎所致吐泻不止、下利清稀或如米泔水、腹痛或不痛、胸膈满闷、四肢清冷、舌苔白腻、脉濡弱。

3. 晕动症 乘坐交通工具时出现头晕、恶心、呕吐、面色苍白、汗出肢冷。

【不良反应】

目前尚未检索到不良反应的报道。

【禁   忌】

孕妇禁用。

【注意事项】

1. 本品解表，祛湿，外感燥热者不宜用。

2. 急性肠道传染病之剧烈恶心、呕吐、水泻不止者不宜用。

3. 哺乳期妇女慎用。

4. 服药期间饮食宜清淡，忌生冷油腻食物。

5. 吞咽食物有噎感者，尽早到医院诊治。

6. 对本品过敏者禁用，过敏体质者慎用。

藿香正气水

【药物组成】

广藿香油、紫苏叶油、白芷、厚朴（姜制）、大腹皮、生半夏、陈皮、苍术、茯苓、甘草浸膏。

【功能主治】

解表化湿，理气和中。用于外感风寒，内伤湿滞或夏伤暑湿所致的感冒，症见头痛昏重、胸膈痞闷、脘腹胀痛、呕吐泄泻；胃肠型感冒见上述证候者。

【临床应用】

1. 感冒 因外感风寒、内伤湿滞所致的恶寒发热，头身困重疼痛，胸脘满闷，恶心纳呆，舌质淡红，舌苔白腻，脉浮缓；胃肠型感冒见上述证候者。

2. 呕吐 因湿阻中焦所致的呕吐，脘腹胀痛，伴发热恶寒，周身酸困，头身疼痛；胃肠型感冒见上述证候者。

3. 泄泻 因湿阻气机、大肠湿热所致的泄泻暴作，便下清稀，肠鸣腹痛，脘闷纳呆，伴见恶寒发热，周身酸楚；胃肠型感冒见上述证候者。

4. 中暑 因外感暑湿、气机受阻所致的突然恶寒发热，头晕昏沉，胸脘满闷，恶心欲呕，甚则昏仆，舌苔白厚腻；胃肠型感冒见上述证候者。

【不良反应】

服用本品后有发生药疹、紫癜、休克等过敏反应的报道。

【禁　　忌】

孕妇禁用。

【注意事项】

1. 外感风热所致的感冒不宜用。

2. 阴虚火旺者不宜用。

3. 忌烟、酒及辛辣、生冷、油腻食物，饮食宜清淡。

4. 不宜在服药期间同时服用滋补性中成药。

5. 有高血压、心脏病、肝病、糖尿病、肾病等慢性病严重者应在医师指导下服用。

6. 儿童、孕妇、哺乳期妇女、年老体弱者应在医师指导下服用。

7. 吐泻严重者应及时去医院就诊。

8. 本品含乙醇（酒精）40%～50%，服药后不得驾驶机、车、船、从事高空作业、机械作业及操作精密仪器。对本品及酒精过敏者禁用，过敏体质者慎用。本品不宜长期服用。

（二）健胃祛暑

十滴水

【药物组成】

樟脑、干姜、桉油、小茴香、肉桂、辣椒、大黄。

【功能主治】

健胃，祛暑。用于因中暑所致的头晕、恶心、腹痛、胃肠不适。

【临床应用】

中暑 夏秋季节感受暑湿所致头晕，头重如裹，恶心，脘腹胀痛，胃肠不适或泄泻，身热不扬，舌苔白腻，脉濡缓。

【不良反应】

服用本品后有发生猩红热样药疹、接触性皮炎不良反应的报道。

【禁　　忌】

孕妇禁用。

【注意事项】

1. 服药期间饮食宜清淡，忌食辛辣油腻之品。

2. 不宜在服药期间同时服用滋补性中成药。

3. 有高血压、心脏病、肝病、糖尿病、肾病等慢性病严重者应在医师指导下服用。

4. 儿童、哺乳期妇女、年老体弱者应在医师指导下服用

5. 驾驶员、高空作业者慎用。

6. 对本品及酒精过敏者禁用，过敏体质者慎用。

三、泻下剂

麻仁润肠丸（软胶囊）

【药物组成】

火麻仁、大黄、苦杏仁（去皮炒）、白芍、陈皮、木香。

【功能主治】

润肠通便。用于肠胃积热，胸腹胀满，大便秘结。

【临床应用】

便秘　胃肠积热所致大便秘结，胸腹胀满，口苦，尿黄，舌红苔黄或黄燥，脉滑数；习惯性便秘见上述证候者。

【不良反应】

少数患者服用本品软胶囊后出现腹痛。

【禁　　忌】

1. 孕妇禁用。

2. 严重气质性病变引起的排便困难，如结肠癌，严重的肠道憩室，肠梗阻及炎症性肠病等禁用。

【注意事项】

1. 虚寒性便秘不宜用。

2. 月经期慎用。

3. 忌食生冷、油腻、辛辣食物。

4. 有慢性病史者、小儿及年老体虚者不宜长期服用。

5. 服药后大便次数过多，大便偏稀，可酌情减量或停服。

四、清热剂

（一）清热泻火

黄连上清丸（颗粒、胶囊、片）

【药物组成】

黄连、黄芩、黄柏（酒炒）、石膏、栀子（姜制）、大黄（酒制）、连翘、菊花、荆芥穗、白芷、蔓荆子（炒）、川芎、防风、薄荷、旋覆花、桔梗、甘草。

【功能主治】

散风清热，泻火止痛。用于风热上攻、肺胃热盛所致的头晕目眩、暴发火眼、牙齿疼痛、口舌生疮、咽喉肿痛、耳痛耳鸣、大便秘结、小便短赤。

【临床应用】

1. 暴风客热 因风热上攻，肺胃热盛，引动肝火上蒸头目所致，症见眼内刺痒交作，羞明流泪，眵多，白睛红赤，头痛，身热，口渴，尿赤，舌苔黄，脉浮数；急性结膜炎见上述证候者。

2. 聤耳 因风热邪毒上犯，并肺胃热盛，毒热结聚，循经上蒸耳窍，气血相搏，化腐成脓所致，症见急剧发作，耳痛显著，眩晕流脓，重听耳鸣，头痛发热，鼻塞流涕，舌红苔薄黄，脉浮数；急性化脓性中耳炎见上述证候者。

3. 口疮 因风热邪毒内侵，或肺胃热盛，循经上攻于口所致，症见口腔黏膜充血发红，水肿破溃，渗出疼痛，口热口臭，身痛不适，口干口渴，便干尿黄，舌红苔黄，脉浮滑数；急性口炎、复发性口疮见上述证候者。

4. 牙宣 因肺胃火盛，风热内侵，火热蕴郁，循经上蒸于龈所致，症见牙龈红肿，出血渗出，疼痛，口干口渴，口臭口黏，便秘尿黄，舌苔黄，脉浮弦数；急性牙龈（周）炎见上述证候者。

5. 牙痈 因风热邪毒侵袭，并有肺胃火盛，蕴热化火结毒，循经郁结牙龈冠周所致，症见冠周牙龈充血肿胀，渗出化脓，疼痛剧烈，口热口臭，口渴口干，张口可受限，便秘，尿黄，舌苔黄厚，脉弦实数；急性智齿冠周炎见上述证候者。

6. 喉痹 因风热邪毒内侵，并肺胃热盛，蕴热生火相结，循经上蒸咽喉所致，症见咽喉红肿疼痛，头痛，身热，尿黄便干，舌苔黄，脉弦数；急性咽炎见上述证候者。

【药理毒理】

本品有解热、抗炎、镇痛及通便等作用。

【不良反应】

服用本品有发生急性肝损害不良反应的报道。

【禁   忌】

1. 孕妇禁用。

2. 对本品过敏者禁用。

【注意事项】

1. 本品清实热火毒，阴虚火旺者慎用。

2. 本品苦寒，易伤胃气，脾胃虚寒者慎用。

3. 过敏体质者慎用。

4. 服药期间饮食宜清淡，忌食辛辣刺激等食物。

5. 不宜在服药期间同时服用温补性中成药。

牛黄解毒丸（胶囊、软胶囊、片）

【药物组成】

人工牛黄、石膏、黄芩、大黄、雄黄、冰片、桔梗、甘草。

【功能主治】

清热解毒。用于火热内盛，咽喉肿痛，牙龈肿痛，口舌生疮，目赤肿痛。

【临床应用】

1. 口疮 因胃火亢盛所致的口舌生疮，疼痛剧烈，或此起彼伏，反复发作，口干喜饮，大便秘结，舌质红苔黄，脉沉实有力；口腔炎、口腔溃疡见上述证候者。

2. 牙痛 因三焦火盛所致的牙龈红肿疼痛，发热，甚则牵引头痛，日轻夜重，口渴引饮，大便燥结，小便黄赤，或面颊红肿，颌下瘰疬疼痛，苔黄，脉滑数有力；急性牙周炎、牙龈炎见上述证候者。

3. 急喉痹 因火毒内盛，火热上攻所致的咽痛红肿，壮热烦渴，大便秘结，腹胀胸满，小便黄赤，舌红苔黄，脉滑数有力；急性咽炎见上述证候者。

【不良反应】

服用牛黄解毒片后有发生药疹、过敏性休克、肝脏损害、砷中毒等不良反应的报道。

【禁　忌】

1. 孕妇禁用。

2. 对本品过敏者禁用。

【注意事项】

1. 阴虚火旺所致口疮、牙痛、喉痹者不宜用。

2. 本品苦寒泄降，脾胃虚弱者慎用。

3. 过敏体质者慎用。

4. 因方中含有雄黄，故不宜过量、久服。

5. 忌烟、酒及辛辣、油腻食物。

6. 不宜在服药期间同时服用滋补性中药。

牛黄上清丸（胶囊、片）

【药物组成】

人工牛黄、菊花、连翘、荆芥穗、白芷、薄荷、黄芩、黄连、黄柏、大黄、栀子、石膏、赤芍、地黄、当归、川芎、冰片、桔梗、甘草。

【功能主治】

清热泻火，散风止痛。用于热毒内盛、风火上攻所致的头痛眩晕、目赤耳鸣、咽喉肿痛、口舌生疮、牙龈肿痛、大便燥结。

【临床应用】

1. 头痛 因热毒内盛，风火上攻所致，症见头痛，伴有头晕，面红目赤，口干口苦；原发性高血压、血管神经性头痛见上述证候者。

2. 眩晕 因热毒内盛，风火上攻所致，症见眩晕，面红，目赤，耳鸣，耳聋；原发性高血压见上述证候者。

3. 暴风客热 因热毒内盛，风火上攻，引动肝火，上犯头目所致，眼内刺痒交作，羞明流泪，眵多，白睛红赤，头痛身热，口渴尿赤，舌苔黄，脉浮数；急性结膜炎见上述证候者。

4. 喉痹 因热毒内盛，风火上攻，蕴热生火相结，循经上蒸咽喉所致，症见咽喉红肿疼痛，头痛，身热，尿黄，便干，舌苔黄，脉弦数；急性咽炎见上述证候者。

5. 口疮、口糜 因热毒内盛，风火上攻，蕴热生火毒，结聚口腔而致，症见黏膜充血发红，水肿破溃，渗出疼痛，口干口渴，身痛乏力，便干尿黄，舌红苔黄，脉弦洪数；急性口炎、复发性口疮见上述证候者。

6. 牙宣 因热毒内盛，风火上攻，火热相搏，蕴结上犯牙龈所致，症见牙龈红肿，出血渗出疼痛，口干口渴，口臭口热，便秘，尿黄，舌苔黄，脉浮弦数；急性牙龈（周）炎见上述证候者。

7. 牙痛 因热毒内盛，复感风火上攻，蕴热化火结毒，循经至冠周牙龈，症见牙龈充血肿胀，渗出化脓，疼痛剧烈，口热口臭，张口可受限，便秘，尿黄，舌苔黄厚，脉弦实数；急性智齿冠周炎见上述证候者。

【不良反应】

服用本品后有发生药疹及过敏性休克不良反应的报道。

【禁　　忌】

对本品过敏者禁用。

【注意事项】

1. 阴虚火旺所致的头痛眩晕，牙痛咽痛不宜用。

2. 孕妇慎服。

3. 本品寒凉，易伤胃气，小儿、年老体弱、大便溏软者慎服。

4. 服药期间饮食宜清淡，忌食辛辣油腻食物。

5. 不宜在服药期间同时服用温补性中成药。

6. 本品治疗喉痹，口疮，口糜，牙宣，牙痛时，可配合使用外用药物，以增强疗效。

7. 注意保持口腔清洁卫生，经常漱口，以减少邪毒滞留。

（二）清热解毒

双黄连合剂（颗粒、胶囊、片）

【药物组成】

金银花、黄芩、连翘。

【功能主治】

疏风解表，清热解毒。用于外感风热所致的感冒，症见发热、咳嗽、咽痛。

【临床应用】

感冒　因外感风热所致发热、微恶风、汗泄不畅、头胀痛、鼻塞流黄浊涕、咳嗽、舌红苔薄黄、脉浮数；上呼吸道感染见上述证候者。

【不良反应】

服用本品后有发生皮肤瘙痒、皮疹不良反应的报道。

【禁　　忌】

对本品过敏者禁用。

【注意事项】

1. 本品苦寒，易伤胃气，脾胃虚寒者慎服。

2. 风寒感冒，表现为恶寒重，发热轻，无汗，头痛，鼻塞，流清涕，喉痒咳嗽者不宜用。

3. 忌烟酒及辛辣、生冷、油腻食物。

4. 不宜在服药期间同时服用滋补性中成药。

5. 高血压、心脏病、肝病、糖尿病、肾病等慢性病严重者应在医师指导下服用。

银黄颗粒（片）

【药物组成】

金银花提取物、黄芩提取物。

【功能主治】

清热疏风，利咽解毒。用于外感风热、肺胃热盛所致的咽干、咽痛、喉核肿大、口渴、发热；急慢性扁桃体炎、急慢性咽炎、上呼吸道感染见上述证候者。

【临床应用】

1. 急、慢乳蛾　由外感风热，邪热入里，肺胃热盛所致，症见咽喉疼痛剧烈，咽痛连及耳根及颌下，吞咽困难，喉核红肿较甚，表面有黄白色脓点，或连成伪膜，高热，渴饮，口臭，舌质红赤，苔黄厚，脉洪大而数；急、慢性扁桃体炎见上述证候者。

2. 急、慢喉痹　由外感风热，邪热入里，肺胃热盛所致，症见咽部红肿，疼痛较剧，发热较高，口干，大便秘结，小便黄，舌赤，苔黄，脉洪数；急、慢性喉炎见上述证候者。

3. 感冒　由外感风热，邪热入里化热，肺胃热盛所致，症见身热较著，微恶风，头胀痛，咳嗽，痰黏或黄，咽燥，或咽喉红肿疼痛，鼻塞，流黄浊涕，口渴欲饮，舌苔黄，脉浮数；上呼吸道感染见上述证候者。

【不良反应】

尚未检索到不良反应报道。

【禁　　忌】

无特殊禁忌。

【注意事项】

1. 本品清热解毒，阴虚火旺者慎用。

2. 本品苦寒，脾气虚寒，大便溏者慎用。

3. 服药期间忌辛辣、鱼腥食物。

4. 不宜在服药期间同时服用温补性中成药。

5. 扁桃体化脓及全身高热者应去医院就诊。

板蓝根颗粒

【药物组成】

板蓝根。

【功能主治】

清热解毒，凉血利咽。用于肺胃热盛所致的咽喉肿痛、口咽干燥、腮部肿胀；急性扁桃体炎、腮腺炎见上述证候者。

【临床应用】

1. 急喉痹　因火毒炽盛，上灼于咽而致咽部红肿、疼痛，发热，舌红，苔黄，脉数；急性咽炎见上述证候者。

2. 急乳蛾　因肺胃热毒壅盛，上蒸喉核而致喉核红肿、疼痛剧烈或化脓，吞咽困难，发热，舌红，苔黄，脉数；急性扁桃体炎见上述证候者。

3. 痄腮　因瘟疫时毒，热毒蕴结所致发热、腮部肿胀，舌红，苔黄，脉数；急性腮腺炎见上述证候者。

【不良反应】

目前尚未检索到不良反应的报道。

【禁　　忌】

无特殊禁忌。

【注意事项】

1. 风寒感冒，表现为恶寒重，发热轻，无汗，鼻塞流清涕，口不渴，咳稀白痰者不宜用。

2. 阴虚火旺之喉痹、乳蛾者不宜用。

3. 忌烟酒及辛辣、生冷、油腻食物。

4. 儿童、孕妇、哺乳期妇女、年老体弱、脾虚便溏者应在医师指导下服用。

5. 扁桃体有化脓或发热，体温超过38.5℃的患者应去医院就诊。

6. 糖尿病患者及有高血压、心脏病、肝病、肾病等慢性病严重患者应在医师指导下服用。

7. 对本品过敏者禁用，过敏体质者慎用。

（三）清肝解毒

护肝片（胶囊、颗粒）

【药物组成】

柴胡、茵陈、板蓝根、猪胆粉、绿豆、五味子。

【功能主治】

疏肝理气，健脾消食。具有降低转氨酶作用。用于慢性肝炎及早期肝硬化等。

【临床应用】

1. 胁痛　因肝郁脾虚，情志不遂，郁热夹毒所致两胁窜痛，舌苔黄，脉弦；急、慢性肝病见上述证候者。

2. 黄疸　因肝胆湿毒蕴结所致身目发黄，尿黄，舌苔黄腻，脉滑数；急、慢性肝病见上述证候者。

【不良反应】

目前尚未检索到不良反应的报道。

【禁　　忌】

无特殊禁忌。

【注意事项】

1. 本品药性偏寒，脾胃虚寒者不宜用。

2. 本品降酶时，一般疗程为一个月，在血清丙氨酸氨基转移酶（ALT）又称谷丙转氨酶（GPT）指标下降时应注意血清天门冬氨酸氨基转移酶（AST）又称谷草转氨酶（GOT）是否下降，并全面观察肝功能及相应体征是否好转，以免延误病情。

3. 如果肝功能全面好转，需停用本药品时应递减剂量，不宜骤停，以免 ALT 反跳。

4. 重症肝炎、肝衰竭及肝硬化失代偿期患者不宜用。

5. 服药期间应绝对戒酒。

（四）清热祛湿

茵栀黄颗粒（口服液）

【药物组成】

茵陈提取物、栀子提取物、黄芩苷、金银花提取物。

【功能主治】

清热解毒，利湿退黄。用于肝胆湿热所致的黄疸，症见面目悉黄、胸胁胀痛、恶心呕吐、小便黄赤；急、慢性肝炎见上述证候者。

【临床应用】

黄疸　因湿热瘀毒蕴结肝胆，胆汁外溢所致，症见身目悉黄，黄色鲜亮，发热，胸闷，胁痛，恶心呕吐，口苦，二便不畅，舌质红，舌苔黄腻，脉弦滑数；急性肝胆病，慢性肝胆病急性发作期见上述证候者。

【不良反应】

目前尚未检索到不良反应的报道。

【禁　　忌】

无特殊禁忌。

【注意事项】

1. 寒湿所发黄疸，症见黄色晦暗，肢凉怕冷，大便溏泄者不宜用。

2. 本品不宜用于肝衰竭的黄疸，梗阻性黄疸以及残留黄疸。

3. 自身免疫性肝炎、原发性胆汁性肝硬化和原发性硬化性胆管炎的黄疸应慎用。

4. 妊娠及哺乳期妇女慎用。

复方黄连素片

【药物组成】

木香、吴茱萸、白芍、盐酸小檗碱。

【功能主治】

清热燥湿，行气止痛，止痢止泻。用于大肠湿热，赤白下痢，里急后重或暴注下泻，肛门灼热；肠炎、痢疾见上述证候者。

【临床应用】

1. 痢疾　因饮食不洁，大肠湿热所致腹泻，脓血样大便，里急后重，腹痛，恶心，呕吐，发热；痢疾见上述证候者。

2. 泄泻　因大肠湿热所致大便稀软，甚则如稀水样，次数明显增加，气味酸腐臭，或完谷不化，伴腹痛，恶心呕吐，不思饮食，口干渴；肠炎见上述证候者。

【不良反应】

服用本品后有发生过敏反应的报道。

【禁　　忌】

溶出性贫血及葡萄糖－6－磷酸脱氢酶缺乏者禁用。

【注意事项】

1. 本品苦寒，虚寒性泻痢者慎用。

2. 妊娠期慎用。

3. 本品不可过服、久服。

4. 服药期间饮食宜清淡，忌食辛辣油腻之品。

5. 含鞣质的中药与盐酸小檗碱合用后，生成难溶性鞣酸盐沉淀降低疗效。

6. 严重脱水者，则应采取相应的治疗措施。

五、温里剂

（一）温中健脾

附子理中丸（片）

【药物组成】

附子（制）、干姜、党参、白术（炒）、甘草。

【功能主治】

温中健脾。用于脾胃虚寒，脘腹冷痛，呕吐泄泻，手足不温。

【临床应用】

1. **脾胃虚寒证**　因脾胃虚弱，寒自内生，或感外寒所致脘腹疼痛，或隐痛绵绵，得温痛减，口不干，肢冷畏寒，或泻下稀溏，食少，乏力，神疲；急慢性胃肠炎、胃及十二指肠溃疡、胃下垂、慢性结肠炎等见上述证候者。

2. **胃痛**　因中虚有寒，不能运化所致胃脘冷痛，畏寒肢凉，喜热饮食，舌淡苔白，脉细弦；急慢性胃炎见上述证候者。

3. **泄泻**　因脾胃虚弱，寒邪困脾所致脘腹冷痛，呕吐清水，或大便稀溏，手足不温；急慢性肠炎、肠功能紊乱见上述证候者。

【不良反应】

服用本品后有发生心律失常不良反应的报道。

【禁　　忌】

无特殊禁忌。

【注意事项】

1. 大肠湿热泄泻者不宜用。

2. 急性肠胃炎，泄泻兼有大便不畅，肛门灼热者不宜用。

3. 孕妇慎用。

4. 服药期间忌生冷、油腻之品。

5. 本品中有附子，服药后如有高血压增高、头痛、心悸等症状，应立即停药，去医院就诊。

6. 小儿应在医师指导下服用。

香砂养胃丸（颗粒、片）

【药物组成】

白术、木香、砂仁、豆蔻（去壳）、广藿香、陈皮、厚朴（姜制）、香附（醋制）、茯苓、枳实（炒）、半夏（制）、甘草。

【功能主治】

温中和胃。用于胃阳不足、湿阻气滞所致的脘闷不舒、胃痛隐隐、呕吐酸水、嘈杂不适、不思饮食、四肢倦怠。

【临床应用】

1. **痞满**　因脾虚不运，胃气阻滞所致不思饮食，脘腹胀满，胸脘堵闷，嘈杂不适，苔薄白，脉细滑；功能性消化不良、胃炎见上述证候者。

2. **胃痛**　因胃阳不足，湿阻气滞所致胃脘胀痛，痛窜胁背，脘闷不适，呕吐酸水；胃炎、溃疡病见上述证候者。

3. **纳呆**　因脾胃虚弱，胃不受纳，脾不运化所致不思饮食，食则饱胀，大便稀溏，体乏无力；消化不良见上述证候者。

【不良反应】

目前尚未检索到不良反应的报道。

【禁　　忌】

对本品过敏者禁用。

【注意事项】

1. 胃阴虚，表现为口干欲饮、大便干结、小便短少者不宜用。

2. 湿热中阻所致痞满、胃痛、呕吐者慎用。

3. 孕妇慎用。

4. 过敏体质者慎用。

5. 饮食宜清淡，忌烟酒及辛辣、生冷、油腻食物。

六、止咳、平喘剂

(一) 散寒止咳

通宣理肺丸（颗粒、胶囊、片）

【药物组成】

紫苏叶、麻黄、前胡、苦杏仁、桔梗、陈皮、半夏（制）、茯苓、黄芩、枳壳（炒）、甘草。

【功能主治】

解表散寒，宣肺止嗽。用于风寒束表，肺气不宣所致的感冒咳嗽，症见发热恶寒，咳嗽，鼻塞流涕，头痛无汗，肢体酸痛。

【临床应用】

咳嗽　因风寒外束，肺气不宣，气逆痰阻所致发热恶寒，恶寒较甚，头痛鼻塞，咳嗽痰白，无汗而喘，骨节身痛，舌苔薄白，脉象浮紧；感冒、急性支气管炎见上述证候者。

【不良反应】

目前尚未检索到不良反应的报道。

【禁　　忌】

1. 孕妇禁用。

2. 对本品过敏者禁用。

【注意事项】

1. 风热感冒，表现为发热明显，微恶风，有汗，口渴，鼻流浊涕，咽喉肿痛，咳吐黄痰者不宜用。

2. 过敏体质者慎用。

3. 忌烟酒及辛辣、生冷、油腻食物。

(二) 清肺止咳

蛇胆川贝液

【药物组成】

蛇胆汁、平贝母。

【功能主治】

清肺，止咳，祛痰。用于肺热咳嗽，痰多。

【临床应用】

咳嗽　外感风热犯肺，或风寒郁肺化热所致的咳嗽，气粗，痰稠黄，咳吐不爽，发热，咽喉疼痛，舌红苔黄腻，脉滑数；支气管炎见上述证候者。

【不良反应】

服用蛇胆川贝液后有发生全身荨麻疹样药疹、弥漫性红斑型药疹、水肿性紫癜型药疹过敏反应的报道。

【禁　　忌】

对本品过敏者禁用。

【注意事项】

1. 风寒咳嗽，痰湿犯肺，久咳不止者慎用。

2. 孕妇、体质虚弱者慎用。

3. 过敏体质者慎用。

4. 服药期间忌辛辣、油腻食物，忌烟酒。

橘红丸（颗粒、胶囊、片）

【药物组成】

化橘红、浙贝母、陈皮、半夏（制）、茯苓、甘草、苦杏仁、紫苏子（炒）、桔梗、紫菀、款冬花、瓜蒌皮、石膏、地黄、麦冬。

【功能主治】

清肺，化痰，止咳。用于痰热咳嗽，痰多，色黄黏稠，胸闷口干。

【临床应用】

咳嗽　因痰浊阻肺，郁而化热，肺失宣降所致的咳嗽，痰多色黄，不易咳出，胸闷，口干，纳呆，舌红苔黄腻，脉弦数；急慢性气管炎见上述证候者。

【不良反应】

目前尚未检索到不良反应的报道。

【禁　　忌】

1. 孕妇禁用。

2. 对本品过敏者禁用。

【注意事项】

1. 本品清化痰热，气虚喘咳及阴虚燥咳者不宜用。

2. 脾胃虚寒，腹痛喜暖、泄泻者慎用。

3. 过敏体质者慎用。

4. 忌烟酒及辛辣、生冷、油腻食物。

5. 不宜在服药期间同时服用滋补性中药。

6. 有支气管扩张、肺脓肿、肺心病、肺结核患者出现咳嗽时应去医院就诊。

7. 儿童、年老体弱者、糖尿病患者应在医师指导下服用。

小儿消积止咳口服液

【药物组成】

连翘、枇杷叶（蜜炙）、瓜蒌、枳实、葶苈子（炒）、桔梗、山楂（炒）、莱菔子（炒）、槟榔、蝉蜕。

【功能主治】

清热肃肺，消积止咳。用于小儿食积咳嗽，属痰热证。症见：咳嗽以夜重，喉间痰鸣，腹胀，口臭等。

【临床应用】

咳嗽　由脾失健运，乳食停滞，化热生痰，又外感风邪，肺失清肃所致，症见咳嗽痰鸣，痰黏黄稠，腹胀，口臭；上呼吸道感染、急性支气管炎见上述证候者。

【不良反应】

目前尚未检索到不良反应的报道。

【禁　　忌】

无特殊禁忌。

【注意事项】

1. 体质虚弱、肺气不足、肺虚久咳、大便溏薄者慎用。

2. 3 个月以下婴儿不宜用。

3. 服药期间饮食宜清淡，忌生冷、辛辣、油腻食品。

（三）润肺止咳

养阴清肺丸

【药物组成】

地黄、玄参、麦冬、白芍、牡丹皮、川贝母、薄荷脑、甘草。

【功能主治】

养阴润燥，清肺利咽。用于阴虚肺燥，咽喉干痛，干咳少痰或痰中带血。

【临床应用】

1. 咳嗽　因阴虚肺燥所致干咳无痰或痰少而黏，或痰中带血，舌质红，脉细数；慢性支气管炎见上述证候者。

2. 咽痛　因阴津不足所致咽干咽痛，舌质红，脉细数。

【不良反应】

目前尚未检索到不良反应的报道。

【禁　　忌】

1. 糖尿病患者禁用。

2. 对本品过敏者禁用。

3. 痰湿壅盛，表现为痰多黏稠，或稠厚成块者禁用。

【注意事项】

1. 孕妇慎用。

2. 过敏体质者慎用。

3. 忌烟、酒及辛辣、生冷、油腻性食物。

4. 支气管扩张、肺脓肿、肺心病、肺结核患者出现咳嗽时应去医院就诊。

5. 有高血压、心脏病、肝病、糖尿病、肾病等慢性病严重者应在医师指导下服用。

6. 儿童、孕妇、哺乳期妇女、年老体弱者应在医师指导下服用。

（四）清肺平喘

蛤蚧定喘丸

【药物组成】

蛤蚧、百合、紫苏子（炒）、苦杏仁（炒）、紫菀、瓜蒌子、麻黄、黄芩、黄连、石膏、石膏（煅）、鳖甲（醋制）、麦冬、甘草。

【功能主治】

滋阴清肺，止咳平喘。用于肺肾两虚、阴虚肺热所致的虚劳咳喘，气短胸闷，自汗盗汗。

【临床应用】

1. 喘证　因肺肾两虚、肾不纳气，痰热内阻所致气喘，动则尤甚，干咳少痰或无痰，自汗盗汗，不思饮食，舌质红、苔薄黄，脉细数；喘息型支气管炎见上述证候者。

2. 咳嗽　因肺肾两虚、阴虚内热所致的虚劳久嗽，症见干咳无痰或痰少黏白，兼见喘息，动则尤甚，不思饮食，舌质红、苔薄黄，脉细数；慢性支气管炎见上述证候者。

【不良反应】

目前尚未检索到不良反应的报道。

【禁　　忌】

对本品过敏者禁用。

【注意事项】

1. 孕妇慎用。

2. 儿童及脾胃虚寒者慎用。

3. 过敏体质者慎用。

4. 服药期间忌食辛辣、生冷、油腻食物。

5. 本品用于虚劳咳喘，咳嗽新发者不适用。

6. 支气管扩张、肺脓肿、肺心病、肺结核患者出现咳嗽时应去医院就诊。

7. 高血压，心脏病患者慎用。

8. 有肝病、糖尿病、肾病等慢性病严重患者应在医师指导下服用。

七、开窍剂

(一) 清热开窍

清开灵颗粒（胶囊、片）

【药物组成】

胆酸、猪去氧胆酸、黄芩苷、水牛角、金银花、板蓝根、栀子、珍珠母。

【功能主治】

清热解毒，镇静安神。用于外感热病、热毒壅盛证，症见高热不退、烦躁不安、咽喉肿痛、舌质红绛苔黄、脉数；病毒性肝炎、上呼吸道感染见上述证候者。

【临床应用】

1. 外感热病　因感受热邪而致发热，烦躁，咳嗽，咽喉肿痛，大便秘结，小便短赤，舌红绛苔黄，脉浮数；上呼吸道感染见上述证候者。

2. 病毒性肝炎　因湿热阻络所致胁肋胀痛，脘腹胀闷，口苦，恶心，大便不调，小便短赤，或见黄疸，舌红苔黄腻，脉弦滑数。

【不良反应】

目前尚未检索到不良反应的报道。

【禁　　忌】

1. 孕妇禁用；糖尿病患者禁服。

2. 对本品过敏者禁用。

【注意事项】

1. 风寒感冒，表现为恶寒重，发热轻，无汗，头痛，鼻塞，流清涕，喉痒咳嗽者不宜用。

2. 久病体虚便溏者慎用。

3. 高血压、心脏病患者慎服；平素脾胃虚寒及久病体虚患者如出现腹泻时慎服。

4. 忌烟、酒及辛辣、生冷、油腻食物。不宜在服药期间同时服滋补性中药。

5. 患有肝病、肾病等慢性病严重者应在医生指导下服用。

清开灵注射液

【药物组成】

胆酸、猪去氧胆酸、黄芩苷、水牛角（粉）、金银花、板蓝根、栀子、珍珠母（粉）。

【功能主治】

清热解毒，化痰通络，醒神开窍。用于热病，神昏，中风偏瘫，神志不清；急性肝炎、上呼吸道感染、肺炎、脑血栓形成、脑出血见上述证候者。

【临床应用】

1. 外感高热　因外感温热邪毒所致高热烦躁，口渴饮冷，胸闷咳喘，痰多色黄，甚至神昏谵语，四肢抽搐，角弓反张，或斑疹，吐衄，舌绛苔黄，脉数；上呼吸道感染、肺炎见上述证候者。

2. 中风 因热毒内盛，痰阻清窍所致突然昏倒，不省人事，半身不遂，口眼㖞斜，言语不利，牙关紧闭，面赤气粗，舌苔黄腻，脉弦滑；脑血栓形成、脑出血见上述证候者。

3. 急性肝炎 因肝胆热盛所致高热烦躁，胁痛，口苦，纳呆，腹胀，尿赤，便结，或见黄疸，舌红苔黄，脉弦数。

【不良反应】

以各种类型过敏反应为主，其中严重过敏反应包括过敏性休克、急性喉头水肿、过敏性哮喘、过敏性间质性肾炎。一般过敏反应，偶见皮疹、面红、局部疼痛等。

【禁　　忌】

1. 孕妇禁用。

2. 对本品过敏或严重不良反应病史者禁用。

【注意事项】

1. 有表证恶寒发热者慎用。

2. 有药物过敏史者慎用。

3. 如出现过敏反应应及时停药并做脱敏处理。

4. 本品如产生沉淀或浑浊时不得使用。如经 10% 葡萄糖或氯化钠注射液稀释后，出现混浊亦不得使用。

5. 不能与硫酸庆大霉素、青霉素 G 钾、肾上腺素、阿拉明、乳糖酸红霉素、多巴胺、山梗菜碱、硫酸美芬丁胺等药物配伍使用。

6. 本品稀释以后，必须在 4h 以内使用。

7. 输液速度，儿童以 20~40 滴/分为宜，成年人以 40~60 滴/分为宜。

8. 除按用法用量中说明使用以外，还可用 5% 葡萄糖注射液、氯化钠注射液按每 10mL 药液加入 100mL 溶液稀释后使用。

9. 本品不能与其他注射剂混合用。

安宫牛黄丸

【药物组成】

牛黄、水牛角浓缩粉、麝香、黄连、黄芩、栀子、雄黄、冰片、郁金、朱砂、珍珠。

【功能主治】

清热解毒，镇惊开窍。用于热病，邪入心包，高热惊厥，神昏谵语；中风昏迷及脑炎、脑膜炎、中毒性脑病、脑出血、败血症等见上述症状者。

【临床应用】

1. 昏迷 因风温、春温、暑温疫毒，燔灼营血，内陷心包，风动痰生，上蒙清窍所致高热烦躁，神昏谵语，喉间痰鸣，痉厥抽搐，斑疹吐衄，舌绛苔焦，脉细数者；流行性脑脊髓膜炎、乙型脑炎、中毒性脑病、败血症见上述证候者。

2. **中风** 因痰火内盛，肝阳化风，风阳挟痰，上扰神明所致突然昏迷，不省人事，两拳固握，牙关紧闭，面赤气粗，口眼㖞斜，喉间痰声辘辘，舌质红，苔黄腻，脉弦滑而数者；脑梗死、脑出血见上述证候者。

3. **惊风** 小儿因外感热病，热极生风，兼及痰热内盛，闭塞神明所致的高热烦躁，头痛咳嗽，喉间痰鸣，神昏谵妄，惊厥抽搐，舌红绛，苔焦黄，脉弦数者；流行性脑脊髓膜炎、乙型脑炎见上述证候者。

【不良反应】

有使用安宫牛黄丸引起汞毒性肾病或过敏反应等不良反应的报道。

【禁　　忌】

孕妇禁用

【注意事项】

1. 中风脱证神昏，舌苔白腻，寒痰阻窍者不宜用。

2. 本品含朱砂、雄黄，不宜过量久服，神志清醒后当停用。

3. 本品含有雄黄，不宜与硝酸盐、硫酸盐类同服。

4. 肝肾功能不全者慎用。

5. 服药期间饮食宜清淡，忌食辛辣油腻之品。

6. 在治疗过程中如出现肢寒畏冷，面色苍白，冷汗不止，脉微欲绝，由闭证变为脱证时，应立即停药。

7. 高热神昏，中风昏迷等口服本品困难者，当鼻饲给药。

（二）化痰开窍

苏合香丸

【药物组成】

苏合香、安息香、麝香、冰片、沉香、檀香、木香、香附、乳香（制）、丁香、荜茇、白术、朱砂、水牛角浓缩粉、诃子肉。

【功能主治】

芳香开窍，行气止痛。用于痰迷心窍所致的痰厥昏迷，中风偏瘫，肢体不利以及中暑，心胃气痛。

【临床应用】

1. **中风** 因痰湿蒙塞心神所致，症见神昏不语，痰涎壅盛，面色苍白或晦暗，四肢不温，肢体不用或松懈瘫软，舌质淡，舌苔白腻，脉沉缓或细滑；急性脑血管病见上述证候者。

2. **中暑** 因感受暑湿秽浊，蒙闭心包所致，症见突然神昏，不省人事，牙关紧闭，苔白，脉迟。

3. **胸痹** 因胸阳不振，痰瘀互阻，心脉不通所致，症见胸痛胸闷，气短喘促，舌质淡，舌苔白腻，脉滑；冠心病、心绞痛见上述证候者。

4. **腹痛** 因寒湿凝滞，气机不畅所致，症见脘腹冷痛，面色苍白，四肢不温等。

【不良反应】

目前尚未检索到不良反应的报道。

【禁　　忌】

孕妇禁用。

【注意事项】

1. 热病、阳闭、脱证不宜用。

2. 中风正气不足者慎用，或配合扶正中药服用。

3. 服药期间饮食宜清淡，忌辛辣、油腻食物。

4. 本品香燥药物过多，易耗散正气，故不宜久服。

5. 急性脑血管病服用本品，应结合其他抢救措施。

6. 对中风昏迷者，应鼻饲给药。

八、固涩剂

（一）补肾缩尿

缩泉丸（胶囊）

【药物组成】

益智仁（盐炒）、乌药、山药。

【功能主治】

补肾缩尿。用于肾虚所致的小便频数、夜卧遗尿。

【临床应用】

1. 多尿　由肾气虚寒，膀胱气化失常所致，症见小便频数，小便清长，夜间尤甚，腰膝酸软，舌质淡，脉沉细弱；神经性尿频见上述证候者。

2. 遗尿　由肾气不固，膀胱失约所致，症见小儿夜间遗尿，伴神疲倦怠，舌淡苔薄，脉沉细；功能性遗尿见上述证候者。

【不良反应】

目前尚未检索到不良反应的报道。

【禁　　忌】

无特殊禁忌。

【注意事项】

1. 肝经湿热所致遗尿不宜用。

2. 感冒发热病人不宜用。

3. 服药期间饮食宜清淡，忌饮酒、辛辣食物。

4. 宜饭前服用。

5. 高血压、心脏病、肝病、糖尿病、肾病等慢性病患者应在医师指导下服用。

九、扶正剂

（一）健脾益气

补中益气丸（颗粒）

【药物组成】

炙黄芪、党参、白术（炒）、升麻、柴胡、陈皮、当归、炙甘草。

【功能主治】

补中益气，升阳举陷。用于脾胃虚弱、中气下陷所致的泄泻、脱肛、阴挺，症见体倦乏力、食少腹胀、便溏久泻、肛门下坠或脱肛、子宫脱垂。

【临床应用】

1. 泄泻　因脾胃虚弱，中气下陷所致大便溏泻，或久泻不止，水谷不化，稍进油腻等不易消化之物，则大便次数增多，气短，肢倦乏力，纳食减少，脘腹胀闷不舒，面色萎黄，舌淡苔白，脉细弱；慢性肠炎、慢性结肠炎、功能性消化不良、胃肠功能紊乱等见上述证候者。

2. 脱肛　因脾胃虚弱，中气下陷所致肛门下坠或脱出，劳累、增加腹压、咳嗽等均可脱出，伴面色苍白，唇淡，气短，倦怠乏力，腹胀腹痛，舌淡少苔，脉虚无力。

3. 阴挺　因脾胃虚弱，中气下陷所致，自觉阴道有块状物脱出，阴道坠胀，活动或体力劳动时加重，白带增多，质稀色白；伴精神疲倦，面色苍白无华，四肢无力，心悸，气短，小腹下坠，舌淡苔薄白，脉细弱；子宫脱垂或阴道脱垂见上述表现者。

此外，临床尚可用治胃下垂、消化性溃疡、上睑下垂、低血压、头痛、眩晕等辨证属于脾胃虚弱，中气下陷者。

【不良反应】

目前尚未检索到不良反应的报道。

【禁　　忌】

阴虚内热者禁用。

【注意事项】

1. 有恶寒发热表证时不宜用。

2. 宜空腹或饭前服，亦可在进食时同服。

3. 服药期间忌生冷油腻食物，忌不易消化食物。

4. 有高血压、心脏病、肝病、糖尿病、肾病等慢性病严重者应在医师指导下服用。

5. 儿童、孕妇、哺乳期妇女应在医师指导下服用。

参苓白术散（丸、颗粒）

【药物组成】

人参、白术（炒）、茯苓、山药、莲子、白扁豆（炒）、薏苡仁（炒）、砂仁、桔梗、甘草。

【功能主治】

补脾胃，益肺气。用于脾胃虚弱，食少便溏，气短咳嗽，肢倦乏力。

【临床应用】

1. 泄泻 因脾胃气虚，运化失常所致，症见大便溏泻，饮食不消，或大便稀薄，次数增多，脘腹胀闷不舒，纳食减少，或咳嗽无力，痰白清稀，面色萎黄，肢倦乏力，甚则浮肿，舌淡苔白腻，脉濡而弱；肠易激综合征、胃肠功能紊乱、慢性结肠炎、消化不良、放射性直肠炎等见上述证候者。

2. 厌食 因脾胃气虚，升降失司所致，症见厌食或拒食，纳呆腹胀，面色萎黄，乏力，自汗，精神稍差，肌肉不实或形体羸瘦，大便溏薄或完谷不化，舌淡苔腻，脉细弱；小儿厌食症、消化不良、小儿缺锌症、神经性厌食等见上述证候者。

3. 水肿 因脾肺气虚，运化失常，水湿停留所致，症见肢体浮肿，面色萎黄或面白虚浮，神疲乏力，食少纳呆，脘腹胀闷，大便溏薄，舌淡胖有齿痕，苔薄白或白腻，脉细弱；功能性水肿见上述证候者。

4. 咳嗽 因脾肺气虚，夹湿生痰所致，症见咳嗽气短，痰白量多，咳声重浊，因痰而嗽，痰出咳平，进甘甜油腻食物加重，胸闷脘痞，呕恶食少，体倦乏力，大便时溏，舌苔白腻，脉濡滑；小儿肺炎或肺门淋巴结核、支气管哮喘、肺气肿、慢性肺心病、老年慢性呼吸道感染等见上述证候者。

此外，本品尚可用于周期性瘫痪、口腔黏膜病、中心性浆液性脉络膜视网膜病变属于脾肺气虚证者。

【不良反应】

目前尚未检索到不良反应的报道。

【禁　　忌】

无特殊禁忌。

【注意事项】

1. 湿热内蕴所致泄泻、厌食、水肿及痰火咳嗽者不宜用。

2. 泄泻兼有大便不畅者不宜用。

3. 孕妇慎用。

4. 本品宜饭前服用或进食同时服。

5. 服药期间忌食荤腥油腻食物。

（二）健脾和胃

香砂六君丸

【药物组成】

党参、白术（炒）、茯苓、陈皮、木香、半夏（制）、砂仁、炙甘草。

【功能主治】

益气健脾，和胃。用于脾虚气滞，消化不良，嗳气食少，脘腹胀满，大便溏泄。

【临床应用】

1. 胃痛 因脾胃气虚，胃气阻滞所致胃脘不适，疼痛胀闷，喜温喜按，劳累或受凉后发作或加重，泛吐清水，神疲乏力，胸闷嗳气，食少纳呆，大便溏泄，舌淡苔白，脉细弱；急、慢性胃炎、胃及十二指肠溃疡见上述证候者。

2. 痞满 因脾胃气虚，健运失职，胃气阻滞，升降失司或所致的脘腹满闷，时轻时重，喜温喜按，胸胁胀满，嗳腐吞酸，恶心呕吐，食少便溏，少气懒言，舌淡红，苔白腻，脉细弱；消化不良见上述证候者。

3. 泄泻 因脾虚失运，清浊不分所致大便溏泄，迁延反复，食少，食后脘闷不舒，稍进油腻则大便次数明显增加，大便中夹有未消化食物，面色萎黄，脘腹胀闷不舒，神疲倦怠，舌质淡，苔白，脉细；慢性消化不良见上述证候者。

【不良反应】

目前尚未检索到不良反应的报道。

【禁　　忌】

无特殊禁忌。

【注意事项】

1. 阴虚内热及湿热证者不宜用。

2. 口干、舌少津、大便干者不宜用。

3. 急性胃肠炎，主要表现为恶心、呕吐、大便水泻频频，脘腹作痛者不宜用。

4. 孕妇慎用。

5. 忌食生冷、油腻及刺激性食物。

（三）健脾养血

归脾丸（合剂）

【药物组成】

炙黄芪、龙眼肉、党参、白术（炒）、当归、茯苓、酸枣仁（炒）、远志（制）、木香、炙甘草。

【功能主治】

益气健脾，养血安神。用于心脾两虚，气短心悸，失眠多梦，头晕头昏，肢倦乏力，食欲不振，崩漏便血。

【临床应用】

1. 心脾两虚证 因思虑过度，劳伤心脾，气血两虚而致气短懒言，失眠多梦，健忘，头晕头昏，肢倦乏力，精神疲惫，食欲不振，大便溏薄，舌淡苔白，脉细弱；慢性疲劳综合征见上述证候者。

2. 心悸 因心脾两虚，心失所养而致心悸不安，失眠健忘，神疲食少，面色萎黄，舌淡苔白，脉细弱。

3. 失眠 因心脾两虚，心神失养所致的失眠多梦，健忘，纳呆食少，肢倦乏力，精神萎靡，舌淡苔白，脉细弱；神经衰弱见上述证候者。

4. 眩晕 因气血虚弱，脑失所养而致头晕头昏，心悸少寐，神疲乏力，食少纳呆，面色萎黄，舌淡苔白，脉细弱；贫血见上述证候者。

5. 崩漏 因脾虚气弱不能统血而致妇女经血非时而下，淋漓不断，甚或血流如涌，色淡质清，神疲体倦，面色萎黄，舌淡苔白，脉细弱；功能性子宫出血见上述证候者。

6. 便血 因脾虚气弱不能统血，血溢肠内而致便血，血色紫暗，甚至色黑，肢体倦怠，食欲不振，面色萎黄，舌淡苔白，脉细弱；胃、十二直肠溃疡出血见上述证候者。

【不良反应】

目前尚未检索到不良反应的报道。

【禁　　忌】

无特殊禁忌。

【注意事项】

1. 外感或实热内盛者不宜用。

2. 阴虚火旺者不宜用。

3. 宜饭前服用。

4. 服药期间饮食宜清淡，忌辛辣、生冷、油腻食物。

（四）滋阴补肾

六味地黄丸

【药物组成】

熟地黄、山茱萸（制）、山药、泽泻、茯苓、牡丹皮。

【功能主治】

滋阴补肾。用于肾阴亏损，头晕耳鸣，腰膝酸软，骨蒸潮热，盗汗遗精，消渴。

【临床应用】

1. 肾阴亏损证 因久病伤肾，或禀赋不足，或房事过度，或过服温燥竭阴之品，而致肾阴亏损，症见腰膝酸软无力，眩晕，耳鸣，形体消瘦，潮热，盗汗，口燥咽干。

2. 眩晕 因先天肾阴不充，或年老肾亏，或久病伤肾，或房劳精耗，以致脑髓空虚，而见头晕目眩，视物昏花，神疲乏力，腰酸腿软，耳鸣；高血压见上述证候者。

3. 耳鸣 因年老肾中精气不足，或欲念妄动，以致肾阴亏耗，耳窍失养而见耳鸣，眩晕，腰膝酸软；神经性耳聋见上述证候者。

4. 发热 因素体阴虚，或病久伤阴，或误用、过用温燥药物等，导致阴精亏虚，阴衰则阳盛，水不制火而见午后潮热，骨蒸劳热，夜间发热，手足心热，烦躁，口燥咽干，腰膝酸软。

5. 盗汗 因烦劳过度，或亡血失精，或邪热耗阴，阴精亏虚，虚火内生，阴津被扰，不能内藏而外泄，以致寐中汗出，醒后自止，五心烦热，两颧色红，口渴咽干。

6. 遗精 因恣情纵欲，房室劳伤，或禀赋不足，或手淫过度，肾精不藏而致遗精，并伴头昏，耳鸣，腰膝酸软等。

7. 消渴 因素体阴虚，或热病伤阴，或劳欲过度导致阴虚燥热，而见口渴多饮，口干舌燥，尿频量多，形体消瘦；Ⅱ型糖尿病见上述证候者。

【不良反应】

目前尚未检索到不良反应的报道。

【禁　　忌】

无特殊禁忌。

【注意事项】

1. 脾虚、气滞、食少纳呆者慎用。

2. 不宜在服药期间服感冒药。

3. 服药期间饮食宜清淡，忌辛辣、油腻之品。

4. 服药期间出现食欲不振，胃脘不适，大便稀，腹痛等症状时，应去医院就诊。

（五）滋阴降火

知柏地黄丸

【药物组成】

熟地黄、山茱萸（制）、山药、知母、黄柏、茯苓、泽泻、牡丹皮。

【功能主治】

滋阴降火。用于阴虚火旺，潮热盗汗，口干咽痛，耳鸣遗精，小便短赤。

【临床应用】

1. **阴虚火旺证**　因先天阴液亏虚，或误用、过用温燥药物等，阴液亏耗，虚火内扰而致形体消瘦，潮热，盗汗，两颧发红，五心烦热，咽干口燥，腰膝酸软，小便短赤。

2. **阴虚发热**　因素体阴虚，或热病日久，耗伤阴液，或误用，过用温燥药物等，导致阴精亏虚，阴衰则阳盛，水不制火而见午后潮热，骨蒸劳热，夜间发热，手足心热，烦躁。

3. **盗汗**　因烦劳过度，或亡血失精，或邪热耗阴，以致阴精亏虚，虚火内生，阴津被扰，不能自藏而外泄，症见寐中汗出，醒后自止，五心烦热或潮热，两颧色红，口渴咽干。

4. **咽痛**　因素体阴虚或热伤津液，虚火上炎，熏灼咽喉而致咽干不适，灼热，隐痛，咽痒干咳，有异物感，腰膝酸软，五心烦热；慢性咽炎见上述证候者。

5. **耳鸣**　因年老肾中精气不足，或房室不节，肾阴亏耗，耳窍失养而见耳鸣，眩晕，腰膝酸软；神经性耳聋见上述证候者。

6. **遗精**　因房室过度，恣情纵欲，或妄想不遂，扰动精室而致遗精，头晕，耳鸣，腰膝酸软，精神萎靡等。

【药理毒理】

本品有降血糖作用。

【不良反应】

目前尚未检索到不良反应的报道。

【禁　　忌】

无特殊禁忌。

【注意事项】

1. 气虚发热及实热者不宜用。

2. 脾虚便溏、气滞中满者不宜用。

3. 感冒者慎用。

4. 服药期间饮食宜清淡，忌辛辣、油腻之品。

（六）滋肾养肝

杞菊地黄丸（胶囊、片）

【药物组成】

熟地黄、山茱萸（制）、山药、枸杞子、菊花、茯苓、泽泻、牡丹皮。

【功能主治】

滋肾养肝。用于肝肾阴亏，眩晕耳鸣，羞明畏光，迎风流泪，视物昏花。

【临床应用】

1. **眩晕**　因肝肾不足，阴血亏虚所致，症见头目眩晕，腰酸腰痛，口燥咽干，周身乏力；原发性高血压见上述证候者。

2. **圆翳内障**　因肝肾不足，阴血亏虚所致，症见视力缓慢下降，视物昏花，晶珠轻度混浊；老年性白内障初期见上述证候者。

3. **青盲**　因肝肾不足，阴血亏虚所致，症见视物不清，不能久视；视神经萎缩见上述证候者。

4. **目涩症**　因肝肾不足，阴虚所致，症见双目干涩，羞明畏光；干眼症见上述证候者。

5. **耳聋**　因肝肾不足所致，症见耳鸣、耳聋，伴有腰酸腰痛，口干咽燥，潮热，盗汗。

【不良反应】

目前尚未检索到不良反应的报道。

【禁　　忌】

无特殊禁忌。

【注意事项】

1. 实火亢盛所致的头晕、耳鸣慎用。

2. 脾胃虚寒，大便稀溏者慎用。

3. 服药期间忌酸冷食物。

（七）温补肾阳

金匮肾气丸（片）

【药物组成】

附子（炙）、桂枝、牛膝（去头）、地黄、山茱萸（酒炙）、山药、茯苓、泽泻、车前子（盐炙）、牡丹皮。

【功能主治】

温补肾阳，化气行水。用于肾虚水肿，腰膝酸软，小便不利，畏寒肢冷。

【临床应用】

1. 水肿　由肾阳衰弱，气化不利所致，症见面浮身肿，腰以下尤甚，按之凹陷不起，心悸，气促，畏寒神疲，腰部酸胀，小便不利，舌淡，脉沉细；慢性肾炎见上述证候者。

2. 腰痛　由肾阳亏虚，腰府失养所致，症见腰膝酸软，畏寒，四肢欠温，少气乏力，夜尿频多，舌淡，脉沉细；腰肌劳损见上述证候者。

【不良反应】

服用金匮肾气片后偶可见荨麻疹、心动过缓、胃酸增多。

【禁　　忌】

孕妇禁用。

【注意事项】

1. 湿热壅盛，风水泛溢水肿者不宜用。

2. 本品含附子，不可过服、久服。

3. 服药期间饮食宜清淡，宜低盐饮食。

4. 忌房欲、气恼。忌食生冷食物。

四神丸（片）

【药物组成】

补骨脂（盐炒）、肉豆蔻（煨）、吴茱萸（制）、五味子（醋制）、大枣（去核）。

【功能主治】

温肾散寒，涩肠止泻。用于肾阳不足所致的泄泻，症见肠鸣腹胀、五更溏泻、食少不化、久泻不止、面黄肢冷。

【临床应用】

泄泻　因肾阳不足，阴寒内盛，伤及脾阳所致肠鸣腹胀，五更溏泻，久泻不止，食少不化，面黄，肢冷；慢性结肠炎、过敏性结肠炎见上述证候者。

【不良反应】

目前尚未检索到不良反应的报道。

【禁　　忌】

无特殊禁忌。

【注意事项】

1. 湿热痢疾、湿热泄泻者不宜用。

2. 服药期间饮食宜清淡，忌生冷、油腻之品。

（八）益气养阴

消渴丸

【药物组成】

地黄、葛根、黄芪、天花粉、五味子、山药、玉米须、格列本脲。

【功能主治】

滋肾养阴，益气生津。用于气阴两虚所致的消渴病，症见多饮、多尿、多食、消瘦、体倦乏力、眠差腰痛；Ⅱ型糖尿病见上述证候者。

【临床应用】

因体阴虚火盛，或过食肥甘厚味，或过用温燥之品，或情志郁结化火，或房室耗伤，上、中、下三焦燥热日久，耗气伤阴，气阴两虚所致。症见多渴多饮，小便频数，多食善饥，肢体消瘦，体倦无力，睡眠欠佳，腰膝酸痛；Ⅱ型糖尿病见上述证候者。

【不良反应】

服用本品后偶见肠道不适，发热，皮肤过敏等不良反应。

【禁　　忌】

1. 孕妇、乳母禁用。

2. 胰岛素依赖型糖尿病患者禁用。

3. 对磺胺类药物过敏者禁用。

4. 伴有酮症酸中毒、昏迷、严重烧伤、感染、严重外伤和重大手术者禁用。

5. 肝、肾功能不全者禁用。

6. 白细胞减少、粒细胞缺乏、血小板减少者禁用。

【注意事项】

1. 服药期间忌肥甘、辛辣之品，控制饮食，注意合理的饮食结构；忌烟酒。

2. 服用本品时禁止加服磺酰脲类抗糖尿病药。若合用其他类型口服抗糖尿病药，必须在医生指导下服用。

3. 用药期间应定期测定血糖、尿糖、尿酮体、尿蛋白、肝、肾功能和血象，并进行眼科检查。

4. 注意早期防治各种并发症，如糖尿病脑病、糖尿病心病、糖尿病肾病等，以防止病情的恶化。

5. 本品与下列药物合用，可增加低血糖的发生：

（1）抑制磺脲类药物由尿中排泄，如治疗痛风的丙磺舒、别嘌醇。

（2）延迟磺脲类药物的代谢，如酒精，H_2受体阻滞剂（西咪替丁、雷尼替丁）、氯霉素，抗真菌药咪康唑，抗凝药。磺脲类与酒精同服可引起腹痛、恶心、呕吐、头痛以及面部潮红（尤以使用氯磺丙脲时），与香豆素类抗凝剂合用时，开始二者血浆浓度皆升高，以后二者血浆浓度皆减少，故应按情况调整两药的用量。

（3）促使与血浆白蛋白结合的磺脲类药物分离出来，如水杨酸盐、贝特类降血脂药。

（4）药物本身具有致低血糖作用：酒精、水杨酸类、胍乙啶、单胺氧化酶抑制剂、奎尼丁。

（5）合用其他降血糖药物：胰岛素、二甲双胍、阿卡波糖、胰岛素增敏剂。

（6）β肾上腺受体阻滞剂可干扰低血糖时机体的升血糖反应，阻碍肝糖酵解，同时又可掩盖低血糖的警觉症状。

6. 本品与下列药物合用，可增加高血糖的发生：

（1）糖皮质激素、雌激素、噻嗪类利尿剂、苯妥英钠、利福平。

（2）β肾上腺受体阻滞剂可拮抗磺脲类药物的促胰岛素分泌作用，故也可致高血糖。

7. 出现低血糖症状时，可采用以下措施：

（1）补充葡萄糖　轻者立即口服葡萄糖，如无葡萄糖，可予口服甜果汁、糖水；重者静脉注射葡萄糖，要观察到患者意识恢复。

（2）胰升糖素治疗　胰升糖素皮下、肌肉或静脉注射，由于其作用时间较短，且会再次出现低血糖，因此在注射后仍要补充葡萄糖或进食，需继续观察，以保证患者完全脱离危险期。

（九）益气复脉

参麦注射液

【药物组成】

红参、麦冬。

【功能主治】

益气固脱，养阴生津，生脉。用于治疗气阴两虚型之休克、冠心病、病毒性心肌炎、慢性肺心病、粒细胞减少症。能提高肿瘤病人的免疫机能，与化疗药物合用时，有一定的增效作用，并能减少化疗药物所引起的毒副作用。

【临床应用】

1. 脱证　因元气大虚，阴液耗竭，真气欲脱而致的卒然面色苍白，口唇青紫，汗出肢冷、呼吸微弱、口干舌燥、脉细数或微细欲绝等；各种原因引起的休克见上述证候者。

2. 胸痹　因心气不足、心阴亏耗引起的心脉失养，胸阳失于舒展而致的胸闷、心前区刺痛、心悸、气短、心烦、少寐、倦怠懒言、面色㿠白、舌红、少苔、脉细数；冠心病、心绞痛见上述证候者。

3. 心悸　因心气亏耗，心阴受损而致的心中悸动不安、气短、自汗、胸闷、心烦不寐、耳鸣、口干、烘热，舌红、脉细数；病毒性心肌炎、其他各种原因引起的心律失常见上述证候者。

4. 喘证　因气阴两虚所致的喘息，短促无力，语声低微，自汗心悸，心烦不寐，口干舌燥，舌淡红，脉细数；慢性肺心病见上述证候者。

5. 血痹　因气虚阴亏所致的头晕，心悸，倦怠乏力，失眠，心烦，口干舌燥，腰膝酸软，潮热盗汗，舌红脉细数；慢性粒细胞减少症见上述证候者。此外，本品尚可用于心力衰竭，肿瘤患者化疗、放疗后的辅助治疗属于上述证候者。

【不良反应】

1. 以过敏反应，输液反应为主，严重过敏性反应主要有过敏性休克，呼吸困难。

2. 不良反应主要类型按照发生率依次为：消化系统常见恶心、呕吐、腹泻；呼吸系统常见呼吸困难、气促、呃逆；全身性损害，常见发热，偶见过敏性休克；神经系统常见头晕；皮肤及其附件损害常见皮炎、瘙痒；心血管系统常见心律失常、胸闷；血液系统常见白细胞增高。

3. 静滴（一个疗程）15 天，偶见患者谷丙转氨酶升高。少数患者有口干、口渴、舌燥症状。

4. 本品可能引起的其他不良反应有：

（1）面色潮红、药物热、静脉炎。

（2）憋气、呼吸道梗阻、上呼吸道感染症状。

（3）心绞痛、心力衰竭、心悸。

（4）意识不清、烦躁不安、精神紧张、头痛、胸痛、背痛、腹痛、腰麻、全身不适、发麻。

（5）肝功能损害（黄疸）、小便赤短、上消化道出血。

【禁　　忌】

有药物过敏史或过敏体质者禁用。

【注意事项】

1. 本品含有皂苷，不能与其他药物混用或同时滴注。

2. 使用前应对光检查，药液出现浑浊、沉淀、变色、漏气等现象不能使用。

3. 谨慎联合用药，如确需联合使用其他药物时，应谨慎考虑与中药注射剂的间隔时间以及药物相互作用等问题。

4. 严格按照本品功能主治范围使用。阴盛阳衰者不宜用。

5. 用药前，一定要详细询问患者用药史、过敏史和家族史。对含皂苷类药物过敏的患者应慎用。儿童用药应严格按公斤体重计算。

6. 静脉滴注时，建议稀释以后使用。严格控制滴注速度和用药剂量。建议滴速小于40滴/分，一般控制在15~30滴/分。抢救危急重症每日用量不宜低于200mL，剂量太小可能影响疗效。首次用药，宜选用小剂量，慢速滴注。

7. 用量过大或应用不当，可引起心动过速，晕厥等症。

8. 对老人、儿童、心脏严重疾患、肝肾功能异常患者等特殊人群和初次使用的患者应慎重使用。

9. 临床用药时，建议根据患者年龄、病情、体征等从低剂量开始，缓慢滴入，1个疗程不宜大于2周。坚持中病即止，防止长期用药。对长期使用的在每疗程间要有一定的时间间隔。

10. 禁止使用静脉推注的方法给药。

生脉饮（颗粒、胶囊）

【药物组成】

红参、麦冬、五味子。

【功能主治】

益气复脉，养阴生津。用于气阴两亏，心悸气短，脉微自汗。

【临床应用】

1. 胸痹 因气阴两虚所致，症见胸痛胸闷，心悸气短，头晕乏力，舌微红，脉微细；冠心病、心绞痛见上述证候者。

2. 心悸 因气阴两虚所致，症见心悸气短，乏力自汗，夜寐不安，多梦，健忘，口舌干燥，惊悸，怔忡，舌质略红而干燥少津，脉微细；病毒性心肌炎见上述证候者。

【不良反应】

目前尚未检索到不良反应的报道。

【禁　　忌】

无特殊禁忌。

【注意事项】

1. 脾胃虚弱，呕吐泄泻，腹胀便溏、咳嗽痰多者慎用。

2. 对本品过敏者禁用，过敏体质者慎用。感冒病人不宜用。

3. 服用本品同时不宜服用藜芦、五灵脂、皂荚或其制剂。

4. 服药期间饮食宜清淡，忌辛辣、油腻之物。宜饭前服用。

5. 儿童、孕妇、哺乳期妇女应在医师指导下服用。

6. 在治疗期间，心绞痛持续发作，宜加用硝酸酯类药。若出现剧烈心绞痛，心肌梗死，若见有气促、汗出、面色苍白者，应及时急诊救治。

7. 糖尿病患者及有高血压、心脏病、肝病、肾病等慢性病严重者应在医师指导下服用。

8. 本品性状发生改变时禁止使用。

生脉注射液

【药物组成】

红参、麦冬、五味子。

【功能主治】

益气养阴，复脉固脱。用于气阴两虚所致的脱证，心悸，胸痹，症见心悸气短，四肢厥冷，面白汗出，脉微细；休克，心肌梗死，病毒性心肌炎见上述证候者。

【临床应用】

1. 脱证 因气阴两虚所致，症见心悸，气短，面色无华或面色潮红，烦躁，口渴，小便短少，四肢厥冷，大汗淋漓，舌红少苔，脉细数或至数不匀；休克见上述证候者。

2. 心悸 因气阴两虚所致，症见心悸，怔忡，胸闷气短，面色不华或面色潮红，头晕，自汗或盗汗，舌红，苔少，脉细数或至数不匀；病毒性心肌炎见上述证候者。

3. 胸痹　因气阴两虚所致，症见胸闷或心痛阵作，心悸，气短，头晕，乏力，失眠，舌偏红，脉细或结代；心肌梗死见上述证候者。

【不良反应】

静滴生脉注射液后偶见过敏反应、多发性室性心动过速、窦性停搏、低血压及过敏性休克的不良反应报道。

【禁　　忌】

对本品过敏或有严重不良反应病史者禁用。

【注意事项】

1. 寒凝血瘀胸痹心痛者不宜用。

2. 过敏体质者慎用。

3. 药液出现混浊、沉淀、变色、漏气等现象时不能使用。

4. 本品不能与其他注射剂混合使用。不宜与其他药物在同一容器内混合使用。

5. 高血压病人在大剂量使用本品时需谨慎。

6. 病人用药时如出现血压不稳定，应注意观察。

十、安神剂

天王补心丸（片）

【药物组成】

地黄、天冬、麦冬、酸枣仁（炒）、柏子仁、当归、党参、五味子、茯苓、远志（制）、石菖蒲、玄参、丹参、朱砂、桔梗、甘草。

【功能主治】

滋阴养血，补心安神。用于心阴不足，心悸健忘，失眠多梦，大便干燥。

【临床应用】

1. 心悸　因心肾阴虚，心神失养所致，症见心悸，气短，汗出，虚烦不寐，舌红少苔，脉细数或结代；病毒性心肌炎、冠心病、原发性高血压、室性早搏及甲状腺功能亢进见上述证候者。

2. 不寐　因阴虚血少，心神失养所致，症见失眠多梦，心悸，健忘，舌红少苔，脉细数；神经官能症、更年期综合征、老年性记忆力减退见上述证候者。

此外，本品尚可用于复发性口疮属心阴不足证者。

【不良反应】

目前尚未检索到不良反应的报道。

【禁　　忌】

肝肾功能不全者禁用。

【注意事项】

1. 脾胃虚寒者不宜用。

2. 本品含朱砂，不宜长期服用，不可与溴化物、碘化物药物同用。

3. 睡前不宜饮用浓茶、咖啡等刺激性饮品。

4. 严重心律失常者，冠心病发病严重者，心肌炎发作急性期者，当及时做心电图或动态心电图，或采取妥善的救治措施。

十一、止血剂

（一）凉血止血

槐角丸

【药物组成】

槐角（炒）、地榆（炭）、防风、黄芩、当归、枳壳（炒）。

【功能主治】

清肠疏风，凉血止血。用于血热所致的肠风便血、痔疮肿痛。

【临床应用】

1. 便血　因湿热壅遏大肠，灼伤血络所致，症见先血后便，血色鲜红，大便不畅，腹部胀痛，食少纳呆，舌红苔黄腻，脉濡数；痔疮，便秘、肛裂及其他肛门疾患或结、直肠炎等见上述证候者。

2. 痔疮　因风邪热毒或湿热壅遏大肠，灼伤血络所致，症见痔疮肿痛，便血，血色鲜红，大便不畅。

【不良反应】

目前尚未检索到不良反应的报道。

【禁　　忌】

无特殊禁忌。

【注意事项】

1. 虚寒性便血者不宜用。

2. 孕妇及 3 岁以下儿童慎用。

3. 失血过多，身体虚弱者慎用。

4. 服药期间饮食宜选清淡易消化之品，忌食辛辣油腻刺激性食物。保持大便通畅。

5. 若痔疮便血，发炎肿痛严重和便血呈喷射状者，应立即采取综合急救措施。

6. 儿童、孕妇、哺乳期妇女、年老体弱及脾虚大便溏者应在医师指导下服用。

7. 有高血压、心脏病、肝病、糖尿病、肾病等慢性病严重者应在医师指导下服用。

8. 对本品过敏者禁用，过敏体质者慎用。

（二）散瘀止血

三七胶囊（片）

【药物组成】

三七。

【功能主治】

散瘀止血，消肿定痛。用于咳血、吐血、衄血、便血、崩漏，外伤出血，胸腹刺痛，跌扑肿痛。

【临床应用】

1. 血证　由各种原因导致瘀血阻络，血不循经，溢于脉外而致咳血，吐血，衄血，便血，崩漏；支气管扩张出血、胃及十二指肠溃疡出血、干燥性鼻炎、牙周炎、消化道溃疡、痔疮出血、功能性子宫出血等见上述证候者。

2. 跌打损伤　因跌扑损伤或暴力、外伤，导致瘀血阻络，症见伤处皮肤青紫，肿胀疼痛，活动受限，或胸腹刺痛，或见出血，脉弦或涩；外伤或软组织损伤见上述证候者。

【不良反应】

目前尚未检索到不良反应的报道。

【禁　　忌】

1. 孕妇禁用。

2. 肝肾功能异常者禁用。

【注意事项】

1. 6 岁以下儿童慎用。

2. 服药期间饮食宜清淡，忌食辛辣之品。

3. 出血量大者，应立即采取综合急救措施。

4. 对本品过敏者禁用，过敏体质者慎用。

十二、祛瘀剂

（一）活血祛瘀

血栓通注射液

【药物组成】

三七总皂苷。

【功能主治】

活血祛瘀；扩张血管，改善血液循环，用于视网膜中央静脉阻塞，脑血管病后遗症，内眼病，眼前房出血等。

【临床应用】

1. 暴盲　因眼脉瘀阻所致，症见外眼端好，视力急降，两眼疼痛，甚则失明，舌质紫暗；视网膜中央静脉阻塞见上述证候者。

2. 中风　因瘀阻脑络所致，症见半身不遂，口眼㖞斜，偏身麻木，言语謇涩，舌质暗，脉涩；中风后遗症见上述证候者。

【不良反应】

偶有过敏反应，如皮疹等。

【禁　　忌】

1. 脑溢血急性期禁用。

2. 对人参、三七过敏者禁用。

3. 对酒精高度过敏者禁用。

【注意事项】

1. 孕妇慎用。

2. 用药期间勿从事驾驶及高空作业等危险作业。

3. 本品不能与其他药物在同一容器中混合使用。

4. 本品遇冷可能析出结晶，可置50℃~80℃热水中溶解，放冷至室温即可使用。

5. 个别患者在使用中可能会出现局部皮肤轻度红肿。

6. 输注过快可致个别患者出现胸闷、恶心，调慢滴速即可缓解。

注射用血栓通（冻干）

【药物组成】

三七总皂苷。

【功能主治】

活血祛瘀，通脉活络。用于瘀血阻络，中风偏瘫，胸痹心痛及视网膜中央静脉阻塞症。

【临床应用】

1. 中风　因瘀阻脑络所致，症见半身不遂，口眼㖞斜，偏身麻木，言语謇涩，舌质暗，脉涩；中风后遗症见上述证候者。

2. 胸痹　因瘀阻心脉所致，症见胸痹心痛，症见胸部憋闷疼痛，甚则胸痛彻背，痛处固定不移，入夜尤甚，心悸气短，舌质紫暗，脉弦涩；冠心病心绞痛见上述证候者。

3. 暴盲　因眼脉瘀阻所致，症见外眼端好，视力急降，两眼疼痛，甚则失明，舌质紫暗；视网膜中央静脉阻塞见上述证候者。

【不良反应】

偶有过敏反应，如皮疹等。

【禁　　忌】

1. 脑溢血急性期禁用。

2. 对人参、三七过敏者禁用。

3. 对酒精高度过敏者禁用。

【注意事项】

1. 孕妇慎用。

2. 用药期间勿从事驾驶及高空作业等危险作业。

3. 本品不能与其他药物在同一容器中混合使用。

血塞通注射液、注射用血塞通（冻干）

【药物组成】

三七总皂苷。

【功能主治】

活血祛瘀，通脉活络。用于瘀血阻络所致的中风偏瘫、肢体活动不利、口眼㖞斜、胸痹心痛、胸闷气憋；中风后遗症、视网膜中央静脉阻塞见上述证候者。

【临床应用】

1. 中风 因瘀阻脑络所致，症见半身不遂，口眼㖞斜，偏身麻木，言语謇涩，舌质暗，脉涩；中风后遗症见上述证候者。

2. 胸痹 因瘀阻心脉所致，症见胸部憋闷疼痛，甚则胸痛彻背，痛处固定不移，入夜尤甚，心悸气短，舌质紫暗，脉弦涩；冠心病心绞痛见上述证候者。

3. 暴盲 因眼脉瘀阻所致，症见外眼端好，视力急降，两眼疼痛，甚则失明，舌质紫暗；视网膜中央静脉阻塞见上述证候者。

【不良反应】

服用本品后偶见有皮疹，个别病人出现咽干、头昏和心悸症状，停药后均能恢复正常。

【禁　　忌】

1. 脑溢血急性期禁用。

2. 对人参、三七过敏者禁用。

3. 对酒精高度过敏者禁用。

【注意事项】

1. 孕妇慎用。

2. 用药期间勿从事驾驶及高空作业等危险作业。

3. 本品不能与其他药物在同一容器中混合使用。

丹参注射液

【药物组成】

丹参。

【功能主治】

活血化瘀。用于瘀血闭阻所致的胸痹，症见胸部疼痛、痛处固定、舌质紫暗；冠心病心绞痛见上述证候者。

【临床应用】

胸痹 因瘀血闭阻而致，症见胸部疼痛，痛处固定，入夜尤甚，甚或痛引肩背，时或心悸不宁，舌质紫暗或有瘀斑，脉弦涩；冠心病心绞痛见上述证候者。

【不良反应】

静滴本品后有出现皮肤瘙痒、红斑等过敏反应的报道。

【禁　　忌】

1. 月经期及有出血倾向者禁用。

2. 对本品过敏或有严重不良反应病史者禁用。

【注意事项】

1. 孕妇慎用。过敏体质慎用。

2. 不能与普萘洛尔、维生素 C 等注射剂混合使用，以免产生混浊或沉淀。

3. 服药期间饮食宜清淡，忌辛辣、油腻食物。

4. 在治疗期间，心绞痛持续发作，宜加用硝酸酯类药。若出现剧烈心绞痛，或见气促、汗出、面色苍白者，心肌梗死，应及时急诊救治。

5. 药物有沉淀、混浊、变质者严禁使用。

6. 本品不能与其他药物在同一容器中混合使用。

（二）益气活血

麝香保心丸

【药物组成】

人工麝香、人参、肉桂、蟾酥、苏合香、人工牛黄、冰片。

【功能主治】

芳香温通，益气强心。用于气滞血瘀所致的胸痹，症见心前区疼痛、固定不移；心肌缺血所致的心绞痛、心肌梗死见上述证候者。

【临床应用】

胸痹　由气滞血瘀，脉络闭塞所致，症见胸痹，胸闷，心前区疼痛，痛处固定不移，舌质暗或紫，脉弦涩；冠心病心绞痛、心肌梗死见上述证候者。

【不良反应】

本品舌下含服者有麻木感。

【禁　　忌】

1. 孕妇禁用。

2. 对本品过敏者禁用。

【注意事项】

1. 本品中含有蟾酥，不宜过量、久用。

2. 本品具有强心作用，不宜与洋地黄类药物同用。

3. 心绞痛持续发作，服药后不能缓解时，应加用硝酸甘油等药物。如出现剧烈心绞痛，心肌梗死，应及时急诊救治。

4. 饮食宜清淡、低盐、低脂，忌生冷、辛辣、油腻之品。忌烟酒。

（三）理气活血

复方丹参片（胶囊、颗粒、滴丸）

【药物组成】

丹参、三七、冰片。

【功能主治】

活血化瘀，理气止痛。用于气滞血瘀所致的胸痹，症见胸闷、心前区刺痛；冠心病心绞痛见上述证候者。

【临床应用】

胸痹 因气滞血瘀，阻塞心脉所致，症见胸前闷痛，或卒然心痛如绞，痛有出处，甚则胸痛彻背，背痛彻胸，舌紫暗或有瘀斑，脉弦涩或结代；冠心病心绞痛见上述证候者。

【不良反应】

服用本品少数可出现胃肠道症状或皮疹，女性患者偶有月经过多现象。

【禁　　忌】

1. 对本品过敏者禁用。

2. 孕妇禁用。

【注意事项】

1. 寒凝血瘀胸痹心痛者不宜用。

2. 本品含有活血化瘀药，妇女月经期慎用。

3. 肝肾功能异常者慎用。

4. 个别人服药后胃脘不适，宜饭后服用。

5. 饮食宜清淡、低盐、低脂。忌生冷、辛辣、油腻之品，忌烟酒、浓茶。

6. 治疗期间，心绞痛持续发作，宜加用硝酸酯类药。如果出现剧烈心绞痛、心肌梗死等，应及时救治。

血府逐瘀丸（胶囊）

【药物组成】

桃仁（炒）、红花、地黄、川芎、赤芍、当归、牛膝、柴胡、桔梗、枳壳（麸炒）、甘草。

【功能主治】

活血祛瘀，行气止痛。用于气滞血瘀所致的胸痹、头痛日久、痛如针刺而有定处、内热烦闷、心悸失眠、急躁易怒。

【临床应用】

1. 胸痹 因气滞血瘀，心脉闭塞而致，症见胸痛，痛如针刺而有定处，烦躁，心悸，气短，舌暗或有瘀斑，脉弦紧或涩；冠心病心绞痛见上述证候者。

2. 心悸 因气滞血瘀，心神失养所致，症见心悸，胸闷不适，失眠多梦，舌暗或有瘀斑，脉弦紧或涩。

3. 头痛 因瘀血阻络而致，症见头痛，痛如针刺，固定不移，舌暗或有瘀斑，脉弦紧或涩。

【不良反应】

目前尚未检索到不良反应的报道。

【禁　　忌】

孕妇禁用。

【注意事项】

1. 体弱无瘀者不宜用。

2. 气虚血瘀者慎用。

3. 服药期间饮食宜清淡，忌生冷、油腻食物。

4. 在治疗期间，若心痛持续发作，宜加用硝酸酯类药。如出现剧烈心绞痛，心肌梗死，应及时急诊救治。

（四）滋阴活血

脉络宁注射液

【药物组成】

牛膝、玄参、金银花、石斛。

【功能主治】

养阴清热，活血祛瘀。用于阴虚内热、血脉瘀阻所致的脱疽，症见患肢红肿热痛、破溃、持续性静止痛、夜间为甚，兼见腰膝酸软、口干欲饮；血栓闭塞性脉管炎、动脉硬化性闭塞症见上述证候者。亦用于脑梗死阴虚风动、瘀毒阻络证，症见半身不遂、口舌㖞斜、偏身麻木、语言不利。

【临床应用】

1. 脱疽　因阴虚内热、血脉瘀阻所致，症见肢体灼热疼痛，夜间尤甚，或见坏疽；血栓闭塞性脉管炎、动脉硬化性闭塞症见上述证候者。

2. 中风　因阴虚内热、血脉瘀阻所致，症见半身不遂，口眼㖞斜，偏身麻木，言语不利；脑栓塞、脑血栓形成见上述证候者。

【不良反应】

静滴速度快时偶有头晕、恶心、心悸等症状出现。偶见过敏反应。

【禁　　忌】

有药物过敏史或过敏体质者禁用。

【注意事项】

1. 本品性属寒凉，体质虚寒者慎用。

2. 本品含有活血通经之品，孕妇慎用。

3. 本品不能与其他药物在同一容器中混用或同时滴注。

4. 药液出现浑浊、沉淀、变色、漏气等现象不能使用。

5. 静脉滴注时，初始速度应缓慢，观察 15～20min，并注意巡视。

（五）化瘀宽胸

冠心苏合丸（胶囊、软胶囊）

【药物组成】

苏合香、冰片、乳香（制）、檀香、土木香。

【功能主治】

理气，宽胸，止痛。用于寒凝气滞、心脉不通所致的胸痹，症见胸闷、心前区疼痛；冠心病心绞痛见上述证候者。

【临床应用】

胸痹 因寒凝心脉，阳气不运，闭阻气机所致，症见卒然心痛如绞，遇寒即发，形寒肢冷，甚则胸痛彻背，背痛彻胸，舌淡苔薄白，脉沉弦或沉迟；冠心病心绞痛见上述证候者。

【不良反应】

个别病例服药后，出现上腹部不适、胃痛、咽痛、胸闷、面部皮炎等轻微副作用，均在开始服药时出现，继续用药则消失。

【禁　　忌】

孕妇禁用。

【注意事项】

1. 热郁神昏、气虚津伤者不宜用。

2. 本药属温开，阴虚血瘀、痰瘀互阻所致胸痹者不宜用。

3. 本品多为芳香开窍药，不宜长期服用。

4. 苏合香、冰片对胃黏膜有一定刺激作用，胃炎、胃溃疡、食管炎者慎用。

5. 服药期间忌食生冷、辛辣、油腻之品，忌烟酒、浓茶。

6. 在治疗期间，心绞痛持续发作，宜加用硝酸酯类药。如果出现剧烈心绞痛、心肌梗死等，应及时救治。

速效救心丸

【药物组成】

川芎、冰片。

【功能主治】

行气活血，祛瘀止痛，增加冠脉血流量，缓解心绞痛。用于气滞血瘀型冠心病，心绞痛。

【临床应用】

胸痹 因气滞血瘀，心脉闭阻所致，症见胸闷而痛，或心悸，或痛有定处，或牵引左臂内侧，舌紫暗苔薄，脉细涩。冠心病、心绞痛见上述证候者。

【不良反应】

服用本品偶有引发口腔溃疡、口唇肿胀、急性荨麻疹、全身性皮疹不良反应的报道。

【禁　　忌】

孕妇禁用。

【注意事项】

1. 寒凝血瘀，阴虚血瘀胸痹心痛不宜单用。

2. 伴有中、重度心力衰竭的心肌缺血者慎用。

3. 忌食生冷、辛辣、油腻之品，忌烟酒、浓茶。

4. 在治疗期间，心绞痛持续发作，宜加用硝酸酯类药。如果出现剧烈心绞痛、心肌梗死等，应及时救治。

地奥心血康胶囊

【药物组成】

薯蓣科植物黄山药或穿龙薯蓣的根茎提取物。

【功能主治】

活血化瘀，行气止痛，扩张冠脉血管，改善心肌缺血。用于预防和治疗冠心病，心绞痛以及瘀血内阻之胸痹、眩晕、气短、心悸、胸闷或痛。

【临床应用】

1. 胸痹　因瘀血闭阻而致，症见胸部疼痛，痛处固定，甚或痛引肩背，时或心悸不宁，眩晕，气短，舌质紫暗或有瘀斑，脉弦涩或结代；冠心病、心绞痛见上述证候者。

2. 心悸　因瘀血闭阻而致心悸不安，胸闷不舒，心痛时作，气短喘息，或见唇甲青紫，舌质紫暗或有瘀斑，脉涩或结代；功能性心律失常、冠心病心绞痛见上述证候者。

【不良反应】

服用本品后偶有头晕、头痛，可自行缓解。极少数病例空腹服用有胃肠道不适。

【禁　　忌】

无特殊禁忌。

【注意事项】

1. 月经期妇女及出血倾向者慎用。

2. 在治疗期间，心绞痛持续发作，宜加用硝酸酯类药。若出现剧烈心绞痛，心肌梗死，应及时急诊救治。

（六）化瘀通脉

通心络胶囊

【药物组成】

人参、水蛭、土鳖虫、赤芍、乳香（制）、降香、全蝎、蜈蚣、檀香、冰片、蝉蜕、酸枣仁（炒）。

【功能主治】

益气活血，通络止痛。用于冠心病、心绞痛属心气虚乏、血瘀络阻证。症见胸部憋闷、刺痛、绞痛，固定不移、心悸自汗、气短乏力、舌质紫暗或有瘀斑、脉细涩或结代。亦用于气虚血瘀络阻型中风病，症见半身不遂或偏身麻木、口舌㖞斜、言语不利。

【临床应用】

1. 胸痹　因心气不足，心血瘀阻，心脉失养，胸阳失展所致，症见胸闷，心前区刺痛，心悸，气短，乏力，自汗，脉细涩，舌淡色紫；冠心病、心绞痛见于上述证候者。

2. 中风　因气虚血瘀，脉络阻塞不通所致，症见半身不遂，周身麻木，口舌㖞斜，言语不利等；缺血性中风见上述证候者。

【不良反应】

个别患者用药后可出现胃部一过性不适，宜改为饭后服用。

【禁　　忌】

1. 孕妇及妇女月经期禁用。

2. 出血性疾患禁用。

3. 中风阴虚火旺证禁用。

【注意事项】

1. 一般宜饭后服用。

2. 保持心情舒畅。

3. 在治疗期间，心绞痛持续发作，应及时就诊。

十三、理气剂

（一）疏肝解郁

丹栀逍遥丸

【药物组成】

柴胡（酒制）、当归、白芍（酒炒）、栀子（炒焦）、牡丹皮、白术（土炒）、茯苓、甘草（蜜炙）、薄荷。

【功能主治】

疏肝解郁，清热调经。用于肝郁化火，胸胁胀痛，烦闷急躁，颊赤口干，食欲不振或有潮热，以及妇女月经先期，经行不畅，乳房与少腹胀痛。

【临床应用】

1. 胁痛　因肝郁化火，肝克脾土而致两胁胀痛，口苦咽干，胃脘胀闷，食后加重，苔黄腻，脉弦滑数。

2. 胃脘痛　因肝郁化火，肝胃不和而致胃脘胀痛连及两胁，口苦反酸，嗳气频繁，食后痞满加重，甚至呃逆呕吐，舌质红苔黄，脉弦滑数；胃下垂、消化不良、胃炎见上述证候者。

3. 郁证　因情志不遂，肝郁化火，肝脾不和而致情绪低落，闷闷不乐，喜叹息，胸闷胁痛，腹胀便溏，心烦不寐，甚至急躁易怒，舌红苔黄，脉弦细数。

4. 月经不调　因肝郁化火，冲任失调而致月经周期紊乱，经前烦躁易怒，乳房胀痛，经期腹痛，腹胀便溏，舌红或暗，脉弦细数。

【不良反应】

目前尚未检索到不良反应的报道。

【禁　　忌】

无特殊禁忌。

【注意事项】

1. 孕妇、妇女月经期慎用。

2. 服药期间饮食宜清淡，忌生冷及油腻食物。

3. 服药期间保持心情舒畅。

逍遥丸（颗粒）

【药物组成】

柴胡、当归、白芍、白术（炒）、茯苓、炙甘草、薄荷。

【功能主治】

疏肝健脾，养血调经。用于肝郁脾虚所致的郁闷不舒、胸胁胀痛、头晕目眩、食欲减退、月经不调。

【临床应用】

1. **胁痛** 因情志忧郁，肝郁不舒所致两胁窜痛或胀痛，脉弦，舌质淡暗。

2. **胃脘痛** 因肝郁气滞，肝气犯胃所致胃脘痞满，食后胀痛，嗳气呃逆，脉弦细，舌质淡苔薄白。慢性胃炎、胃下垂、消化不良见上述证候者。

3. **郁证** 因情志不遂，肝气郁结，肝脾不和而致情绪低落，闷闷不乐，喜叹息，胸闷胁痛，腹胀便溏，心烦不寐，舌苔白腻，脉弦细。

4. **月经不调** 因肝气郁结，冲任失调而致月经周期紊乱，经前烦躁易怒，乳房胀痛，经期腹痛，腹胀便溏，舌暗，脉弦细。

5. **眩晕** 因肝郁气滞，肝失疏泄，气机不畅导致气血失和，脾虚不运，清阳不升而出现头晕目眩，每遇情绪波动则加重，伴心烦不寐，大便溏，舌苔薄白或白腻，脉弦。

【不良反应】

连续服用逍遥丸后有出现头昏、身倦、嗜睡、恶心呕吐、心悸、大汗淋漓、血压升高等不良反应的报道。

【禁　　忌】

无特殊禁忌。

【注意事项】

1. 感冒时不宜用。月经过多者不宜服用本药。

2. 胁痛属湿热毒瘀所致的肝胆病，如急、慢性肝炎、急性胆囊炎症见口苦、发热，舌苔黄厚腻者不宜用。

3. 胁隐痛属慢性肝病（如肝硬化）症见咽干口燥，烦躁易怒，劳累加重，舌红少津，慎用肝肾阴虚，久而化火者不宜用。

4. 平素月经正常，突然出现月经量少，或月经错后，或阴道不规则出血应去医院妇科就诊。

5. 忌食寒凉、生冷食物。

（二）疏肝和胃

气滞胃痛颗粒（片）

【药物组成】

柴胡、香附（炙）、白芍、延胡索（炙）、枳壳、炙甘草。

【功能主治】

疏肝理气，和胃止痛。用于肝郁气滞，胸痞胀满，胃脘疼痛。

【临床应用】

胃痛 因情志失调，肝郁气滞所致胃脘胀痛，痛窜胁背，气怒痛重，嗳气纳少，大便不畅；胃炎、功能性消化不良、胃切除术后综合征见上述证候者。

【不良反应】

目前尚未检索到不良反应的报道。

【禁　　忌】

无特殊禁忌。

【注意事项】

1. 肝胃郁火、胃阴不足所致胃痛者慎用。

2. 本品含活血行气之品，孕妇慎用。

3. 服药期间饮食宜清淡，忌酒及辛辣、生冷、油腻食物。

4. 服药期间忌愤怒、忧郁，宜保持心情舒畅。

5. 糖尿病、高血压、心脏病、肝病、肾病等慢性病严重患者应在医师指导下服用。

6. 孕妇慎用。儿童、哺乳期妇女、年老体弱者应在医师指导下服用。

7. 对本品过敏者禁用，过敏体质者慎用。

胃苏颗粒

【药物组成】

紫苏梗、香附、陈皮、枳壳、槟榔、香橼、佛手、鸡内金（制）。

【功能主治】

疏肝理气，和胃止痛。用于肝胃气滞所致的胃脘痛，症见胃脘胀痛，窜及两胁，得嗳气或矢气则舒，情绪郁怒则加重，胸闷食少，排便不畅，舌苔薄白，脉弦；慢性胃炎及消化性溃疡见上述证候者。

【临床应用】

1. 胃痛 因肝郁气滞，横逆犯胃所致胃脘胀痛，牵及两胁，得嗳气或矢气则舒，情绪郁怒则加重，胸闷食少，排便不畅，舌苔薄白，脉弦；慢性胃炎及消化性溃疡见上述证候者。

2. 痞满 因肝郁气滞，肝胃不和所致脘腹胀满，牵及两胁，嗳气食少，生气后加剧，舌苔薄白，脉弦；慢性胃炎及功能性消化不良见上述证候者。

【不良反应】

服用本品后偶有口干，嘈杂。

【禁　　忌】

无特殊禁忌。

【注意事项】

1. 脾胃阴虚或肝胃郁火胃痛者慎用。

2. 服药期间忌生冷及油腻食品，戒烟酒。

3. 对本品过敏者禁用，过敏体质者慎用。孕妇慎用。

4. 服药期间要保持心情舒畅。

5. 糖尿病、高血压、心脏病、肝病、肾病等慢性病严重患者应在医师指导下服用。

6. 儿童、年老体弱者应在医师指导下服用。

（三）理气止痛

元胡止痛片（胶囊、颗粒、滴丸）

【药物组成】

元胡（醋制）、白芷。

【功能主治】

理气，活血，止痛。用于气滞血瘀所致的胃痛、胁痛、头痛及痛经等。

【临床应用】

1. 胃痛　因情志失调，气血瘀滞所致胃脘疼痛，痛处固定不移，疼痛持久，舌质紫暗或有瘀斑，脉弦或涩；胃炎、消化性溃疡见上述证候者。

2. 胁痛　因肝失条达，气血瘀滞所致胁肋胀痛或刺痛，痛处拒按，入夜痛甚，舌质紫黯，脉象沉弦或涩；肝病见上述证候者。

3. 头痛　因瘀血停留，阻滞脉络，头痛如锥刺，痛处固定不移，舌质紫暗或瘀斑；血管神经性头痛、外伤头痛见上述证候者。

4. 痛经　因冲任瘀阻或寒凝经脉所致经前或经期腹痛，痛处固定不移，拒按，或伴有胸胁乳房胀痛，或经量少，或经行不畅，经色紫暗有块，舌紫暗或有瘀点，脉弦或弦滑。

【不良反应】

目前尚未检索到不良反应的报道。

【禁　　忌】

无特殊禁忌。

【注意事项】

1. 虚证痛经，表现为经期或经后小腹隐痛喜按，月经质稀或色淡，伴有头晕目花，心悸气短者不宜用。

2. 脾胃虚寒及胃阴不足胃痛者不宜用。

3. 方中含有活血、行气之品，孕妇慎用。

4. 饮食宜清淡，忌酒及辛辣、生冷、油腻食物。

5. 有高血压、心脏病、肝病、糖尿病、肾病等慢性病严重者应在医师指导下服用。

6. 儿童、孕妇、哺乳期妇女、年老体弱者应在医师指导下服用。

三九胃泰颗粒

【药物组成】

三桠苦、九里香、两面针、木香、黄芩、茯苓、地黄、白芍。

【功能主治】

清热燥湿，行气活血，柔肝止痛。用于湿热内蕴、气滞血瘀所致的胃痛，症见脘腹隐痛、饱胀反酸、恶心呕吐、嘈杂纳减；浅表性胃炎、糜烂性胃炎、萎缩性胃炎见上述证候者。

【临床应用】

1. 胃痛　因饮食不节，湿热内蕴所致胃脘疼痛，嘈杂纳减，口苦口黏，大便黏滞，舌苔黄腻；慢性胃炎见上述证候者。

2. 痞满　因肝郁气滞，瘀血阻滞所致胃部饱胀，胃痛夜甚，舌质暗红有瘀点；胃炎、功能性消化不良见上述证候者。

【不良反应】

服用三九胃泰冲剂后有发生鼻塞流涕、面部潮红、皮肤瘙痒等过敏反应的报道。

【禁　　忌】

无特殊禁忌。

【注意事项】

1. 胃寒患者慎用。

2. 服药期间忌辛辣刺激性、油腻、生冷、难消化食物。

3. 服药期间宜保持心情舒畅，忌情绪激动或生闷气。

4. 糜烂性、萎缩性等慢性胃炎应在医师指导下服用。

5. 孕妇及糖尿病病人应在医师指导下服用。

6. 对本品过敏者禁用，过敏体质者慎用。

十四、消导剂

保和丸（颗粒、片）

【药物组成】

山楂（焦）、六神曲（炒）、莱菔子（炒）、麦芽（炒）、半夏（制）、陈皮、茯苓、连翘。

【功能主治】

消食，导滞，和胃。用于食积停滞，脘腹胀满，嗳腐吞酸，不欲饮食。

【临床应用】

食积　因饮食不节，食积中阻，脾胃升清降浊之功失常所致腹痛腹胀，恶心呕吐，嗳腐吞酸，不欲饮食，大便不调；功能性消化不良见上述证候者。

【不良反应】

目前尚未检索到不良反应的报道。

【禁　　忌】

孕妇禁用。

【注意事项】

1. 哺乳期妇女慎用。

2. 身体虚弱或老年人不宜长期服用。

3. 因肝病或心肾功能不全所致之不欲饮食，脘腹胀满者不宜用。

4. 服药期间饮食宜清淡，忌生冷、油腻食物。

5. 不宜在服药期间同时服用滋补性中药。

6. 有高血压、心脏病、肝病、糖尿病、肾病等慢性病严重者应在医师指导下服用。

7. 儿童、孕妇、哺乳期妇女、年老体弱者应在医师指导下服用。

8. 对本品过敏者禁用，过敏体质者慎用。

十五、治风剂

（一）疏散外风

川芎茶调丸（散、颗粒、片）

【药物组成】

川芎、羌活、白芷、荆芥、薄荷、防风、细辛、甘草。

【功能主治】

疏风止痛。用于外感风邪所致的头痛，或有恶寒、发热、鼻塞。

【临床应用】

1. 头痛　因感受风邪而致的偏、正头痛，遇风加重，同时伴有鼻塞、流涕等；神经性头痛、血管性头痛见上述证候者。

2. 感冒　因外感风邪所致，伴有头痛，恶寒，发热，鼻塞等；感冒、鼻炎见上述证候者。

【不良反应】

目前尚未检索到不良反应的报道。

【禁　　忌】

无特殊禁忌。

【注意事项】

1. 久病气虚、血虚，或因肝肾不足，肝阳上亢之头痛不宜用。

2. 方中含有辛香走窜之品，有碍胎气，孕妇慎服。

3. 本品药性发散，易伤正气，中病即止，不可多服、久服。

4. 服药期间饮食宜清淡，忌辛辣、油腻之物。

5. 孕妇慎用。哺乳期妇女、儿童、老人应在医师指导下使用。

6. 除非在医生指导下，否则不得超过推荐剂量使用。

7. 对本品过敏者禁用，过敏体质者慎用。

（二）祛风化瘀

正天丸（胶囊）

【药物组成】

钩藤、白芍、川芎、当归、地黄、白芷、防风、羌活、桃仁、红花、细辛、独活、麻黄、附子（制）、鸡血藤。

【功能主治】

疏风活血，通络止痛。用于外感风邪、瘀血阻络引起的头痛；神经性头痛。

【临床应用】

头痛　由外感风邪、瘀血阻络而致的头痛，症见头面疼痛经久不愈，痛处固定不移，或局部跳痛，舌质紫暗或瘀斑；神经性头痛见上述证候者。

【不良反应】

服用本品后有发生过敏性药疹等不良反应的报道。

【禁　　忌】

1. 婴幼儿、孕妇、哺乳期妇女禁用。

2. 肝肾功能不全者禁用。

3. 对本品过敏者禁用。

【注意事项】

1. 高血压、心脏病患者慎服。有肝病、糖尿病、肾病等慢性病严重者应在医师指导下服用。

2. 过敏体质者慎用，本品不宜长期服用。

3. 服药期间忌烟、酒及辛辣、油腻食物。

4. 儿童、孕妇、哺乳期妇女及年老体弱者应在医师指导下服用。

5. 初发头痛服药 3 天症状无缓解，高血压头痛及不明原因的头痛，应去医院就诊。经常性头痛服药 15 天症状无缓解，应去医院就诊。

6. 对本品过敏者禁用，过敏体质者慎用。

（三）平肝息风

松龄血脉康胶囊

【药物组成】

鲜松叶、葛根、珍珠层粉。

【功能主治】

平肝潜阳，镇心安神。用于肝阳上亢所致的头痛，眩晕，急躁易怒，心悸，失眠；高血压病及原发性高脂血症见上述证候者。

【临床应用】

1. 头痛 因肝阳上亢所致，症见头痛，耳鸣，心烦易怒，目赤，口苦，夜寐不安，舌红少苔，脉弦细数；高血压见上述证候者。

2. 眩晕 因肝阳上亢所致，症见眩晕，耳鸣，腰膝酸软，少寐多梦，心烦胸闷，目赤，口苦，舌红少苔，脉弦细数；原发性高脂血症见上述证候者。

【不良反应】

目前尚未检索到不良反应的报道。

【禁　　忌】

无特殊禁忌。

【注意事项】

1. 气血不足证者慎用。

2. 服药期间忌辛辣、生冷、油腻食物。

3. 高血压持续不降者及出现高血压危象者应及时到医院就诊。

（四）祛风通络

华佗再造丸

【药物组成】

川芎、吴茱萸、冰片等。

【功能主治】

活血化瘀，化痰通络，行气止痛。用于痰瘀阻络之中风恢复期和后遗症，症见半身不遂，拘挛麻木，口眼㖞斜，言语不清。

【临床应用】

中风 由痰瘀阻络而致半身不遂，口眼㖞斜，手足麻木，疼痛拘挛，肢体沉重疼痛或活动不利，舌质紫暗，舌下脉络瘀曲；中风恢复期见上述证候者。

【不良反应】

目前尚未检索到不良反应的报道。

【禁　　忌】

1. 孕妇禁用。

2. 脑出血急性期禁用。

【注意事项】

1. 中风痰热壅盛证，表现为面红目赤，大便秘结者不宜用。

2. 平素大便干燥者慎服。

3. 服药期间，忌辛辣、生冷、油腻食物。

4. 服药期间如有燥热感，可用白菊花蜜糖水送服，或减半服用，必要时暂停服用1~2天。

5. 连服10天，停药一天，30天为一疗程，可连服3个疗程。

十六、祛湿剂

（一）消肿利水

五苓散（胶囊、片）

【药物组成】

泽泻、茯苓、猪苓、白术（炒）、肉桂。

【功能主治】

温阳化气，利湿行水。用于阳不化气、水湿内停所致的水肿，症见小便不利、水肿腹胀、呕逆泄泻、渴不思饮。

【临床应用】

1. 水肿　因阳气不足，膀胱气化无力，水湿内停所致，症见小便不利，肢体水肿，腹胀不适，呕逆泄泻，渴不思饮；慢性肾炎见上述证候者。

2. 痰饮　因水湿内蓄于下，挟气上攻所致，症见脐下悸动，头眩，吐涎沫，短气而咳，小便不利，舌苔白腻，脉濡；慢性支气管炎见上述证候者。

3. 泄泻　因脾胃湿困，清气不升，浊气不降所致，症见泄泻如水或稀薄，呕吐，身重，体倦，或兼烦渴，小便不利，舌苔白腻，脉沉缓；慢性肠炎见上述证候者。

【不良反应】

目前尚未检索到不良反应的报道。

【禁　　忌】

无特殊禁忌。

【注意事项】

1. 湿热下注，气滞水停，风水泛溢所致水肿不宜用。

2. 阴虚津液不足之口渴、小便不利者不宜用。

3. 痰热犯肺，气喘咳嗽者不宜用。

4. 湿热下注，伤食所致泄泻不宜用。

5. 本品含温热及渗利药物，孕妇慎用。

6. 服药期间饮食宜清淡，忌辛辣、油腻和煎炸类食物。

（二）益肾通淋

普乐安胶囊（片）

【药物组成】

油菜花花粉。

【功能主治】

补肾固本。用于肾气不固所致的癃闭，症见腰膝酸软、排尿不畅、尿后余沥；慢性前列腺炎及前列腺增生症见上述证候者。

【临床应用】

癃闭 由肾虚所致，症见排尿困难，淋沥不畅，夜尿频数，腰膝酸软，舌淡苔薄，脉细弱；前列腺增生症见上述证候者。

【不良反应】

目前尚未检索到不良反应的报道。

【禁　　忌】

对本品过敏者禁用。

【注意事项】

1. 感冒发热病人不宜用。

2. 过敏体质者慎用。

3. 本品宜饭前服用。

4. 服药期间忌辛辣、生冷、油腻食物。忌烟酒。

（三）化瘀通淋

癃闭舒胶囊

【药物组成】

补骨脂、益母草、琥珀、金钱草、海金沙、山慈菇。

【功能主治】

益肾活血，清热通淋。用于肾气不足、湿热瘀阻所致的癃闭，症见腰膝酸软、尿频、尿急、尿痛、尿线细、伴小腹拘急疼痛；前列腺增生症见上述证候者。

【临床应用】

癃闭 由肾气不足，湿热瘀阻所致，症见夜尿增多，尿急，尿滴沥，伴小腹胀满，舌暗，苔黄腻，脉弦数等；前列腺增生症见上述证候者。

【不良反应】

目前尚未检索到不良反应的报道。

【禁　　忌】

无特殊禁忌。

【注意事项】

1. 肺热壅盛，肝郁气滞，脾虚气陷所致的癃闭不宜用。

2. 服药期间，忌辛辣、生冷、油腻食物。忌烟酒。

3. 个别患者服药后有轻微的口渴感，胃部不适、轻度腹泻不影响继续服药。

（四）扶正祛湿

尪痹颗粒（片）

【药物组成】

淫羊藿、续断、骨碎补、狗脊（制）、羊骨、附子（制）、独活、桂枝、防风、威灵仙、伸筋草、红花、皂刺、熟地黄、生地黄、白芍、知母。

【功能主治】

补肝肾，强筋骨，祛风湿，通经络。用于久痹体虚，关节疼痛，局部肿大、僵硬畸形，屈伸不利及类风湿关节炎见有上述证候者。

【临床应用】

痹病　因久痹体虚、肝肾不足，风湿瘀阻所致，症见关节疼痛，局部肿大、僵硬畸形，屈伸不利，肿胀疼痛，腰膝酸软，恶寒畏风，肢体麻木，手足乏力；风湿性关节炎、类风湿关节炎见上述证候者。

【不良反应】

目前尚未检索到不良反应的报道。

【禁　忌】

无特殊禁忌。

【注意事项】

1. 湿热实证慎用。

2. 孕妇慎用。

3. 服药期间忌生冷、油腻食物。

4. 有高血压、心脏病、肝病、肾病等慢性病严重患者应在医师指导下服用。

（五）化浊降脂

血脂康胶囊

【药物组成】

红曲。

【功能主治】

化浊降脂，活血化瘀，健脾消食。用于痰阻血瘀所致的高脂血症，症见气短、乏力、头晕、头痛、胸闷、腹胀、食少纳呆；也可用于高脂血症及动脉粥样硬化所致的其他心脑血管疾病的辅助治疗。

【临床应用】

高脂血症　因痰瘀阻滞所致，症见头晕头重，胸闷泛恶，腹胀，纳呆，肢体麻木，心悸气短，舌暗或有瘀斑瘀点，脉弦滑或弦涩。

【不良反应】

1. 本品常见不良反应为胃肠道不适，如胃痛、腹胀、胃部灼热等。

2. 偶可引起血清氨基转移酶和肌酸磷酸激酶可逆性升高。

3. 罕见乏力、口干、头晕、头痛、肌痛、皮疹、胆囊疼痛、浮肿、结膜充血和泌尿道刺激症状。

【禁　忌】

1. 对本品过敏者禁用。

2. 活动性肝炎或无法解释的血清氨基转移酶升高者禁用。

【注意事项】

1. 治疗期间，饮食宜清淡，忌油腻食物。

2. 用药期间应定期检查血脂、血清氨基转移酶和肌酸磷酸激酶；有肝病史者服用本品尤其要注意肝功能的监测。

3. 用药期间，如发生血清氨基转移酶增高达正常高限 3 倍，或血清肌酸磷酸激酶显著增高时，应停用本品。

4. 不推荐孕妇及乳母使用。

十七、外科用药

（一）清热利湿

消炎利胆片（颗粒、胶囊）

【药物组成】

溪黄草、穿心莲、苦木。

【功能主治】

清热，祛湿，利胆。用于肝胆湿热所致的胁痛、口苦；急性胆囊炎、胆管炎见上述证候者。

【临床应用】

胆胀　因肝胆湿热蕴结所致，症见右胁胀痛，口苦，厌食油腻，小便黄，舌红苔黄腻，脉弦滑数；急性胆囊炎，胆管炎见上述证候者。

【不良反应】

目前尚未检索到不良反应的报道。

【禁　　忌】

无特殊禁忌。

【注意事项】

1. 本品药性苦寒，脾胃虚寒者慎用。

2. 孕妇慎用。

3. 慢性胆囊炎及胆石症不属急性发作期慎用。

4. 服药期间饮食宜清淡，忌食辛辣油腻之品，并戒酒。

5. 本品所含苦木有一定毒性，不宜过量、久服。

6. 用于治疗急性胆囊炎感染时，应密切观察病情变化，若发热、黄疸、上腹痛等症状加重时，应及时请外科处理。

7. 过敏体质者，有高血压、心脏病、糖尿病、肝病、肾病等慢性病严重者慎用。

（二）清热消肿

马应龙麝香痔疮膏

【药物组成】

人工麝香、人工牛黄、珍珠、炉甘石（煅）、硼砂、冰片。

【功能主治】

清热燥湿，活血消肿，去腐生肌。用于湿热瘀阻所致的各类痔疮、肛裂，症见大便出血或疼痛、有下坠感；亦用于肛周湿疹。

【临床应用】

1. 内痔 因湿热瘀阻所致，症见大便时出血，有痔核脱出；Ⅰ、Ⅱ、Ⅲ期内痔见上述证候者。

2. 肛裂 因湿热瘀阻所致，大便带血，肛门疼痛。

3. 肛周湿疹 因湿热瘀阻所致，肛门周围湿痒。

【不良反应】

有使用马应龙麝香痔疮膏后引起月经不调不良反应的报道。

【禁　忌】

本品为外用药，不可内服。

【注意事项】

1. 忌食辛辣、油腻之品。

2. 孕妇慎用。

3. 用于痔疮便血肿痛时应将备用的注入管轻轻插入肛门内，挤入 2g 左右药膏；用于肛裂时，把药膏敷于裂口内，敷药前应将肛门洗净。

（三）清热解毒

季德胜蛇药片

【药物组成】

七叶一枝花、蟾蜍皮、蜈蚣、地锦草等。

【功能主治】

清热解毒，消肿止痛。用于毒蛇、毒虫咬伤。

【临床应用】

毒蛇、毒虫咬伤 因蛇虫咬伤，风毒入侵，内攻脏腑所致，症见局部牙痕，红肿疼痛，或起水疱，头晕，头痛，寒战发热，四肢乏力，肌肉酸痛；各种毒蛇及毒虫咬伤见上述证候者。

【不良反应】

目前尚未检索到不良反应的报道。

【禁　忌】

孕妇及哺乳期妇女禁用。

【注意事项】

1. 毒蛇咬伤用本品治疗效果不显著者，应改用其他方法治疗。

2. 脾胃虚寒、体弱年迈、肝肾功能不全者慎用。

3. 本品含有蟾蜍、蜈蚣，不可过服久服。

4. 用药期间忌辛辣、油腻之品。

连翘败毒丸（膏、片）

【药物组成】

金银花、连翘、蒲公英、紫花地丁、大黄、栀子、黄芩、黄连、黄柏、苦参、白鲜皮、木通、防风、白芷、蝉蜕、荆芥穗、羌活、麻黄、薄荷、柴胡、天花粉、玄参、浙贝母、桔梗、赤芍、当归、甘草。

【功能主治】

清热解毒，消肿止痛。用于热毒蕴结肌肤所致的疮疡，症见局部红肿热痛、未溃破者。

【临床应用】

疮疡　由风热毒邪蕴结肌肤所致，症见肌肤红赤、肿胀、微热、疼痛，舌尖红，脉浮数；体表急性感染性疾病见上述证候者。

【不良反应】

目前尚未检索到不良反应的报道。

【禁　　忌】

孕妇禁用。

【注意事项】

1. 疮疡阴证者慎用。

2. 忌食辛辣、油腻、海鲜之品。

3. 不宜在服药期间同时服用滋补性中药。

4. 高血压、心脏病患者慎服。

5. 有糖尿病、肝病、肾病等慢性病严重者应在医师指导下服用。

6. 对本品过敏者禁用，过敏体质者慎用。

如意金黄散

【药物组成】

黄柏、大黄、姜黄、白芷、天花粉、陈皮、厚朴、苍术、生天南星、甘草。

【功能主治】

清热解毒，消肿止痛。用于热毒瘀滞肌肤所致疮疡肿痛、丹毒流注，症见肌肤红、肿、热、痛，亦可用于跌打损伤。

【临床应用】

1. 疮疡　因热毒瘀滞肌肤所致，症见疮形高肿，皮色焮红，灼热疼痛；急性蜂窝组织炎、急性化脓性淋巴结炎、肛周脓肿见上述证候者。

2. 丹毒　因热毒瘀滞皮肤所致，症见突发全身发热，患部色红如染丹，边缘微隆起，边界清楚，疼痛，手压之红色减退，抬手复赤，舌红苔黄，脉滑数。

3. 流注　因热毒瘀滞肌肤所致，症见疮形高突，皮温微热，疼痛，可见一处或多处发生；体表多发性脓肿见上述证候者。

【不良反应】

如意金黄散外敷有引起过敏性皮疹不良反应的报道。

【禁　　忌】

1. 疮疡阴证者禁用。

2. 本品为外用药，不可内服。

【注意事项】

1. 孕妇慎用。

2. 皮肤过敏者慎用。

3. 忌辛辣、油腻、海鲜等食品。

4. 用毕洗手，切勿接触眼睛、口腔等黏膜处。皮肤破溃处禁用。

5. 儿童、孕妇、哺乳期妇女、年老体弱者应在医师指导下使用。

6. 疮疖较重或局部变软化脓或已破溃者应去医院就诊。

7. 本品不宜长期或大面积使用，用药后局部出现皮疹等过敏表现者应停用。

8. 对本品过敏者禁用，过敏体质者慎用。

（四）通淋消石

排石颗粒

【药物组成】

连钱草、车前子（盐水炒）、苘麻子、木通、石韦、瞿麦、滑石、徐长卿、忍冬藤、甘草。

【功能主治】

清热利水，通淋排石。用于下焦湿热所致的石淋，症见腰腹疼痛、排尿不畅或伴有血尿；泌尿系结石见上述证候者。

【临床应用】

石淋　因湿热蕴结下焦，煎熬尿液所致，症见小便艰涩，或排尿突然中断，少腹拘急，或腰腹绞痛难忍，尿中带血，舌红，苔薄黄，脉弦；泌尿系结石见上述证候者。

【不良反应】

目前尚未检索到不良反应的报道。

【禁　　忌】

1. 孕妇禁用。

2. 双肾结石或结石直径≥1.5cm或结石嵌顿时间长伴肾积水者禁用。

【注意事项】

1. 脾虚便溏者慎用。

2. 服药期间应多饮水并适当活动，忌油腻食物。

（五）软坚散结

内消瘰疬丸

【药物组成】

夏枯草、海藻、蛤壳（煅）、连翘、白蔹、大青盐、天花粉、玄明粉、浙贝母、枳壳、当归、地黄、熟大黄、玄参、桔梗、薄荷、甘草。

【功能主治】

化痰，软坚，散结。用于痰湿凝滞所致的瘰疬，症见皮下结块、不热不痛。

【临床应用】

瘰疬　因痰湿凝滞所致，症见颈项及耳前耳后的一侧或两侧，或颌下，锁骨上窝，腋部结块肿大，一个或数个，皮色不变，推之能动，不热不痛，以后逐渐增大窜生；淋巴结结核见上述证候者。

【不良反应】

目前尚未检索到不良反应的报道。

【禁　　忌】

孕妇禁用。

【注意事项】

1. 疮疡阳证者慎用。

2. 大便稀溏者慎用。

3. 忌辛辣、油腻、海鲜等食品。

十八、妇科用药

（一）理气剂

妇科十味片

【药物组成】

香附（醋炙）、当归、熟地黄、白芍、川芎、赤芍、元胡（醋炙）、白术、红枣、甘草、碳酸钙。

【功能主治】

养血疏肝，调经止痛。用于血虚肝郁所致月经不调，痛经，月经前后诸证，症见经行后错，经水量少，有血块，经行小腹疼痛，血块排出痛减，经前双乳胀痛，烦躁，食欲不振。

【临床应用】

1. 月经失调　因营血不足，肝郁不舒，经血不畅所致，症见月经错后，经水量少，色暗，有血块，舌质暗淡，脉虚弦涩；功能失调性子宫出血见上述证候者。

2. 痛经　因营血不足，肝气郁滞，冲任二脉失于濡养所致，症见行经小腹疼痛，经水量少，色暗，有血块，块出痛减，月经错后，舌质暗淡，脉虚弦涩；原发性痛经见上述证候者。

3. 月经前后诸症 因素体血虚肝郁，经前、经期气血下注冲任，心肝失于营血滋养，肝郁加重所致，症见经前双乳胀痛拒按，经期心情烦躁，胸胁胀满，食欲不振，经行后错，经水量少，舌质暗淡，苔薄，脉弦；经前期综合征见上述证候者。

【不良反应】

目前尚未检索到不良反应的报道。

【禁　　忌】

1. 孕妇禁用。

2. 对本品过敏者禁用。

【注意事项】

1. 感冒时不宜用。

2. 过敏体质者慎用。

3. 服药期间忌辛辣、生冷食物。

4. 有高血压、心脏病、肝病、糖尿病、肾病等慢性病严重者应在医师指导下服用。

5. 青春期少女及更年期妇女应在医师指导下服用。

6. 平素月经正常，突然出现月经过少，或经期错后，或阴道不规则出血者应去医院就诊。

7. 对本品过敏者禁用，过敏体质者慎用。

益母草膏（颗粒、胶囊、片）

【药物组成】

益母草。

【功能主治】

活血调经。用于血瘀所致的月经不调、产后恶露不绝，症见经水量少、淋沥不净、产后出血时间过长；产后子宫复旧不全见上述证候者。

【临床应用】

1. 月经不调 因瘀血内停冲任，气血运行不畅所致，症见经水量少，淋沥不净，经色紫暗，有血块，行经腹痛，块下痛减，或经期错后，舌紫暗或有瘀点，脉涩；功能性月经不调见上述证候者。

2. 产后恶露不绝 因产后瘀血阻滞，胞脉不畅，冲任失和，新血不得归经所致，症见产后出血时间过长，小腹疼痛，面色不华，倦怠神疲，舌紫暗或有瘀点，脉弦涩；产后子宫复旧不全见上述证候者。

【不良反应】

服用益母草流浸膏有皮肤发红、胸闷心悸、呼吸增快过敏反应的报道。

【禁　　忌】

1. 孕妇禁用。

2. 对本品过敏者禁用。

【注意事项】

1. 气血两虚引起的月经量少，色淡质稀，头晕心悸，疲乏无力不宜用。

2. 服药期间饮食宜清淡，忌生冷、油腻食物。

3. 青春期少女及更年期妇女应在医师指导下服药。

4. 糖尿病、高血压，心脏病，肾病等慢性病严重者应在医师指导下服用。

5. 各种流产后腹痛伴有阴道出血应去医院就诊。

6. 平素月经量正常，突然出现经量少，或经期错后，或阴道不规则出血者须去医院就诊。

（二）清热剂

妇科千金片（胶囊）

【药物组成】

千斤拔、功劳木、单面针、穿心莲、党参、鸡血藤、当归、金樱根。

【功能主治】

清热除湿，益气化瘀。用于湿热瘀阻所致的带下病、腹痛，症见带下量多，色黄质稠、臭秽，小腹疼痛，腰骶酸痛，神疲乏力；慢性盆腔炎、子宫内膜炎、慢性宫颈炎见有上述证候者。

【临床应用】

1. 带下病　因湿热瘀阻所致，症见带下量多，色黄质稠，有臭味，或小腹作痛，或阴痒，伴纳食较差，小便黄少，舌苔黄腻或厚，脉滑数；慢性盆腔炎见上述证候者。

2. 妇人腹痛　因湿热瘀阻所致，症见妇人腹痛，伴见带下量多，色黄质稠，有臭味，或阴痒，小便黄少，舌苔黄腻或厚，脉滑数；慢性盆腔炎见上述证候者。

【不良反应】

目前尚未检索到不良反应的报道。

【禁　　忌】

1. 孕妇禁用。

2. 对本品过敏者禁用。

【注意事项】

1. 气滞血瘀证、寒凝血瘀证者不宜用。

2. 糖尿病患者慎用。

3. 饮食宜清淡，忌辛辣厚味之品。

4. 青春期少女、哺乳期妇女应在医师指导下服用。

5. 过敏体质者慎用。

（三）扶正剂

艾附暖宫丸

【药物组成】

当归、地黄、白芍（酒炒）、川芎、炙黄芪、艾叶（炭）、吴茱萸（制）、肉桂、续断、香附（醋制）。

【功能主治】

理气养血，暖宫调经。用于血虚气滞、下焦虚寒所致的月经不调、痛经，症见经行错后、经量少有血块、小腹疼痛、经行小腹冷痛喜热、腰膝酸痛。

【临床应用】

1. 月经后期　因阴血不足，胞宫虚寒，冲任阻滞所致，症见月经逾期 7 天以上，经血色暗，有血块，小腹畏寒疼痛，腹胀，喜温按，四末不温，面色无华，肢体乏力，舌质淡暗，脉弦细；功能失调性子宫出血见上述证候者。

2. 月经过少　因气血两虚，胞宫不温，冲任瘀阻所致，症见月经量渐少，经血淡暗，有血块，小腹冷痛，得温痛减，腰酸腹胀，畏寒肢冷，倦怠乏力，舌质淡暗或有瘀斑，脉弦细；功能失调性子宫出血见上述证候者。

3. 痛经　因寒凝胞宫，血虚不荣，气滞血阻所致，症见经期小腹冷痛坠胀，喜温按，经血色暗，有血块，腰酸肢冷，乏力，面黄，舌质淡暗或有瘀斑，脉沉细或弦细。

【不良反应】

目前尚未检索到不良反应。

【禁　　忌】

1. 孕妇禁用。

2. 对本品过敏者禁用，过敏体质者慎用。

【注意事项】

1. 热证、实证者不宜用。

2. 经行有块伴腹痛拒按或胸胁胀痛者不宜用。

3. 治疗痛经，宜在经前 3 ~ 5 天开始服药，连服 1 周。如有生育要求应在医师指导下服用。

4. 感冒时不宜用。患有其他疾病者，应在医师指导下服用。

5. 服药期间忌食辛辣、生冷食物。注意保暖。

6. 过敏体质者慎用。

7. 平素月经正常，突然出现月经过少，或经期错后，或阴道不规则出血或带下伴阴痒，或赤带者应去医院就诊。

八珍益母丸（胶囊）

【药物组成】

益母草、熟地黄、当归、白芍（酒炒）、川芎、党参、白术（炒）、茯苓、甘草。

【功能主治】

益气养血，活血调经。用于气血两虚兼有血瘀所致的月经不调，症见月经周期错后、行经量少、淋沥不净、精神不振、肢体乏力。

【临床应用】

月经不调　因先天禀赋不足，或劳倦内伤太过，气血亏虚，冲任瘀滞，血海不足，经血运行不畅所致；症见月经周期错后，行经量少，淋沥不断，精神不振，肢体乏力，面色无华，舌淡苔白，脉缓弱；功能性月经不调见上述证候者。

【不良反应】

服用八珍益母丸有四肢、口唇、颈部出现大小不等紫红色的斑疹及水疱，局部轻度瘙痒不良反应的报道。

【禁　　忌】

1. 孕妇、月经过多者禁用。

2. 糖尿病患者禁服。

3. 对本品过敏者禁用。

【注意事项】

1. 肝肾不足，阴虚亏虚所致月经不调者不宜单用。

2. 感冒时不宜用。患有其他疾病者，应在医师指导下服用。

3. 服药期间忌辛辣、生冷食物。

4. 过敏体质者慎用。

5. 平素月经正常，突然出现月经过少，或经期错后，或阴道不规则出血者应去医院就诊。

乌鸡白凤丸（胶囊、片）

【药物组成】

乌鸡（去毛、爪、肠）、人参、黄芪、山药、熟地黄、当归、白芍、川芎、丹参、鹿角霜、鹿角胶、鳖甲（制）、生地黄、天冬、香附（醋制）、银柴胡、芡实（炒）、桑螵蛸、牡蛎（煅）、甘草。

【功能主治】

补气养血，调经止带。用于气血两虚，身体瘦弱，腰膝酸软，月经不调，崩漏带下。

【临床应用】

1. 月经不调　因气血双亏，阴虚有热，热扰冲任所致，症见经水先期而至，经量多或经量少，午后潮热，盗汗，腰腿酸软，心烦失眠，舌质偏红，脉细数；功能失调性子宫出血见上述证候者。

2. 崩漏　因气血不足，阴虚有热，热迫血行所致，症见经乱无期，月经量多，或淋沥不尽，头晕，乏力，腰腿酸痛，心烦易怒，舌质偏红，脉细数；功能性子宫出血见上述证候者。

3. 带下病　因气血虚弱，肝肾不足，虚热内扰，带脉不固，津液下夺所致；症见带下量多，黄白相间，腰酸腿软，虚热盗汗，舌质偏红，脉细数。

【不良反应】

服用乌鸡白凤丸有引起过敏反应的报道。

【禁　　忌】

1. 孕妇禁用。

2. 对本品过敏者禁用。

【注意事项】

1. 气滞血瘀或血热实证引起的月经不调或崩漏不宜用。

2. 经行有块伴腹痛拒按或胸胁胀痛者不宜用。

3. 感冒时不宜用。患有其他疾病者，应在医师指导下服用。

4. 服本品时不宜同时服用藜芦、五灵脂、皂荚及其制剂。

5. 服药期间忌食辛辣、生冷食物。

6. 过敏体质者慎用。

7. 平素月经正常，突然出现月经过少，或经期错后，或阴道不规则出血，或带下伴阴痒，或赤带者应去医院就诊。

更年安片

【药物组成】

生地黄、熟地黄、制何首乌、玄参、麦冬、茯苓、泽泻、牡丹皮、珍珠母、磁石、钩藤、首乌藤、五味子、浮小麦、仙茅。

【功能主治】

滋阴清热，除烦安神。用于肾阴虚所致的绝经前后诸证，症见烘热出汗、眩晕耳鸣、手足心热、烦躁不安；更年期综合征见上述证候者。

【临床应用】

绝经前后诸证　年龄45～55岁妇女经断前后，因肾阴不足，虚阳上浮所致，症见烘热出汗，眩晕耳鸣，腰酸腿软，急躁易怒，心胸烦闷，手足心热，头痛，两胁胀痛，失眠多梦，心悸，口渴，舌红少苔，脉细数；更年期综合征见上述证候者。

【不良反应】

目前尚未检索到不良反应的报道。

【禁　　忌】

对本品过敏者禁用。

【注意事项】

1. 脾肾阳虚者不宜用。

2. 感冒时不宜用。

3. 服药期间忌辛辣、油腻食物。

4. 过敏体质者慎用。

5. 有高血压、心脏病、肝病、糖尿病、肾病等慢性病严重者应在医师指导下服用。

6. 伴有月经紊乱者，应在医师指导下服用。

7. 眩晕症状较重者，应及时去医院就诊。

（四）散结剂

乳癖消片（胶囊、颗粒）

【药物组成】

鹿角、鸡血藤、红花、三七、牡丹皮、赤芍、蒲公英、连翘、天花粉、玄参、夏枯草、漏芦、昆布、海藻、木香。

【功能主治】

软坚散结，活血消痈，清热解毒。用于痰热互结所致的乳癖、乳痈，症见乳房结节、数目不等、大小形态不一、质地柔软或产后乳房结块、红热疼痛；乳腺增生，乳腺炎早期见上述证候者。

【临床应用】

1. 乳癖　因痰热互结所致，症见单侧或双侧乳房胀痛、肿块，皮温微热；乳腺增生病见上述证候者。

2. 乳痈　因痰热互结或乳汁淤积所致，症见产后乳房结块无波动，皮肤微红，胀痛；急性乳腺炎见上述证候者。

【不良反应】

服用乳癖消片有出现水肿，伴全身不适感和胸闷不良反应的报道。

【禁　　忌】

孕妇禁用。

【注意事项】

1. 乳痈化脓者慎用。

2. 乳痈患者应保持乳汁通畅。

3. 忌辛辣、油腻、海鲜等食品。

4. 保持心情舒畅。

十九、眼科用药

（一）清热剂

明目上清片

【药物组成】

菊花、连翘、黄芩、黄连、薄荷脑、荆芥油、蝉蜕、蒺藜、栀子、熟大黄、石膏、天花粉、麦冬、玄参、赤芍、当归、车前子、枳壳、陈皮、桔梗、甘草。

【功能主治】

清热散风，明目止痛。用于暴发火眼、红肿作痛、头晕目眩、眼边刺痒、大便燥结、小便赤黄。

【临床应用】

1. 暴风客热 由肝经风热上扰所致，白睛红肿虚浮，甚则眼睑红赤，肿胀，灼热，异物感，眵多如脓，或有身热恶风，耳前淋巴结肿大，大便干结，小便黄赤、舌红苔黄，脉洪数；急性细菌性结膜炎见上述证候者。

2. 睑弦赤烂 由风热夹湿所致，眼睑边缘红赤刺痒，灼热疼痛，甚则眼睑边缘及附近皮肤溃烂，流脓水，睫毛乱生或脱落，口苦咽干，舌红苔黄，脉数；溃疡性睑缘炎见上述证候者。

【不良反应】

目前尚未检索到不良反应的报道。

【禁　　忌】

孕妇禁用。

【注意事项】

1. 脾胃虚寒者不宜用。

2. 年老体弱、白内障患者慎用。

3. 服药期间饮食宜清淡，忌辛辣、油腻食物。

4. 使用本品时，应配合治疗暴发火眼的外用眼药，如滴眼剂、洗眼剂和外敷剂等。

5. 有高血压、心脏病、肾病、糖尿病等慢性病严重患者应在医师指导下服用。

6. 暴发火眼常并发角膜疾患，如出现头痛眼痛、视力明显下降，并伴有呕吐、恶心，应及时去医院就诊。应用本药时一般应配合治疗暴发火眼的外用眼药，不能仅用本药。

7. 对本品过敏者禁用，过敏体质者慎用。

（二）扶正剂

明目地黄丸

【药物组成】

熟地黄、山茱萸（制）、枸杞子、山药、当归、白芍、蒺藜、石决明（煅）、牡丹皮、茯苓、泽泻、菊花。

【功能主治】

滋肾，养肝，明目。用于肝肾阴虚，目涩畏光，视物模糊，迎风流泪。

【临床应用】

1. 视瞻昏渺 因劳神竭视，血少，元气弱或精血亏损所致，眼外观端好，无异常人，自觉视力渐降，曚昧不清；一些慢性视神经视网膜疾病，如慢性球后视神经炎、轻度视神经萎缩、视网膜黄斑部的退行性病变见上述证候者。

2. 干涩昏花 因劳瞻竭视，过多思虑，或房劳过度，致伤神水，目干涩不爽，视物昏花，甚则黑睛枯干光损，常伴口干鼻燥，妇女月经不调，白带稀少；角膜结膜干燥症见上述证候者。

3. 溢泪症　因年老体衰，精血不足，筋肉弛缓，眼液失约所致，症见初起迎风流泪，甚则时时泪下，但冲洗通道检查，仍然通畅；泪道狭窄见上述证候者。

【不良反应】

目前尚未检索到不良反应的报道。

【禁　　忌】

暴发火眼，表现为眼白充血发红，怕光，流泪，眼屎多者禁用。对本品过敏者禁用。

【注意事项】

1. 肝经风热、肝火上扰者不宜用。

2. 脾胃虚弱，运化失调者宜慎用。

3. 服药期间忌辛辣、油腻食物。

4. 如有迎风流泪，又有视力急剧下降，应去医院就诊。

5. 感冒时不宜服用。有高血压、心脏病、肝病、糖尿病、肾病等慢性病严重者应在医师

指导下服用。儿童、孕妇、哺乳期妇女、年老体弱、脾虚便溏者应在医师指导下服用。

6. 眼部有炎症或眼底病者，平时有头痛，眼胀，虹视或青光眼等症状的患者、用药后如视力下降明显应去医院就诊。

7. 过敏体质者慎用。

二十、耳鼻喉科用药

（一）耳病

耳聋左慈丸

【药物组成】

熟地黄、山茱萸（制）、山药、泽泻、茯苓、牡丹皮、竹叶柴胡、磁石（煅）。

【功能主治】

滋肾平肝。用于阴虚阳亢，耳鸣耳聋，头晕目眩。

【临床应用】

1. 耳鸣　因肾阴不足，阴虚阳亢，肝火上扰清窍所致，症见耳内蝉鸣，伴头晕头痛，面红目赤，口苦咽干，烦躁不宁，或有手足心热，盗汗，腰膝酸软，舌红，苔少，脉弦细数；神经性耳鸣见上述证候者。

2. 耳聋　因肾阴不足，阴虚阳亢，肝火上扰清窍所致，症见听力下降，伴头晕头痛，面红目赤，口苦咽干，烦躁不宁，或有手足心热，盗汗，腰膝酸软，舌红，苔少，脉弦细数；神经性耳聋见上述证候者。

【不良反应】

目前尚未检索到不良反应的报道。

【禁　忌】

突发耳鸣、耳聋者禁用。

【注意事项】

1. 肝火上炎、痰瘀阻滞实证不宜用。

2. 注意饮食调理，忌辛辣刺激及油腻食物。

3. 伴有头痛头晕，血压偏高者，应同时配合服用降压药物。

4. 本品只用于肝肾阴虚证之听力逐渐减退，耳鸣如蝉声者。凡属外耳、中耳病变而出现的耳鸣，如外耳道异物等，应去医院就诊。

（二）鼻病

鼻炎康片

【药物组成】

野菊花、黄芩提取物、猪胆汁、麻黄、薄荷油、苍耳子、广藿香、鹅不食草、当归干浸膏、扑尔敏。

【功能主治】

清热解毒，宣肺通窍，消肿止痛。用于风邪蕴肺所致的急、慢性鼻炎，过敏性鼻炎。

【临床应用】

1. 伤风鼻塞　因风热外袭，上犯于鼻，热毒蕴肺，肺失宣肃，热壅鼻道，风热鼓胀肌膜，鼻失通畅所致，症见鼻塞较重，鼻流黏稠黄涕，擤出不爽，鼻黏膜色红肿胀，鼻道有黄色脓涕积留，伴发热，头痛，微恶风，口渴，咳嗽，痰黄黏稠，舌尖红，苔薄黄，脉浮数；急性鼻炎见上述证候者。

2. 鼻窒　因风热上攻，热毒蕴肺所致，症见鼻塞时轻时重，或交替性鼻塞，遇冷则塞减，鼻气灼热，鼻涕色黄量少，嗅觉减退；伴有头昏不清，咳嗽痰黄，时有胸中烦热，舌尖红，苔薄黄，脉浮有力；慢性鼻炎见上述证候者。

3. 鼻鼽　因风热上攻，热毒蕴肺所致，症见阵发性鼻痒，喷嚏，流鼻涕，小便色黄，大便干燥，舌尖红，苔薄黄，脉浮数；过敏性鼻炎见上述证候者。

【不良反应】

目前尚未检索到不良反应的报道。

【禁　忌】

无特殊禁忌。

【注意事项】

1. 肺脾气虚或气滞血瘀者慎用。

2. 过敏性鼻炎属虚寒证者慎用。

3. 孕妇慎用。

4. 不宜过量、长期服用。

5. 服药期间忌辛辣、油腻食物。

6. 高血压、心脏病等慢性病者，应在医师指导下服用。

7. 用药期间不宜驾驶车辆、管理机械及高空作业。

8. 个别患者服药后偶有胃部不适，停药后可消失；建议饭后服用。

9. 对本品过敏者禁用，过敏体质者慎用。

藿胆丸（片、滴丸）

【药物组成】

广藿香叶、猪胆粉。

【功能主治】

清热化浊，宣通鼻窍。用于风寒化热，胆火上攻引起的鼻塞欠通、鼻渊头痛。

【临床应用】

1. 伤风鼻塞 因风寒化热，胆火上攻，鼻失通畅所致，症见鼻塞较重，鼻流黏稠黄涕，伴发热，头痛，口渴，咳嗽，痰黄黏稠；急性鼻炎见上述证候者。

2. 鼻渊 因风寒化热，内郁化火，胆火上攻所致，症见前额部或眉棱骨疼痛，鼻流浊涕，不知香臭，头痛剧烈，伴发热，口苦，咽干，目眩，耳聋耳鸣，舌质红，苔黄，脉弦数；急性鼻窦炎见上述证候者。

【不良反应】

目前尚未检索到不良反应的报道。

【禁　　忌】

无特殊禁忌。

【注意事项】

1. 慢性鼻炎属虚寒证者不宜用。

2. 脾虚大便溏者慎用。

3. 孕妇慎用。

4. 忌烟酒、辛辣、油腻食物。

5. 不宜在服药期间同时服用温补性中药。

6. 儿童应在医师指导下服用。

7. 有高血压、心脏病、肝病、糖尿病、肾病等慢性病严重者应在医师指导下服用。

8. 儿童、孕妇、哺乳期妇女、年老体弱、脾虚便溏者应在医师指导下服用。

9. 对本品过敏者禁用，过敏体质者慎用。

（三）咽喉病

黄氏响声丸

【药物组成】

桔梗、薄荷、薄荷脑、蝉蜕、诃子肉、胖大海、浙贝母、儿茶、川芎、大黄（酒制）连翘、甘草。

【功能主治】

疏风清热，化痰散结，利咽开音。用于风热外束、痰热内盛所致的急、慢性喉瘖，症见声音嘶哑、咽喉肿痛、咽干灼热、咽中有痰，或寒热头痛，或便秘尿赤；急、慢性喉炎及声带小结、声带息肉初起见上述证候者。

【临床应用】

喉瘖　因风热外束，痰热内盛，壅结喉门而致声音嘶哑，咽喉肿痛，咽干灼热，咽中有痰，或寒热头痛，或便秘，尿赤，舌红，苔黄，脉数；急、慢性喉炎及声带小结、声带息肉初起见上述证候者。

【不良反应】

目前尚未检索到不良反应的报道。

【禁　　忌】

无特殊禁忌。

【注意事项】

1. 阴虚火旺所致急、慢喉瘖者慎用。

2. 声嘶、咽痛，兼见恶寒发热、鼻流清涕等外感风寒者慎用。

3. 胃寒便溏者慎用。

4. 孕妇慎用。

5. 服药期间饮食宜清淡，忌辛辣、油腻、鱼腥食物，戒烟酒。

6. 不宜在服药期间同时服用温补性中成药。

7. 声哑、咽喉痛同时伴有其他症状，如心悸、胸闷、咳嗽气喘、痰中带血等，应及时去医院就诊。用于声带小结、息肉之初起，凡声带小结、息肉较重者应当在医生指导下使用。

8. 服药 10 天后症状无改善，或出现其他症状，应去医院就诊。

9. 对本品过敏者禁用，过敏体质者慎用。

二十一、骨伤科用药

（一）活血化瘀

接骨七厘片

【药物组成】

自然铜（煅）、土鳖虫、骨碎补（烫）、乳香（炒）、没药（炒）、大黄（酒炒）、血竭、当归、硼砂。

【功能主治】

活血化瘀，接骨续筋。用于跌打损伤，闪腰岔气，骨折筋伤，瘀血肿痛。

【临床应用】

1. 骨折脱位　因外力撞击所致，症见伤处肿胀剧烈疼痛，或有骨摩擦音，活动受限，肢体畸形，舌红或暗，脉弦或弦数。

2. 跌打损伤　因外伤扭挫，瘀血阻滞，经络不通所致软组织损伤，症见局部疼痛，皮肤青肿，活动受限，舌质紫暗，脉弦涩。

3. 闪腰岔气　因局部跌打损伤致瘀血阻滞，经络不通，症见腰痛，活动受限或胸胁胀痛，痛呈走窜，胸闷气急，呼吸说话时有牵掣痛；急慢性腰扭伤。

【不良反应】

服用本品后偶见便秘、胃胀气、口干。

【禁　　忌】

孕妇禁用。

【注意事项】

1. 有移位的骨折先复位固定后，再用药物治疗。

2. 本品含有乳香、没药，脾胃虚弱者慎用。

3. 服药期间忌生冷、油腻食物。

伤科接骨片

【药物组成】

红花、土鳖虫、朱砂、马钱子粉、甜瓜子、鸡骨（炙）、自然铜（煅）、海星（炙）、乳香（炙）、没药（炙）、三七、冰片。

【功能主治】

活血化瘀，消肿止痛，舒筋壮骨。用于跌打损伤，闪腰岔气，筋伤骨折，瘀血肿痛。

【临床应用】

1. 骨折脱位　因暴力撞击导致筋伤骨折，症见骨折或关节脱位，肿胀疼痛，活动不利。

2. 跌打损伤　因外伤扭挫导致血离其经，瘀血阻络所致急性软组织损伤，症见肢体肿胀疼痛，局部皮肤青紫，活动受限。

3. 闪腰岔气　因挑担负重，搬物屏气等所致，症见腰痛，活动受限或胸胁胀痛，痛呈走窜，胸闷气急，牵掣痛；急性腰扭伤、胸胁迸伤见上述证候者。

【不良反应】

服用本品有发生药疹不良反应的报道。

【禁　　忌】

1. 孕妇禁用。

2. 十岁以下儿童禁用。

【注意事项】

1. 有移位的骨折应先行复位固定后，再用药物治疗。

2. 本品含有乳香、没药，脾胃虚弱者慎用。

3. 用药期间忌食生冷油腻食物。

4. 本品不可随意增加用量，增加时，须遵医嘱。

5. 本品含马钱子，不可过服、久服。如出现中毒症状时，应立即停药并采取相应急救措施。运动员慎服。

云南白药（胶囊）

【功能主治】

化瘀止血，活血止痛，解毒消肿。用于跌打损伤，瘀血肿痛，吐血，咳血，便血，痔血，崩漏下血，疮疡肿毒及软组织挫伤，闭合性骨折，支气管扩张及肺结核咳血，溃疡病出血，以及皮肤感染性疾病。

【临床应用】

1. 跌打损伤　因瘀血阻滞所致软组织损伤，症见伤处青红紫斑，痛如针刺，焮肿闷胀，不敢触摸，活动受限，舌质紫暗；也可用于闭合性骨折辅助治疗。

2. 吐血　因热毒灼伤胃络所致的吐血，血色鲜红，夹有食物残渣，身热，烦躁，牙龈肿痛，便秘，尿赤；胃及十二指肠溃疡出血、食管炎出血见上述证候者。

3. 咳血　因热毒灼伤肺络所致的咳血，血色鲜红，夹有痰涎，咽痒咳嗽，舌红苔黄，脉数有力；支气管扩张、肺结核咳血见上述证候者。

4. 便血　因热毒壅遏肠道，灼伤络脉所致的大便带血，血色鲜红，肛门肿胀；胃及十二指肠溃疡出血、痔疮、肛裂出血见上述证候者。

5. 崩漏　因热毒内盛，冲任失固所致经血非时而下，量多或淋漓不尽，血色鲜红或有瘀块；功能性子宫出血、人流后出血见上述证候者。

6. 疮疡　因热毒蕴结肌肤所致，症见肌肤红赤、肿胀、微热、疼痛，舌尖红，脉浮数；体表急性感染性疾病见上述证候者。

【不良反应】

极少数患者服药后导致过敏性药疹，出现胸闷、心悸、腹痛、恶心呕吐、全身奇痒、躯干及四肢等部位出现荨麻疹。

【禁　　忌】

孕妇禁用。

【注意事项】

1. 经期及哺乳期妇女慎用。

2. 服药1日内，忌食蚕豆、鱼类及酸冷食物。

3. 外用前务必清洁创面。

4. 临床上确需使用大剂量给药，一定要在医师的安全监控下应用。

5. 用药后若出现过敏反应，应立即停用，视症状轻重给予抗过敏治疗，若外用可先清除药物。

云南白药膏

【功能主治】

活血散瘀，消肿止痛，祛风除湿。用于跌打损伤，瘀血肿痛，风湿疼痛等症。

【临床应用】

1. 跌打损伤　因瘀血阻滞所致软组织损伤，症见伤处青红紫斑，痛如针刺，焮肿闷胀，不敢触摸，活动受限，舌质紫暗。

2. 痹病 因风湿瘀阻经络而致关节疼痛，痛处不移或痛而重着，肢体麻木，筋骨拘急。

【不良反应】

目前尚未检索到不良反应的报道。

【禁　忌】

孕妇禁用。

【注意事项】

1. 皮肤破损处不宜用。

2. 经期及哺乳期妇女慎用。

3. 皮肤过敏者停用。

4. 每次贴于皮肤的时间少于 12h，使用中发生皮肤发红，瘙痒等轻微反应时可适当减少粘贴时间。

5. 服药 1 日内，忌食蚕豆、鱼类及酸冷食物。

6. 小儿、年老患者应在医师指导下使用。

云南白药酊

【功能主治】

活血散瘀，消肿止痛。用于跌打损伤，风湿麻木、筋骨及关节疼痛，肌肉酸痛及冻伤等症。

【临床应用】

1. 跌打损伤 因瘀血阻滞所致软组织损伤，症见伤处青红紫斑，痛如针刺，焮肿闷胀，不敢触摸，活动受限，舌质紫暗。

2. 痹病 因风湿瘀阻经络而致关节疼痛，痛处不移或痛而重着，肢体麻木，筋骨拘急。

3. 冻疮 因风寒侵袭，瘀血阻络所致的局部或全身性损伤，症见局部肿胀、麻木、痛痒、青紫，或起水泡，甚至破溃成疮；冻伤见上述证候者。

【不良反应】

目前尚未检索到不良反应的报道。

【禁　忌】

1. 孕妇禁用。

2. 酒精过敏者禁用。

【注意事项】

1. 皮肤破损处不宜用。

2. 经期及哺乳期妇女慎用。

3. 皮肤过敏者停用。

4. 服药后 1 日内，忌食蚕豆、鱼类及酸冷食物。

5. 小儿、年老患者应在医师指导下使用。

云南白药气雾剂

【功能主治】

活血散瘀，消肿止痛。用于跌打损伤，瘀血肿痛，肌肉酸痛及风湿性关节疼痛等症。

【临床应用】

1. 跌打损伤 因瘀血阻滞所致软组织损伤，症见伤处青红紫斑，痛如针刺，焮肿闷胀，不敢触摸，活动受限，舌质紫暗。

2. 痹病 因风湿瘀阻经络而致关节疼痛，痛处不移或痛而重着，肢体麻木，筋骨拘急。

【不良反应】

目前尚未检索到不良反应的报道。

【禁　忌】

1. 孕妇禁用。

2. 酒精过敏者禁用。

【注意事项】

1. 本品只限于外用，切勿喷入口、眼、鼻。

2. 皮肤过敏者停用。

3. 皮肤破损处不宜用。

4. 使用云南白药气雾剂保险液（红色瓶）时先振摇，喷嘴离皮肤 5~10cm，喷射时间应限制在 3~5s，以防止局部冻伤。

5. 小儿、年老患者应在医师指导下使用。

6. 使用时勿近明火，切勿受热，应置于阴凉处保存。

（二）活血通络

活血止痛散（胶囊）

【药物组成】

土鳖虫、自然铜（煅）、当归、三七、乳香（制）、冰片。

【功能主治】

活血散瘀，消肿止痛。用于跌打损伤，瘀血肿痛。

【临床应用】

跌打损伤 因外伤而致软组织损伤，症见伤处青红紫斑，痛如针刺，焮肿闷胀，不敢触摸，活动受限，舌质紫暗，脉弦涩。

【不良反应】

目前尚未检索到不良反应的报道。

【禁　忌】

1. 孕妇禁用。

2.6 岁以下儿童禁用。

3. 肝肾功能异常者禁用。

【注意事项】

1. 饭后半小时服用。

2. 本品含乳香，脾胃虚弱者慎用，且不宜大剂量应用。

3. 经期及哺乳期妇女慎用。

4. 服药期间忌生冷油腻食品。

5. 有高血压、心脏病、肝病、糖尿病、肾病等慢性病严重者应在医师指导下服用。

6. 对本品过敏者禁用，过敏体质者慎用。

舒筋活血丸

【药物组成】

土鳖虫、红花、桃仁、赤芍、三七、乳香（制）、苏木、自然铜（醋煅）、儿茶、马钱子（制）、牛膝、骨碎补、续断、熟地黄、当归、桂枝、白芷、大黄、栀子、冰片。

【功能主治】

舒筋通络，活血止痛。用于跌打损伤，闪腰岔气，筋断骨折，瘀血作痛。

【临床应用】

1. 跌打损伤　因外伤致肌肉、筋膜、韧带损伤，症见局部瘀血肿胀、剧烈疼痛、关节活动不利；软组织损伤见上述证候者，也可用于闭合性骨折辅助治疗。

2. 闪腰岔气　因突然遭受间接暴力引起腰肌筋膜、腰部韧带损伤和小关节错缝所致，症见腰部疼痛、压痛、肿胀或屈伸不利。

【不良反应】

目前尚未检索到不良反应的报道。

【禁　　忌】

孕妇禁用。

【注意事项】

1. 脾胃虚弱者慎用。

2. 经期及哺乳期妇女慎用。

3. 不宜过量服用。

4. 忌食生冷、油腻之品。

舒筋活血片

【药物组成】

红花、鸡血藤、香附（制）、狗脊（制）、槲寄生、香加皮、络石藤、伸筋草、泽兰叶、自然铜（煅）。

【功能主治】

舒筋活络，活血散瘀。用于筋骨疼痛，肢体拘挛，腰背酸痛，跌打损伤。

【临床应用】

1. 跌打损伤 因外伤致使肌肉、筋膜、韧带损伤，症见局部瘀血肿胀、剧烈疼痛、关节活动不利；软组织损伤见上述证候者。

2. 痹病 因瘀血闭阻经络所致，症见筋骨疼痛，肢体拘挛，腰背酸痛。

【不良反应】

目前尚未检索到不良反应的报道。

【禁　　忌】

孕妇禁用。

【注意事项】

1. 经期及哺乳期妇女慎用。

2. 服药期间忌生冷、油腻食物。

颈舒颗粒

【药物组成】

三七、当归、川芎、红花、肉桂、天麻、人工牛黄。

【功能主治】

活血化瘀，温经通窍止痛。适用于神经根型颈椎病瘀血阻络证，症见颈肩部僵硬、疼痛，患侧上肢窜痛等。

【临床应用】

骨痹 因瘀血阻络所致，症见头晕，颈项僵硬，肩背酸痛，患侧上肢窜痛，手臂麻木；神经根型颈椎病颈椎病见上述证候者。

【不良反应】

服用本品后偶见轻度恶心。

【禁　　忌】

1. 孕妇禁用。

2. 对本品过敏者禁用。

【注意事项】

1. 过敏体质者慎用。

2. 服药期间忌生冷、油腻食物。

3. 高血压、心脏病、肝病、糖尿病、肾病慢性病严重者应在医师指导下服用。

4. 儿童、经期及哺乳期妇女、年老体弱者应在医师指导下服用。

狗皮膏

【药物组成】

生川乌、生草乌、肉桂、官桂、羌活、独活、青风藤、香加皮、防风、铁丝威灵仙、苍术、蛇床子、麻黄、高良姜、小茴香、白芷、丁香、木瓜、油松节、当归、赤芍、苏木、大黄、续断、川芎、乳香、没药、冰片、樟脑。

【功能主治】

祛风散寒，活血止痛。用于风寒湿邪、气血瘀滞所致的痹病，症见四肢麻木、腰腿疼痛、筋脉拘挛；或跌打损伤、闪腰岔气、局部肿痛；或寒湿瘀滞所致的脘腹冷痛、行经腹痛、寒湿带下、积聚癥块。

【临床应用】

1. 痹病　因风寒湿阻、气血瘀滞所致，症见肢体麻木，肩臂、腰腿疼痛，筋脉拘挛；风湿性关节炎、类风湿关节炎见上述证候者。

2. 跌仆损伤　因气血瘀滞所致，症见伤处肿胀，活动受限；软组织损伤见上述证候者。

3. 闪腰岔气　因经络受损、气血阻遏所致，症见腰胁疼痛不能转侧，或痛连背脊，呼吸受限；急性腰扭伤、胸胁挫伤见上述证候者。

4. 脘腹疼痛　因寒湿瘀滞所致，症见脘腹冷痛，喜暖怕冷，或妇女行经腹痛，舌淡苔白，脉迟缓者。

5. 带下　因寒湿下注所致，症见带下色白无臭，面色无华，舌淡苔白，脉迟缓。

【不良反应】

目前尚未检索到不良反应的报道。

【禁　　忌】

1. 孕妇禁用。

2. 皮肤破溃或感染处禁用。

3. 对本品过敏者禁用。

【注意事项】

1. 风湿热痹，局部红肿热痛者不宜用。

2. 经期妇女、哺乳期妇女慎用。

3. 忌生冷、油腻食物。

4. 儿童、年老体弱者应在医师指导下使用。

5. 本品不宜长期或大面积使用，用药后皮肤过敏如出现搔痒、皮疹等现象时，应停止使用。

（三）补肾壮骨

仙灵骨葆胶囊

【药物组成】

淫羊藿、续断、补骨脂、丹参、地黄、知母。

【功能主治】

滋补肝肾，活血通络，强筋壮骨。用于肝肾不足，瘀血阻络所致骨质疏松症，症见腰脊疼痛，足膝酸软，乏力。

【临床应用】

骨痿　因肝肾不足，瘀血阻络所致，症见腰脊疼痛，足膝酸软，乏力困倦，骨脆易折；骨质疏松症见上述证候者。

【不良反应】

目前尚未检索到不良反应的报道。

【禁　　忌】

1. 孕妇禁用。

2. 对本品过敏者禁用。

【注意事项】

1. 感冒时不宜服用。

2. 过敏体质者慎用。

3. 服药期间忌生冷、油腻食物。

4. 高血压、心脏病、糖尿病、肝病、肾病慢性病严重者应在医师指导下服用。

第十二章 实践部分

实践一：医药商品储存方法调查实践

【阅读材料】

医院药房与药库药品储存常规

药房与药库应做到药品与非药品，内服药与外用药，易串味药品、中药饮片与其他药品分开储存，药库实行五距和五区三色管理，不同品种、不同规格、不同批号的药品不得混垛或混放。麻醉和第一类精神药品双人双锁管理。二类精神药品和毒性药品专人管理。药品按适应证或功能与主治分类码放，中药饮片货架上、抽屉上的标识均为正名、正字。

家庭常用药品贮存方法

1. 利福平眼药水、胃蛋白酶合剂、乳酶生、胰岛素、小儿麻痹糖丸及其他生物制品等需低温保存的药品，应放在冰箱的冷藏室内贮存，绝不可放在室温下或冰箱冷冻室内。

2. 维生素 C 片、硝酸甘油片、甲氧氯普胺片（胃复安、灭吐灵）等需避光密封贮存的药品，应放在密闭的棕色瓶中保存。

3. 干酵母片（食母生）、维生素 B_1 片、氨茶碱片、复方甘草片、药用炭片、阿司匹林片、颠茄片等易潮解变质的药品，应放在密闭的容器里，用后应盖紧。

4. 易燃、易炸、易挥发的药物，如酒精、乙醚、过氧化氢溶液等，应远离火源，并置于低温处贮藏。

不同的药品储存方法不同，有的需要密闭保存，有的需要避光保存，有的则需要低温冷藏。为防止药品变质失效或毒性增加，以提高用药的有效性与安全性。药品必须根据相应的储存要求存放。为熟悉不同药品的储存要求，进而掌握相应的储存方法，特组织同学们进行本次调查实践活动。

一、实践内容

（一）调查内容

药库的仓储条件，药库的储存设施与设备，不同药品的储存方法等。

（二）调查范围与对象

调查对象为医药经营企业的药品仓库。

二、实践步骤与要求

第一步：人员分工

1. 根据全班人数进行分组，6~8人/组。

2. 小组内推荐组织能力较强的一名学生任组长，负责组内工作的分工和协调。

3. 小组内推荐语言表达能力较强的学生，负责在全班交流本组调查报告。

第二步：确定调查对象

师生共同联系医药经营企业，每组确定1~2家医药经营企业，作为被调查对象。

第三步：拟订调查计划

需完成以下调查项目：

医药商品储存方法调查表

企业名称	（盖章）	
单位地址		
温度条件	冷库□　　　　　阴凉库□　　　　　常温库□	
温湿度记录	相对湿度在为。　　常温库的温度为。	
色标管理	是否实行色标管理　　是□　　　　否□	
	如实行色标管理	合格药品色、不合格药品色 质量状态不明确药品色
堆垛要求	相同品种药品是否相对集中堆放：是□　　　　否□ 不同品种是否混垛：是□　　　　否□ 同品种不同批号药品是否混垛：是□　　　　否□ 相同批号药品是否相对集中堆放：是□　　　　否□ 怕压药品的堆放高度为：	
药品堆垛距离	药品与墙之间的距离（　　　）cm，与库房散热器或供暖管道之间距离（　　　）cm，与地面之间距离（　　　）cm 仓间主通道宽度（　　　）cm，辅通道宽度（　　　）cm	

分类储存管理	药品与非药品、内用药与外用药，易串味的药品，中药材、中药饮片，特殊管理药品及危险品等是否分开存放： 是□　　　　否□
中药材、中药 饮片储存	易虫蛀、霉变、泛油、变色的品种的防护措施为： 易变色和易挥发的品种的防护措施为：
特殊管理药品	储存管理规定为：
防潮、防尘、防虫 和防鼠等设施	

填报人：　　　　　　　　　　　　　　　填报日期：

第四步：整理、分析调查结果

要求思想重视，态度认真，如实、准确、全面填报所调查的数据。认真思考，总结分析。

第五步：写出调查报告

调查实践完成后，小组成员进行讨论与交流，每组合作完成一份调查报告，交指导教师审阅，留待课上交流。

三、实践结果考核

	考核项目	分值
1	组内成员分工合理、团结协作	2 分
2	调查表中各项信息填写客观、真实	4 分
3	信息整理有序，分析正确	2 分
4	调查报告书写认真、准确、规范	2 分
合　计		10 分

四、实践指导

药品应按剂型、储藏条件储存。按储藏条件分别储存于冷库、阴冷库、常温库中，各库房的相对湿度应保持在 35%~75%；性能互相影响、容易串味的应分开存放。药品验收登记后，按批次及效期远近顺次放入货位，各批次之间有明显的标志。药品的储存分待验、退货药库（黄色），合格、待发药品库（绿色），不合格药品库（红色）。对于麻醉药品、一类精神药品、毒性药品、放射性药品、危险品、不合格品要专柜存放。对某些需特殊条件养护的品种，应避光、避潮、避高温等单独存放于特殊位置。

实践二：医药商品养护方法实践

【阅读材料】

药品的养护

1. 药品养护原则 严按要求、手段科学、控制条件、定期检查、防止质变。

2. 药品养护基本要求 按月填报"近效期药品催销表"；定期检查储存条件和库存药品质量；定期汇总分析、上报药品养护质量信息；管理验收仪器设备；建立药品养护档案。

3. 重点养护品种 主营品种、首营品种、质量性状不稳定的品种、有特殊储存要求的品种、储存时间较长的品种、近期发生过质量问题或药监局重点监控的品种。

4. 仓储条件监测与控制 库内温湿度条件、储存设备是否适宜；避光和防鼠措施的有效性；安全消防设施的运行状态。

5. 库存药品的检查 主要检查药品包装情况、外观性状、易变药品、储存时间较长及近效期不足1年的药品。

6. 药品养护档案 主要记录药品基本信息、观察周期内对药品储存质量的追踪记录、有关问题的处理情况等。

7. 质量信息 一般每月检查，每季度轮流一次，并做好记录，效期药品、易变品种酌情增加检查次数。定期汇总分析和上报养护检查、近效期或长时间储存药品的质量信息。

8. 温湿度记录 每日上下午各记录一次。

9. 发现问题的处理 应悬挂黄色标牌，暂停发货，上报质管部处理。

一、实践内容

根据药品养护的要求，进行药品养护工作内容的实践。

二、实践步骤与要求

第一步：联系实践单位
由学校或教师负责联系相关的实践单位。

第二步：分组
根据全班人数进行分组，6~8人/组。以小组为单位，到相关的医药公司进行药品养护工作内容的实践。

第三步：药品养护工作实践
1. 通过企业实地观察了解目前我国医药商品的养护情况与工作方法。

2. 以小组为单位，进行模拟养护工作内容的实践。

（1）根据质量要求和 GSP 有关规定，检查时间单位的药品养护工作是否正确分库、分类、堆垛存放药品，并实行色标管理，能够指出药品堆存中的违规行为。

（2）做好库房温湿度的记录和管理。

库房温湿度记录表

库区：　　　　　　　　表号：　　　　　　　　填表日期：

日期	上午			下午			记录员
	温度	相对湿度	调控措施	温度	相对湿度	调控措施	

（3）进行药品的日常养护，并登记药品养护记录表。

药品养护记录

养护日期	养护药品种类及数量	药品质量问题	近效期药品情况	养护员意见	养护员签字

（4）每月汇总、分析和上报药品的养护检查、近效期或长时间储存的药品质量信息。

药品质量档案表

建档日期：　　　　　　　　　　　　　　编号：

药品通用名称		商品名（英文名）	
批准文号		剂型	
生产厂家		规格	
质量标准		效期	
标签、说明书		储存条件	
外观质量检查情况			
包装、标签说明书情况			
质量查询情况			
用户访问情况			
库存质量检查情况			

（5）建立健全药品养护档案。

药品养护档案表

填表日期：　　　　　　　　　　　　　编号：

通用名称		商品名称		外文名称		有效期	
规格		批准文号		注册商标			
生产企业			地址			邮编	
用途							
质量标准				检验项目			
性状						内：	
储存条件				包装情况		中：	
						外：	
质量问题摘要	发生时间	生产批号	质量问题	发生时间	生产批号	质量问题	

（6）正确使用养护设备，定期进行检查和维护，并做好记录。

药品养护设备检查记录

检查日期	设备名称	检查情况	处理措施	检查人
	空调 挡鼠板 鼠夹 粘鼠纸 杀虫灯 门帘			
	空调 挡鼠板 鼠夹 粘鼠纸 杀虫灯 门帘			

第四步：小组合作交流、分析药品养护的工作内容和方法。

三、实践结果考核

	考核项目	分值
1	组内成员分工合理、团结协作	20分
2	库房温湿度记录表填写准确、无误	20分
3	样品养护记录填写准确、完整	10分
4	药品质量档案填写准确、完整	10分
5	药品养护档案填写准确、完整	10分
6	药品养护设备检查记录填写准确、完整	10分
7	小组对养护工作内容和养护方法总结全面、准确	20分
合　计		100分

四、实践指导

（一）重点养护

所谓重点养护就是在一般的养护记录上做的选取重点品种作为重点养护。西药品种，如近效期品种、滞销品种、特殊品种（胰岛素等）；中药品种，如易走油、变色、生虫等品种。

（二）主要剂型的保管方法

注射剂：水针剂应注意防冻；生物制品、血液制品、疫苗，温度过高易失效、变质，适宜冷藏。

片剂：避光保存，注意防潮，相对湿度控制在45%～75%。

胶囊剂：应控制温度，胶囊受热易吸潮粘连、变色，应存放于阴凉库。

水溶液剂、糖浆：水溶液剂应存放于常温库；糖浆剂宜阴暗保存。

软膏、霜剂：冬季应防冻，秋季宜常温库保存。

栓剂：温度过高（超过36.5℃）会融化变形，宜阴凉存放。

（三）中药材及中药饮片的养护

防霉防腐烂：晾晒、通风、干燥、吸湿、熏蒸、盐渍、冷藏。

防虫害：曝晒、加热、冷藏、熏蒸。

防挥发：密封、降温。

防变色、泛油：避光、降温。

实践三　中药饮片装斗、调剂训练

一、实践目的

1. 学会按操作规程查斗、翻斗、簸斗、筛药、装斗、复斗。
2. 学会填写工作记录。

二、实践准备

饮片斗柜、药筛、中药饮片 20 种。

三、实践指导

（一）方法步骤

1. **查斗**　记录斗格里的药物是否需要添加，填写查斗缺药记录表。
2. **翻斗**　用手将药翻动，特别是角落处，以防药物长久堆积结块生虫。
3. **簸斗**　以前后两个药斗为例：
（1）要清理的药斗格朝前。
（2）将双手端在斗格近中间部位，用拇指和无名指、小指分别扣住斗格的上下部位，否则斗格易脱落。
（3）借助手腕的腕力将前格的药物向上送扬，而后往后收回斗格，药物即簸出斗格，切忌后格的药物不能串入前格，即串斗，否则药物发生混淆。
（4）若后格也需加药，此时后格里的药物直接翻倒出来即可。
4. **筛药**　双手分别握住筛子边框的 1/3 两个部位，手臂用力做圆形甩动，将药物均匀筛开后在聚拢到药筛的中间位置以便装入斗内，不能用手拨开或聚拢。筛药的目的是将堆积在斗格原来药物里的粉尘、杂质筛除。
5. **装斗**　把预添加的药物（新药）装入斗格内，加一张大小合适的净纸，再把原来斗格里簸出来的药物（陈药）加在纸上，这样便于原来的陈药先销售出去。
6. **复斗**　所有的斗格添加了新药之后，应复查一遍，以免遗漏添加药物的斗格，确保调剂工作的正常进行。填写中药饮片装斗复核记录表。

（二）原始记录

学会填写以下三个表。
（1）中药饮片查斗缺药记录。

中药饮片查斗缺药记录表

日期	品名	规格	需补货数	查斗人	备注

（2）中药饮片装斗复核记录。

中药饮片装斗复核记录

日期	品名	规格	生产日期	装斗数量	操作人	质量状况	复核人	备注

（3）中药养护检查记录表

中药养护检查记录表

日期	品名	规格	单位	数量	质量检查	检查结果	养护措施						补养护药品品种		处理结果	质量员
							翻晒	杀虫	挑拣	过筛	清洗	其他	养护前重量	养护后重量		

四、考核

实训考核表

姓名：　　　　　　班级：　　　　　　　　得分：

项目		评分标准	分值	得分
职业形象		考勤，着装整齐干净	10	
查斗		查斗30味药并填写记录	10	
复斗		复斗30味药并填写记录	10	
装斗	翻斗	用手将药翻动，特别是角落处		
	簸斗	将前格的陈药从斗格中规范的簸出，1次簸完为满分，每多簸一次扣5分，出现串斗扣5分		
	倒斗	将后格的药全部倒出来		
	过筛	用药筛按规定操作将陈药均匀筛开后再聚拢到筛的中间位置，不能用手拨开或聚拢。饮片筛不开，分散不好扣5分，聚不拢扣5分		
	装斗	将新药加入斗格中并用纸隔开后装入陈药，未加纸隔开扣5分，未装入正确的量扣5分		
合计			100	

五、中药饮片装斗注意事项

1. 每天至少 1 次检查斗格缺药情况，并填写《中药饮片查斗缺药记录》。

2. 分批次检查中药饮片的质量情况，并填写《中药养护检查记录》，在 1 个月内至少要对斗柜中的全部药物检查一遍，对有质量问题的药物要及时处理。

3. 要确保新装药物与陈药在品名、质量、炮制和规格等各方面一致。

4. 要确保装斗药物的质量，做到无杂质、生虫、霉变、走油等变质现象。

5. 装斗时药量不可装得太满，以免串斗。

实践四 市场医药商品销售品种调查实践

一、实践内容

（一）调查内容

市场上的医药商品销售品种、价格差异、不同医药商品品种区域分布特点等。

（二）调查范围与对象

调查对象为医药经营企业、零售药店、医院药房、医院科室等。

二、实践步骤与要求

第一步：人员分工

1. 根据全班人数进行分组，6～8 人/组。

2. 小组内推荐组织能力较强的一名学生任组长，负责组内工作的分工和协调。

3. 小组内推荐语言表达能力较强的学生，负责在全班交流本组调查报告。

第二步：确定调查对象

师生共同联系医药经营企业，每组确定 1～2 家医药经营企业或者零售药店、医院药房、医院科室作为被调查对象。

注意：如果有条件，每组的调查对象应有所区分，最好不同组调查不同类型的对象。

第三步：拟订调查计划

需完成以下调查项目：

医药商品销售品种调查实践表

企业名称	（盖章）	
单位地址		
销售品种	处方药	非处方药

续表

销售数量前十名		
销售金额前十名		
销售利润前十名		

调查人：　　　　　　　　　　　　　　　　　　　　调查日期：

第四步：整理、分析调查结果

要求思想重视，态度认真，如实、准确、全面填报所调查的数据。认真思考，总结分析。

第五步：写出调查报告

调查实践完成后，小组成员进行讨论与交流，每组合作完成一份调查报告，交指导教师审阅，留待课上交流。

三、实践结果考核

	考核项目	分值
1	组内成员分工合理、团结协作	2分
2	调查表中各项信息填写客观、真实	4分
3	信息整理有序，分析正确	2分
4	调查报告书写认真、准确、规范	2分
合　计		10分

四、实践指导

1. 调查之前各小组统一进行安全教育，避免意外及伤害事件发生。

2. 调动学校以及师生社会资源，调查对象选择尽量分布广泛且有一定规模，以其调查顺利进行，资料翔实可靠。

3. 各小组应提前设计好调查方案，如有条件可进行预演训练，找出不足并加以改进。

4. 注意调查过程中的个人形象、言谈举止、礼仪礼貌。

5. 各小组之间进行讨论，对各组的调查结果汇总分析，总结比较不同品种、不同地区、不同用途的医药商品销售的差异性。

延伸训练

如果你要自己创业开一家零售药店，现有 5 万元、10 万元、50 万元，你会选择在什么地段，如何配置你的销售品种？你会选择谁作为你的创业伙伴？

实践五　辨认批准文号实践

一、实践内容

通过辨认批准文号实践，掌握相应知识，并能够根据批准文号判断药品品种。

二、实践步骤与要求

第一步：准备材料

教师或教师指导学生准备化学药品、中成药、中药材、医疗器材、化学试剂、玻璃仪器及进口药品、保健食品等尽可能多的医药商品的代表商品，将每一类医药商品的批准文号抄写下来，并制作成大小适宜的卡片。遮挡医药商品实物上批准文号。

第二步：拟定辨识批准文号实践计划

可以根据教学实际情况采用不同的实践计划，如抢答、有奖竞赛、限时回答等不同形式，由师生探讨决定。

第三步：根据第二步的结论展开实践活动

能够根据批准文号找到对应医药商品的种类。

第四步：总结实践结果

要求思想重视，态度认真，实践活动完成后，统计辨识批准文号实践结果，师生进行讨论与交流，评选出优胜组或同学，认真思考，总结分析。

三、实践结果考核

	考核项目	分值
1	积极参加准备工作、团结协作	2分
2	能够根据批准文号找到对应医药商品的种类	4分
3	实践过程专注有序、纪律良好	2分
4	回顾反思认真，能良好融入讨论与交流	2分
合　计		10分

考核项目：根据实践活动采用的具体形式可自行设计。

四、实践指导

1. 可由学生自行准备不合格批准文号，教师加以指导，增加课程的趣味性，有效调动学生的积极性。

2. 根据实际情况可以采取有奖方式，吸引学生认真投入，牢固掌握知识。

实践六　辨识处方实践

一、实践内容

通过辨认区分合格、不合格处方，掌握相应处方知识。

二、实践步骤与要求

第一步：准备材料

教师或学生准备麻醉药品处方、急诊处方、儿科处方、普通处方、中药饮片处方、中成药处方等不同类型的处方各10张，每一类都包括合格、不合格处方。其中合格处方2张，不合格处方8张。不合格处方应体现处方规范、处方限量、调配方法、使用方法、后记、医师签名、涂改等常见的出错处。

第二步：拟定辨识处方实践计划

可以根据教学实际情况采用不同的实践计划，如抢答、有奖竞赛、限时回答等不同形式，由师生探讨决定。

第三步：根据第二步的结论展开实践活动。

第四步：回归总结实践结果

要求思想重视，态度认真，调查实践完成后，统计辨识处方实践结果，师生进行讨论与交流，评选出优胜组或同学，找出最容易忽略的不合格处方，认真思考，总结分析。

三、实践结果考核

	考核项目	分值
1	积极参加准备工作、团结协作	2分
2	能够辨识不合格处方，并指明错误之处	4分
3	实践过程专注有序、纪律良好	2分
4	回顾反思认真，能良好融入讨论与交流	2分
合　计		10分

考核项目：根据实践活动采用的具体形式可自行设计。

四、实践指导

1. 可由学生自行准备不合格处方，教师加以指导，增加课程的趣味性，有效调动学生的积极性。

2. 根据实际情况可以采取多种实践方式，吸引学生认真投入，牢固掌握知识。

延伸训练

　　自行联系医院、药店等医药商品经营企业，查看真实的处方。

实践七　言谈举止、形体礼仪练习

一、实践内容

通过练习，认识到言谈举止、形体礼仪的重要性，培养良好的个人气质。

二、实践步骤与要求

第一步：人员分工

1. 根据全班人数进行分组，6~8人/组。

2. 小组内推荐组织能力较强的一名学生任组长，负责组内工作的分工和协调。

第二步：准备训练

教师准备形体礼仪训练资料（视频、图片等），组织学生观看学习交流。

第三步：分组练习

由学校提供场所，内有练习用大幅面镜子。学生以组为单位反复进行站、立、行、坐、下蹲、捡拾物品、递送交接物品等练习，仔细观察镜中形象，找出不足加以改进。

第四步：展示训练成果

根据情况以组或个人为单位，自行设计一个小节目，进行训练成果展示。由其他组或同学进行观察、评价，找出记录言谈举止、形体礼仪有待改进之处，并进行反馈。同时找出言谈举止、形体礼仪优美的同学进行展示。

个人言谈举止、形体礼仪练习反馈记录表

姓名	优点	缺点

三、实践结果考核

	考核项目	分值
1	组内成员分工合理、团结协作	2分
2	练习过程中认真、专注，完成全部项目	4分
3	完成训练成果展示	2分
4	能够认真观察其他同学，提出问题并予以帮助	2分
合　计		10分

四、实践指导

1. 如有条件可以聘请专业人员进行形体礼仪训练。

2. 如有条件可以进行同步录像，并组织学生回看录像，可以更加直观地纠正不良姿态。

3. 教师要注意观察，在学生互相观察、听取反馈意见时要注意控制学生情绪，避免人身攻击或嘲笑他人、恶意模仿等情况出现。

延伸训练

个人形象、言谈举止、礼仪礼貌的培养非一朝一夕之功。平时于行、走、坐、卧时要处处注意，一学期结束看看谁的变化最大？

实践八 模拟处理纠纷

一、实践内容

（一）观察生活中的纠纷

通过跑街等方式观察、记录生活中的纠纷。

（二）模拟处理纠纷

分析并讨论纠纷原因及合理有效的解决方法，角色带入模拟处理纠纷。

二、实践步骤与要求

第一步：人员分工

1. 根据全班人数进行分组，6~8人/组。
2. 小组内推荐组织能力较强的一名学生任组长，负责组内工作的分工和协调。
3. 小组内推荐语言表达能力较强的学生，负责在全班交流本组模拟处理纠纷情况。

第二步：观察生活中的纠纷

根据学校管理规定以及学生具体情况，采用跑街或定点观察的方法，在人流较为密集处，如学校食堂、商业步行街等处观察生活中的纠纷；或者调查、访谈药店零售从业人员讲述与顾客发生纠纷情况以及处理情况；或者由同学回忆发生在同学、家人之间的纠纷、争执情况。

第三步：模拟处理纠纷

需完成以下实践项目：

模拟处理纠纷记录表

时间地点	纠纷原因	解决情况	小组讨论意见

第四步：整理、分析调查结果

要求思想重视，态度认真，如实、准确、全面填报所调查观察的纠纷情况。认真思考，总结分析。

第五步：模拟处理纠纷

调查观察的纠纷完成后，首先在小组成员间进行讨论与交流，找到纠纷原因，提出解决办法，讨论解决方法的可行性以及是否便于操作。每组合作完成一份书面报告，交指导教师审阅，留待课上交流。

三、实践结果考核

	考核项目	分值
1	组内成员分工合理、团结协作	2 分
2	完成模拟处理纠纷实践	3 分
3	处理纠纷分析正确、解决方法可行，体现一定技巧	2 分
4	书面报告书写认真、准确、规范	2 分
合　　计		10 分

四、实践指导

1. 如果采用外出观察的方式进行纠纷调查，各小组统一进行安全教育，避免意外及伤害事件发生。

2. 进行纠纷叙述和讨论时可以结合言谈举止、形体礼仪进行综合考核，并自行设计考核打分项目。

3. 在讨论提出解决意见时注意结合运用书中所学的服务与沟通技巧。

4. 注意整体实践过程中的个人形象、言谈举止、礼仪礼貌。

延伸训练

想一想你遇到的这些纠纷，或者你经历过的各种纠纷对你的生活、学习等各方面有促进和帮助作用吗？纠纷如果能够解决很有成就感，如果没有纠纷就更好了。下一次开口说话之前先冷静，想一想如何避免纠纷并达到目的。看看这一年你能否运用有效的沟通技巧，提升沟通能力，有效解决问题。

实践九　练习理货、盘点技术

一、实践内容

理货、盘点是医药商品购销中必不可少的环节，通过练习熟悉并掌握理货、盘点的基本要求和技术并能够和他人良好沟通合作。分析、讨论并总结出高效的理货、盘点技术。

二、实践步骤与要求

第一步：人员分工

1. 根据全班人数进行分组，6~8 人/组。

2. 小组内推荐组织能力较强的一名学生任组长，负责组内工作的分工和协调。

3. 小组内推荐语言表达能力较强的学生，负责在全班交流本组理货、盘点情况，以及在实践过程中的高效的理货、盘点技术方法。

第二步：货物及场地准备

货物：根据学校以及学生具体情况，由教师或师生共同完成备货准备工作。货物100～200种，要求覆盖医药商品的化学药品、中成药、中药材、医疗器材、化学试剂、玻璃仪器及生物制剂各个种类；剂型要涉及常见的固体、液体、散剂、针剂、大输液等。

场地：宽敞明亮，能够容纳学生。

其他：开放式货架、封闭式柜台、冰箱、温度计、湿度仪、指示标牌、小手推车、提篮、扫码机、计算机收银系统、仓库管理系统等。

第三步：理货、盘点实践

需完成以下实践项目：

1. 根据指定场地的具体条件，小组讨论，对场地合理分区，安放指示标牌。并对分区结果书面记录。

2. 领取货物（覆盖医药商品以及制剂的各个种类），根据货物和场地的具体条件，小组讨论理货、盘点的编码、记录、摆放方式。

3. 小组成员讨论，根据实际情况自行设计理货、盘点记录表；分工协作，对货物进行编码、记录、摆放，上架等工作。

理货记录样表

货品编号	名称	生产厂家	单价	剂量	数量			上架/入库时间	存放区域	备注
					总量	售出	剩余			

单位名称：　　　　填表人：　　　经理：　　　　　　　年　月　日

盘点损溢报告样单

编号	品名	单位	单价	实存		账存		盘盈		盘亏		原因
				单价	金额	单价	金额	单价	金额	单价	金额	
领导批示				财会部门				实物负责人				

单位名称：　　　　　　　填表人：　　　　　经理：　　　　　　　　　年　月　日

商品盘点样表部门：　　　　　货架编号：　　　　　盘点单号：　　　　　日期：年　月　日

货号	品名	规格	单位	数量	售价	金额	初点	复点	抽点	差异

初点：　　　　　　　　复点：　　　　　　　　填表：　　　　　　　抽点：

4. 各小组交换场地，检查对方的工作情况，指出不足之处，提出整改意见。

第四步：整理、分析理货、盘点实践结果

要求思想重视，态度认真，如实、准确、全面填报所调查观察对方的工作情况，指出不足之处，认真思考，总结分析，提出整改意见。交流总结高效的理货、盘点技术，并与分区结果书面记录一同书写报告上交。

三、实践结果考核

	考核项目	分值
1	组内成员分工合理、团结协作	10 分
2	合理分区、指示清楚	20 分
3	完成货物编码、记录，结果清晰易懂	30 分
4	摆放、上架稳固合理，动作规范	20 分
5	能够找到不足之处，提出整改意见	10 分
6	书面报告书写认真、准确、规范	10 分
合　计		100 分

四、实践指导

1. 根据学校和学生具体情况，货物及场地的准备可以因地制宜。货物可以用模型替代。

2. 有条件的学校可以模拟实际的药物仓储、销售计算机管理平台，学生实践后的成果可输入平台。

3. 注意避免野蛮理货行为，应动作规范、轻拿轻放、摆放合理稳固，避免损失。

4. 注意整体实践过程中团队合作。

延伸训练

　　理货、盘点过程中，哪一步至关重要？哪一环节容易出现问题而导致货物损失？如果你是负责人，应如何避免？

实践十　模拟医药商品介绍

一、实践内容

　　选择不同医药商品主题模拟医药商品介绍，通过练习，掌握医药商品知识，锻炼言谈举止、有效沟通方法、促销技巧等，全面提升个人素质。

二、实践步骤与要求

第一步：人员分工

1. 根据全班人数进行分组，6~8人/组。
2. 小组内推荐组织能力较强的一名学生任组长，负责组内工作的分工和协调。
3. 小组内推荐语言表达能力较强的学生，负责在全班交流。

第二步：准备训练

　　由教师指定或师生商议选择同学感兴趣的药品或器械作为主题介绍。具体形式可以多样化，如采用会议介绍、展台销售、分组推销等多种方式。

第三步：分组练习

　　由学校提供场所，学生自行准备药品或器械模型。介绍包括药品或器械本身专业知识，所治疗疾病常识，辅助药品或器械，疾病及生活注意事项等。学生以组为单位反复进行练习，仔细观察，找出不足加以改进。

第四步：展示训练成果

　　根据情况以组或个人为单位，进行训练成果展示。由其他组或同学进行观察、评价，找出并记录有待改进之处，并进行反馈。同时评选优秀小组或个人进行展示。

模拟医药商品介绍反馈记录表

组别/姓名	医药商品	缺点	优点

三、实践结果考核

	考核项目	分值
1	组内成员分工合理、团结协作	10 分
2	药品或器械本身专业知识介绍到位	30 分
3	治疗疾病常识生动易懂	15 分
4	涉及辅助药品或器械、疾病及生活注意事项	15 分
5	举止得当，语言流畅，态度可亲	20 分
6	能够认真观察其他同学，提出问题并予以帮助	10 分
合　　计		100 分

四、实践指导

1. 选择药品或器械作为主题时，可以依据市场医药商品销售品种调查实践的结果，选择市场热销商品；也可以依据学生兴趣选择。

2. 辅助药品或器械往往容易被忽略，实际上这一部分内容是拓展销售的主要对象。

3. 药品或器械专业知识，所治疗疾病常识，辅助药品或器械，疾病及生活注意事项等内容，最好由学生写出大纲，教师加以审核，以避免错误信息出现。

4. 实践过程中，教师要注意观察，注意学生表达过程中错误信息的出现，一旦发现要及时纠正，以免误导学生。

延伸训练

通过模拟医药商品介绍实践，你觉得自己可以独立面对消费者吗？你的专业知识过关了吗？你有哪些方面的优点，哪些方面还要提高？好吧，订个计划，给自己一段时间，看看能不能得到一个提升的自我。

实践十一　医药商品销售实践

一、实践内容

（一）观察内容

观察、揣摩市场上的医药商品销售人员的销售活动，体会销售人员的言谈举止，销售活动中的沟通方法、促销手法等。

（二）销售实践

在零售药店、医院药房、医院科室等地点，独立或跟随销售人员进行销售实践。

二、实践步骤与要求

第一步：人员分工

1. 根据全班人数进行分组，6~8 人/组。

2. 小组内推荐组织能力较强的一名学生任组长，负责组内工作的分工和协调。

3. 小组内推荐语言表达能力较强的学生，负责在全班交流本组销售实践报告。

第二步：确定调查实践对象

师生共同联系医药经营企业、零售药店等，如果有条件，每组的实践对象应有所区分，最好公、私实践对象都有。

第三步：拟订调查计划

需完成以下调查项目：

医药商品销售品种调查实践表

企业名称		（盖章）	带队教师：		
销售实践时间					
销售商品	销售数量	购买人记录	顾客类型分析	是否购买辅助商品	销售体会

第四步：整理、分析调查结果

要求思想重视，态度认真，如实、准确、全面填报所调查的数据。认真思考，总结分析。

第五步：写出销售实践报告

销售实践完成后，小组成员进行讨论与交流，每组合作完成一份销售实践报告，交指导教师审阅，留待课上交流。

三、实践结果考核

	考核项目	分值
1	组内成员分工合理、团结协作	1 分
2	完成销售实践工作	3 分
3	销售实践表中各项信息填写客观、真实	2 分
3	信息整理有序，分析正确	2 分
4	服从安排，和老师、企业、同事合作沟通良好	2 分
合 计		10 分

四、实践指导

1. 销售实践之前各小组统一进行安全教育，避免意外及伤害事件发生。

2. 调动学校以及师生社会资源，销售实践对象选择尽量分布广泛且有一定规模，以便销售实践顺利进行，资料翔实可靠。

3. 各小组应提前进行讨论，分析、分享销售人员的言谈举止，销售活动中的沟通方法、促销手法，并据此设计好销售实践方案，如有条件可结合药学服务、沟通方法进行预演训练，找出不足并加以改进。

4. 注意销售实践过程中的个人形象、言谈举止、礼仪礼貌。

5. 各小组之间进行讨论，对各组的销售实践结果汇总分析，总结不同环境针对不同对象的销售工作差异性。总结分析顾客类型，销售成功经验，销售失败原因等。

延伸训练

通过医药商品销售实践，你对医药商品购销员有什么直观的认识？你想从事这一工作吗？你对自己的职业生涯有规划吗？愿意和老师同学讨论吗？

实践十二　利用网络进行医药商品信息调查

一、实践内容

选择不同医药商品主题尝试利用网络进行医药商品信息调查，通过练习掌握搜索引擎的使用，熟悉常用的医药网站，能对特定信息搜索得到基础信息。

二、实践步骤与要求

第一步：人员分工

1. 根据全班人数进行分组，6~8 人/组。

2. 小组内推荐组织能力较强的一名学生任组长，负责组内工作的分工和协调。

3. 小组内推荐语言表达能力较强的学生，负责在全班交流。

第二步：准备训练

由教师指定或师生商议选择同学感兴趣的医药企业、药品、器械、疾病等医药相关内容作为主题。

第三步：分组实践

由学校提供网络，学生自行利用网络进行相关内容主题信息调查。学生以组为单位反复进行练习，尝试使用不同关键词、不同网站进行搜索，比较搜索结果差异，进行信息甄别，统计记录搜索结果，找出不足加以改进。

第四步：展示训练成果

根据情况以组或个人为单位，进行训练成果展示。由其他组或同学进行比较评价，进行反馈。讨论怎样进行信息甄别进而获得准确、翔实的信息资料。

表 12 – 1 网络进行医药商品信息调查记录表

医药主题	不同关键词	不同引擎	不同医药网站	搜索结果	差异性比较

三、实践结果考核

	考核项目	分值
1	组内成员分工合理、团结协作	1 分
2	获得准确、翔实的信息资料	4 分
3	熟练运用互联网工具	2 分
4	信息资料差异性比较合理有据，结果可信	2 分
5	整个实践过程态度端正认真、投入	1 分
合　计		10 分

四、实践指导

1. 比较实体店和互联网销售医药商品品种的差异性并分析原因。
2. 注意海量信息的验证、甄别。
3. 教师指导下进行专业数据验证。

五、延伸训练

延伸训练

如果你要经营一个互联网小店，你会选择什么样的医药商品？考虑过法律问题吗？

实践十三　家庭常用医疗器械操作

一、实践内容

选择家庭常用医疗器械进行操作练习，掌握家庭常用医疗器械的使用范围、适用人群、正确使用、养护方法，并能够进行有技巧的同步介绍。

二、实践步骤与要求

第一步：人员分工

1. 根据全班人数进行分组，6~8 人/组。

2. 小组内推荐组织能力较强的一名学生任组长，负责组内工作的分工和协调。

3. 小组内推荐语言表达能力较强的学生，负责在全班展示、交流。

第二步：准备训练

根据教学条件准备疼痛按摩器材、家庭保健自我检测器材、血压计、电子体温表、多功能治疗仪、血糖仪、视力改善器材、睡眠改善器材、气血循环机、足浴盆、足底按摩器、足底理疗仪、汽车坐垫、各种揉捏垫、各种按摩器材、丰胸器、美容按摩器、高电位治疗仪、颈椎治疗仪、家用颈椎腰椎牵引器、牵引椅、理疗仪器、睡眠仪、功能椅、功能床，支撑器、医用充气气垫、制氧机、煎药器、助听器等。

第三步：分组实践

教师演示，学生以组为单位反复进行练习，掌握家庭常用医疗器械的使用范围、适用人群、正确使用养护方法等。小组讨论本组器械的同步介绍方案，要求有一定的推销技巧。

第四步：展示训练成果

根据情况以组或个人为单位，进行训练成果展示，介绍本组器械的使用范围、适用人群、正确使用养护方法等。由其他组或同学进行比较评价，进行反馈。评选出最佳的同步介绍方案，分析用了何种推销技巧。

表 13 - 1　家庭常用医疗器械介绍评价记录表

组别/姓名	医疗器械	适用人群	使用方法	推销技巧	备注

三、实践结果考核

	考核项目	分值
1	组内成员分工合理、团结协作	2分
2	学会操作家庭常用医疗器械	2分
3	有技巧地同步介绍	4分
4	完成评价记录表，记录真实可信，并提出销售建议	2分
合　　计		10分

四、实践指导

1. 尽可能准备不同种类、不同用途的家庭常用医疗器械。

2. 治疗性的家庭医疗器械一定要在教师的指导下学习、练习。

3. 禁止学生自行在身体上使用医疗器械，避免造成意外伤害，如需要，需经过教师许可。

4. 提醒学生轻拿轻放，规范操作。

附　　录

医药商品购销员国家职业标准

一、职业概况

（一）职业名称

医药商品购销员。

（二）职业定义

从事药品采购、销售及咨询服务的人员。

（三）职业等级

本职业共设三个等级，分别为：初级（国家职业资格五级）、中级（国家职业资格四级）、高级（国家职业资格三级）。

（四）职业环境

室内、常温。

（五）职业能力特征

手指、手臂灵活，色、味、嗅、听等感官正常，具有一定的观察、判断、理解、计算和表达能力。

（六）基本文化程度

高中毕业（或同等学力）。

（七）培训要求

1. 培训期限　全日制职业学校教育，根据其培养目标和教学计划确定。晋级培训期限：初级不少于 300 标准学时；中级、高级不少于 200 标准学时。

2. 培训教师 培训初级、中级医药商品购销员的教师应具有本职业高级职业资格证书或相关专业初级以上专业技术职务任职资格；培训高级医药商品购销员的教师应具有本专业中级以上专业技术职务任职资格。

3. 培训场地设备 标准教室及必要的教学、实验设备和工具。

（八）鉴定要求

1. 适用对象 从事或准备从事本职业的人员。

2. 申报条件 初级（具备以下条件之一者）

（1）经本职业初级正规培训达规定标准学时数，并取得毕（结）业证书。

（2）从事本职业学徒期满。

（3）连续从事本职业 2 年以上。

中级（具备以下条件之一者）

（1）取得本职业初级职业资格证书后，连续从事本职业工作 3 年以上，经本职业中级正规培训达规定标准学时数，并取得毕（结）业证书。

（2）取得本职业初级职业资格证书后，连续从事本职业工作 5 年以上。

（3）连续从事本职业工作 7 年以上。

（4）取得经劳动保障行政部门审核认定的、以中级技能为培养目标的中等以上职业学校药学专业毕业证书。

高级（具备以下条件之一者）

（1）取得本职业中级职业资格证书后，连续从事本职业工作 4 年以上，经本职业高级正规培训达规定标准学时数，并取得毕（结）业证书。

（2）取得本职业中级职业资格证书后，连续从事本职业工作 7 年以上。

（3）取得高级技工学校或经劳动保障行政部门审核认定的、以高级技能为培养目标的高等职业学校药学专业毕业证书。

3. 鉴定方式 分为理论知识考试和技能操作考核。理论知识考试采用闭卷笔试方式，技能操作考核采用现场实际操作方式。理论知识考试和技能操作考核均实行百分制，成绩皆达 60 分以上者为合格。

4. 考评人员与考生配比 理论知识考试考评人员与考生配比为 1:20，每个标准教室不少于 2 名考评人员；技能操作考核考评员与考生配比为 1:5，且不少于 3 名考评员。

5. 鉴定时间 各等级的理论知识考试时间均为 120min，技能操作考核时间为 60min。

6. 鉴定场所设备 理论知识考试场所为标准教室，技能鉴定场所应具备能满足技能鉴定需要的场所，以及实施考核所需的工具和设备。

二、基本要求

（一）职业道德

职业道德基本知识

（二）职业守则

（1）遵纪守法，爱岗敬业。

（2）质量为本，真诚守信。

（3）急人所难，救死扶伤。

（4）文明经商，服务热情。

（三）基础知识

1. 法律法规基本知识

（1）药品管理法及实施办法。

（2）药品经营质量管理规范及实施细则。

（3）消费者权益保护法、反不正当竞争法、产品质量法、劳动法的相关内容。

2. 医药基础知识

（1）医学基础知识。

1）人体构成、重要脏器的位置及生理功能。

2）病原微生物的类别、致病特性。

3）免疫、抗原、抗体等基本概念。

（2）药物基础知识。

1）药物的分类、剂型特点、质量标准及包装标识。

2）药物体内过程的概念、半衰期的含义和意义。

3）药物的基本作用及影响作用的因素。

3. 安全知识

（1）防火、防爆等消防知识。

（2）安全用电常识。

三、工作要求

本标准对初级、中级、高级的技能要求依次递进，高级别包括低级别的要求。

（一）初级

职业功能	工作内容	技能要求	相关知识
顾客服务	接待顾客	1. 会用礼貌用语 2. 能与顾客交流，了解顾客需求	1. 社交礼仪知识 2. 行业服务忌语
	提供服务	1. 能主动、热情、耐心、周到地为顾客服务 2. 能主动为顾客包扎商品及礼品包装	1. 医药商业服务规范 2. 包装知识
药品介绍	介绍药品知识	1. 能读解常用药品的通用名、商品名、缩写英文名 2. 能介绍常用药品的适应证、使用方法 3. 能区别处方药与非处方药	1. 药品的通用名、商品名、缩写英文名 2. 常用药品的适应证和使用方法 3. 处方药与非处方药的基本知识
药品销售	销售准备	1. 能按卫生要求清洁营业场所 2. 能按售前操作规程清点、添加药品	药品销售的售前操作规程
	销售实施	1. 能正确发药、收款、找零 2. 能填制、审核票据 3. 能进行每日销售结算和填写日报表	1. 票据法有关规定 2. 药品销售的售中操作规程 3. 税制票据的种类及票据书写方法
	销售记录	1. 能记录销售药品的品名、规格、数量、金额等 2. 能收集顾客资料和意见并记录	1. 药品销售的售后操作规程 2. 药品经营的商品流转和凭证管理
药品陈列保管	药品分类陈列	能按用途、剂型、性质及管理要求分类陈列	药品分类知识和有关规定
	药品保管	1. 能按药品性质保管药品 2. 能做好营业场所、仓库的温、湿度记录及调控	药品保管基本要求

（二）中级

职业功能	工作内容	技能要求	相关知识
顾客服务	接待顾客查询	1. 能正确接待顾客的查询并做好记录 2. 能正确处理顾客的来函、来电业务并做好记录	1. 咨询服务的类型 2. 医药商业服务知识
	处理顾客投诉	1. 能正确处理顾客的投诉并做好记录 2. 能处理退换货事件	1. 处理顾客投诉的技巧 2. 顾客投诉的处理原则与流程
药品介绍	介绍药品知识	1. 能根据顾客需求推荐药品 2. 能介绍常用药品的作用、用途、不良反应及注意事项 3. 能看懂处方用语	1. 常见病基础知识 2. 常用药品的作用、用途、不良反应及注意事项 3. 处方的结构与处方用语

续表

职业功能	工作内容	技能要求	相关知识
药品购销	购进药品	1. 能填报首营品种经营审批表 2. 能签订采购合同 3. 能根据进、销、存动态编制采购计划 4. 能整理、分析、归档供应商资料及购进记录	1. 首营品种的规定 2. 采购合同的种类及签订的注意事项 3. 编制采购计划要点 4. 购进记录的内容及要求 5. 客户档案的内容及要求
	销售药品	1. 能签订销售合同 2. 能整理、分析、归档客户资料及销售记录 3. 能正确进行调价操作	1. 销售合同的种类及签订的注意事项 2. 物价管理的有关规定 3. 谈判基础知识 4. 销售记录的内容及要求
药品保管养护	药品日常养护	1. 能对入库和退回药品进行验收 2. 能进行有效期药品的管理 3. 能进行在库药品的外观检查 4. 能记录质量工作台账和建立养护档案	1. 药品储存养护知识 2. 各类台账的记录要求 3. 药物的理化性质与稳定性
	不合格药品、退货药品的处理	1. 能从药品外观及包装判别假劣药品 2. 能按规定的程序处理不合格药品及退货药品，并形成记录	1. 不合格药品及退货药品的处理规定 2. 药品验收细则
经济核算	商业计算	能对销售扣率和利润进行计算	利润计算分解方法
	商品盘点	能正确进行库存盘点和结算	会计核算对经营业务的处理程序
	应收应付结算	能进行应收、应付的结算操作	应收、应付账款的处理

（三）高级

职业功能	工作内容	技能要求	相关知识
药品介绍	推荐、介绍药品	1. 能看懂常用的药品英文名 2. 能对药物的体内过程进行一般介绍 3. 能介绍新上市品种的特点、进行同类药的比较 4. 能根据常见病知识指导合理用药及药物的联合应用	1. 常用药品英文名 2. 常用药物的作用机理及特点 3. 常见病的药物治疗 4. 新上市品种的特点
药品营销	市场调研与新品种开发	1. 能设计调研提纲，完成抽样调查 2. 能对调查资料进行简单分析，并提出报告 3. 能对客户的质量保证体系、市场能力和资金信用进行评价	1. 市场调研与预测 2. 产品生命周期分析
	销售促进	1. 会应用各种销售促进技巧 2. 能制定促销计划 3. 能分析各种供销渠道并建立协作构架和网络	1. 顾客心理分析 2. 营销策略基本知识 3. 渠道策略基本知识

续表

职业功能	工作内容	技能要求	相关知识
药品营销	商务谈判	1. 能分析谈判僵局的类别和成因 2. 能运用各种方式解决合同纠纷	谈判技巧
药品保管养护	药品的特殊保管	1. 能分清麻醉药品、精神药品、医疗用毒性药品、戒毒药品及其特殊管理要求 2. 能运用特殊保管方法保管药品	1. 特殊管理药品的有关规定 2. 戒毒药品的有关规定 3. 药品的特殊保管方法
	药品的重点养护	1. 能分清重点养护的药品类别 2. 能按规定对重点养护的药品进行养护，建立档案	重点养护品种的类别及养护方法
经济核算	库存分析	1. 能合理设置安全库存，确定库存高、低限 2. 能用 ABC、量本利等现代分析法进行库存结构分析	商品策略有关基本知识
	保本保利分析	能进行商品保本保利销售计算	保本保利分析基本知识

四、比重表

（一）理论知识

项目			初级（%）	中级（%）	高级（%）
基本要求		职业道德	5	5	5
		基础知识	20	10	5
相关知识	顾客服务	接待顾客	5	—	—
		提供服务	5	—	—
		接待顾客查询	—	2	—
		处理顾客投诉	—	2	—
	药品介绍	介绍药品知识	30	40	—
		推荐、介绍药品	—	—	45
	药品销售	销售准备	5	—	—
		销售实施	15	—	—
		销售记录	5	—	—
	药品购销	购进药品	—	8	—
		销售药品	—	10	—
	药品营销	市场调研与新品种开发	—	—	15
		销售促进	—	—	10
		商务谈判	—	—	5
	药品陈列与保管	药品分类陈列	8	—	—
		药品保管	2	—	—

项目			初级（%）	中级（%）	高级（%）
相关知识	药品保管与养护	药品的日常养护	—	10	—
		不合格药品、退货药品的处理	—	4	—
		药品的特殊保管	—	—	3
		药品的重点养护	—	—	2
	经济核算	商业计算	—	5	—
		商品盘点	—	2	—
		应收、应付结算	—	2	—
		库存分析	—	—	6
		保本保利分析	—	—	4
合计			100	100	100

（二）技能操作

项目			初级（%）	中级（%）	高级（%）
技能要求	顾客服务	接待顾客	5	—	—
		提供服务	5	—	—
		接待顾客查询	—	2	—
		处理顾客投诉	—	3	—
	药品介绍	介绍药品知识	35	50	—
		推荐、介绍药品	—	—	55
	药品销售	销售准备	5	—	—
		销售实施	25	—	—
		销售记录	10	—	—
	药品购销	购进药品	—	8	—
		销售药品	—	10	—
	药品营销	市场调研与新品种开发	—	—	15
		销售促进	—	—	8
		商务谈判	—	—	5
	药品陈列与保管	药品分类陈列	10	—	—
		药品保管	5	—	—
	药品保管与养护	药品的日常养护	—	10	—
		不合格药品、退货药品的处理	—	3	—
		药品的特殊保管	—	—	1
		药品的重点养护	—	—	1

续表

项目			初级（%）	中级（%）	高级（%）
技能要求	经济核算	商业计算	—	8	—
		商品盘点	—	4	—
		应收、应付结算	—	2	—
		库存分析	—	—	10
		保本、保利分析	—	—	5
合计			100	100	100

特殊药品目录

麻醉药品、精神药品、医疗用毒性药品、放射性药品属于特殊管理药品的范畴。

一、放射性药品

放射性药品是指用于临床诊断或者治疗的放射性核素制剂或者其标记物。医疗单位使用放射性药品，必须符合国家放射性同位素卫生防护管理的有关规定，持有相应等级的《放射性药品使用许可证》，无许可证的医疗单位不得临床使用放射性药品。各类许可证允许使用的放射性药品品种如下：

第一类《放射性药品使用许可证》

允许使用体外诊断用各种放射性分析药盒，各种体外放射性分析药盒品种如下：

人促甲状腺激素放射免疫分析药盒

人促甲状激素免疫放射分析药盒

人促甲状激素纸片放射免疫分析药盒

人促甲状激素纸片免疫放射分析药盒

催乳素放射免疫分析药盒

人生长素放射免疫分析药盒

人促黄体生成激素放射免疫分析药盒

人促卵泡生成激素放射免疫分析药盒

人绒毛膜促性腺激素放射免疫分析药盒

人绒毛膜促性腺激素放免药盒（β抗体）

人绒毛膜促性激素放射性疫分析药盒（测尿）

人胎盘催乳素放射免疫分析药盒

甲状腺素放射免疫分析药盒

三碘甲腺原氨酸放射免疫分析药盒

三碘甲腺原氨酸摄取药盒

游离甲状腺素放射免疫分析药盒

游离三碘甲原原氨酸放射免疫分析药盒

反碘甲腺原氨酸放射免疫分析药盒

孕酮放射免疫分析药盒

雌二醇放射免疫分析药盒

雌三醇放射免疫分析药盒

睾酮放射免疫分析药盒

皮质醇放射免疫分析药盒

醛固酮放射免疫分析药盒

胰岛素放射免疫分析药盒

人 C 肽放射免疫分析药盒

胰高血糖素放射免疫分析药盒

血管紧张素 I 放射免疫分析药盒

血管紧张素 II 放射免疫分析药盒

心钠素放射免疫分析药盒

血栓烷 B_2 放射免疫分析药盒

6 – 酮 – 前列腺素 F_{1a} 放射免疫分析药盒

a – 颗粒膜蛋白免疫放射分析药盒

肌红蛋白放射免疫分析药盒

铁蛋白放射免疫分析药盒

抗凝血酶 III 放射免疫分析药盒

内皮质素放射免疫分析药盒

转运铁蛋白放射免疫分析药盒

胃泌素放射免疫分析药盒

胃动素放射免疫分析药盒

甘胆酸放射免疫分析药盒

β_2 – 微球蛋白放射免疫分析药盒

a_1 – 微球蛋白放射免疫分析药盒

TH 糖蛋白放射免疫分析药盒

球蛋白 G 放射免疫分析药盒

白蛋白放射免疫分析药盒

免疫球蛋白 A 放射免疫分析药盒

分泌型免疫球蛋白 A 放射免疫分析药盒

血清分泌型免疫球蛋白 A 放射免疫分析药盒

甲状腺球蛋白抗体分析药盒

甲状腺微粒抗体分析药盒

胰岛素抗体分析药盒

脱氧核糖核酸抗体分析盒

癌胚抗原放射免疫分析药盒

癌胚抗原免疫放射分析药盒

糖类抗原 50 免疫放射分析药盒

糖类抗原 125 免疫放射分析药盒

糖类抗原 15－3 免疫放射分析药盒

糖类抗原 27－29 放射免疫分析药盒

糖类抗原 19－9 放射免疫分析药盒

糖类抗原 19－9 免疫放射分析药盒

糖类抗原 242 免疫放射分析药盒

胃癌 MG 免疫放射分析药盒

前列腺特异抗原放射免疫分析药盒

前列腺特异抗原免疫放射分析药盒

甲胎蛋白放射免疫分析药盒

甲胎蛋白免疫放射分析药盒

酸性铁蛋白放射免疫分析药盒

铜蓝蛋白放射免疫分析药盒

透明质酸放射免疫分析药盒

人绒毛膜促性腺激素－β亚单位放射免疫分析药盒

人绒毛膜促性腺激素－β亚单位免疫放射分析药盒

地戈辛放射免疫分析药盒

吗啡放射免疫分析药盒

碳酸酐酶放射免疫分析药盒

超氧化物歧化酶放射免疫分析药盒

甲状腺球蛋放射免疫分析药盒

第二类《放射性药品使用许可证》1. 允许使用的体内诊断放射性药品
品种如下：

碘［^{131}I］化钠口服溶液

邻碘［^{131}I］马尿酸钠注射液

碘［^{131}I］化钠胶囊（诊断用）

碘［^{123}I］化钠口服溶液

碘［^{123}I］化钠注射液

枸橼酸镓［^{67}Ga］注射液

氯化亚铊［^{201}Tl］注射液

铬［^{51}Cr］酸钠注射液

氙［^{113}Xe］注射液

2. 允许使用的体内治疗放射性药品品种如下：

磷 $[^{32}P]$ 酸钠口服溶液

磷 $[^{32}P]$ 酸钠注射液

胶体磷 $[^{32}P]$ 酸铬注射液

来昔决南钐 $[^{153}Sm]$ 注射液

氯化锶 $[^{89}Sr]$ 注射液（进口）

胶体金 $[^{198}Au]$ 注射液

3. 允许使用的即时标记的体内放射性药品

高锝 $[^{99m}Tc]$ 酸钠注射液

锝 $[^{99m}Tc]$ 依替菲宁注射液

锝 $[^{99m}Tc]$ 二巯丁二酸盐注射液

锝 $[^{99m}Tc]$ 植酸盐注射液

锝 $[^{99m}Tc]$ 焦磷酸盐注射液

锝 $[^{99m}Tc]$ 亚甲基二磷酸盐注射液

锝 $[^{99m}Tc]$ 聚合白蛋白注射液

锝 $[^{99m}Tc]$ 喷替酸盐注射液

锝 $[^{99m}Tc]$ 双半胱乙酯注射液

锝 $[^{99m}Tc]$ 甲氧异腈注射液

锝 $[^{99m}Tc]$ 双半胱氨酸注射液

第三类《放射性药品使用许可证》

许使用第二类许可证项下规定的品种；可利用市售的自动合成系统制备和使用如氟 $[^{18}F]$ －脱氧葡糖注射液及氮 $[^{113}N]$ －氨注射液等正电子类放射性药品（注：目前还没有经国家批准生产的正电子类放射性药品）。

利用放射性核素发生品及配套药盒配制和使用的放射性药品品种：

高锝 $[^{99m}Tc]$ 酸钠注射液（^{99}Mo － ^{99m}Tc 发生器）

锝 $[^{99m}Tc]$ 二巯丁二酸盐注射液

锝 $[^{99m}Tc]$ 植酸盐注射液

锝 $[^{99m}Tc]$ 焦磷酸盐注射液

锝 $[^{99m}Tc]$ 亚甲基二磷酸盐注射液

锝 $[^{99m}Tc]$ 葡庚糖酸盐注射液

锝 $[^{99m}Tc]$ 聚合白蛋白注射液

锝 $[^{99m}Tc]$ 双半胱乙酯注射液

锝 $[^{99m}Tc]$ 甲氧异腈注射液

锝 $[^{99m}Tc]$ 双半胱氨酸注射液

锝 $[^{99m}Tc]$ 喷替酸盐注射液

锝 $[^{99m}Tc]$ 依沙美肟注射液

锝［^{99m}Tc］右旋糖酐 105 注射液

锝［^{99m}Tc］硫乙甘肽注射液

锝［^{99m}Tc］依替菲宁注射液

氯化铟［^{113m}ln］注射液（^{113}Sn－^{113m}ln 发生器）

胶体磷酸铟［^{113m}ln］注射液

铟［^{113m}ln］泮替膦酸注射液

第四类《放射性药品使用许可证》

允许使用第三类许可证项下规定的品种；可自行研制和使用新放射性药物制剂（仅限国内市场没有或由于技术条件限制而不能供应的品种）。

二、麻醉药品

麻醉药品是指连续使用后易产生生理依赖性、能成瘾癖的药品。

麻醉药品品种目录：

醋托啡、乙酰阿法甲基芬太尼、醋美沙朵、阿芬太尼、烯丙罗定、阿醋美沙朵、阿法美罗定、阿法美沙朵、阿法甲基芬太尼、阿法甲基硫代芬太尼、阿法罗定＊、阿尼利定、苄替啶、苄吗啡、倍醋美沙朵、倍他羟基芬太尼、倍他羟基－3－甲基芬太尼、倍他美罗定、倍他美沙朵、倍他罗定、贝齐米特、大麻与大麻树脂、氯尼他秦、古柯叶、可卡因＊、可多克辛、罂粟秆浓缩物＊、地索吗啡、右吗拉胺、地恩丙胺、二乙噻丁、地芬诺辛、二氢埃托啡＊、双氢吗啡、地美沙朵、地美庚醇、二甲噻丁、吗苯丁酯、地芬诺酯＊、地匹哌酮、羟蒂巴酚、芽子碱、乙甲噻丁、依托尼秦、埃托啡、依托利定、芬太尼＊、呋替啶、海洛因、氢可酮＊、氢吗啡醇、氢吗啡酮、羟哌替啶、异美沙酮、凯托米酮、左美沙芬、左吗拉胺、左芬啡烷、左啡诺、美他佐辛、美沙酮＊、美沙酮中间体、甲地索啡、甲二氢吗啡、3－甲基芬太尼、3－甲基硫代芬太尼、美托酮、吗拉胺中间体、吗哌利定、吗啡＊、吗啡－.－氧化物、麦罗啡、1－甲基－4－苯基－4－哌啶丙酸酯、吗啡甲溴化物及其他五价氮吗啡衍生物、尼可吗啡、诺美沙朵、去甲左啡诺、去甲美沙酮、去甲吗啡、诺匹哌酮、阿片＊、羟考酮＊、羟吗啡酮、对氟芬太尼、福尔可定＊、哌替啶＊、哌替啶中间体 A、哌替啶中间体 B、哌替啶中间体 C、阿桔片＊、苯吗庚酮、非那丙胺、非那佐辛、非诺啡烷、苯哌利定、匹米诺定、哌腈米特、罂粟壳＊、普罗庚嗪、丙哌利定、消旋甲啡烷、消旋吗拉胺、消旋啡烷、瑞芬太尼＊、舒芬太尼＊、醋氢可酮、蒂巴因＊、硫代芬太尼、替利定、三甲利定、醋氢可待因、布桂嗪＊、可待因＊、复方樟脑酊＊、右丙氧芬＊、双氢可待因＊、乙基吗啡＊、尼可待因、尼二氢可待因、去甲可待因、1－苯乙基－4－苯基－4－哌啶乙酸酯、丙吡兰、吗啡阿托品注射液＊。

注：1. 上述品种包括其可能存在的盐和单方制剂；2. 上述品种包括其可能存在的化学异构体及酯、醚；3. 品种目录有＊的麻醉药品为我国生产及使用的品种。

三、精神药品

精神药品是指直接作用于中枢神经系统，使之兴奋或者抑制，连续使用能产生依赖性的药品。依据精神药品使人产生的依赖性和危害人体健康的程序，分为第一类和第二类。

精神药品品种目录

第一类：布苯丙胺、卡西酮、二甲氧基安非他明、二乙基色胺、（1，2 - 二甲基庚基）羟基四氢甲基二苯吡喃、二亚甲基双氧安非他明、二甲氧基乙基安非他明、四氢大麻酚（包括其同分异构物及其立体化学变体）、麦角二乙胺、乙色胺、麦司卡林、二甲基色胺、甲卡西酮、甲米雷司、甲羟芬胺、乙芬胺、羟芬胺、六氢大麻酚、副甲氧基安非他明、赛洛新、赛洛西宾、咯环利定、二甲氧基甲苯异丙胺、替苯丙胺、替诺环定、乙环利定、苯丙胺、丁丙诺啡＊、去氧麻黄碱外消旋体、三甲氧基安非他明、2，5 - 二甲氧基 - 4 - 溴苯乙胺、安非拉酮、安咪奈丁、右苯丙胺、二甲基安非他明、芬乙茶碱、γ - 羟丁酸＊、氯胺酮＊、左苯丙胺、左甲苯丙胺、马吲哚＊、甲氯喹酮、去氧麻黄碱、三唑仑＊、齐培丙醇、司可巴妥＊、甲喹酮、哌醋甲酯＊、莫达非尼、苯环利定、芬美曲秦、δ - 9 - 四氢大麻酚及其立体化学变体、4 - 甲基硫基安非他明。

第二类：布托啡诺及其注射剂＊、布他比妥、异戊巴比妥＊、咖啡因＊、地佐辛及其注射剂＊、去甲伪麻黄碱＊、环己巴比妥、安钠咖＊、右旋芬氟拉明、芬氟拉明＊、氟硝西泮、格鲁米特＊、呋芬雷司、喷他佐辛＊、戊巴比妥＊、丙己君、阿洛巴比妥、阿普唑仑＊、阿米雷司、巴比妥＊、苄非他明、溴西泮＊、溴替唑仑、丁巴比妥、卡马西泮、氯氮䓬＊、氯巴占、氯硝西泮＊、氯拉草酸、氯噻西泮、氯噁唑仑、地洛西泮、地西泮＊、艾司唑仑＊、乙氯维诺、炔己蚁胺、氯氟䓬乙酯＊、乙非他明、芬坎法明、芬普雷司、氟地西泮、氟西泮＊、哈拉西泮、卤沙唑仑、凯他唑仑、利非他明、氯普唑仑、劳拉西泮＊、氯甲西泮、美达西泮、美芬雷司、甲丙氨酯＊、美索卡、甲苯巴比妥、甲乙哌酮、咪达唑仑＊、纳布啡及其注射剂＊、尼美西泮、硝西泮＊、去甲西泮、奥沙西泮＊、奥沙唑仑、氨酚氢可酮片＊、匹莫林＊、苯甲曲秦、苯巴比妥＊、芬特明、匹那西泮、哌苯甲醇、普拉西泮＊、吡咯戊酮、仲丁比妥、替马西泮＊、四氢西泮、曲马多、乙烯比妥、麦角胺咖啡因片＊、扎来普隆＊、唑吡坦＊。

注：1. 上述品种包括其可能存在的盐和单方制剂（除非另有规定）；2. 上述品种包括其可能存在的化学异构体及酯、醚（除非另有规定）；3. 品种目录有＊的精神药品为我国生产及使用的品种

四、易制毒化学品

易制毒化学品，系指可利用其制备毒品的化合物，分为 3 类。第一类是可以用于制毒的主要原料；第二类、第三类是可以用于制毒的化学配剂。

第一类

1 - 苯基 - 2 - 丙酮、3，4 - 亚甲基二氧苯基 - 2 - 丙酮、胡椒醛、黄樟素、黄樟油、

异黄樟素、N–乙酰邻氨基苯酸、邻氨基苯甲酸、麦角酸＊、麦角胺＊、麦角新碱＊、麻黄素、伪麻黄素、消旋麻黄素、去甲麻黄素、甲基麻黄素、麻黄浸膏、麻黄浸膏粉等麻黄素类物质＊。

第二类

苯乙酸、醋酸酐、三氯甲烷、乙醚、哌啶。

第三类

甲苯、丙酮、甲基乙基酮、高锰酸钾、硫酸、盐酸。

说明：

1. 第一类、第二类所列物质可能存在的盐类，也纳入管制。

2. 带有＊标记的品种为第一类中的药品类易制毒化学品，第一类中的药品类易制毒化学品包括原料药及其单方制剂。

五、终止妊娠药品目录

终止妊娠药品是指用于怀孕妇女提前终止妊娠所用的药品，

主要包括下列品种：

1. 米非司酮片（商品名：含珠停、息隐）。

2. 米索前列醇（商品名：喜克馈）。

3. 乳酸依沙吖啶注射剂（商品名：利凡诺、雷弗诺儿）。

4. 催产素注射液（商品名：缩宫素）。

5. 卡前列甲酯（商品名：卡波前列素加酯）。

6. 获准生产和销售的其他人工终止妊娠药品。如天花粉蛋白（商品名：花粉蛋白）、硫前列酮（商品名：塞普酮）、甲烯前列素、环氧司坦（商品名：爱波司坦）、吉美前列素、芫花萜（商品名：芫花酯甲）等。

终止妊娠药品经营管理规定

1. 实行终止妊娠药品准购制，市药品监管部门对取得执业许可证的医疗机构和计划生育技术服务机构发放终止妊娠药品准购证，每季度向当地许可证经营终止妊娠品德批发企业，报需求计划。

2. 终止妊娠药品的批发企业每季度按要求计划进行招标，使用单位凭准购证购买终止妊娠药品。

3. 使用终止妊娠药物必须获得职业许可证的计划生育技术服务机构和医疗保健机构进行。禁止个体诊所使用药物为孕妇终止妊娠。

4. 禁止药品零售单位销售终止妊娠药物。药品生产、批发企业不得将终止妊娠药品销售给未获得实施终止妊娠手术资格的机构和个人。

5. 终止妊娠药品进购单位，要建立真实、完整的购进、验收、销售记录。每月要核对终止妊娠药品购进、使用、库存数量，记录核对情况并报县卫生和药品监督管理局。

六、医疗用毒性药品

医疗用毒性药品系指毒性剧烈、治疗剂量与中毒剂量相近，使用不当会致人中毒或死亡的药品。可分为西药和中药两大类：

1. 西药毒性药品的品种

去乙酰毛花苷 C、士的宁、三氧化二砷、氢溴酸后马托品、阿托品、毛果芸香碱、水杨酸毒扁豆碱、升汞、洋地黄毒苷、氢溴酸东莨菪碱、亚砷酸钠。

注：西药毒性药品品种仅指原料药，不包含制剂。西药品种士的宁、阿托品、芸香碱等包括盐类化合物。

2. 中药毒性药品的品种

砒石（红砒，白砒）、砒霜、青娘虫、红娘虫、闹羊花、生千金子、雄黄、生川乌、生藤黄、洋金花、生白附子、轻粉、生附子、生草乌、白降丹、生天仙子、红粉、生半夏、生甘遂、生狼毒、生马钱子、水银、生南星、生巴豆、斑蝥、雪上一枝蒿、蟾酥。

注：中药毒性药品品种系指原药材和饮片，不包含制剂。

常用药品的通用名和别名

通用名	别名
阿苯哒唑	史克肠虫清、丙硫咪唑
阿咖酚散	解热止痛散、头痛粉
阿卡波糖	拜糖平
阿米卡星	丁胺卡那霉素
阿莫西林	羟氨苄青霉素、强必林、阿莫仙、再林、阿莫灵、益萨林、强必灵
阿莫西林克拉维酸钾	强力阿莫仙、安奇、奥格门汀
阿奇霉素	维宏、联邦赛乐欣、舒美特、赛金沙
阿司咪唑	息斯敏
阿司匹林	拜阿司匹灵
阿替洛尔	胺酰心安
阿魏酸钠	川芎素
阿魏酸哌嗪	保肾康
阿昔洛韦	无环鸟苷、丽珠克毒星
艾司唑仑	舒乐安定
氨苄青霉素	氨苄西林、安必仙
氨酚葡锌	康必得
氨基比林咖啡因	脑清
氨基酸螯合钙	乐力
氨甲苯酸	止血芳酸

通用名	别名
氨咖黄敏胶囊	速效伤风胶囊
氨林酚咖胶囊	去痛胶囊
氨溴特罗	易坦静
奥美拉唑肠	罗丹、洛赛克
奥硝唑	衡博来、傲宁
板蓝根	靛青根、蓝靛根、大青根
胞磷胆碱	胞二磷胆碱
倍氯米松樟脑乳膏	无极膏
倍他司汀	培他啶
苯巴比妥钠	鲁米那
苯丙氨酯	强筋松
苯丙哌林	咳快好
苯海索	安坦
苯妥英钠	大伦丁
苯溴马隆	立加利仙
苯乙双胍	降糖灵
苯扎溴铵	新洁尔灭
吡拉西坦	脑复康
吡硫醇	脑复新
吡罗昔康	炎痛喜康
吡诺辛克	白内停
吡嗪酰胺	异烟酰胺、PZA
苄星青霉素	长效青霉素
丙基硫氧嘧啶	丙噻优
丙酸睾丸素	丙酸睾酮
丙酸氯倍他索乳膏	恩肤霜
布桂嗪	强痛定
布洛芬颗粒	安瑞克
醋酸甲萘氢醌	维生素 K_4
醋酸甲羟孕酮	安宫黄酮
大观霉素	壮观霉素、淋必治、奇霉素、卓青
大黄碳酸氢钠	大黄片
低精蛋白锌胰岛素	中效胰岛素
地芬尼多	眩晕停
地塞米松	氟米松
地西泮	安定

续表

通用名	别名
地衣芽孢杆菌活菌	整肠生
丁酸氢化可的松	尤卓尔、尤乐洁
对乙酰氨基酚	散利痛、散列通、扑热息痛
多潘立酮	吗丁啉、路得啉、麦达啉
多西环素	强力霉素、长效土霉素
厄贝沙坦	安博维、科苏、若朋、伊达力
二甲硅油片	消胀片
二甲双胍	德艾欣、格华止、立克糖、美迪康
二羟丙茶碱	喘定
二氧丙嗪	克咳敏
伐昔洛韦	万昔洛韦、丽珠威
返魂草	肺宁
非洛地平	波依定、康宝得维
非那雄胺	葆列止、保列治、普洛平、逸舒升
酚氨咖敏	扑感敏、克感敏
酚苄明	竹林胺
酚磺乙胺	止血敏
酚酞	果导
酚妥拉明	利其丁
呋喃妥因	呋喃坦啶、硝呋妥因
呋喃唑酮	痢特灵
呋塞米	速尿
氟桂利嗪	西比林
氟罗沙星	多氟沙星、多米特定、天方罗欣
复方氨酚烷氨	可立克、快克、感康、感叹号、盖克
复方氨基比林	安痛定、复方氨林巴比妥
复方苯乙哌啶	止泻宁
复方甘草合剂	棕色合剂
复方甘草酸单胺	强力宁
复方肝浸膏	肝铁片（力勃隆）
复方磺胺甲恶唑	复方新诺明（SMZ）
复方铝酸铋	胃必治
复方鲜竹沥液	祛痰灵
复方吲哚美辛酊	舒肤特
复方愈创木酚磺酸钾口服溶液	伤风止咳糖浆、止咳露、非那根止咳糖浆、复方异丙嗪伤风止咳糖浆

通用名	别名
甘草浙贝氯化铵	咳停、克解
甘露聚糖肽	多抗甲素
高锰酸钾粉	P.P粉
格列本脲	优降糖
格列吡嗪	迪沙、灭特尼、美吡达
格列喹酮	糖适平
汞溴红溶液	红药水
枸橼酸铋钾颗粒	丽珠得乐
枸橼酸喷托维林	咳必清
固肠止泻丸	结肠炎丸
桂利嗪	脑益嗪
过氧化氢	双氧水
哈西奈德液	乐肤液
核黄素	维生素 B_2
琥乙红霉素	利君沙、严停、科特加
环丙沙星	悉复欣、悉复明、悉保康、林青
茴三硫	胆维他
己烯雌酚	乙底酚、求偶素、女性素
加替沙星	珈力、百科沙、严达
甲磺酸倍他司汀	敏使朗
甲基睾丸素	甲睾酮
甲巯咪唑	他吧唑
甲硝唑	灭滴灵
甲氧苄氨嘧啶	甲氧苄啶、磺胺增效剂、TMP
甲氧氯普胺	胃复安、灭吐灵
甲紫溶液	紫药水、蓝药水
间羟胺	阿拉明
精制破伤风抗毒素	TAT、破抗素
酒精	乙醇
酒石酸美托洛尔	倍他乐克
卡托普利	巯甲丙脯酸
糠酸莫米松	艾洛松、芙美松
可待因	甲基吗啡
克拉霉素	卡斯迈新、康美诺沙、克尼邦、科曼欣
克拉维酸钾	安奇
克林霉素	氯洁霉素

续表

通用名	别名
克仑特罗	克喘素
枯草杆菌肠球菌二联活菌	妈咪爱
苦参水杨酸散	足光散
拉米夫定	贺普丁
拉西地平	司乐平
利巴韦林	病毒唑、新博林、同欣、安替林
利福平	力复平、甲哌力复霉素
利血平氨苯蝶啶	降压0号
利血生	利可君
联苯苄唑	霉克、美克、治癣必妥、孚琪
林可霉素	洁霉素
林可霉素利多卡因凝胶	绿药膏
硫酸庆大霉素碳酸铋	肠炎灵
硫糖铝	胃溃宁
龙胆碳酸氢钠	龙胆苏打
铝碳酸镁	达喜、威地美
氯苯那敏	扑尔敏
氯雷他定	百为乐、开瑞坦、息斯敏、伊利欣、亿菲
氯米芬	克罗米芬
氯哌丁	咳平
氯己定	洗必泰
罗红霉素	亚力希、罗迈新、严迪、美加达、泰罗
罗痛定	颅痛定
螺内酯	安体舒通
洛贝林	山梗菜碱
洛美沙星	罗氟酸
洛哌丁胺	易蒙停
马来酸曲美布汀片	双迪
吗啉胍	病毒灵、ABOB、吗啉双胍
美西律	慢心律
门冬酰胺	天冬素
蒙脱石散	思密达、思克特、必奇、肯特令、司迈特
咪康唑	达克宁、霉可唑
米非司酮	后定诺、息隐
米诺环素	美满霉素
蜜炼川贝枇杷膏	潘高寿、念慈庵

通用名	别名
灭菌结晶磺胺	消炎粉
莫匹罗星	百多邦
尼可刹米	可拉明
尼莫地平	尼膜同
诺氟沙星	氟哌酸、FPA
哌替啶	杜冷丁
培氟沙星	倍泰、倍宁、达福明、甲氟哌酸
泼尼松	强的松
葡醛内酯	肝泰乐
葡萄糖	G.S
葡萄糖氯化钠	G.N.S
普罗帕酮	心律平、心得安
普萘洛尔	心得安
羟苄西林	羟苄青霉素、卡比西林
羟甲烟胺	利胆素
氢化可的松	皮质醇
氢化泼尼松	强的松龙、泼尼松龙
氢氯噻嗪	双克
氢氧化铝	胃舒平
清喉利咽	慢咽舒宁
曲安奈德	康宁克通
曲安奈德益康唑	派瑞松、益富清
曲克芦丁	维脑路通
去甲肾上腺素	正肾素
去痛片	索密痛
去乙酰毛花苷	西地兰 D
人工牛黄甲硝唑	牙痛安
乳酶生	表飞鸣
沙丁胺醇	舒喘灵
珊瑚癣净	脚癣一次净
伤筋正骨酊	正骨水
肾上腺色腙	安络血
肾上腺素	副肾素
施帕沙星	帕氟沙星、司巴乐、世保扶、司帕沙星
十一烯酸锌曲安奈德软膏	新脚气膏
双氯芬酸二乙胺	扶他林

续表

通用名	别名
双氯芬酸钠	双氯灭痛、英太青、扶他林、路林、英太青、戴芬
双氯西林钠	凯立达
双嘧达莫	潘生丁
双歧杆菌活菌胶囊	丽珠肠乐
双氢克尿噻	双克、氢氯噻嗪
水杨酸苯酚贴膏	鸡眼膏
羧甲司坦片	化痰片
缩宫素	催产素
他莫昔芬	三苯氧胺
碳酸氢钠	小苏打
特比萘芬	兰美抒、疗霉舒、三并萘芬
特布他林	博利康尼
特非那定	敏迪
替硝唑	普洛施、希普宁
酮康唑	里素劳、力素劳、霉康灵、皮康王
头孢氨苄	先锋 4 号、头孢力新
头孢呋辛酯	西力欣、力复乐、达力新、立健新、联邦赛福欣、司佩定
头孢克洛	新达罗、希刻劳、恒迪克
头孢克肟	达力芬、立健克、克沃莎、世福素
头孢拉定	先锋 6 号、泛捷复、君必青
头孢哌酮	先锋必
头孢羟氨苄	先锋 9 号、欧意、赛复喜
头孢曲松	菌必治、菌得治、罗氏芬
头孢噻啶	先锋 2 号
头孢噻吩	先锋 1 号
头孢噻肟钠	治菌必妥
头孢他啶	头孢塔齐定、复达欣、凯复定
头孢唑钠	先锋 5 号
妥布霉素	托百士
维胺酯维 E 乳膏	痤疮王
维拉帕米	异搏定
维生素 AD 滴剂	贝特令、伊可新
维生素 C	抗坏血酸
胃蛋白酶	消食灵
乌洛托品溶液	西施兰夏露
西咪替丁	甲氰咪胍、泰胃美

续表

通用名	别名
西替利嗪	比特力、仙利特
消旋山莨菪碱	654－2
硝苯地平	心痛定、拜新同、伲福达、得高宁
硝酸咪康唑	达克宁、达舒克、达伊宁
硝酸戊四醇酯	长效硝酸甘油
硝酸异山梨酯	消心痛
小檗碱	黄连素
小儿氨酚黄那敏	乖娃娃、护彤、库克、小快克、小当家
小儿氨酚烷胺	好娃娃、优卡丹
小儿复方磺胺二甲嘧啶	小儿安
辛伐他汀	京必舒新、舒降之、苏之
溴化丙胺太林	普鲁本辛
溴己新	必嗽平
亚硫酸氢钠甲萘醌	维生素 K_3
盐酸氨溴索	沐舒坦、沐舒坦、平坦、安普索
盐酸小檗胺	升白安
氧氟沙星	氟嗪酸、泰利必妥、康泰必妥、奥复星、盘洛仙
叶绿醌	维生素 K_1
伊曲康唑	伊他康唑、斯皮仁诺
依托泊苷	足叶乙甙
依托红霉素	无味红霉素
乙胺丁醇	EMB、EB
乙酰水杨酸	阿司匹林、APC
异丙酚	丙泊酚
异丙嗪	非那根
异丙肾上腺素	喘息定
异烟肼	雷米封、异烟酰肼、INH
吲哚美辛	消炎痛
愈创甘油醚片	祛咳片
愈创木酚磺酸钾	知阿可尔
左炔诺孕酮	安婷、毓婷
左炔诺孕酮炔雌醚	悦可婷、晶婷
左氧氟沙星	可乐必妥、左克、恒奥、来立信、利复星、汇瑞克、瑞科沙

《医药商品学》教学大纲

一、课程任务

《医药商品学》是中医药、医药专业药品营销方向的主干课程和专业必修课，也可供其他相关专业使用。本课程的主要内容包括药品、保健品和其他医疗用品作为商品的使用价值及在流通过程中实现使用价值的规律等。本课程的任务是使学生在已掌握一定的医药知识的前提下，通过学习医药商品的经营、管理、服务、购销、运输、保管、养护、商标及广告等相关方面专业知识，使学生具备处理医药商品在流通中各环节业务的基本能力和一定的医药商品销售、经营、管理能力，为从事药品营销方向的岗位工作奠定良好基础。

二、课程目标

课程目标以 2014 年 2 月 26 日李克强总理主持召开的国务院常务会议部署加快发展现代职业教育的精神为指导，按照职业教育专业设置与产业需求、课程内容与职业标准、教学过程与生产过程"三对接"，"崇尚一技之长"的要求制定。

1. 掌握医药商品学的基本概念和基本理论。

2. 熟悉医药商品的经营、管理、服务、购销、运输、保管、养护、商标及广告等相关方面专业知识。

3. 了解医药商品相关政策法规、申报制度等。

4. 熟练掌握常见医药商品质量控制方法，药品的运输、储存与养护方法，提高药品的管理技能。

5. 通过练习培养服务沟通技能，提升职业能力。

6. 尝试通过练习将医药商品专业知识与服务沟通技能有效结合。

7. 能够进行专业的药学服务。

8. 具有从事医药商品工作应有的良好职业道德，科学工作态度，严谨细致的专业作风。

三、教学时分配

根据课程目标的要求教学时分配增加了实践课程的比重。根据学生医药知识基础水平不同，教师可自行调节减少或增加理论课比重。由于设计的实践有的需要外出并和其他单位合作；有的时间较长，一次上课周期无法完成，教师可以根据实际情况自行调整安排。

教学内容	学时数		
	理论	实践	合计
一、医药商品学概论	2	2	4
二、医药商品基础知识	4	2	6
三、医药商品的接待与服务	4	4	8
四、药学服务与沟通	4	2	6
五、医药商品的运输与贮存保管知识	4	2	6
六、医药商品相关法规概要	4	0	4
七、医药商品的经营	4	4	8
八、医疗器械的基本知识	4	4	8
九、临床常见病用药专业知识	4	0	4
十、药店常见病应对	4	2	6
十一、常用中药商品	8	0	10
机动	2	2	4
合计	48	24	72

三、教学大纲说明

(一) 适用对象与参考学时

本教学大纲主要供（高职、中职）中医药类、医药类及市场营销相关专业用教学使用。总学时为 72 学时，其中理论教学 48 学时，实践教学 24 学时。

(二) 教学要求

1. 本课程对理论部分教学要求分为掌握、熟悉、了解 3 个层次。

掌握：指对基本知识、基本理论有较深刻的认识，并能综合、灵活地运用所学的知识解决工作中实际问题。

熟悉：指能够领会概念、原理的基本含义，解释有关专业现象和问题。

了解：指对基本知识、基本理论能有一定的认识，能够记忆所学的知识要点。

2. 本课程重点突出以能力为本位的教学理念，在实践技能方面分为熟练掌握、学会 2 个层次。

熟练掌握：能独立、正确、规范地完成工作所必需的实践操作，并能对要点做概括性描述。

学会：即在教师的指导下，正确完成基本的实践操作。

(三) 教学建议

1. 本课程是根据侧重实践能力，靠近药品营销专业方向的实际需要增加的一门新课程，教学中要系统、全面、准确地讲授医药商品学的基本知识，在知识阐述和案例列举时要多联系我国医药营销工作实际；建议增加案例教学的比重，并在文字教材、音像教材中突出典型案例的剖析。

2. 理论教学和教学辅导应着重于重点的归纳、难点的剖析以及讲解。建议布置适量的作业题，以综合练习和案例分析的形式为主。实践教学要和案例分析和课后作业结合，积极引导学生参加有关实践活动，增加学生接触实际、综合分析的机会。

3. 学生的知识水平和能力水平，应通过平时测验提问，情景表演或模拟实践以及考试、考核等多种形式综合考评。

参 考 答 案

第一章　医药商品学概论

（一）1. D　2. A　3. E　4. C　5. B　6. D
（二）1. ABC　2. ABCDE

第二章　医药商品基础知识

（一）1. A　2. D　3. B　4. C　5. A　6. B　7. B　8. C　9. D　10. A　11. B　12. A
13. B　14. E　15. D
（二）1. B　2. C　3. D　4. E　5. A　6. E　7. D　8. A　9. B　10. C　11. C　12. E
13. D　14. D　15. B
（三）1. ABCD　　2. ABCD　　3. ABC　　4. ABCE　　5. ABE　6. ABCD　7. AB
8. ABCDE

第三章　医药商品销售人员的接待与服务

（一）1. E　2. B　3. E　4. E　5. A
（二）1. ABD　2. ACD　3. ABCDE

第四章　药学服务与沟通

（一）1. B　2. B　3. A　4. D
（二）1. ACDE　2. ABCD　3. ABCDE

第五章　医药商品的运输与贮存保管知识

（一）1. A　2. A　3. B　4. D　5. C　6. D　7. D　8. A　9. B　10. C　11. B　12. E
13. A　14. B　15. C　16. B　17. A　18. B　19. B　20. D　21. B　22. A　23. D　24. B

25. B 26. B 27. C 28. A 29. B

（二）1. ABCD 2. ACDE 3. ABCE 4. ABC 5. ACDE 6. ABCD 7. ACD 8. AD
9. ABCDE 10. ABCD 11. ABCD

第六章 医药商品相关法规概要

（一）1. D 2. B 3. D 4. A 5. A 6. A 7. B 8. C 9. C 10. E 11. C 12. B
13. C 14. D 15. D 16. D 17. D 18. B 19. D 20. C 21. D 22. A 23. A 24. C
25. E 26. C 27. E 28. C

（二）1. E 2. D 3. C 4. B 5. A 6. C 7. E 8. B 9. D 10. D 11. A 12. B
13. C 14. A 15. D 16. D 17. E 18. A 19. B 20. C

（三）1. BDE 2. ABCD 3. ABC 4. ABCE 5. ACE 6. ABC 7. ABCE 8. AC
9. ABCDE 10. ABCDE 11. ABCDE 12. ABC 13. ACD 14. ABCDE

第七章 医药商品的经营

（一）1. B 2. A 3. B 4. C 5. D 6. C 7. C 8. B 9. D 10. E
（二）1. AB 2. CD 3. ABC 4. ABE 5. ABCDE

第八章 医疗器械的基本知识

（一）1. D 2. E 3. E 4. A 5. B 6. D 7. B 8. D 9. B 10. A 11. B 12. E
13. C 14. D 15. C 16. A 17. D 18. E 19. D 20. A 21. B

（二）1. ABCDE 2. ABCE 3. ACE 4. DE 5. ABCD 6. ABCDE 7. ACDE
8. ABE 9. ABD

参 考 文 献

［1］ 袁强．医药商品学．杭州：浙江大学出版社，2003

［2］ 甘友清．医药商品学．北京：中国中医药出版社，2006

［3］ 艾尔肯·依布拉依木．医药商品学．北京：人民卫生出版社，2008

［4］ 张贵君．中药商品学．北京：人民卫生出版社，2008

［5］ 卢先明．中药商品学．长沙：湖南科技出版社，20012

［6］ 胡天佑．医药商品学．北京：中国医药科技出版社，2009

［7］ 周小江．医药商品学．北京：中国中医药出版社，2009

［8］ 杨群华．实用药物商品知识．北京：化学工业出版社，2005

［9］ 刘亚琴．医药商品学．北京：中国医药科技出版社，2003

［10］ 中国药学会组织．当代药品商品名与别名词典．北京：化学工业出版社，2002

［11］ 张鑫．药事管理．北京：高等教育出版社，2006

［12］ 王若军．市场调查与预测．北京：清华大学出版社，2006

［13］ 彭智海，汤少梁．医药市场营销学．北京：科学出版社，2004

［14］ 周闯．助理物流师．北京：机械工业出版社，2007

［15］ 韦红革，黄春柳，王少君．物流入门．北京：机械工业出版社，2007

［16］ 钟明炼．药品市场学．北京：人民卫生出版社，2003

［17］ 张钦德．药品经营与管理．北京：人民卫生出版社，2002

［18］ 杨世民．药事管理与法规．北京：高等教育出版社，2013

［19］ 张建华．医药商品购销员．北京：中国劳动社会保障出版社，2010